U0312477

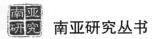
南亚研究丛书

敦煌的医疗与社会

MEDICINE AND SOCIAL LIFE IN DUNHUANG

陈 明 著

中国大百科全书出版社

图书在版编目（CIP）数据

敦煌的医疗与社会 / 陈明著. -- 北京：中国大百
科全书出版社，2018.1
ISBN 978-7-5202-0234-3

Ⅰ.①敦…　Ⅱ.①陈…　Ⅲ.①中国医药学－医学史－
研究－敦煌－古代　Ⅳ.①R-092

中国版本图书馆CIP数据核字（2018）第013712号

责任编辑：王　宇
封面设计：春天书装工作室
责任印制：邹景峰

中国大百科全书出版社　出版发行

（北京阜成门北大街17号　　邮政编码：100037　　电话：010-68315606）

网址：http://www.ecph.com.cn

新华书店经销

北京杰瑞腾达科技发展有限公司排版

北京汇瑞嘉合文化发展有限公司印刷

开本：710毫米×1000毫米　1/16　印张：22　字数：371千字

2018年1月第1版　2018年1月第1次印刷

ISBN 978-7-5202-0234-3

定价：56.00元

本书如有印装质量问题，可与出版社联系调换

南亚研究丛书编委会

丛书前言

自古以来，南亚地区就是丝绸之路的要冲，是东西方物质文化和精神文化交流的中间站。中国和南亚又是山水相连的近邻，其直接交流的历史异常悠久，而且内容丰富。当前，中国与南亚各国领导人之间的互访频繁，国家关系紧密、合作空前良好。中国与南亚各国的民间交往也空前活跃，经贸往来、旅游开发，前景广阔。我们需要彼此了解、加深友谊。因此，不论从历史的角度看，还是从现实的角度看，深入开展对南亚各国的研究都显得格外重要。

恰在此时，中国大百科全书出版社决定出版一套《南亚研究丛书》，这是具有远见卓识之举。受出版社委托，由吾人出面组织这套丛书，不胜荣幸。吾人者，五人也，按印度的传统，可以叫作"般遮耶多"（Pancayata，今译潘查雅特），即五人会议或五人小组。由五人小组负责组织稿件、审查质量、决定取舍。

经与出版社协商，这套丛书拟出版两个系列：一是研究系列，二是翻译系列。吾人欢迎学风严谨、有独创性的研究专著和文集，也欢迎文笔流畅、具有出版价值的翻译作品。专著和译著的内容可以包括南亚学的方方面面，如历史、地理、宗教、哲学、语言、文字、文学、艺术、社会，以及政治、经济，等等。

长河浩荡，不弃一涓一滴；高山巍巍，不遗一草一石；广厦千寻，有赖一砖一瓦。愿吾人的工作有助于中国南亚学研究的深入，增进国人对南亚文化的了解和认识，促进中国与南亚各国人民间的友谊。

有不足之处，还望读者指教。

《南亚研究丛书》编审五人小组

2014 年 10 月 28 日

目 录

引 言

　　敦煌是丝绸之路上的一颗明珠，时光的风沙吹散了过往的繁华与喧嚣，曾经的浓墨重彩亦渐渐褪色，而它的绝代光华却从未彻底消失。在黯淡画卷的一角或者破纸断片的背面，在不经意间，给习惯了平淡无奇的当代观众和读者们，一种久远的震撼和来自灵魂深处的冲击。敦煌，一个骄傲和伤心共存的名字，一个金戈铁马与佛香缭绕的地方，在那个"不幸"与"不争"的王道士无意打开尘封几近千年的藏经洞之后，又上演了多少的悲喜交加，激发了多少的怀念与感慨，让人们不能平静，也无法释怀。

　　"在别人的故事里，流自己的泪。"那是对文学阅读和欣赏过程的描绘。在敦煌的故事里，我们又能体会到什么？是西来东往的兴生胡商展示的异域时髦，是粟特人聚落中表演的他乡舞蹈，还是高僧大德们南腔北调的讲唱？不，是平凡生命的兴起与消亡。在时间的巨浪冲刷中，生命总是显得那么的卑微和渺小，却又是那么的不屈和不挠。因此，敦煌的历史是政治史，是经济史，是宗教史，是文化交流史，更是生命史！不管是敦煌的常住居民，还是过往的商旅行人，无人能脱离生老病死的罗网。种族或有不同，宗教或有差异，身份或有高下，家境或有贫富，年龄或有老少，但他们对新生命的呵护，对疾病的搏斗，对衰老的抗争，对死亡意义的追问，在在显现了对红尘的留恋和对幸福来世的期待。在健康抑或患病的时候，其欣喜、其痛苦、其无奈、其顽强，或许能对我们的现实人生提供一些有益的启示。

纵向来看，敦煌的医疗史是中古医疗史的一个片段，但它不只是一个地方的医疗表相，而是中古中医学的一个缩影。横向来看，敦煌的医疗史是敦煌社会的综合表征，它不仅仅是下层民众的生活反映，也是社会各阶层全体人员的医疗实践，甚至包含了从西亚、中亚与南亚地区传来的医学知识。因此，要研究敦煌的医疗史，就有必要从整体的观念出发，不仅仅局限于利用那些汉语书写的本草著作、医书药方，而要在全面梳理敦煌出土文献中的胡汉医学文本的基础上，结合其他文书，特别是那些发病书、诸杂斋文、愿文、解梦书、术数文献、佛道写经的文本与题记、宗教仪轨的活动记录、商品买卖的列表，甚至友朋书仪等相关写卷，并与传世史料和简帛资料相比勘。以往的敦煌医学研究，主要关注的是对医学文献的整理和校注，本书旨在从断纸残片中，重构晋唐五代宋初时期敦煌的医疗史实，探讨敦煌地区的医疗在社会生活中的实际应用情况，其与宗教、外来文化的关系，把医疗史的问题放在社会史和文化交流史的脉络来考察，以落实历史的研究——"以人群的生命历程为核心"，了解敦煌社会如何处理人的生老病死的问题，或许能解释敦煌医疗的特色与意义，增加对中古生命礼俗史和中国医学史的深度认识。

第一章

大医精诚——敦煌文献中的医人及其社会角色

敦煌藏经洞出土的文献基本上是六朝到宋初所抄写的，还有极少量的刻本。敦煌医疗史的研究主要依赖于这批文献以及少量的图像（壁画、纸画、绢画等）资料。实际上，除那些本草著作、脉学论述、医书药方等之外，直接叙述敦煌医疗情况的大型史料并不多见，有关敦煌医者的史料更是稀少。以往对敦煌医者的考察，专题论文不多，涉及的研究对象或为敦煌医僧，或为有一技之长的粟特人，主要是索崇恩、翟法荣、史再盈等数人而已[①]。本书之所以用"医人"，而不用"医家"的概念来描述敦煌从事医疗的人士，是因为"医家"偏重于指在医学上有较高的造诣、做出了一定成就的大医或名医，而"医人"除指医艺高超、颇具名气的医家之外，也可涵盖一般的从医人士，其中大多数是那些普通的、活跃于各阶层从事医疗活动的医者。敦煌医者或不离医巫之间，或出入佛道之门，或游走于贵贱之家，并没有特别的范围限定。敦煌医事的内容广泛，只要是那些以维持生命健康、祛除疾病为宗旨的活动，都可以涵盖在内，并不仅指开方服药一类的事情。治病的灵验与否可视作决定敦煌医者处境的根本指标。

---

① 党新玲：《唐敦煌药王索崇恩》，《甘肃中医学院学报》，1993年第1期，第61~62页。党新玲：《唐敦煌医王翟法荣》，《甘肃中医学院学报》，1993年第3期，第58~59页。党新玲：《五代敦煌粟特人医家史再盈》，《甘肃中医学院学报》，1994年第3期，第9~10页。郑炳林：《唐五代敦煌医学酿酒建筑业中的粟特人》，《西北第二民族学院学报》，1999年第4期，第19~25页。郑炳林、党新玲：《唐代敦煌医僧考》，台湾：《敦煌学》第20辑，1995年，第31~46页。谭真：《敦煌隋唐时期医事状况》，收入段文杰主编：《一九九〇年敦煌学国际研讨会论文集·石窟考古篇》，沈阳：辽宁美术出版社，1995年，第402~413页。

1

第一节 敦煌医者习医的途径及其教材

一、敦煌的官方医学教育与教材

敦煌是中原文化的传承之地，其教育机制相当多元，在不同的时期至少包括了官学、私学、义学（义塾）、寺学与道学等多种形式[①]。敦煌的官学由比较完备的两级组织——州学（郡学）和县学组成。姜伯勤先生在《敦煌社会文书导论》中指出："敦煌有相当完备的州学、县学两级学校体制。"[②] P.2005《沙州都督府图经》记载，唐代沙州的州学"在城内，在州西三百步"，县学则在"州学西连院"。在官方的教育机制内，除教授传统的儒家经典外，还有医学教育的内容。《沙州都督府图经》记载："医学：右在州学院内，于北墙别构房宇安置。"这说明医学的教育纳入了州学之中。

隋唐五代的医学教育有官私之别，官方的医学教育由各级医疗行政机构负责，而"私"这个层面的，则包括民间家传、师徒相授（含私塾教学）、个人自学，乃至寺学中的医学教育。敦煌的寺学不仅是对州学和县学的有力补充，而且是开发民智、传播宗教和联系民众的重要途径之一。

初唐伊始，朝廷对地方医学就颇为重视。贞观三年（629）九月十六日，诏诸州治医学。敦煌应该也在官方医学体制的序列之中。在见存的文献中，可以发现敦煌有官方体制内的医官。P.2657《唐天宝年间敦煌郡敦煌县差科簿》云："令狐思珍，载五十一，翊卫，医学博士。"令狐思珍是天宝年间（742~756）的医学博士。在当年登记的时候，令狐思珍为51岁，这样的年龄表明他担任传授医学知识的医官应该颇有些年头了。据《唐六典》，按照唐制，大都督府的配置是医学博士一人（从八品下）、助教一人、学生十五人；中都督府是医学博士一人（正九品下）、学生十五人；下都督府则是医学博士一人、助教一人、学生十二人。上州的配置是医学博士一人（正九品下）、助教一人、学生十五人；中州是医药博士一人（从九品下）、助教一人、学生十二人；下州则是医学博士一人（从九品下）、学生一十人。唐《医疾令》（据宋《天圣令》复原）第31条规定："诸州博士教授医方，及生徒课业年限，并准太医署教习法。其余杂疗，行

① 李正宇：《唐宋时期敦煌的学校》，《敦煌研究》，1986年第1期，第39~47页。高明士：《唐代敦煌的教育》，《汉学研究》第4卷第2期，1986年，第231~270页。

② 姜伯勤：《敦煌社会文书导论》，台北：新文丰出版公司，1992年，第86页。

用有效者，亦兼习之。"① 因此，敦煌既然有令狐思珍这样的医学博士，那么就必定有接受官方医学教育或者说是由官方体制内培养出来的医学生。

吐鲁番地区有类似的情况。唐灭高昌国后，在西州建立了官学机制，包括州学、县学和医学。作为一个下州，西州的配置为医学博士一人（从九品下）、学生十人。哈喇和卓一号墓出土《唐西州某乡户口帐》的第一件残文书 [64TKM1∶28（a）、31（a）、37/1（b）、37/2（b）] 中，保留了西州确切实行过官方医学教育的记录，即"二人医学生、七人州学生、口人县学生。"又，吐鲁番阿斯塔那380号墓出土《唐西州高昌县和义坊等差科簿》中记录的"刘威感廿九，医学助教"，亦证明作为偏远之地的西州官方医学的存在②。显庆三年（658），西州在改制为中都督府之后，官方医学规模也略有扩编，即增加了医学生五人。这种升格的规模较少，却有体制内的含义，即反映了该地区政治重要性的提升与人口数量方面的增长。可见即便是在边陲之地，唐中央政府对地方包括儒学、医学在内的教育也是相当重视的③。

按唐《医疾令》的规制，中央太医署所使用的官方医学教材不是单一的，按照专业的不同而选择多种典籍图册。唐《医疾令》第3条指出："诸医、针生，各分经受业。医生习《甲乙》、《脉经》、《本草》，兼习《张仲景》、《小品》、《集验》等方。针生习《素问》、《黄帝针经》、《明堂》、《脉诀》，兼习《流注》、《偃侧》等图，《赤乌神针》等经。"④ 也就是说，医生与针生所学习的教材至少包括了十三种文献，即：《甲乙》、《脉经》、《本草》、《张仲景方》、《小品方》、《集验方》、《素问》、《黄帝针经》、《明堂》、《脉诀》、《流注图》、《偃侧图》、《赤乌神针经》。这些教材基本上属于汉晋六朝隋唐以来的中医名著，代表了当时中医学的最高认识。医学生习读这些教材也是分科分级进行的。又，唐《医疾令》第

① 陈锦校录：《医疾令卷第二十六》，收入天一阁博物馆、中国社会科学院历史研究所天圣令整理课题组校证《天一阁藏明钞本天圣令校证》（附唐令复原研究）下册，北京：中华书局，2006年，第321页、第580页。

② 《唐西州高昌县和义坊等差科簿》，编号67TAM 380∶01（a）。参见程锦：《唐代医疗制度研究》，中国社会科学院研究生院硕士学位论文，2008年，第64~65页。作者提供此论文，谨此感谢！

③ 姚崇新：《唐代西州的医学教育与医疗实践——唐代西州的教育之三》，收入氏著《中古艺术宗教与西域历史论稿》，北京：商务印书馆，2011年，第456~462页。

④ 陈锦：《唐医疾令复原研究》，收入《天一阁藏明钞本天圣令校证》（附唐令复原研究）下册，北京：中华书局，2006年，第578页。另见《唐六典》卷十四"太医署"条。

4条指出："诸医、针生，初入学者，先读《本草》、《脉诀》、《明堂》。读《本草》者，即令识药形，知药性；读《明堂》者，即令验图识其孔穴；读《脉诀》者，即令递相诊候，使知四时浮、沉、涩、滑之状。次读《素问》、《黄帝针经》、《甲乙》、《脉经》，皆使精熟。其兼习之业，各令通利。"①既然在朝廷层面的太医署医学教育中是使用这些官颁的教材，那么，很有可能这些教材同样适用于地方医学教育之中。

现存的敦煌汉语医学文献内容广泛，既有中医的基础理论、临床各科的大量医方、多部本草专书、针灸等非药物疗法，还有涉及佛道的医事杂录等，大致如丛春雨所归纳的那样："从阴阳五行学说到肺腑为中心的中医基础理论，从脉学诊断到内、外、妇、儿，从遗书到大量的古医方，从本草学著作到敦煌遗书中的医事杂论，从古藏医文献的发掘到独具一格的道医、佛医的展示。总之，从基础到临床自成体系，突出古丝绸之路的地方特色，成为敦煌中医药文献的重要内容。"②丛春雨还将这些中医药写卷分为八个类型：医理类、针灸类、脉法类、本草类、医方类、道医类、佛医类、医事杂论类③。而马继兴则将它们略分为五种：医经诊法类、医术医方类、针灸药物类、其他医术类、医史资料④。自敦煌文书发现以来，中外学者对其中的医学写卷的整理和研究就没有间断过，罗振玉、王国维、罗福颐、冈西为人、中尾万三、三木荣、马继兴、小曾户洋、王淑民、沈澍农等氏，对这些卷子的名称、年代、撰者姓名、文字等问题进行过或深或浅的考证⑤。罗振玉的《石室粹金》、《吉石盫丛书》和罗福颐的《西陲古方伎史料残卷汇编》等均收录了不少的医学文书。近三十多年来，学界对这些文献已经做了较好的校录、整理和研究，主要的著作有：马继兴主编的《敦

---

① 陈锦：《唐医疾令复原研究》，收入《天一阁藏明钞本天圣令校证》（附唐令复原研究）下册，北京：中华书局，2006年第578页。另见《唐六典》卷十四"太医署"条。

② 丛春雨主编：《敦煌中医药全书》，北京：中医古籍出版社，1994年，第7页。

③ 同上，序言部分。

④ 马继兴、王淑民、陶广正、樊正伦辑校：《敦煌医药文献辑校》，收入《敦煌文献分类录校丛刊》，南京：江苏古籍出版社，1998年。该书将敦煌医药文献分为上述五大类，没有收录藏医文书。

⑤ 以往的研究情况还可参见王凤兰：《敦煌医学资料研究概况》，《中医文献杂志》，2003年第1期，第45~47页。

煌古医籍考释》①和《敦煌医药文献辑校》②，赵健雄的《敦煌医粹》③，王淑民的
《敦煌石窟秘藏医方——曾经散失海外的中医古方》④，范新俊的《如病得医——
敦煌医海拾零》⑤，丛春雨主编的《敦煌中医药全书》和《敦煌中医药精粹发
微》⑥，李应存与史正刚合著的《敦煌佛儒道相关医书释要》⑦，以及两人与李
金田合著的《俄罗斯藏敦煌医药文献释要》⑧，陈增岳的《敦煌古医籍校证》⑨，
王淑民编著的《英藏敦煌医学文献图影与注疏》尤其图文并茂，颇为便捷，值
得参考⑩。近年来，又有袁仁智与潘文主编的《敦煌医药文献真迹释录》⑪、王
兴伊与段逸山合作的《新疆出土涉医文书辑校》⑫、沈澍农的《敦煌吐鲁番医药
文献新辑录》⑬、王亚丽的《敦煌写本医籍语言研究》⑭等著作值得参看。海外学
界，2005年，英国学者罗维前（Vivienne Lo）和古克礼（Christopher Cullen）
合编了《中古时期的中医：敦煌医药写卷》一书⑮。2010年，法国的戴思博

① 马继兴主编:《敦煌古医籍考释》，南昌：江西科学技术出版社，1988年。

② 马继兴、王淑民、陶广正、樊正伦辑校:《敦煌医药文献辑校》，南京：江苏古籍出
版社，1998年。

③ 赵健雄编著:《敦煌医粹——敦煌遗书医药文选校释》，贵阳：贵州人民出版社，
1988年。

④ 王淑民:《敦煌石窟秘藏医方——曾经散失海外的中医古方》，北京：北京医科大学
中国协和医科大学联合出版社，1998年。

⑤ 范新俊:《如病得医——敦煌医海拾零》，兰州：甘肃民族出版社，1999年。

⑥ 丛春雨:《敦煌中医药精粹发微》，北京：中医古籍出版社，2000年。

⑦ 李应存、史正刚:《敦煌佛儒道相关医书释要》，北京：民族出版社，2006年。

⑧ 李应存、史正刚、李金田:《俄罗斯藏敦煌医药文献释要》，兰州：甘肃科学技术出
版社，2008年。

⑨ 陈增岳编著:《敦煌古医籍校证》，广州：广东科技出版社，2008年。

⑩ 王淑民编著:《英藏敦煌医学文献图影与注疏》，北京：人民卫生出版社，2012年。

⑪ 袁仁智、潘文主编:《敦煌医药文献真迹释录》，北京：中医古籍出版社，2015年。

⑫ 王兴伊、段逸山:《新疆出土涉医文书辑校》，上海：上海科学技术出版社，2016年。

⑬ 沈澍农:《敦煌吐鲁番医药文献新辑录》，北京：高等教育出版社，2017年。

⑭ 王亚丽:《敦煌写本医籍语言研究》，北京：中央民族大学出版社，2017年。

⑮ Vivienne Lo and Christopher Cullen, ed., *Medieval Chinese Medicine: The Dunhuang
medical manuscripts*, London and New York: Routledge Curzon, 2005. 该书中三篇论文的中文本
已经先期发表于《敦煌吐鲁番研究》第6卷（北京大学出版社，2002年），即：刘乐贤《敦
煌写本中的媚道文献及相关问题》（第101~113页）、王淑民《敦煌本〈汤液经法〉佚文研
究——兼论经方对中医方剂学发展的深远影响》（第183~195页）、赵平安《谈谈敦煌医学写
本中的释字问题》（第197~204页）。这三篇论文的英文本都有不少变动，应该两种文本同时
参阅。

（Catherine Despeux）教授主编了《中古中国的医学、宗教与社会：敦煌吐鲁番出土汉语医学写卷研究》一书①，共分两册（另有索引一册），基本上代表了目前国际学界对敦煌吐鲁番医学研究的最新趋势。

现存的这些敦煌中医药写卷中，应该保留了一些当时的医学教材，有的是官方医疗体制中的教科书（或者学习用文本），有的是民间医生的自学教材。它们应该有这样的三种类型：①国家规定的医学教育或考试用书；②敦煌当地的医师著述，或者地方医学教材；③出于自学或者家庭医疗目的而自抄的古医书（尤其是药方），当然有些也可能是在医师的指导下进行的。根据唐代官颁的医学教材和考试用书的目录，二者进行比对，我们可以在敦煌文献中找到类似的著述，或许可以印证当时敦煌医学教育的某些具体情形。

1. 《甲乙》

《甲乙》是指西晋皇甫谧（215~282）编纂的《针灸甲乙经》。皇甫谧，安定朝那（今宁夏固原）人，出身世家大族，虽仕途不显，但生活无忧，其生平见《晋书》本传。他一生好学，沉静寡欲，有高尚之志，博综典籍百家之言。由于得风痹而学医，他始习览经方，遂臻至妙。皇甫谧取《黄帝素问》、《针经》、《明堂》三部之书，撰为《针灸经》十二卷，被喻为"历古儒者之不能及也"。流传后世的《针灸甲乙经》十二卷，共128篇，取材《素问》、《灵枢》和《明堂孔穴针灸治要》，是一部奠定针灸学学科基础的一部专书。该书考订并确定人身孔穴名称350个，被称作"现知最早将以经脉学说为主体的针灸学理论与腧穴学说紧密结合在一起的专著"②。

敦煌出土的P.3481R中有13行残文，内容与脏腑病形相关，马继兴、黄龙祥定名为《针灸甲乙经》，李应存、史正刚进一步确定为《针灸甲乙经·卷之四病形脉诊》节选本。P.3481R以问答的方式，论述了心脉与肺脉各自的缓、急、小、大、滑、涩在"微"、"甚"两种脉象状态下的"形病"。③这与传世本《灵枢·邪

① Catherine Despeux, ed., *Médecine, Religion et Sociéte dans la Chine Médiévale: Étude de Manuscripts Chinois de Dunhuang et de Turfan.* Paris: Collège de France, Institut des Hautes Études Chinoises. 2010. 梁其姿撰写的书评，刊于《汉学研究》第30卷第2期，2012年，第315~320页。

② 参见廖育群、傅芳、郑金生：《中国科学技术史·医学卷》，北京：科学出版社，1998年，第189~193页。又，相关的文本校注，可参黄龙祥校注：《黄帝针灸甲乙经》（新校本），北京：中国医药科技出版社，1990年。姜燕：《〈甲乙经〉中医学用语研究》，北京：中华书局，2008年。

③ 李应存、史正刚：《敦煌佛儒道相关医书释要》，北京：民族出版社，2006年，第1~8页。

气脏腑病形第四》和传世本《针灸甲乙经·卷之四病形脉诊第二下》的内容相似，但文本的问答结构略有不同，因为后二者的原文中均为"黄帝曰"和"岐伯曰"，即是以黄帝和岐伯之间的一问一答来展开的。至于为何敦煌本中将"黄帝曰"和"岐伯曰"变为一般的"问曰"和"对曰"，并省略了"请问"和"臣请言五脏之病变也"等语句，这说明敦煌当地的抄写者对教材亦略有简化，其目的可能是为了便于记诵。此外，或谓俄藏敦煌文献中有Дx.00235、Дx.00239、Дx.03070三张残片，对应《针灸甲乙经》卷三的内容。Дx.02683和Дx.11074两叶残片，也被认为是抄写了《针灸甲乙经》卷六之"阴阳大论第七"与"正邪袭内生梦大论第八"的内容，可定名为《针灸甲乙经（阴阳大论、正邪袭内生梦大论）》[①]。虽然这些残片抄写的年代不太清楚，但亦可从侧面证明《针灸甲乙经》在敦煌当地确实有所行用。此外，旅顺博物馆所藏《针灸甲乙经》残片与俄藏相关文书有所关联，也是唐代官方医学教材在吐鲁番地区行用的例证[②]。

2.《脉经》

《脉经》是指西晋王叔和所撰的《脉经》。这是我国现存最早的一部脉诊专著，记录了三国西晋之交的脉学成就。王叔和，名熙，高平（今山东邹县西南）人，曾出任太医令。据宋代张杲《医说》引张湛《养生方》云："王叔和，高平人也。博好经方，尤精诊处；洞识摄养之术，深晓疗病之源。采群论撰成《脉经》十卷；篇次张仲景方论为三十六卷，大行于世。"[③]《脉经》如其序中所说，"今撰集岐伯以来，逮于华佗经论要诀，合为十卷"，即在总结前人丰富的脉诊实践经验的基础之上，初步建立了具有独特理论色彩的脉诊体系。王叔和归纳了24种脉象，并做了较为详细的描述。其所记载的有关寸口脉的三部（寸、关、尺）划分法，成为垂范后世的准则。

---

① 王杏林：《关于俄藏敦煌文献Дx.2683、Дx.11074残片的定名》，《敦煌学辑刊》，2010年第4期，第105~108页。

② 刘敏于2016年8月在无锡举行的"西域出土文献与丝绸之路历史文化研讨会"上宣读的论文《旅顺博物馆馆藏文书所见唐代西州地区医疗与社会——以新发现的LM20~1455~31~15为例》："将旅顺博物馆所藏《针灸甲乙经》残片与俄藏相关文书关联研究，认为该典籍为唐朝政府所列医学生学习、考核的官方参考书目之一，因而于吐鲁番地区通行，为医疗史、社会史研究领域提供了又一有力例证。"参见段真子：《"西域出土文献与丝绸之路历史文化研讨会"综述》，《西域研究》，2016年第4期，第132~135页。

③ 参见廖育群、傅芳、郑金生：《中国科学技术史·医学卷》，北京：科学出版社，1998年，第186页。

敦煌出土与脉诊相关的著述有《脉书》，共 S.6245v、S.9431r、S.9443r、S.8289r 等 4 个写本。王淑民将此 4 个残卷拼合缀辑，排列其次序为 S.6245v–S.9431r+S.9443r+S.8289r，并定名为《脉书》。她认为此《脉书》主要集录了《五脏脉候阴阳相乘法》、《占五脏声色源候》、《平三关阴阳二十四气脉》和王叔和《脉经》序文及"脉形状指下秘诀第一"四部书的部分内容[①]。《平三关阴阳二十四气脉》是王叔和《脉经》的参考文献之一。又，约抄写于晚唐的 P.3477 首题"《玄感脉经》一卷"，此《玄感脉经》或谓为唐代医家苏游之作，因为史志书目中多载苏游撰有《玄感传尸方》、《玄感论》[②]。王淑民指出，《玄感脉经》是《脉经》之后的一部重要脉学著作，将相关的诊法列在一起，"保存了唐以前脉经理论及经验"，其历史价值不容忽视[③]。俄藏 Дx.02869A 为脉书残片，仅存 12 行，涉及芤脉、沉脉的病证叙述。除王叔和《脉经》（S.8289r）残卷之外，虽然不能辨别出其他哪一个写本是用作教材的，但是，这些资料无疑可以作为理解当时脉学的教学与传承情形的背景，属于当时脉学著述的系列。敦煌医人在学习王叔和《脉经》的过程中，或许是将其与相关的脉学著述汇编合抄在一处，以便于参考研读。李应存等判定俄 Дx.08644 中的脉学内容，主要是从《脉经·脉形状指下秘诀第一》及《脉经·平三关病候并治宜第三》中节选而成[④]。类似这样的节选文本，亦可视为初学者为了学习的快捷方便而用的。

王叔和《脉经》作为广泛使用的教材，其影响从敦煌文献中也可以得见。S.5614F 中抄录的《平脉略例》和《五脏脉候阴阳相乘法》，P.3655 中抄录的《七表八里三部脉》和《青乌子脉诀》，尤其是 P.3287 的第三、五部分所论辨脉之法（被称作"无名氏脉经"），与王叔和《脉经》有密切的关系，或继承或转录，有些内容甚至可视为直接源出《脉经》，保存了王叔和著作的原貌，即未经

---

① 王淑民：《四个英藏敦煌脉书残卷的缀辑研究》，《敦煌研究》，2001 年第 4 期，第 129~133 页；王淑民编著：《英藏敦煌医学文献图影与注疏》，北京：人民卫生出版社，2012 年，第 162~168 页。不过，前文中的写卷编号为：S.6245V、S.9431V、S.9443V、S.8289。

② 马继兴、王淑民、陶广正、樊正伦辑校：《敦煌医药文献辑校》，南京：江苏古籍出版社，1998 年，第 151~163 页。

③ 王淑民：《敦煌脉书〈玄感脉经〉初探》，《上海中医药杂志》，1987 年第 8 期，第 35~36 页。

④ 李应存、史正刚、李金田：《俄藏敦煌文献 Дx.08644"〈脉经〉节选本"录校》，《甘肃中医》，2006 年第 1 期，第 16~17 页。又，惠宏将 Дx.02869A、Дx.06150、Дx.08644 均视为唐以前无名氏的《平脉略例》，为不同的写本而已。参见惠宏：《俄藏脉法文献〈平脉略例〉残卷考释》，《时珍国医国药》，2007 年第 10 期，第 2446~2447 页。

宋代校正医书局更改过的原书形态①。

3.《本草》

唐五代通常使用（或新撰）的本草著作主要有《神农本草经》、陶弘景（456~536）《本草经集注》、苏敬《新修本草》、孟诜（621~713）《食疗本草》、陈藏器《本草拾遗》、郑虔《胡本草》和李珣《海药本草》，以及甄立言《本草音义》等相关的著作。此处所谓官方医学教材的《本草》应该是指《新修本草》。

敦煌文献中，现存有如下四种本草著述：

（1）《本草经集注》

《本草经集注》是南朝梁代陶弘景（456~536）在整理前代《神农本草经》的基础上，增加同时代的药物新知而成的。《本草经集注》主要有两种写本。其一，龙谷大学图书馆收藏的、由第三次大谷探险队所获的一件敦煌写经，原卷（编号龙530）正面为《本草集注序录》和《大智度论》，背面为《比丘含注戒本》。《本草集注》即《本草经集注序录》，原书7卷，此为其卷一序录部分，但除卷首缺三四行外，卷一的内容基本保存完整。此卷最后一行文字为"本草集注第一序录华阳陶隐居撰"，记明其书名、卷次及作者。本写卷的尾题"开元六年（718）九月十一日尉迟卢麟于都写本草一卷辰时写了记"，记载了抄写者（尉迟卢麟）、抄写地点（"都"，即都城长安）、抄写时间②。据推测，此《本草经集注》是在长安抄写后流传至敦煌的，它同佛教文献抄写在一起，价值颇不一般③。

其二，德国国家图书馆藏吐鲁番出土《本草经集注》残片，编号为Ch.1036v（原编号为ⅡⅡⅠ），是格伦威德尔等率领的第二次吐鲁番考察队在吐峪沟所得的收集品之一。《本草经集注》虽有三卷本和七卷本之分，但文字基本相同，乃传抄过程中出现了分卷的变化。吐鲁番本《本草经集注》应该是三卷

———————
① 刘喜平等：《敦煌遗书〈亡名氏脉经〉佚方考》，《中国中医基础医学杂志》，2012年第4期，第362~364页。

② 龙谷大学佛教文化研究所编、上山大峻责任编集：《敦煌写本〈本草集注序录〉〈比丘含注戒本〉》，京都：法藏馆，1997年。陈明所撰书评载《敦煌吐鲁番研究》第四卷，北京：北京大学出版社，1999年，第624~628页。

③ 上山大峻、冈田至弘：《敦煌本〈本草集注〉について》，《杏雨》第13号，2010年，第210~227页。

本的卷下内容，抄写于初唐（7世纪初）时期[①]。

其三，大谷文书中的一叶残片，编号为大谷5467A，共存4行。根据猪饲祥夫的意见，此残片的内容与《本草经集注》中的衣鱼、白颈蚯蚓的条目内容相同[②]。此应为吐鲁番出土《本草经集注》残片之一。

在《新修本草》成书之前，《本草经集注》基本上是作为主流的本草著作在使用。即便是《新修本草》确定了地位之后，《本草经集注》也没有被迫退出中医学教育的领域，而是仍然保持了长久的影响力。除《本草经集注》本身的抄本之外，在敦煌文献中，还可以找到一些《本草经集注》存在影响的例证。Дх.18165V中的"［寻］觅草药，都计七百卅种。上药［一百廿种，为君，主］养命以应天，无毒，多服［久服不伤人］"，与龙530《本草集注序录》中的"上药一百廿种，为君，主养命以应天，无毒，多服、久服不伤人"相同，代表了《本草经集注》在西北地区的片段影响[③]。

（2）《新修本草》

《新修本草》又名《唐本草》，是唐显庆二年（657）由苏敬倡议并获高宗同意后开始编纂的，参与者既有多位世家医官，也有一些位高权重的大臣[④]。

---

① 真柳诚：《现存最古の中国本草——トルファン出土の〈本草集注〉》，《汉方の临床》第40卷第8号，1993年，第1082~1084页；《敦煌本〈本草集注〉》（目で见る汉方史料馆·79·），《汉方の临床》第41卷第12号，1994年，第1522~1524页；《3卷本〈本草集注〉と出土史料》，《药史学杂志》第35卷第2号，2000年，第135~143页。Mayanagi Makoto（真柳诚），"The three juan edition of Bencao jizhu and excavated sources", Vivienne Lo and Christopher Cullen ed., *Medieval Chinese Medicine: The Dunhuang medical manuscripts*, London and New York: Routledge Curzon, 2005, pp.306–321.

② 猪饲祥夫：《大谷文书の汉文医书类の概要と整理》，收入都筑晶子等著：《大谷文书中の汉语资料の研究——〈大谷文书集成〉Ⅳにむけて》之三，《佛教文化研究所纪要》第四十六集，2007年，第24~118页。此见第102~103页。

③ 陈明：《俄藏敦煌文书中的一组吐鲁番医学残卷》，《敦煌研究》，2002年第3期，第100~108页。李应存、李金田、史正刚：《俄罗斯藏敦煌文献Дх18165R、Дх18165V佛儒道相关医书录释》，《甘肃中医》，2008年第4期，第17~18页。有关敦煌吐鲁番本《本草集注》的研究情况，参见叶红璐、余欣：《敦煌吐鲁番出土〈本草集注〉残卷研究述评》，《中医研究》，2005年第6期，第57~60页。另见余欣：《博望鸣沙：中古写本研究与现代中国学术史之会通》，第七章"石室秘籍之重光：《本草集注》写本与早期敦煌学史"，上海：上海古籍出版社，2012年，第198~204页。

④ 范家伟：《大医精诚——唐代国家、信仰与医学》，台北：东大图书公司，2007年，第73~112页。

《新修本草》共54卷（或谓53卷），分为正文（20卷，目录1卷）、药图（25卷，目录1卷）、《图经》（7卷）三个部分，由政府颁布行用，影响至宋初。

敦煌本《新修本草》残卷有数种，其对应的内容如下：

中国国家图书馆藏残片BD12242（临2371）+日本武田财团杏雨书屋所藏羽40R：《新修本草》序例卷上。

P.3714：《新修本草》卷十。"P.3714，现存31种药物，对应《新修本草》卷十草部下品。原卷正文用大字，注文用小字书写，大字部分以朱墨分书，朱字写《神农本草经》，墨字写《名医别录》及唐时新增内容，注文中不加标记的为陶弘景注，'谨案'后为《新修本草》注文。"①

S.4534/1+S.9434V：《新修本草》卷十七②。

S.4534/2：《新修本草》卷十八、卷十九。

P.3822：《新修本草》卷十八。P.3822是比较独特的贝叶形写本，正背书写。其形制的源头很可能来自印度梵文写经pothi的形制。岩本笃志认为"该文书是9世纪敦煌的某僧侣为了将从本草书中获得的知识用于寺田经营而抄写的"。

岩本笃志推测这些《新修本草》写卷的书写年代不同，其中，羽40R、S.4534、S.9434V均抄写于归义军时期。P.3714写于723~756年，而P.3822是9世纪写本③。

除敦煌文献外，现存的珍贵传世本有日本武田财团杏雨书屋所藏的《新修本草》卷十五，该卷子是日本镰仓时代据天平三年（731）古本抄录的。就敦煌和吐鲁番的情况而言，唐初官修的《新修本草》未能完全取代陶弘景的《本草经集注》。

（3）《食疗本草》

药食同源之说起源甚早，食疗是与药疗并行的古代中医重要内容，所谓"安身之本，必资于食；救疾之速，必凭于药"。食疗方法也是中医教育的必备知识之一："若忽而不学，诚可悲夫。"孙思邈在《备急千金要方》卷二六中指出："夫为医者，当须先洞晓病源，知其所犯，以食治之。食疗不愈，然后命药。"因此，

---

① 张磊：《日本古辞书所引〈本草〉与敦煌本〈本草〉比较研究》，《敦煌学辑刊》，2013年第1期，第67~72页。

② 真柳诚：《大英图书馆所藏敦煌医药文书（1）》，《汉方临床》，第48卷第1期，2001年。

③ 岩本笃志：《敦煌と〈新修本草〉——なぜそこにあったのか》，《杏雨》第13号，2010年，第182~209页。另见岩本笃志：《唐代の医药书と敦煌文献》（立正大学文学部学术丛书01），东京：角川学芸出版社，2015年。

他将该卷设计为"食治"专章。受其影响，他的弟子孟诜在晚年撰写了《补养方》三卷，盛唐时代的道士兼养生家张鼎在739年之前将此书增补改编，补足为三卷共227条，更名为《食疗本草》，成为有唐一代最著名的食疗专著[①]。

《食疗本草》现存敦煌写本一种，即S.76。从写本的形态来看，《食疗本草》乃数纸拼接抄写而成，实际上应为背面，而正面为牒文、状稿、诗歌等杂写。因此，据正面的牒文，《食疗本草》约抄写于长兴五年（934）或之后[②]。《食疗本草》现存石蜜、沙糖、胡瓜、冬瓜等食物药26种，共82条。该卷用朱、墨两色书写，其中食物名称、"又方"、"又"诸字用红字，其他文字用黑字，文字之间还有一些朱点，表示句或段之间的分隔[③]。吐鲁番本《本草经集注》亦用朱、墨两色书写，基本上是经文用朱书，注释的文字则用墨书，与S.76R的书写形态有同有异。这类朱墨分书的写本应该保存了古代文本的原初形态，其中的朱点可能暗示出该写卷是当时的医学教育读本，属于官方的写本。

（4）未名本草

除《本草经集注》、《新修本草》和《食疗本草》之外，敦煌写本中尚有S.5968《本草》残卷1叶，现存25行残文。从"菊花、蜀椒等是"、"五菊等是"等注释文字来看，前半部分属于有些理论色彩的本草序例；而后半部分的"以苦补、以酸写（泻）"、"以甘补、以苦泻"等内容来看，似乎又不是专门的本草理论[④]。

4.《张仲景方》

张仲景是汉代著名医学家，生活于公元2世纪中至3世纪初，所著《伤寒杂病论》是中医史的名著，泽被后世。该书的书名与卷数历经了许多变化。《隋书·经籍志》记载了《张仲景方》十五卷、《张仲景疗妇人方》二卷。可见唐初所谓的《张仲景方》应该就是指《伤寒杂病论》。《旧唐书·经籍志》另载"《张仲景药方》十五卷，王叔和撰"，指的是王叔和对张仲景的著作进行了整理和加工。皇甫谧在《针灸甲乙经·序》中对此事进行了评价："近代太医令王叔和撰

---

① （唐）孟诜原著，（唐）张鼎增补，郑金生、张同君译注：《食疗本草译注》，上海：上海古籍出版社，2007年。另见（唐）孟诜、张鼎增补，尚志钧辑校《食疗本草》，合肥：安徽科学技术出版社，2002年。

② S.76《食疗本草》的录文及正背面的前后关系，参见郝春文主编：《英藏敦煌社会历史文献释录》第一卷，北京：科学出版社，2001年，第50~61页。

③ 王淑民编著：《英藏敦煌医学文献图影与注疏》，北京：人民卫生出版社，2012年，第189~196页。

④ 同上，第196~198页。

次仲景，选论甚精，指事施用。"对张仲景的方书，P.2115V《张仲景五藏论》云："仲敬（景）其方，委说根茎之用；周公药对，虚谈犯触之能。"张仲景药方有独特价值，孙思邈在《备急千金要方》卷一"序例"中加以了引用。可见张仲景的药方，在唐初得到了很大的认同，成为医学教育的内容之一。

敦煌文献中与张仲景的名字相关的医著有三种，其一为S.202R《伤寒论辨脉法》；其二是P.3287中与其他文献混合抄录的《伤寒杂病论》之"伤寒例"和"辨脉法"内容①。其三即《张仲景五藏论》，共5种写卷，分别为S.5614F、P.2115V、P.2378、P.2755、Дx.01325V②。各写卷的内容并不完全一致，文字略有出入③。范家伟认为，《张仲景五藏论》之所以托名张仲景，乃是由于其"主旨在于察外以知内"，该书混合了中印的医学理论，并建构出一个不同于中国传统本草的谱系④。S.202R《伤寒论辨脉法》是现存最古老的《伤寒论》传本，不仅用字古老，而且"内容更简练和古朴"，保留了《伤寒论》早期文本的特征⑤。该文本以"问"、"答"式和"师曰"的形式来阐述阴阳脉法的相关理论。因此，从形式上来看，它较为符合教材的特点⑥。

---

① 马继兴、王淑民、陶广正、樊正伦辑校：《敦煌医药文献辑校》，南京：江苏古籍出版社，1998年，第12~14、16~17页。王杏林：《敦煌本〈伤寒论〉校正》，《敦煌学辑刊》，2006年第1期，第13~21页。

② 李应存：《新发现Дx.01325v为敦煌〈张仲景五藏论〉又一写本》，《敦煌研究》，2006年第1期，第89~90页。李应存、李金田、史正刚：《俄藏敦煌文献中新发现Дx.01325v〈张仲景五藏论〉录校》，《甘肃中医》，2006年第3期，第16~17页。

③ 有关前四个写本的文字校勘，参见姚美玲：《敦煌写本张仲景〈五脏论〉考辨》，《敦煌学辑刊》，2010年第4期，第99~104页。

④ 范家伟：《张仲景〈五藏论〉研究》，《中国文化研究所学报》第45期，2005年，第23~46页；《张仲景与张仲景〈五藏论〉研究》，收入氏著《中古时期的医者与病者》，上海：复旦大学出版社，2010年，第23~50页。

⑤ 王淑民编著：《英藏敦煌医学文献图影与注疏》，第156~162页。有关S.202R的文字校勘，参见王杏林、许建平：《S.202〈伤寒论〉写本校证》，《敦煌学辑刊》，2003年第2期，第58~65页。王杏林：《敦煌本〈伤寒论〉校证》，《敦煌学辑刊》，2006年第1期，第13~21页。

⑥ 值得注意的是，日本学者三木荣、宫下三郎认为S.202R是《金匮玉函经》一书的古代传本。沈澍农认为：S.202R"确属《伤寒杂病论》文献系统，但这是远源；若以《伤寒杂病论》不同传本系统来比较，则S.202近源当为《金匮玉函经》。如果我们把《伤寒论》和《金匮玉函经》视为《伤寒杂病论》两个最重要传本的代表，那么可以认为，S.202确实就是因而也就可以认为是宋代校正医书局整理定型的《金匮玉函经》一书的前身。"参见沈澍农：《S.202:〈金匮玉函经〉的古传本》（待刊稿），感谢作者惠赐此文。不过，笔者本书仍依马继兴先生旧说。

5.《小品方》

《小品方》是指南北朝时期一部重要的方书，即陈延之的《小品方》。据考证，陈延之可能是江浙人士，该书写于454~473年。《小品方》的贡献在于"总结了南北朝以前对疾病的诊治经验并有所发展"、"提倡组方用药的因人因地施治"、"提倡简便廉验的疗法和处方"、"提倡备药以应仓卒之需"[①]。特别是最后一点在敦煌有实际的影响，如可缀合的（S.9987CV+S.3395+S.3347R+S.9987AR）《备急单验药方》就是一例。《小品方》在隋唐时期颇为流行，苏敬有"近来诸家多宗《小品》"之说。

陈延之《小品方》早佚，后有辑佚本[②]。20世纪80年代，日本学者真柳诚、小曽户洋等在前田育德会尊经阁文库中发现了镰仓末期的该书古抄本第一卷，引起了中日医史研究界的注目[③]。该残本首行题作"经方小品一部连药性灸法合十二卷"，则该书原名可能为《经方小品》，共为十二卷。《小品方》被认为是7世纪前半叶传入日本，现存残卷于1992年刊印[④]，意义深远[⑤]。《小品方》在敦煌虽未发现有直接的抄本，但很难说在数量不菲的敦煌医方中没有抄录自该书的方剂内容。

6.《集验方》

《集验方》是指南北朝北周医家姚僧垣（499~583）的医方著作《集验方》，共十二卷。姚僧垣家传医学，医术高超，历任梁朝和北周的医官。他诊治精审，用药精当，颇为世人称道。《集验方》是搜罗汇聚他人与自家的经验之方而成，被后世的《外台秘要》、《医心方》摘引甚多[⑥]。上述作为医学教材的三部方书，被宋人称作"古之如张仲景、《集验》、《小品》最为名家"。P.2115V《张仲景

---

① 廖育群、傅芳、郑金生：《中国科学技术史·医学卷》，北京：科学出版社，1998年，第217~221页。

② （晋）陈延之原著、高文柱辑校：《小品方辑校》，天津：天津科学技术出版社，1983年。高文铸辑注：《小品方辑校》，北京：中国中医药出版社，1995年。

③ 马继兴：《〈小品方〉残卷研究》，《中国医药学报》，1986年第3期，第47~50页。小曽户洋：《〈小品方〉序说——现存古卷子本》，《日本医史学杂志》，1986年第1期。

④ 北里研究所附属东洋医学总合研究所医史文献研究室主编：《〈小品方〉·〈黄帝内经明堂〉：古钞本残卷》，东京：北里研究所附属东洋医学总合研究所，1992年。

⑤ 沈澍农：《〈小品方〉残卷翻字与注释献疑》，《南京中医药大学学报》，2008年第1期，第20~22页。梁永宣：《〈小品方〉残卷与张仲景〈金匮要略方〉》，《中国中医基础医学杂志》，2010年第6期，第450~451页。

⑥ （北周）姚僧垣撰、高文铸辑校：《集验方》，天津：天津科学技术出版社，1986年。

五藏论》引述:"经曰:《神农本草》,辨土地以显君臣;桃(陶)景注经,说酸咸而陈冷热。雷公妙典,咸述炮炙之宜;仲敬(景)其(奇)方,委说根茎之用;《周(雷)公药对》,虚谈犯触之能;宋侠正方,直说五风之妙;扁鹊能回丧车,起死人,昧(末)后并是神方;画(华)他(佗)割骨除根,患者悉得抽(瘳)愈。刘蠲(涓)子秘述,学在鬼边;徐百一之丹方,偏疗小儿之效。淮南葛氏之法,秘要不传;《集验》之方,人间行用。"可见,在唐以前的中医方剂学著作系列中,《集验方》确实是普遍行用的。

与《集验方》同名的还有《百一集验方》。《唐会要》卷八十二"医术"条云:"至开元十一年(732)七月十五日,诏曰:'……每州《本草》与《百一集验方》同贮。"这说明在各州的官方医学中,《本草》和《百一集验方》是必备的知识读本。敦煌文献中未发现《集验方》的直接抄本,但"备急单验"一类的方剂却比比皆是[1],因此,不能说《集验方》在敦煌就毫无影响。

7.《素问》

《素问》是指《黄帝内经素问》。《黄帝内经素问》最重要的注释本是唐代名医王冰(约720~805)所著。王冰师事郭斋堂,在"得先师张公秘本"《素问》的基础上,参考隋代全元起的注本,以自己多年对《内经》经义钻研所得,对颇有错讹的前代世本重新整理编排和注释,使之成为唐代中医经典注释类著作的代表作之一。王冰注《黄帝内经素问》对中医理论(如"阴阳互根"之说、"治病求本"之原则、运气学说等)的发展起到了巨大的推动作用[2]。

敦煌文献中有《黄帝内经素问》的身影。P.3287连续汇抄了五种中医文献,其第一部分(第1~31行)对应王冰注《黄帝内经素问》卷六的"三部九候论篇第二十",主要论述九野九脏、形脉相得相失、九候诊法与死候、足踝诊法以及三部九候之法[3]。或以避讳字的使用来判断此卷为唐高宗时期的写本,那么,它就不可能是王冰注《黄帝内经素问》本,有可能是隋代全元起的《黄帝内经素问》注本,或至多是其卷四收录了"三部九候第三"的《针灸甲乙经》的文本,

---

① 陈明:《"备急单验":敦煌医药文献中的单药方》,收入国家图书馆善本特藏部编:《敦煌学国际研讨会论文集》,北京:北京图书馆出版社,2005年,第232~243页。

② 《黄帝内经素问》有不少的现代校注本,近来出版的有:田代华校注:《黄帝内经素问校注》,北京:人民军医出版社,2011年;郭霭春:《黄帝内经素问校注》,北京:人民卫生出版社,2013年。

③ 马继兴、王淑民、陶广正、樊正伦辑校:《敦煌医药文献辑校》,南京:江苏古籍出版社,1998年,第7~11页。

因此，若从内容来比对，而将其称作《素问·三部九候论》，就必须重新考察该写卷的抄写日期。P.3287的第二、四部分分别为《伤寒杂病论》之"伤寒例"和"辨脉法"，第三、五部分即上文第8页所述"无名氏脉经"。很显然，这个卷子采用了"合抄"的方式，而且所抄写的都是当时学习中医的基础文献，但又没有完全抄录，而是摘抄其中的重点。P.3287在每节之首有朱笔所做的标记"、"或"o"，可见该写卷是经过校核的，极有可能是作为学习用的教材或辅助资料。

俄罗斯藏敦煌医学文献中，还发现了另一种《黄帝内经素问》的相关写本，即Дx.17453。Дx.17453仅存9行文字，其中前3行对应《黄帝内经素问》卷十的"刺疟篇第三十六"，第3~9行对应《黄帝内经素问》卷十的"气厥论篇第三十七"，此残片"系隋唐医家抄录的《黄帝内经素问》的又一写本"。[①] 又，Дx.00613为《黄帝内经》和《难经》摘录注本，其中第17~28行的内容亦多见于《黄帝内经素问》卷第六的"三部九候论篇第二十"[②]。

8.《黄帝针经》

《黄帝针经》是《黄帝内经》的组成部分，皇甫谧《黄帝三部针灸甲乙经·序》云："按《七略·艺文志》，《黄帝内经》十八卷，今有《针经》九卷、《素问》九卷，二九十八卷，即《内经》也。"[③]可见，《黄帝针经》成书年代应在西汉平帝河平三年（前26年）刘向主持编纂《七略》之前。《隋书·经籍志》中亦有《黄帝针经》九卷。西汉开始流行九针，河北满城西汉中山靖王刘胜墓出土的4枚金针和5枚银针就是代表[④]。《黄帝针经》的成书与此医学风尚的形成是分不开的。或谓《黄帝针经》与《灵枢经》系一源而二岐，而传世的《灵枢

---

① 李应存、李金田、史正刚：《俄藏敦煌文献Дx17453〈黄帝内经·素问〉"刺疟篇"、"气厥论篇"录校》，《甘肃中医》，2005年第11期，第12~13页。李应存、史正刚、李金田：《俄罗斯藏敦煌医药文献释要》，兰州：甘肃科学技术出版社，2008年，第23~26页。

② 李应存、史正刚、李金田：《俄罗斯藏敦煌医药文献释要》，兰州：甘肃科学技术出版社，2008年，第27~32页。又，前述Дx02683与Дx11074，被李应存等著《俄罗斯藏敦煌医药文献释要》称为"《黄帝内经》节选残卷"，而王杏林《关于俄藏敦煌文献Дx.2683、Дx.11074残片的定名》一文，已指出其应为《针灸甲乙经》。李应存仍持己说。参见李应存：《俄罗斯藏敦煌医学文献〈黄帝内经〉写本释要》，《中国庆阳2011岐黄文化暨中华中医药学会医史文献分会学术会论文集》，2011年，第115~124页。

③ 黄龙祥校注：《黄帝针灸甲乙经》（新校本），北京：中国医药科技出版社，1990年，前言与序言部分。

④ 钟依研：《西汉刘胜墓出土的医疗器具》，《考古》，1972年第3期，第49~53页。

经》是古《黄帝针经》改换了书名①。

隋唐时期针经一类的专著有甄权的《针方》一卷、《针经抄》三卷、孙思邈的《针经》一卷，杨玄操的《针经音义》一卷，李议忠的《黄帝三部针经音义》一卷，殷元的《针经》一卷，还有佚名的著作《黄帝杂注针经》一卷、《谢氏针经》一卷、《九部针经》一卷、《三奇六仪针要经》一卷、《流注针经》一卷等。

敦煌尚未发现《黄帝针经》的抄本，但P.2115V《张仲景五藏论》的开篇即云："普名之部，出本于医王。皇（黄）帝与造《针灸经》，历有一千余卷。"一千余卷，篇幅巨大，不太可信。但此处"黄帝与造《针灸经》"的传说印证了《黄帝针经》是存在的。吐鲁番古墓中出土了针经的残片。该残片系吐鲁番阿斯塔那—哈拉和卓古墓群中的唐永徽二年（651）杜相墓出土，编号为65TAM42:48。该针经残存十行文字，似为隋唐以前抄本②，残存的文字有"男子阴端寒上冲"、"丈夫失精，中极主之"、"女人夹脐疝"等，为《针经》在西域的流传提供了宝贵的文字资料③。

9.《明堂》

"明堂"本指上古氏族的公共宗教活动或者祭祀之所④，后借用于医学。谢利恒指出："明堂二字，为古人称人体生理之名。"⑤黄龙祥认为，人体的十二经穴与明堂十二宫相应，因此，"明堂"成为古代中医腧穴之学的代称⑥。《明堂》是指《黄帝明堂经》，系统总结了汉代以前针灸文献的内容，成为中医针灸发展史上的第一部腧穴经典，与《甲乙经》、《九卷》等构成后世针灸学的基础，特别是对腧穴文献的形成与演变有重要意义。《黄帝明堂经》宋时早佚，黄龙祥考订出《黄帝明堂经》的成书年代约在前后汉之际，即大致成书于西汉末与东

---

① 王雪苔:《略论〈黄帝针经〉》,《江西中医药》,2001年第2期,第39~41页。

② 新疆维吾尔自治区博物馆:《吐鲁番县阿斯塔那—哈拉和卓古墓群发掘简报（1963~1965）》,《文物》,1973年第10期,第19页;图五二,第27页。

③ 张侬:《敦煌遗书中的针灸文献》,《敦煌研究》,2001年第2期,第153页。

④ 张一兵:《明堂制度考》,中华书局,2005年。敦煌有《明堂诗》一首,参见徐俊:《敦煌诗集残卷辑考》,北京:中华书局,2000年,第701~702页。

⑤ 谢利恒:《中国医学源流论》,台北:新文丰出版公司,1997年,第91页。

⑥ 黄龙祥:《黄帝明堂经辑校》,北京:中国医药科技出版社,1987年,第240页。参见李建民:《明堂与阴阳——以〈五十二病方〉"灸其泰阴泰阳"为例》,《中央研究院历史语言研究所集刊》第70本第1分,1999年,第49~118页。又载李建民:《生命史学:从医疗看中国历史》,台北:三民书局,2005年,第325~403页。

汉延平年（106）之间①。《黄帝明堂经》的部分内容遗存于《甲乙经》、《千金要方》、《外台秘要方》、《医心方》、宋代《铜人腧穴针灸图经》等文献之中。

俄罗斯国立爱米塔什博物馆（The State Hermitage Museum）现藏西域与敦煌收集品中②有三件残片，编号分别为Дx.00235、Дx.00239、Дx.03070，被判定是《黄帝明堂经》的三片残卷。《俄藏敦煌文献》第6册刊布了这些残片的图版③。或谓此《黄帝明堂经》残片，抄写于5世纪初（六朝时期）④，内容与日本丹波康赖的《医心方》卷二引文更为接近，是《黄帝明堂经》的古传本之一⑤。有学者以为此三种残片出自于阗（和田），但并无确切的记载，很可能它们并非出自于阗，而是出自敦煌或者吐鲁番。李应存等依其内容与针灸有关，称之为"《针灸甲乙经》节选充实残本"，抄写年代为五代至宋以前⑥。姑且不论它的出土地是于阗还是敦煌或吐鲁番，它作为教材的可能性都不能排除，都可视为《黄帝明堂经》在丝绸之路流传的实证，也是中医经典理论西传的反映之一。王杏林在前人的基础上，发现Дx.06634和Дx.11538（b）也是同一《黄帝明堂经》抄本的残片，并缀合为Дx.00235+Дx.06634+Дx.11538（b）+Дx.00239+Дx.03070，增加了对《黄帝明堂经》的新认知⑦。此外，俄藏Дx.4167号西夏文残叶《明堂灸经》，也是后世此类文献在丝绸之路继续流传的

---

① 黄龙祥：《黄帝明堂经辑校》，北京：中国医药科技出版社，1987年。有关《黄帝明堂经》的书志研究，参见小曾户洋编：《小品方·黄帝内经明堂古钞本残卷》，东京：北里研究所东洋医学总合研究所，1992年，第84~85页。又，小曾户洋：《中国医学古典と日本——书志と传承》，东京：墙书房，2005年，第142~174页。

② 有关该博物馆敦煌西域文物收藏情况，参见荣新江：《海外敦煌吐鲁番文献知见录》，南昌：江西教育出版社，1996年，137~138页。

③ 俄罗斯科学院东方研究所圣彼得堡分所等编：《俄罗斯科学院东方研究所圣彼得堡分所藏敦煌文献》第6册，上海：上海古籍出版社，1996年，第149页。

④ S.Franzini, "Un manuscrit medical chinois ancien conserve a Sanit-Petersbourg," *Journal asiatique*, CCLXXI, No.1-2, 1993, pp.211-224.

⑤ 马继兴主编：《敦煌古医籍考释》，南昌：江西科学技术出版社，1988年，第454~457页。黄龙祥主编：《中国针灸史图鉴》，下卷，青岛：青岛出版社，2003年，第602~604页。小曾户洋：《中国医学古典と日本——书志と传承》，东京：墙书房，2005年，第145~149页。

⑥ 李应存、李金田、史正刚：《俄罗斯藏敦煌医药文献释要》，兰州：甘肃科学技术出版社，2008年，第79~87页。

⑦ 王杏林：《跋敦煌本〈黄帝明堂经〉》，《敦煌研究》，2012年第6期，第80~84页。又，王兴伊、于业礼：《敦煌〈黄帝明堂经〉残卷校释》，《敦煌研究》，2016年第4期，第91~96页。

证明①。

S.5737R的首题即为"《灸经明堂》",属于当时流行的一种针灸著作,现存主要内容为针灸的"日忌法"以及"凡灸刺伤人神"所导致的种种危害。从现存的文字来看,此"日忌法"是从月一日到卅日的。其每日所忌的部位与孙思邈《备急千金要方》卷二十九中的"日忌法"略有不同②。

而最直接理解敦煌中医文献中"明堂"含义的当首推P.3655(1)所抄的《明堂五藏论》。其原卷首题作"《明堂五藏论》壹卷"。其文云:"夫万形之内以人为贵,立身之道以孝为先。纳阴阳而所生,成乾坤而所长。所以四大假合,五谷咨(资)身,立形躯于世间,看《明堂》而医疗。只如明堂二字,其义不轻。明者,命也;堂者,躯也。此是轩辕之所造、岐伯之论。"③《明堂五藏论》将"明堂"解释为"命躯"(形躯、人体),正是书名的贴切表达④。《明堂五藏论》主要是依中医的传统,解释人身三百六十腧穴、三焦的位置与别名、五脏的形状与功能等。其结尾为:"又言上医察色、中医听声、下医诊候。医者意也。须明经脉,善会方书,又会阴阳,是三代医也。《明堂五藏论》壹[卷]。"可见此处抄录了完整的《明堂五藏论》一卷本。其主体内容绝大部分是中医的论述,"医者意也"更是颇具代表的中国医学的一个传统观念⑤,只有"四大假合"泄露了其原作者对印度佛教医学的"四大假合成身"观念的吸纳⑥。

① 聂鸿音:《俄藏4167号西夏文〈明堂针灸经〉残叶考》,《民族语文》,2009年第4期,第60~64页。

② 王淑民编著:《英藏敦煌医学文献图影与注疏》,北京:人民卫生出版社,2012年,第209~210页。

③ 上海古籍出版社、法国国家图书馆编:《法国国家图书馆藏敦煌文献》第26册,上海:上海古籍出版社,2002年,第242页。另见马继兴、王淑民、陶广正、樊正伦辑校:《敦煌医药文献辑校》,南京:江苏古籍出版社,1998年,第129页。

④ 朱定华:《敦煌医学卷子〈明堂五脏论〉初探》,《上海中医药杂志》,1987年第7期,第38~39页。

⑤ 参见廖育群:《医者意也——认识中国传统医学》,台北:东大图书公司,2003年,第39~67页。

⑥ 陈明:《从"一大不调"到"一脉不调"——出土文献所见隋唐时期印度佛教医学理论的混融》,黄正建主编《中国社会科学院敦煌学回顾与前瞻学术讨论会论文集》,上海古籍出版社,2012年,第363~384页;收入氏著《中古医疗与外来文化》,北京:北京大学出版社,2013年,第6~32页。

10.《脉诀》

《脉诀》应是指六朝时的《王叔和脉诀》。以歌诀的形式来组织有关脉学的知识，方便读者念诵和记忆，尤其适合教学。敦煌文献中没有直接名为《王叔和脉诀》的写本，唯一以"脉诀"命名的是P.3655（3）中抄录的《青乌子脉诀》。《青乌子脉诀》是一首七言诗体的口诀。据考证，该书的作者或为南朝别号"青乌子"的萧吉。其内容与传世的《王叔和脉诀》中的"左右手诊脉歌"相同，"或即系《王叔和脉诀》的另一种早期传本"。① 敦煌的另一种脉诀即P.3655（2）中抄录的《七表八里三部脉》，此脉诀无作者名，也是七言自由诗体，用"七表"、"八里"、"三部脉全"作为分隔的小标题，其内容与《王叔和脉诀》中的"七表脉"、"八里脉"、"三部脉"相同②。《七表八里三部脉》、《青乌子脉诀》与《王叔和脉诀》无疑有密切的关联，反映了中医脉诀在敦煌的流行情形。

11.《流注图》

针灸讲究依经脉、定穴位而正确施针，由于人体的经脉系统交织而穴位繁多，针灸临床需要"疏临图像"③。因此，人体图像模型在教学过程中不可或缺，自古就有漆木人（宋代则代以铜人）而为教学之标本。1993年，四川绵阳双包山汉墓出土的经脉漆雕可谓代表，被称作是现存最早的"标有经脉流注的木质人体模型"④。晋唐时期，就有不少的针灸经脉图谱。孙思邈《备急千金要方》提到过初唐的《明堂三人图》、《明堂人形图》⑤。唐代甄权曾依据《甲乙经》而修《明堂人形图》（一卷）⑥。

《流注图》也是学习针灸过程中所使用的人体经脉图谱之一种。《隋书·经籍志》记载了"《黄帝流注脉经》一卷（梁有《明堂流注》六卷，亡）"和"《流

---

① 马继兴、王淑民、陶广正、樊正伦辑校：《敦煌医药文献辑校》，南京：江苏古籍出版社，1998年，第137~140页。

② 王淑民：《敦煌莫高窟中的脉诀著作》，《上海中医药杂志》，1988年第7期，第38~40页。

③ 张仲景指出："凡欲灸者，当详所宜审应灸处，疏孔穴名，应灸壮数，出之以疏临图像，依注明寸数，量度点灸之，疏如《经》所记壮数也。"（丹波康赖：《医心方》，卷二《灸例第六》，北京：人民卫生出版社，1955年，第63页）

④ 马继兴：《双包山汉墓出土的针灸经脉漆木人型》，收入氏著《出土亡佚古医籍研究》，第177~221页。何志国：《西汉人体经脉漆雕再考》，《四川文物》，2006年第6期，第6~11页。

⑤ 潘萍、郭义、王东强：《"明堂图"源流简考》，《针灸临床杂志》，2008年第5期，第1~3页。

⑥ 王雪苔：《唐代甄权〈明堂人形图〉与官修〈明堂针灸图〉考》，《中华医史杂志》，2003年第4期，第214~216页。

注针经》一卷",但未提及以"流注图"命名的著作。针灸过程中经常提及的是"人神流注"。P.3247中所抄录的《人神流注》,是在大唐(实为五代后唐庄宗)同光四年(926)的具注历之后。P.3247中并无"人神流注"之名,而仅根据"每月人神注在当日足下"的方式,从一个月的第一日至第三十日,详细列出每日人神在身体的某部位[①]。类似的文字内容见于敦煌本P.2675《新集备急灸经》。其题记为"京中李家于东市印",被称作是"既知有关雕版印刷医书的最早记载"。王杏林将相关的三个残卷分为定为《新集备急灸经》(P.2675与P.2675BIS合为一卷)、《新集备急灸经》甲卷(P.2675V)。敦煌本《新集备急灸经》抄写于公元861年前,其内容包括了一些珍贵的俞穴和灸穴治疗疾病的方法、较早的针灸图谱以及人神禁忌方面的资料[②]。正如张侬所总结的:《新集备急灸经》"背面也有人神禁忌,内容为人的年人神、月人神、日人神、时人神及武曲、破军、廉贞、文曲、禄存星属人的寿命如何。"[③]敦煌文献中,有关人神流注的内容还见于针灸医书、具注历日和一些方术著作之中,是理解敦煌民众日常医疗习俗与心理的基础史料。

12.《偃侧图》

唐以前传统的明堂图主要指全身腧穴总图,一般为正人、伏人、侧人三人明堂图,故这一时期的明堂图也称作《偃侧图》。《偃侧图》是针灸所用人体经络图像著作之一类,对修习和提高针灸临床技术不可或缺。晋代葛洪《抱朴子内篇》卷三指出:"又多令人以针治病,其炙法又不明处所分寸,而但说身中孔穴荣输(腧)之名。自非旧医备览《明堂》、《流注》、《偃侧图》者,安能晓之哉?"[④]梁代《七录》中有《偃侧图》八卷、《偃侧图》二卷两种书目。《隋书·经籍志》中有《黄帝明堂偃人图》十二卷、《扁鹊偃侧针灸图》三卷、秦承祖的《偃侧人经》二卷等。《旧唐书》卷四十七则有《黄帝十二经明堂偃侧人图》十二卷,《新唐书·艺文志》中则为"曹氏《黄帝十二经明堂偃侧人图》十二卷",此或指三国曹翕的《黄帝十二经明堂偃侧图》十二卷。

敦煌文献中,偶有人体的插图,如相书写本P.3492V中有三幅人体身躯图,

---

① 马继兴、王淑民、陶广正、樊正伦辑校:《敦煌医药文献辑校》,南京:江苏古籍出版社,1998年,第533~534页。

② 王杏林:《敦煌本〈新集备急灸经〉研究》,《敦煌研究》,2016年第6期,第109~114页。

③ 张侬:《敦煌遗书中的针灸文献》,《敦煌研究》,2001年第2期,第153页。

④ (东晋)葛洪著、王明校释:《抱朴子内篇校释》,北京:中华书局,1980年,第248页。

即正面图、伏人图和侧人图。敦煌尚未发现有以《偃侧图》命名的写本。不过，敦煌现存的《灸法图》（S.6168R、S.6262R）被称作是"中国存世最早的针灸明堂图"①。S.6168R与S.6262R现存6个裂片，除5幅全身人形图完整之外，据推测还有12幅是残缺的。此《灸法图》所画的是人物墨线图，均为裸体，呈正面和覆面。其图文顺序为左图右文，图前记载病证名及病症、标注穴位名称及相应的灸疗壮数②。《灸法图》所存图形与针灸方法，代表了古代的一种针灸流派。此系列的人体图像为理解《偃侧图》的教学功能提供了侧面的认识。

13.《赤乌神针经》

《隋书·经籍志》列出了《赤乌神针经》一卷，不著撰人。《旧唐书·经籍志》、《新唐书·艺文志》、《通志》卷六十九中的医学书目在《赤乌神针经一卷》名下，均列出了其撰写者为"张子存"。该书或指三国孙权赤乌年间（238~251）东吴医家所撰写的一部针灸著作，而隋代吕博《玉匮针经》是当时比较重要的一种针灸著作③。

唐代的《医疾令》对针生有一些特别的规定。《旧唐书·职官志三》指出，接受官方医疗教育的针生是跟随针博士学习，其内容为"教针生以经脉孔穴，使识浮沉涩滑之候，又以九针为补泻之法"。唐《医疾令》第6条规定："诸医、针生，各从所习，抄古方诵之。其上手医，有疾疗之处，令其随从，习和合、针灸之法。"④如前文所述，针生的基本教材是《素问》、《黄帝针经》、《明堂》、《脉诀》等，其辅助教材是《流注》、《偃侧图》、《赤乌神针经》等。《赤乌神针经》除了作为唐代针生的学习教材之外，也是当时日本官方采用的医学教材之

---

① 张侬：《敦煌石窟秘方与灸经图》，兰州：甘肃文化出版社，1995年，第167~272页；《中国存世最早的针灸明堂图》，《寻根》，2000年第6期，第98~100页；《敦煌遗书中的针灸文献》，《敦煌研究》，2001年第2期，第147~153页。于灵芝：《敦煌针灸文献之〈灸经图〉的价值》，《针灸临床杂志》，2010年第4期，第4~6页。

② 王淑民的释文将其位置进行了校正和注释，参见王淑民编著：《英藏敦煌医学文献图影与注疏》，北京：人民卫生出版社，2012年，第199~209页。

③ 兴膳宏、川合康三：《隋书经籍志详考》，东京：汲古书院，1995年，第683页。杜云虹《〈隋书·经籍志〉研究》（山东大学博士学位论文，2012年）未对《赤乌神针经》有所考证，参见第365页。

④ 陈锦：《唐医疾令复原研究》，收入《天一阁藏明钞本天圣令校证》（附唐令复原研究）下册，北京：中华书局，2006年，第578页。

一，反映了当时中医针灸知识和教育方式的对外传播①。

上述的这十几部医书，在孙思邈《备急千金要方》卷一"序例"的"大医识业第一"中，也有明确的记载："凡欲为大医，必须谙《素问》、《甲乙》、《黄帝针经》、《明堂》、《流注》、十二经脉、三部九候、五脏六腑、表里孔穴、《本草》、《药对》，张仲景、王叔和、阮河南、范东阳、张苗、靳邵等诸部经方。"②孙思邈所列的是大医的学习标准，其内容超过一般的医学生所学。

概言之，虽然敦煌文献中保留的中医文本数量远不如佛经，但是，基本上可以以此勾勒出唐代敦煌地区中医教育的大致概貌。与唐代《医疾令》等官方法令所规定的十三种主要的习医教材相比，现存的敦煌中医文本虽不完整，但二者相互之间的对应关系还是脉络清晰的。换言之，在敦煌中医写卷中，大体上能找到唐代官方颁布的习医教材或者类似的文本。因此，绝不能否认其中的联系。

二、敦煌医学文本的性质分析：作为教材使用

为什么说现存的敦煌中医文本与唐代官方颁布的习医教材之间就必然有关联呢？为何说敦煌中医文本有可能是当作医学教材来使用的呢？这要从敦煌医学文本的性质上来分析。首先，在这些医学文本中，既有前代医家名著的抄本，也有同时代敦煌之外的医家著作，免不了还有敦煌本地医人的撰述。也就是说，作者的身份有三种，其作品所暗含的读者对象也会有所不同。抄写或阅读这些文本的读者也有几种情形：日后欲以中医为职业的医学生、已经或正在行医的职业人士、欲将自己的医疗经验加以总结使之流传后世的资深医人、对中医有一定爱好的人士，也不排除有一时兴起而为之者，甚至还有学习中医并且希望转译为本族语言文本的非汉族学者，比如吐蕃占领敦煌时期的藏族学者。敦煌出土的吐蕃《灸法图》（P.t.1058）就是受中医学影响的例证③，其用吐蕃语书写

---

① 王颜、杜文玉：《世界视野下的唐代科技教育》，《人文杂志》，2010年第3期，第152~158页。

② 孙思邈撰，高文柱、沈澍农校注：《备急千金要方校注》，收入孙思邈原著、高文柱主编：《药王千金方》，北京：华夏出版社，2004年，第15页。该处将《明堂》、《流注》合为一本书《明堂流注》，其注释2中指出："明堂流注：即《明堂孔穴针灸治要》，亦称《黄帝明堂经》，是早期重要的针灸学专著。原书已佚，其主要内容保留在《针灸甲乙经》中。"今不从。

③ 罗秉芬主编：《敦煌本吐蕃医学文献精要》，北京：民族出版社，2002年。刘英华：《敦煌本藏文穴位图研究》，《中国藏学》，2007年第3期，第109~119页。

的这一文本无疑是从一种（或多种）中医针灸文献那里吸收了知识养分，在吸收的过程中，他们抄写一些中医文献就是必要而常见的现象。因此，就敦煌医学文本的读者而言，大部分是那些处于习医阶段的学生或者是希望进一步提升医疗水准的医者，至于那些希望了解（乃至精通）医学知识的士人在阅读这些文本的时候，可以被看作是自学者。由此而言之，敦煌医学文本主要就是供人初步学习和提高水平而用的，它们不是作为文艺作品来欣赏的，而是具有非常强烈的实用性，它们被当作教材来看待，也是顺理成章的。

其次，应该注意到敦煌医学文本的抄写现象。写本形态与医学教育之间存在一定的关系。正如前文已经提到的那样，敦煌医学卷子中有汇抄（或杂抄）的现象。P.3287中依次抄写了五种内容：《黄帝内经素问·三部九候论》（第1~31行）、《伤寒杂病论·伤寒例》（第32~50行）、佚名《脉经》（第51~60行）、《伤寒杂病论·辨脉法》（第61~67行）、佚名《脉经》（第68~149行）。P.3287所抄的五种文本基本上是节录古典医籍，内容丰富，涉及内经、伤寒、脉学等中医基础的理论。其中，《伤寒杂病论·伤寒例》中有"医术浅狭者，必不识不知也"。这是批评好存生意者的巧言，对比治疗过程中的智人与愚夫的不同心态及其举措。佚名《脉经》（一）引有《脉诀》之文，以病人气息多少作为决定生死的依据。《伤寒杂病论·辨脉法》论述了五脏绝脉。所抄的《伤寒杂病论》两种文本，文字与北宋传世本略有出入。P.3287的连接与书写方式也是有玄机的，所抄的五种文本分别有"岐伯曰"（1）、"仲景曰"（2）、"黄帝问曰/岐伯曰"和"又问/答曰"（3）、"问曰/答曰"和"又问/答曰"（4）、"又问"（5）。这说明这些文本基本上采用了中医古典文献通用的以问答来展开内容的叙述方式。P.3287所抄的五种文本中，前1~4部分是理论，第5部分有具体的药方（桂枝汤方、葛根汤方、摩风膏方、前胡汤方、平胃丸、瞿麦汤方、滑石散方、[生姜汤、紫菀汤]、瞿麦芍药汤方、神丹[丸]、甘遂[丸]）①。因此，我们应该把P.3287当作一个整体来看待，不能以后世文献为标准来进行拆分。对照唐代《医疾令》等国家律令中颁布的医学教材名录，该卷子可能就是医学生的学习教材。这一认识不能说没有道理。

除P.3287之外，还有几个写卷也采用了节录汇抄的形式。P.3655是经折装，抄录了《明堂五藏论》、《七表八里三部脉》、《青乌子脉诀》。P.3093V分别抄写

---

① 张侬：《敦煌〈脉经〉七方考》，《敦煌研究》，1991年第4期，第96~98页。

了《杂方术》，即道家的炼丹法（炼制金石的药方）、疾风方和地黄丸等杂方，以及三首论述伤寒症状的《定风波》词。S.6245抄录了《五脏脉候阴阳相乘法》、《占五脏声色源候》、《平脉略例》。P.2115V抄录了《张仲景五藏论》和《平脉略例》。S.5614也是折叶装，共存14折，28叶。除第1~12叶为占卜书内容（依次为《悬象占》①、《摩醯首罗卜》、《占十二卜法》、《占人家平善不平善》、《占周公八天出行择日吉凶法》）外，依次抄录了四部中医典籍，即《五藏论一卷》（张仲景撰）、《平脉略例一卷》、《五脏脉候阴阳相乘法》及《占五脏声色源候》。其中，占卜、本草和脉学等实用类的文献汇抄在一起。以现在的知识分类标准来看S.5614，似乎它们属于不同的知识体系，相互之间没有必然的关联。孙思邈《备急千金要方》卷一"大医识业第一"指出，除了学习必要的医学经典和前代诸家方论之外，要想成为一名"大医"，还有其他不少的条件要求："又须妙解阴阳禄命、诸家相法，及灼龟五兆、《周易》六壬，并须精熟，如此乃得为大医。若不尔者，如无目夜游，动致颠殒。次须熟读此方，寻思妙理，留意钻研，始可与言于医道者矣。又须涉猎群书，何者？若不读五经，不知有仁义之道；不读三史，不知有古今之事；不读诸子，睹事则不能默而识之；不读内经，则不知有慈悲喜舍之德；不读《庄》、《老》，不能任真体运，则吉凶拘忌，触涂而生。至于五行休王、七曜天文，并须探赜。若能具而学之，则于医道无所滞碍，尽善尽美矣。"②对照S.5614，就不难发现，其中的《悬象占》、《摩醯首罗卜》、《占十二卜法》和《占周公八天出行择日吉凶法》等占卜文献，与《五藏论》、《平脉略例》、《五脏脉候阴阳相乘法》及《占五脏声色源候》一样，都是识医者所需要知晓的知识范畴。不过，P.3655、S.6245、P.2115V、S.5614这些卷子所抄录的文献，虽有同名者，却存在文字的差异。这说明这些文献的流传是动态型的，仍然受到口传为主形态的影响，抄录下来的内容也就不是固定不变的"定型文本"。

除直接的医学文本之外，敦煌出土的其他类型的文献，特别是术数类（如相书、发病书、占卜书）和历日类（如具注历），其中也夹杂有医学或者医疗实践的内容。因为医疗活动不仅仅是开方用药一种形态，其本身就与占卜、算卦、

---

① 现存文字依次抄录了"日暝占第卅六"、"占西秦日关法第卅七"、"占日蚀吉凶法第卅八"、"占西秦日晕第卅九"。

② 孙思邈撰，高文柱、沈澍农校注：《备急千金要方校注》，收入孙思邈原著、高文柱主编：《药王千金方》，北京：华夏出版社，2004年，第15页。

咒语、仪轨等活动交织在一起，因此，亦医亦卜、亦医亦咒之类的写本并不希见。写于唐末五代时期的P.2661v《占人手痒目眴耳鸣等法》中就有医方8行[①]。这一类型的写本亦可算为广义的医学教育资源。敦煌童蒙读物（尤其是综合性识字类和杂字类蒙书）当中也有医学知识，如在敦煌有多种抄本的《开蒙要训》中介绍人体器官名称和疾病种类，《杂集时用要字》中的"饮食部"和"果子部"的药名，《俗名要务林》的"香部"、"药部"、"果子部"和"菜蔬部"的药名[②]，以及P.3644《类书习字》中的药名。它们虽不如医药书那样成系统，内容也较为通俗，但对传播医学知识仍有一定的作用。

三、敦煌寺院的"五明论"与医学教育

寺学是唐、五代特别是吐蕃与归义军时期的敦煌教育的主体。林聪明根据敦煌写本的题记指出，能提供教育的敦煌寺院有多所，如三界寺、净土寺、龙兴寺、莲台寺、灵图寺、金光明寺、永安寺、大云寺、乾明寺、显德寺等[③]。归义军时期的寺学发达，世家大族的弟子们多去寺院接受教育，这说明寺学甚至超过了当时的官学。当时的教育内容，除佛教内典之外，既有世俗的童蒙著作，P.3569《太公家教》写本的题记"莲台寺学士索威建记耳"就是一例；还有儒家典籍，如《论语》、《孝经》等。作为寺院的主体人员，学问精深的出家僧徒也是内外典籍皆修学的。

敦煌寺学中是否传授医学知识呢？如果要传授，必须满足四个条件：其一，佛教的教义允许在寺院教授医学；其二，有通医学的僧人可以承担教学任务；其三，有可以作为医学教学用的教材；其四，有愿意学习医学的学生（不管是出家僧徒还是非佛教徒的普通学生）。以下分别以这四个条件来衡量敦煌寺院是否具备传授医学的可能性。

首先，佛教教义与医学的关系，不妨先考察一下印度佛教寺院医疗的情形。印度的世俗教育要求学习"五明大论"，医方明（Cikitsā vidyā）就是五明之一。玄奘《大唐西域记》卷二在介绍印度教育时指出："而开蒙诱进，先导十二章。七岁之后，渐授五明大论。一曰声明，释诂训字，诠目流别；二工巧明，伎术

---

① 王晶波：《敦煌的身占文献与中古身占风俗》，《敦煌学辑刊》，2012年第2期，第38页。

② 郑阿财、朱凤玉：《敦煌蒙书研究》，兰州：甘肃教育出版社，2002年。另见郑阿财、朱凤玉：《童蒙养正：敦煌的学校教育》，兰州：甘肃教育出版社，2007年。

③ 林聪明：《敦煌文书学》，台北：新文丰出版公司，1991年，第333~337页。

机关，阴阳历数；三医方明，禁咒闲邪，药石针艾；四谓因明，考定正邪，研覆真伪；五曰内明，究畅五乘，因果妙理"①。玄奘用八个字"禁咒闲邪，药石针艾"来概括"医方明"的内容，这种概括实际上隐含了他的中医学的知识背景，因为"针"与"艾"是相对典型的中医内容。印度的医学被称作"八医"、"八支"、"八分医方"或"八术"等。唐代高僧义净的《南海寄归内法传》卷三"先体病源"条，对这"八医"有较为详细的说明。"然西方五明论中，其医明曰：先当察声色，然后行八医，如不解斯妙，求顺反成违。言八医者，一论所有诸疮，二论针刺首疾，三论身患，四论鬼瘴，五论恶揭陀药，六论童子病，七论长年方，八论足身力。言疮事兼内外。首疾但目在头。齐咽已下，名为身患。鬼瘴谓是邪魅。恶揭陀遍治诸毒。童子始自胎内至年十六。长年则延身久存。足力乃身体强健。斯之八术，先为八部，近日有人略为一夹。"②义净在天竺求法多年，故能明确指出，八医属于医方明的范畴。原始佛教阶段，佛陀允许佛教徒学习医学知识，救助患病的出家僧侣，甚至有病的"外道"（非佛教徒）因为生病，为了得到寺院的治疗而假装出家，在治好病之后再脱离寺院。在佛教义理中，佛陀经常将佛理用医理的方式表达出来，而且，在有些佛经中，佛陀本人也被描绘为"医王"的形象。佛陀对患病的僧徒非常宽厚和照拂，但不允许佛教徒以行医的名义去获取世俗的利养。佛教提倡以慈悲为怀，不仅要治疗世人的"心病"（心理治疗），也要治疗人的"身病"（生理治疗），还要彻底改善社会人生（社会治疗），赋予俗人以佛教的信仰体系（信仰治疗）。佛教徒的医药实践活动随着佛教教义的发展而呈现深入的趋势，特别是大乘佛教修菩萨行的出家人，为了自度度他、自觉觉他，对医学教育更自觉一些。在佛陀时代，与僧团关系最密切的医生是"医王"耆婆（Jīvaka）。他在印度西北的教育文化中心呾叉始罗（Taxila）学医七年，学习期满，接受毕业考试，合格之后，才获取独立行医的资格。在原始佛教阶段，几乎没有正规的寺院医学教育，学医主要是向世俗医生学习传统医术。但是，精通医术的僧人也有人向居士信徒或者世俗人们传授医术，存在着以教授医术以获取供养的现象。从耆婆的习医经历来看，学习的方式是远道求学、拜师学艺，有一定的师承体系。师传的

① （唐）玄奘、辩机原著，季羡林等校注：《大唐西域记校注》，北京：中华书局，1985年，第185~186页。

② （唐）义净原著、王邦维校注：《南海寄归内法传校注》，北京：中华书局，2009年，第151页。

知识体系在流传的过程中出现了"历世疑义，所不能通"的现象。记载印度古代医学（生命吠陀）体系的文献（后世以梵文为主），具有悠久的口头传诵的传统，是由专家编给专家，并由专家传颂给专家的，因此这些文献对于一般人而言犹如天书一样，使人难以进入它的体系，难以掌握它。因此必须要有师承，自学教育的例子非常罕见。此外，耆婆等习医者主要学习药草知识、各种疗法和外科手术。在学医的过程中，除了口口相授的知识体系，还有具体的实践指导和实习测验。他们还有可能学习了陀罗尼或者曼陀罗咒语之类的知识。而这些咒语也是佛教医学最发达和最有特色的部分。所谓的本草、药方、针脉诸经以及咒语，可以大体概括其内涵。师徒关系并无严格的等级观念以及师道尊卑。耆婆曾受教于"诸上手医"，但反过来成了他们的老师，诸位医师以弟子之礼，"承受其法"。可见，在习医者心目中，医术是否高明才是最重要的标准。

印度古代的佛教寺院中也有五明大论的教学。医学已经成为寺院教育的一部分。义净介绍医方明在印度的情况时说："五天之地，咸悉遵修，但令解者无不食禄。由是西国大贵医人，兼重客商，无为杀害，自益济他。于此医明，已用功学，由非正业，遂乃弃之。"[1]可见义净在印度求法时，就学习过医学。但与道法相比，医术算不上是僧人的正业。义净在印度求法时是在何处学习医术的呢？他是不是在寺院中习医的呢？要回答这两个问题，不妨看一下公元7世纪印度最大的著名寺院那烂陀寺的教育情况[2]。慧立、彦悰《大慈恩寺三藏法师传》卷三云："印度伽蓝数乃千万，状丽崇高，此为其极。僧徒主客常有万人，并学大乘兼十八部，爰自俗典《吠陀》等书，因明、声明、医方、术数亦俱研习。"[3]可见，以那烂陀为代表的寺院，其教育设置主要是以大乘和部派教义为中心，同时也学习俗典和医术等技艺。不学这些专门的知识，"不得多闻之称"。义净在那烂陀十年时间，他的医术想必就是在此学习的。王邦维先生曾经指出，当时佛教寺院教育的另一个特点是对外开放[4]。《南海寄归内法传》卷三"受戒轨则"条云："西国僧寺，多有学生，来就比丘习学外典。"[5]可见，这些寺院必定有一批精通外典

---

① （唐）义净原著、王邦维校注：《南海寄归内法传校注》，北京：中华书局，2009年，第151~152页。

② 同上，前言第三章第四节"寺院的教育"，第142~147页。

③ （唐）慧立、彦悰著，孙毓棠、谢方点校：《大慈恩寺三藏法师传》，北京：中华书局，2000年，第69页。

④ 同②，第143页。

⑤ 同②，第142~147页。

的师资。医书亦属于外典之一，寺院的医学教育也许有一定的规模，抑或自成体系。可见在玄奘和义净时代，印度佛教医学教育主要依托于寺院。

唐代大庄严寺沙门文轨撰《因明入正理论序疏序》云："因明者，五明之一明也。窃寻五明论名，传之尚矣。然声明辨以词韵方异，不可而翻。医方、工巧二明俗事，人多不译。今古所翻经论，多是内明所收。"[①]虽然说，与佛教内明相比，医方、工巧二明有强烈的世俗色彩，其文献也"人多不译"，但是，隋唐五代敦煌的寺院并不排斥医方明。"医方明"（或作"医明"）一词在敦煌文献中也多有使用。唐和尚撰写的《沙州释门索法律窟铭》（S.530、P.4640）叙述索法律"示疾数旬，医明无术"，于咸通十年（869）坐化。此窟铭还提到"寝疾宇床，医明穷术"。作为佛门中人，唐和尚无疑很明了"医明"一词的含义。

天竺、中亚和西域的佛教徒西来传法，医疗活动是其传法的手段之一，中土的僧众以慈悲救世，亦认可"以医术经怀"。寺院甚至还有医疗组织（如病坊等）。敦煌地处中西要道，寺院允许医方明教育自然顺理成章，那么，该地佛寺是否有这方面的师资呢？从邈真赞一类的文献中，我们可以发现归义军时期有一批兼通内外之学的高僧。P.4660（19）中的《唐故河西管内都僧统邈真赞并序》云："则我故僧统和尚挺资惠海，德爽智山。三教通而礼乐全，四禅辟而虚空朗。秉安远之德，蹈罗什之踪。学贯九流，声腾万里。"[②]此乃咸通十年（869）张球为翟法荣所写的一篇邈真赞。所谓"学贯九流"，应该就是指此僧统和尚知识渊博。而所谓"蹈罗什之踪"，更能说明他不同凡响。因为僧佑《出三藏记集》卷十四记载佛经翻译大家鸠摩罗什（Kumārajīva）云："遂博览四韦陀、五明诸论，外道经书、阴阳星算莫不究晓，妙达吉凶，言若符契。"[③]慧皎《高僧传》卷二云："什以说法之暇，乃寻访外道经书，善学《围陀舍多论》，多明文辞制作问答等事。又博览四围陀典及五明诸论。阴阳星算，莫不必尽；妙达吉凶，言若符契。"[④]既然鸠摩罗什在学习的历程中，博览四围陀典（四部吠陀本集）、五明诸论等知识，那么，以其为榜样的敦煌僧统和尚翟法荣学习并通

① 《卍续藏经》第53册，第680页中栏。

② 姜伯勤、项楚、荣新江合著：《敦煌邈真赞校录并研究》（香港敦煌吐鲁番研究中心丛刊之三），台北：新文丰出版公司，1994年，第165页。

③ 大唐翻经沙门释靖迈撰《古今译经图纪》卷三亦云鸠摩罗什："又习五明论、四韦陀典，阴阳星算，必穷其妙"。（《大正新修大藏经》第55册，第358页下栏）

④ （梁）慧皎著、汤用彤校注：《高僧传》，收入《汤用彤全集》第六卷，石家庄：河北人民出版社，2000年，第38~39页。

晓医学知识，就是自然而然的事情了。除了翟法荣、索崇恩等一批精通医学的敦煌当地医僧之外，来来往往的异域医僧也有可能在敦煌寺院中驻足开讲，将异域的医学传入敦煌的课堂之中。P.3931 所收《中印度普化大师牒文》云："牒：法师者，中印度人也，利名如来贤，历代为君，霸化氏国，乃释迦之苗矣。自幼出家，会五朋（明）[论]，解八般书，诸国宗师，推为法器。游方志切，利物情殷。"① 所谓《五明论》，是"西方技艺"，即指古代印度的知识总称②，也就是前述玄奘法师在《大唐西域记》卷二中所指出的"五明大论"。隋天竺三藏阇那崛多译《佛本行集经》卷四五"大迦叶因缘品"中描述印度学者的学习内容："复解一事十名之论，及尼乾辀书论，往事、五明论等，一句半句，一偈半偈，皆能分别。授记世辩，六十种论，解大丈夫诸要相等，一切技艺，无所乏少。"③ 对于其中的医方明，《法门名义集》（东宫学士李师政奉阳城公教撰）的"五明论"条更指出："医方明者有四种。一者显示差知病因。二者显示病因。三者能显示除已起之病。四者显示已除之病令不重起。"④ 从这些术语也可以得知，自幼出家的普化大师必定是在中天竺寺院学习过印度的医学知识。他游方中土时，有能力传授这些知识，尽管其具体事迹未见记载，但不难推断类似普化大师这样的天竺（或西域）高僧行化授医的情形。

就敦煌寺院的医学教材而言，既有中土的医籍，也有汉译的佛医经文，甚至还可能有西域胡语书写的医典。敦煌出土的中医写本中，有的一面写医书，另一面抄佛经。P.2115 的正面为《穷诈辩惑论》卷下（首题"《穷诈辩惑论》卷下答警迷论"，尾题"《穷诈辩惑论》卷下"），背面抄录《五藏论》（首题"《五藏论》一卷张仲景撰"，尾题"《五藏论》一卷"），以及《平脉略例》（首题《平脉略例》一卷 ）。前述 P.3093V 分别抄写了《杂方术》和《定风波》。笔者曾细察原卷，三首《定风波》虽与《杂方术》粘连在一起，但应是另一件文书，二

① 荣新江：《敦煌文献所见晚唐五代宋初的中印文化交往》，收入李铮主编：《季羡林教授八十华诞纪念论文集》，南昌：江西人民出版社，1991年，第962页。另见董志翘：《汉语词汇研究与敦煌社会经济文书的整理》，收入氏著《中古近代汉语探微》，北京：中华书局，2007年，第264页。

② （唐）慧琳《一切经音义》卷二十五的"学诸技艺"条指出："此方有六艺，谓礼乐射御书数是也。西方技艺，即习五明是也。一者因明、二声明、三医方明、四功（工）巧明、五者内明。前说六十四能，不出医方四巧也。"（《大正新修大藏经》第54册，第467页下栏）

③ 《大正新修大藏经》第3册，第863页下栏。

④ 《大正新修大藏经》第54册，第200页下栏。

者的字迹明显不同。由此可见，这两件文书在前，有人将二者拼接在一起，然后再利用背面的空白来抄写《佛说观弥勒菩萨上生兜率天经将经文》。这类佛与医混抄的卷子难免不是寺院的产物。陈大为曾注意到"敦煌的部分医学文书蕴藏在佛教文献当中"，认为"这些医药文献都是僧侣使用过的，有些可能是寺院生徒抄写的教材"。[1] 当然，也有一面抄写道经，一面抄写医书的现象。中古的道家、道教与中医学的关系至为密切[2]，有些甚至难分彼此，敦煌也有类似的情况。S.4433的背面抄写的是医方，其正面以往误认为是佛经，实际抄写的是道经《太玄真一本际经》卷四"道性品"。

汉译佛经中，不仅有《佛说佛医经》、《金光明经》(《合部金光明经》、《金光明最胜王经》)的"除病品"这样的专门医学叙述，还有属于密教体系的《佛说疗痔病经》(唐义净译)、《观世音菩萨秘密藏如意轮陀罗尼神咒经》(唐于阗三藏实叉难陀译)、《除一切疾病陀罗尼经》(唐不空译)、《能净一切眼疾病陀罗尼经》(不空译)、《护诸童子陀罗尼经》(唐菩提留支译)、《迦叶仙人说医女人经》(北宋法贤译)、《啰嚩拏说救疗小儿疾病经》(法贤译)等比较典型的佛医学著作，以及《请观世音菩萨消伏毒害陀罗尼咒经》(东晋天竺居士竺难提/晋言法喜译)、《佛说咒小儿经》、《佛说咒目经》、《佛说咒时气病经》、《佛说咒齿经》等单用咒语医疗的佛经。敦煌写经中，就有多个《金光明经》和《金光明最胜王经》"除病品"的写卷、《金光明最胜王经》"大辨才天女品"的洗浴药方(S.6107R等)，还有《佛说痔病经》(S.5379)、《佛说护诸童子陀罗尼经》(S.0988等)，以及含有《千手千眼观世音菩萨治病合药经》内容的《千手千眼观世音菩萨广大圆满无碍大悲心陀罗尼经》(S.6151、S.1210、S.1405等)之类的写卷。敦煌还出土了梵语、吐火罗语、于阗语、回鹘语、粟特语、古藏语等胡语医籍，如《医理精华》(Siddhasāra)、《耆婆书》(Jīvaka-pustaka)等。既然有数量不菲的、分别用汉语或胡语写成的医学文献，那么，可以说敦煌寺院并不缺乏医学教材。尽管这些写本不全是敦煌寺院的产物，但不可否认的是其

---

① 陈大为：《唐后期五代宋初敦煌僧寺研究》，上海师范大学博士学位论文，2008年4月，第215页。另见陈大为：《唐后期五代宋初敦煌僧寺研究》，上海：上海古籍出版社，2014年。

② 中古道教与医学的研究著作不少，可参见林富士：《疾病终结者——中国早期的道教医学》，台北：三民书局，2001年；《中国中古时期的宗教与医疗》，台北：台北联经出版事业股份有限公司，2008年。盖建民：《道教医学》，北京：宗教文化出版社，2001年。

中存在被作为敦煌寺院使用的医学教科书。

此外，类似S.5643题记中的"大云寺学郎"一类的寺学生史料，学界早有爬梳，已证敦煌寺学是不缺生源的。综合以上有关教义规定、师资、教材和生源的讨论，足以说明敦煌寺学是有开展医学教育的足够条件的。而轻易否认中古时期敦煌寺学中的医学教育恐怕是难以成立的。更何况在中古不同的历史时期，敦煌官学与寺学所承担的角色是不一样的。郑炳林、高伟曾经指出："吐蕃占领敦煌以后，正常的学校制度遭到破坏，学术文化从官府转向寺院。这时，除了民间医家依旧收授徒弟外，寺院医学就显得格外重要。"[1]在吐蕃势力退出之后，敦煌寺院的医学教育应该还会继续一段时间。不过，由于史料的缺乏，我们并不知道敦煌寺院医学教育的规模到底有多大。

唐代佛教寺院医疗的一些规则多见于律宗高僧的著述之中，比如道宣法师的《四分律删繁补阙行事钞》、《昙无德部四分律删补随机羯磨》和《量处轻重仪》。按《大正藏》本，《量处轻重仪》是道宣于贞观十一年（637）缉叙、乾封二年（667）"重更条理"的。P.2215就是《量处轻重仪》的一个抄本，首缺尾全，其中对佛教寺院中的医疗用具、药物以及医书资料进行了说明：

> 三、治病所须，其例有三。初谓医术：针、灸、刀、角、槌、椑，疗疾之具。
>
> 二谓诸方：《本草》、《明堂》、《流注》、《脉经》、《药诀》之书。
>
> 三谓对病四药：如上列名，余之三药，如上入重，尽形药中，如后正断。已前三件，资身正要，非常恒有。是病即身（须）。初一，治救刀针，律文通许。既是小细，机惟（候）所宜，准如《十诵》。灌鼻筒等，入轻所收。余有药筒、药函诸器，相从分。第二，诸方本草，既是俗习，宜从重收。尽形药中，未捣治者，入重。若已捣治，合成汤丸膏煎，异本药相者，及服残余分，此实非所奉。宜准《僧祇》，入轻分之[2]。

---

① 郑炳林、高伟：《从敦煌文书看唐五代敦煌地区的医事状况》，《西北民族学院学报》，1997年第1期，第68页。

② 上海图书馆出版社、法国国家图书馆编：《法藏敦煌西域文献》第九册，上海：上海古籍出版社，1999年，第164页。另见马继兴、王淑民、陶广正、樊正伦辑校：《敦煌医药文献辑校》，南京：江苏古籍出版社，1998年，第781~782页。此处将《明堂》、《流注》校为《明堂流注经》，今不从。

有学者将 P.2215 当作《四分律删繁补阙行事钞》的节录，定名为《佛说行事钞中的治病所须》[1]，不够准确。P.2215 尾题"《量处重轻物仪》京兆崇义寺沙门释迦道宣述 / 龙朔三年（663）写讫记"。从抄写时间来看，早于道宣修订该书时的乾封二年，可见，P.2215 抄写的是道宣的未定稿，其书原名可能就是《量处重轻物仪》。陈怀宇曾经注意到此书中的上段记载，认为《本草》、《明堂》、《流注》、《脉经》、《药诀》是初唐时期医学文献的一种分类系统，而这种医书分类知识，"相当可能和孙思邈有关"。[2] 玉咽斋的博文认为此种联系不太可靠[3]。道宣的这种分类与唐代官方医学教育文本的分类，没有什么本质的差异。正如道宣所言"诸方本草，既是俗习，宜从重收"，其中的"俗习"一词直接点明了"诸方本草"这类著作的性质。由此可见，寺院所行用的医学文本基本上也是官方医学教育体系中的主流文本。

总的说来，敦煌医者无论是接受来自官、私或寺院等方面的教育，所使用的教材基本上是遵循官方医学教育的蓝本，但相互之间也有一些差异。敦煌出土的各种医籍文本在医学教育中的分量不同，各自有自己的特色，行用在不同的层面上，或主体，或辅助，或补充，均起到一定的作用，不可被完全忽略。敦煌医者不仅需要学习基本的本草书和医方集，诵读脉书和脉诀，查看针灸图谱，掌握实用的辨脉和针灸技巧，还要接受儒家或佛道的熏习，书本与实用、医内与医外的知识多元相连，方才能成就大医之路。

第二节　敦煌文献中的医者形象与医疗活动

敦煌的医者大致包括医官、医学生、职业医师、僧医、道医，以及有着外来文化背景的胡医（波斯、印度、中亚等大西域地区的医者）。虽然儒医这一知识阶层是从宋代才开始兴起的[4]，但六朝隋唐时期，知晓医术的士人不乏其例。

① 马继兴、王淑民、陶广正、樊正伦辑校:《敦煌医药文献辑校》，南京：江苏古籍出版社，1998年，第781页。

② 陈怀宇:《道宣与孙思邈医学交流之一证蠡测》，《敦煌吐鲁番研究》第九卷，北京：中华书局，2006年，第403~408页；收入氏著《景风梵声：中古宗教之诸相》，北京：宗教文化出版社，2012年，第222~227页。

③ 参见 http://blog.sina.com.cn/s/blog_4ee81b760102e5dz.html。2013年5月5日查阅。

④ 陈元朋:《两宋的"尚医士人"与"儒医"》（台湾大学文史丛刊），台北：台湾大学出版委员会，1997年。

士人因为各种原因而学习医术，进而通晓，成为一代名家的，唐代王焘就是一例。王焘《外台秘要方序》自述"余幼多疾病，长好医术，遭逢有道，遂蹑亨衢"。在遭遇仕途变迁之时，"提携江上，冒犯蒸暑，自南徂北，既僻且陋，染瘴婴痢，十有六七，死生契阔，不可问天，赖有经方幸得存者，神效妙用，固难称述"。[①]于是他发愤编纂《外台秘要方》，成为唐代中医经典名著，泽被后世。中唐著名诗人、文学家刘禹锡在《答道州薛郎中论方书书》中，也记载了他自学习读医书的经历：

> 愚少多病。犹省为童儿时，夙具襦袴，保姆抱之以如医巫家。针烙灌饵，恒然啼号。巫妪辄阳阳满志，引手直求，竟未知何等方何等药饵。及壮，见里中儿年齿比者，必睍然武健可爱，羞己之不如。遂从世医号富于术者，借其书伏读之。得《小品方》，于群方为最古。又得《药对》，知《本草》之所自出。考《素问》，识荣卫、经络、百骸、九窍之相成。学切脉以探表候，而天机昏浅，布指于位，不能分累菽之重轻，第知息至而已。然于药石不为懵矣。尔来垂三十年，其术足以自卫。或行乎门内，疾辄良已。家之婴儿，未尝诣医门求治者[②]。

刘禹锡所学的主要教材为《小品方》、《药对》和《素问》。他虽未成为国手名医，对切脉之术仅为初通，但药石方面成就不低，为自己和家人的健康提供了有效的保障。刘禹锡所编纂的《传信方》，也是实用有效的医方著作[③]。当然，在医学史的视域中，起主导作用的不是这些习医的士人，而是那些职业行医的医家，尤其是医术高超而又德高望重且留下医著行世的"大医"。尽管在边陲之地的敦煌，出现这类"大医"的概率会远低于中原，大部分的医者可能属于泛泛之流。而从残言片语之中，是否可以勾勒出中古时期敦煌医者的形象呢？

一、敦煌文献中理想的医者形象

在一般民众的心目中，理想的医家既要饱读医书，具有上古神医那样起死

---

① 王焘撰、高文铸校注：《外台秘要方》，北京：华夏出版社，1993年，第3页。
② 陶敏、陶红雨：《刘禹锡全集编年校注》下册，长沙：岳麓书社，2003年，第1034~1037页。
③ 范家伟：《刘禹锡与〈传信方〉——以唐代南方形象、贬官和验方为中心的考察》，收入李建民主编《从医疗看中国史》，台北：联经出版事业有限公司，2008年，第111~144页。

回生的神效，能药到病除、妙手回春，还要有慈悲救世之心，对不同的病患都一样体谅和爱护。孙思邈《备急千金要方》卷一之"大医精诚之二"，对这样的大医提出了多个方面的要求，被视为中古中医伦理学的重要指南。他明确指出：

> 凡大医治病，必当安神定志，无欲无求，先发大慈恻隐之心，誓愿普救含灵之苦。若有疾厄来求救者，不得问其贵贱贫富，长幼妍媸，怨亲善友，华夷愚智，普同一等，皆如至亲之想。亦不得瞻前顾后，自虑吉凶，护惜身命，见彼苦恼，若己有之，深心凄怆，勿避崄巇、昼夜、寒暑、饥渴、疲劳，一心赴救，无作工夫形迹之心，如此可为苍生大医，反此则是含灵巨贼[①]。

大医的标准很高，世间也就不多见。能比大医稍逊一筹，够得上中古良医的标准也不错。医者按其疗疾的境界，水平有高下之分，职责也分主治与照护（瞻病者）之主次[②]，角色与社会地位自然就各有不同[③]。敦煌文献中描述的理想医者，多称作"良医"。浙敦010（浙图10）《妙法莲华经》卷五中有一位医生善巧方便，治好中毒的儿子们："譬如良医，智慧聪达，明练方药，善治众病。"[④]

P.3906《碎金》："疗者必差，称曰良医。"P.2115V《张仲景五藏论》云："余是患者，植表其原，寻原而作医疗，察外而知脏腑。如此委细，乃是良医。又须巧制医方，妙娴药性，应病与药，无病不除。世无良医，枉死者半。"所谓的良医，应该能够寻查病源，能够细致地由患者的外部而察知其内部脏腑的问题，并且对药物的性能非常熟悉，开具出对症的医方，达到"应病与药，无病不除"的地步。P.2115V中所引的"世无良医，枉死者半"是魏晋以来的一则民间谚语。龙530《本草集注序录》中，陶弘景早就指出："医者意也。古之时所谓良医，盖善以意量得其节也。谚言：世无良医，枉死者半。拙医治病，不

---

① （唐）孙思邈撰，高文柱、沈澍农校注：《备急千金要方校注》，收入孙思邈原著、高文柱主编：《药王千金方》，北京：华夏出版社，2004年，第16页。

② 张嘉凤：《历史、医疗与社会》，第八讲"医者、医疗照护者与社会"，台北：台大出版中心，2004年，第117~129页。

③ 金仕起：《古代医者的角色——兼论其身份与地位》，《新史学》，第6卷第1期，1995年，第1~48页。宋丽华、于赓哲：《中古时期医人的社会地位》，《唐史论丛》第十三辑，2011年，第234~249页。

④ 黄征、张崇依：《浙藏敦煌文献校录整理》，上册，上海：上海古籍出版社，2012年，第72~73页。

若不治。"所谓良医乃善于运用"意"去量度患者的病症，用新的方药去对症治疗。王焘《外台秘要方》卷十八的"脚气服汤药色目方一十九首"引陶弘景的此一说法为：

> 故陶隐居云：医者意也。古之所谓良医，盖以其意量而得其节，是知疗病者皆意出当时，不可以旧方医疗。今之人或异于此，病势少与方题似，便即以和合，病机未察，诊候宜然，大同小异，致令乖舛，寔取危殆如之何。又云：代无良医，枉死者半。此之一言，深可悲也[1]。

"医者意也"的观念初见于《后汉书·郭玉传》"医之为言意也"，原指医家的注意力。陶弘景用此来阐述方药，隋唐之际的许胤宗进一步推广为"医者，意也，在人思虑。又脉候幽微，苦其难别，意之所解，口莫能宣"。[2]孙思邈《千金翼方》卷二十六亦谓"医者意也，善于用意，即为良医"。[3]此后宋代医家大谈"医者意也"，使之逐渐成为表达传统中医"神韵"的代名词[4]。陶弘景笔下的"良医"对立面是"拙医"，到了王焘那里就有了相应的古今之别，即"古之良医"与"今之人"。P.3093V(2)《定风波》词中的"四肢厥冷最难依（医），更遇盲医与宣泻"和"明医识，喘粗如睡遭沉溺"，所列的"明医"与"盲医"，同"良医"和"拙医"一样，是相似的对立。

P.3655《明堂五藏论》的结尾总结为："又言上医察色、中医听声、下医诊候。医者意也。须明经脉，善会方书，又会阴阳，是三代医也。《明堂五藏论》壹[卷]。"此处认为良医的素质应该是精通脉学，善用医方，了解阴阳术数之法，甚至是有三代祖传的医疗经验。《明堂五藏论》按照境界之高下，将医者分为上医、中医和下医三等。这样的三分法并不是该书的发明。孙思邈《备急千金要方》卷一的"诊候第四"云：

> 夫诊候之法，常以平旦，阴气未动，阳气未散，饮食未进，经脉未盛，

① （唐）王焘撰、高文铸校注：《外台秘要方》，北京：华夏出版社，1993年，第341页。
② 《旧唐书》卷一九一，北京：中华书局点校本，1975年，第5091页。
③ （唐）孙思邈：《千金翼方》，北京：人民卫生出版社，1995年，第308页。又，（五代）孙光宪《北梦琐言》卷十的"新赵意医"条云："医者意也，古人有不因切脉，随知病源者，必愈之矣。"（贾二强点校，北京：中华书局，2002年，第214页）
④ 廖育群：《医者意也——中国医学的一种传统观念》，收入氏著《医者意也——认识中国传统医学》，台北：东大图书公司，2003年，第39~67页。

络脉调均，气血未乱。精取其脉，知其逆顺，非其时不用也，深察三部九候而明告之。古之善为医者，上医医国，中医医人，下医医病。又曰：上医听声，中医察色，下医诊脉。又曰：上医医未病之病，中医医欲病之病，下医医已病之病。若不加心用意，于事混淆，即病者难以救矣[①]。

孙思邈此处以诊候之法而引出医者的三品分别，共有三种不同的区分法。"上医医国，中医医人，下医医病"是指不同的医疗对象，其说源出《国语·晋语八》："文子曰：'医及国家乎？'对曰：'上医医国，其次疾人，固医官也。'"而"上医听声，中医察色，下医诊脉"是不同的医疗方法，医术高明的医生通过闻诊就能诊察病情，医术一般的医生凭借望色能够诊察病情，医术低劣的医生借助诊脉才能诊察。"上医医未病，中医医欲病，下医医已病"是针对病症的不同阶段。

敦煌文献中对医者的区分和良医的描述，在佛教文献中也有相应的记载。敦煌本唐代释文轨著《天请问经疏》（北图新316号、北6662/黄19号、P.2135）在解释玄奘译《天请问经》中的"贪为极热病，佛是大良医"一句时，指出：

"谁是大良医"者，此第四问。"良"者，善也；"医"者，意也。善识病源，妙闲药性，疗者必差，称曰"良医"。良医有四义：一知病，二知病因，三知病差，四知差已不生。未知法中，颇有良医大过如此良医以不？[②]

良医的"四义"实际对应佛教的四圣谛（苦、集、灭、道）。其源头应该来自阿含经。《杂阿含经》（南朝刘宋求那跋陀罗译）卷十五中的第389部小经云：

尔时，世尊告诸比丘："有四法成就，名曰大医王者，所应王之具、王之分。何等为四？一者善知病，二者善知病源，三者善知病对治，四者善知治病已，当来更不动发。"[③]

大医王的"四法成就"就是良医的"四义"。同样的分类见于北宋施护译

---

① 孙思邈撰，高文柱、沈澍农校注：《备急千金要方校注》，收入孙思邈原著、高文柱主编：《药王千金方》，北京：华夏出版社，2004年，第18页。

② 李际宁整理：《天请问经疏》，收入方广锠主编：《藏外佛教文献》第一辑，北京：宗教文化出版社，1995年，第86~87页。

③ 《大正新修大藏经》第2册，第105页上栏。

《医喻经》：

> 是时，世尊告诸比丘言："汝等当知，如世良医，知病识药，有其四
> 种，若具足者，得名医王。何等为四？一者识知某病，应用某药；二者知
> 病所起，随起用药；三者已生诸病，治令病出；四者断除病源，令后不生；
> 是为四种。"①

敦煌民众对医人的期待，既包括了医者的医学教育与知识结构，也包括医
者的职业修养，既孙思邈"大医精诚"中的理想。此种期待亦如唐代诗人苏拯
的《医人》诗云："古人医在心，心正药自真。今人医在手，手滥药不神。我
愿天地炉，多衔扁鹊身。遍行君臣药，先从冻馁均。自然六合内，少闻贫病
人。"苏拯笔下古今医之"在心"与"在手"的境界差异，暗含对今医的种种不
端提出批评，以及对政治清明的期待，从而多多救护贫病人的良好愿望。正如
S.1290《百行章》中的"济行章第五十六"所云："救危扶厄，济养众生。若睹
病患饥寒，啜续其命。但以桑中之弊，尚致扶轮；并粮之恩，须报泉路。"②

二、敦煌文献中的历代名医谱系

中医在六朝隋唐五代之际，分别从本草（药物学）和方书（方剂学）的角
度，已经形成了历代名医的谱系。陶弘景《本草经集注》（龙530）的序录部
分，列出了两条不同时期的良医谱系，其一是从春秋前后到两汉时代："春秋之
前及和、缓之书蔑闻，道经略载扁鹊数法，其用药尤是本草家意。至汉淳于意
及华佗等方，今之所存者，亦皆备药性。[惟]张仲景一部，最为众方之祖宗，
又悉依本草。"其二是三国西晋之后："自晋世以来，有张苗、宫泰、刘德、史
脱、勒邵、赵泉、李子豫等一代良医。其贵胜阮德如、张茂先、裴逸民、皇甫
士安，及江左葛稚川、蔡谟、殷渊源诸名人等，并研精药术。宋有羊欣、王微、
胡洽，秦有承祖，齐有尚书褚澄、徐文伯、嗣伯群从兄弟，治病亦十愈其九。
凡此诸人，各有所撰用方，观其指（旨）趣。莫非本草者。"③陶弘景强调的这
些不同时期的名医，基本上都与"本草"的学术思想存在关联。陶弘景列出的

---

① 《大正新修大藏经》第4册，第802页上栏。

② 郑阿财、朱凤玉：《敦煌蒙书研究》，兰州：甘肃教育出版社，2002年，第337页。

③ 马继兴、王淑民、陶广正、樊正伦辑校：《敦煌医药文献辑校》，南京：江苏古籍出
版社，1998年，第548~549页。

这个名单，从和、缓到殷渊源①、徐嗣伯，莫不是中医史上熠熠生辉的人物，也基本上勾勒了从上古到六朝的良医谱系。唐代王焘在《外台秘要方序》中指出："自雷、歧、仓、缓之作，彭、扁、华、张之起，迨兹厥后，仁贤间出，方逾万卷，专车之不受，广厦之不容。"此处的雷、歧、仓、缓、彭、扁、华、张八位就是上古或汉晋的名医。范家伟注意到："汉唐时期，在医学经典重整下，发展出以神农、黄帝为医道创立者的历史观念。"②从敦煌文本中，我们也可以勾勒出一个古代的医家名录。

1. 黄帝：远古神话人物，传说中的上古华夏五帝之首，被视为中医针灸学的始祖。上古医籍多有托名者，如《黄帝内经》、《黄帝针经》、《黄帝虾蟆经》。P.2115V《张仲景五藏论》有"皇（黄）帝与造《针灸经》，历有一千余卷"。敦煌本《备急单验药方卷并序》，由S.3395+S.9987A+S.3347R和S.9987C四个残片组成③，原收录验方一百〇八首，其序文中指出当时的某些医家"信古疑今，如幸黄帝、仓公、和、缓、扁鹊之能，依用自取也"。此处提及黄帝、仓公、医和、医缓、扁鹊五位上古名医，另一处的"葛氏"当指东晋著名医家葛洪。

2. 神农：即炎帝，以品尝百草的神话而著称，被视为中医药物学的始祖。敦煌本王敷《茶酒论》的开篇第一句就是"窃见神农曾尝百草，五谷从此得分"。孙思邈《备急千金要方·序》云："神农氏愍黎元之多疾，遂尝百药以救疗之，犹未尽善。"敦煌本《孔子备问书》（P.2581、P.2594）中对"神农有何圣德？"这一问题进行了回答，比较详细地刻画了历代人们心目中流传下来的神农形象：

> "问曰：神农有何圣德？答曰：神农皇帝马面鸟足人形，手执积零之杖，历涉七十二山，口尝百草，遇毒草者死，近好草者生。到［上］党牛头山农石之中，杂树上得五谷，枣树上得大小麦（豆），梨树上得大麦，杏

---

① 段逸山：《殷渊源与殷仲堪》，《上海中医药杂志》，2006年第4期，第10页。

② 范家伟：《六朝隋唐医学之传承与整合》，香港：香港中文大学出版社，2004年，第8页。

③ 王冀青：《英国图书馆藏〈备急单验药方卷〉（S.9987）的整理复原》，《敦煌研究》，1991年第4期，第103~106页；《唐人写本〈备急单验药方〉》，《中华医史杂志》，1991年第2期，第71页。王淑民：《敦煌〈备急单验药方卷〉首次缀辑》，《中华医史杂志》，2001年第1期，第48~53页。王淑民编著：《英藏敦煌医学文献图影与注疏》，北京：人民卫生出版社，2012年，第74~89、211~223页。又，僧海霞：《敦煌〈备急单验药方卷〉缀辑本考补》，《石河子大学学报》，2014年第1期，第103~110页。

树上得小麦，桃树上得稻谷，榆树上得麻，荆树上得粟，将来交人佃种，传世至今不绝。受命八千岁，遂即灭矣。"

"问曰：神农氏何处人，姓何字谁，有何规则？答曰：神农姓姜，上党人，治在冀州，永王天下。尔时人人豺食鸣兽，人民转多，食不可足。神农为人历涉七十二山，口尝百姓草，望得甘美者与百姓食之。或值毒草者即死，腐（唇）口破坏，一日之中，百死百生。后至上党牛头山神石峪侧，遂得嘉禾，一秕九穗，尝之甚美，教人种之，甚美茂，遂济禽兽之命。治经八十年，遂即灭矣。"①

《孔子备问书》中的这两段文字，与敦煌本《天地开辟以来帝王纪》（P.2652、P.4016、S.5505、S.5785）中对神农的描写内容基本相同②，个别词语抄写有出入而已。可见，人们用来建构神农形象的神话传说在多个不同的文本中传播，并影响久远③。中医本草著作多以神农为首，《神农本草经》也是后世本草著作的奠基石④。P.2115V《张仲景五藏论》云："经曰：《神农本草》，辩（辨）本地以显君臣。"Дx18165属于《耆婆五藏论》的一部分，其中涉及神农和黄帝，其录文如下：

Дx18165V：

①（前残）▭

②▭至寅，男子生于寅，寅为木，阳也。

③▭十月。女子之于行，生申，申为金，〔阴〕也。从此以后，

④〔仁义礼〕智信五常法即现也。神农皇帝

⑤▭种种医论，因此流行至今未绝时林。五浊后，（后残）

Дx18165R：

①▭皆悉不现，因此之时，日月现前，神

②▭一切众生羊头山内寻觅五谷种时，

① 郑阿财、朱凤玉：《敦煌蒙书研究》，兰州：甘肃教育出版社，2002年，第215页。

② 苏芃：《敦煌写本〈天地开辟已来帝王纪〉考校研究》，收入《传统中国研究集刊》，第七辑，上海：上海人民出版社，2009年，第233~255页。

③ 刘守华：《再论〈黑暗传〉——〈黑暗传〉与敦煌写本〈天地开辟已来帝王纪〉》，《民俗研究》，2012年第4期，第57~64页。

④ 马继兴：《神农药学文化研究》，北京：人民卫生出版社，2012年。

③ ▢ 种病即现。皇（黄）帝起慈悲心说此

④ ▢〔寻〕觅草药，都计七百卅种。上药

⑤〔一百廿种，为君，主〕养命以应天，无毒，多服〔久服不〕

⑥〔伤人〕▢ ▢ ▢ ▢ ▢（后残）

很显然，这叶残片的内容与《神农本草经》中的药物起源与上、中、下三品药的分类及属性有关，是神农神话流传的证据。

3. 岐伯：传说中黄帝的太医，或称天师岐伯。《帝王世纪》云："（黄帝）又使岐伯尝味百草，典医疗疾，今经方、本草之书咸出焉。"① 古代多种医经、方书、经脉著作等医籍常采用问答的方式，所设定的问答双方往往就是黄帝和岐伯，《黄帝内经素问》中，黄帝就向岐伯咨询过多种医学道理。P.3655（1）《明堂五藏论》亦说"此是轩辕之所造、岐伯之论"。《唐大诏令集》所收唐玄宗开元十一年（723）七月"诸州置医学博士敕"，开篇即云："神农尝草，以疗人疾；岐伯品药，以辅人命。"P.2553《王昭君变文》云："炼药须岐伯，看方要巽离。"

4. 俞附：也写作榆附、俞跗、榆柎，上古名医。《史记·扁鹊仓公列传》中记载："上古之时，医有俞附，医病不以汤液……"P.2755《张仲景五藏论》："耆婆童子，药性妙述千端。蹦（俞）附（跗）医王，神方〔万〕品。"敦煌本句道兴《搜神记》（P.3156之P1）中的榆附事迹："昔皇（黄）帝时，有榆附者，善好良医，能回丧车，起死人。榆附死后，更有良医。"② 书于后晋天福七年（942）七月的S.4363《史再盈改补节度押衙牒》（或名《敕归义军节度使牒》）中，描述史再盈"聪豪立性，习耆婆秘密之神方；博识天然，效榆附宏深之妙术"。同样，将耆婆与榆附两人对举的现象，还见于宋初的一则邈真赞。巴黎集美博物馆藏敦煌绢画《被帽地藏菩萨十王图》（编号MG.17662）上，有《故清河郡娘子张氏绘佛邈真赞并序》，云："魄散流光，六天降祸。耆婆之秘术奚施；族望▢▢，榆附之神方何效。"③ 此文写于宋初太平兴国八年（983），表达对榆

---

① 有关岐伯的研究，参见赵际勐、樊蕾《岐伯研究简述》，《中华医史杂志》，2011年第3期，第179~181页。

② 上海古籍出版社、法国国家图书馆编：《法国国家图书馆藏敦煌西域文献》第22册，上海：上海古籍出版社，2002年，第59页。句道兴《搜神记》另有5个敦煌写本，即中村不折藏一卷本（编号0902）、S.0525、S.6022、P.2656、P.5545。

③ 荣新江：《敦煌本邈真赞拾遗》，《敦煌学》第25辑（潘重规先生逝世周年专辑），2004年，第459~463页。

附真正能起死回生的神方之向往。这说明在五代宋初敦煌人的心目中，榆附与耆婆是中外大医的杰出代表。

5. 医和：春秋时秦国医家，又叫作"秦和"。鲁昭公元年（前541）曾受命出使晋国，为晋平公治病[1]。白居易《病中诗十五首（并序）》叙述自己在年老多病生病之后，参禅解脱，以求达到"身作医王心是药，不劳和扁到门前"的境地。诗中的"和扁"就是指医和、扁鹊。

6. 医缓：春秋时秦国医家，又称秦缓，其事迹见于《左传·成公十年》。鲁成公十年（前581），医缓出使晋国，为晋景公治病，判定其已病入膏肓，他因此而成为良医的代称。S.525句道兴《搜神记》一卷本还引录了《史记》中医缓的这一事迹[2]。温庭筠《上杜舍人启》："陋容须托于媒杨，沉痼宜蠲于医缓。"秦国多出良医，后世常并称医和、医缓为"和缓"。孙思邈《备急千金要方》卷二十七"养性"之"道林养性第二"云："但能少时内省身心，则自知见行之中皆长诸病，将知四百四病，身手自造，本非由天。及一朝病发，和缓不救。方更毁谤医药无效，神仙无灵。"[3]西安市长安博物馆编《长安新出墓志》收录了《唐故鲁府君墓志铭并序》，该墓志描述了鲁府君的患病情形："何图五福不甄，

① 《宋史》卷四百六十二"方伎下"记载了嘉祐末年，随州僧医智缘在京师大相国寺为人察脉，能从脉相上判断其人的贵贱、祸福与休咎情况，甚至还能从某位父亲的脉相上看出其儿子的吉凶。智缘的判断十分准确，士大夫们都去造访他。王珪不相信这样带有八卦色彩的事情，而同为翰林的王安石就以医和的神异事迹为例，来证明智缘的事情不足为怪。

② S.525《搜神记》云："昔秦缓者，晋景公得病，遣使秦国，觅医人。秦王即遣秦缓，与使相随，至晋境。公夜梦见口中吐出二虫，变作青衣童子，于景公床前，递相言话：'秦缓是良医人，今晋境到，必煞我辈，若为回避。'一童子不肯去：'天遣我等取景公，不得何去？你居膏肓之上，我居膏肓之下，针灸不及，汤药不至，纵使秦缓得能，我等不畏也。'还变作二虫，入景公口里。景公即知死矣。至一向（晌），秦缓始至，与景公候脉。良久，语景公曰：'病不可治也。其病有二虫，一在陛下膏肓之上，一在陛下膏肓之下，针灸不及，汤药不治（至），陛下所疾，无能治也。奈何！''寡人梦矣，知死。'加赐物，以礼送之。秦缓去后，景帝（公）死矣。出《史记》。"（郝春文编著：《英藏敦煌社会历史文献释录》第三卷，北京：社会科学文献出版社，2013年，第6~7页。）又，敦煌本《搜神记》有多个抄本，《敦煌变文集》中的《搜神记》秦缓故事的文句，与S.525的上引文出入较大。其录文参见王重民等：《敦煌变文集》下册，北京：中华书局，1957年，第868~869页。

③ （唐）孙思邈撰，高文柱、沈澍农校注：《备急千金要方校注》，收入孙思邈原著、高文柱主编：《药王千金方》，北京：华夏出版社，2004年，第466页。

百一斯染。和医砭石，饵乃不瘳。卢附蠲痾，茹之莫效。"①"和医"可能是指医和、医缓二人，因为"卢附"分别指卢医（扁鹊）、俞附。至于医和、医缓的医著流传情况，陶弘景《本草经集注·序》云："春秋以前及和、缓之书蔑闻，道经略载扁鹊数法，其用药犹是本草家意。"说明在东晋时代，医和、医缓的著作几乎佚散殆尽，无法找到了。

从出土的唐代西州砖志中，也可见吐鲁番地区同中原和敦煌一样，也保留了医和、医缓、扁鹊这些上古医家的名号。《唐显庆三年（658）张善和墓志》云："时遭膏肓之疾，遇和缓而弗疗。又染重之痾，见扁鹊而益困。"②《唐上元二年（675）唐葆墓志》："君谷性自娱，年余七纪，不期遭疾。饵药无疗，忽尔弥加。俄焉斯逝。致使秦和妙术，寂寞无征。医缓神功，便成虚说。"③《唐仪凤二年（677）张氏墓志铭》："秦缓之术无施。"④这说明吐鲁番地区的医神信仰和观念受到了中原、敦煌的影响，其内涵有很多的相似之处。

7. 扁鹊：原名秦越人，或谓战国末年齐国卢（今山东长清）人，被称为"卢医"。其事迹见载于《史记·扁鹊仓公列传》。扁鹊从学于长桑君，后医道精进，成为中医史上的卓绝人物。敦煌本句道兴《搜神记》云："至六国之时，更有良医扁鹊。"⑤在民间传说中，扁鹊的形象逐渐神化，后世成为神医的代称⑥。汉代

---

① 西安市长安博物馆编：《长安新出墓志》，北京：文物出版社，2011年，第83页。又，西晋左思《蜀都赋》曰："敷蕊葳蕤，落英飘飖。神农是尝，卢附是料。"卢即卢人（扁鹊）、附即俞附。

② 侯灿、吴美琳：《吐鲁番出土砖志集注》下册，成都：巴蜀书社，2003年，第491~492页。

③ 同上，第561~562页。

④ 同上，第564~565页。

⑤ 敦煌本句道兴《搜神记》还引录了扁鹊的事迹："昔有扁鹊，善好良医，游行于国。闻虎（虢）君太子患，死已经八日，鹊遂请入见之，还出语人曰：'太子须（虽）死，犹故可活之。'虢君闻之，遂唤扁鹊，入活太子，遂还得活。虢君大悦，即赐金银宝璧与鹊，鹊辞而不受。虢君曰：'今活吾子，始事不违，乃不敢受者，何也？'鹊曰：'太子命故未尽，非臣卒能得活。'遂不受之去也。"（王重民等编：《敦煌变文集》下册，北京：中华书局，1957年，第867页。）

⑥ 韩建平：《传说的神医：扁鹊》，《科学文化评论》，第4卷第5期，2007年，第5~14页。另见李伯聪：《扁鹊和扁鹊学派研究》，西安：陕西科学技术出版社，1990年。曹东义主编：《神医扁鹊之谜》，北京：中国中医药出版社，1996年。刘仁远主编：《扁鹊汇考》，北京：军事医学科学出版社，2001年。

画像石中所见的人面鸟身神医图①，亦被认为是对扁鹊形象的刻画。金台大慈恩寺西域师子比丘述注《折疑论》卷第二云："药不必扁鹊之方，愈病者良《名医传》：扁鹊，古之善医者，曾疗虢太子返魂。亦不必定用，但能痊愈其病者，亦良善也。"②吐鲁番出土的唐咸亨四年（673）海生墓志中写道："求以殊方之药，访以回驾之医。致使无验无方，蒇尔淹从迁化。"③在中医的语境中，"回驾之医"多指的是扁鹊。孙思邈《千金翼方》卷二十九所载"禁金疮法"的咒语中即云："医王扁鹊，药术有神，还丧车，起死人。"不过，这件吐鲁番的墓志中，与"殊方之药"对举的"回驾之医"有可能指的是在西域和敦煌都比较有名的耆婆（即佛经中的天竺大医王）。S.2073《庐山远公话》云："世间妙术，只治有命之人，毕（必）死如何救得！能疗药不能痊损，累日连宵，受诸大苦。假使祁婆浓药，鸸鹊行针，死病到来，无能勉（免）得。"④此处将"行针"的扁鹊与擅长辨识药草的"祁婆"（耆婆）并举，显然扁鹊被视为极高明的大医。同样的对举情形见于张灵俊撰写的P.3718（14）《唐故河西张府君邈真赞并序》，"从心之秋，忽遘悬蛇之疾。寻师进饵，鸸鹊疗而难旋；累月针医，耆婆到而不免。"⑤S.2832中的愿文云："不逢扁鹊，寄托金师。愿投法水之津，濯洗危身之患。""忽闻违和，日夜忧□；惶惶满城，求药无路；不逢扁［鹊］，寄托金人。"P.3655（3）抄录的《青乌子脉诀》中则有另外的表述："发直如麻当日死，名医扁鹊也应难。"扁鹊还被称作"鹊公"。P.3718（2）《唐河西释门范和尚写真赞并序》对范海印生病的情景描述为："忽值妖孽起孽，鹊公来而无痊。数设神方，天仙降而未免。"⑥此赞文是灵俊于后唐长兴二年（931）正月十三日题写。扁鹊的别称还有"鹊父"。P.3718（17）《晋故归义军陇西李府君邈真赞并序》："何期逝水来奔，降妖灾于五体。邀寻秘术，鹊父见而无方；疾凑膏肓，榆公疗而何验。"⑦此赞文题写于五代大晋天福七年（942）五月十四日。可见，五代时期的敦煌，扁鹊有多种称呼。

① 刘敦愿：《汉画象石上的针灸图》，《文物》，1972年第6期，第47~51页。罗曼：《山东嘉祥武梁祠汉画像石医事考略》，《中医文献杂志》，1999年第2期，第4~5页。

② 《大正新修大藏经》第52册，第801页下栏至第802页上栏。

③ 侯灿、吴美琳：《吐鲁番出土砖志集注》下册，成都：巴蜀书社，2003年，第550页。

④ 黄征、张涌泉校注：《敦煌变文校注》，北京：中华书局，1997年，第260页。

⑤ 姜伯勤、项楚、荣新江合著：《敦煌邈真赞校录并研究》，（香港敦煌吐鲁番研究中心丛刊之三），台北：新文丰出版公司，1994年，第277页。

⑥ 同上，第280页。

⑦ 同上，第312~313页。

在敦煌出土以及传世的医书中，扁鹊是出现频率相当高的古代神医，多种针灸方法和药方都依托在他的名下。P.3596医方残卷中有"是扁鹊疗五绝法"。S.3347医方残卷中的针灸方法："扁鹊：随年壮。华佗云：卅壮，神验。"王焘《外台秘要方》卷十二的"久癖方二首"，引《古今录验》的曾青丸方。对于此方的来源，"浩仲堪云：扁鹊曾青丸。"①

8. 雷公：上古传说中的医人，撰有药物学著作《药对》，或称《雷公药对》，主要论述药物的"七情"。龙530陶弘景《本草集注序录》指出："至于桐、雷，乃著在于篇简。""又有《桐君采药录》，说其花叶形色。《药对》四卷，论其佐使相须。"陶弘景阅读过雷公的《药对》一书。北齐徐之才对《雷公药对》有所补充，《新唐书·艺文志》记录"徐之才《雷公药对》二卷"②。

9. 仓公：即西汉著名医家淳于意（约前205~？），因曾任齐太仓令而得名，精医道，辨证审脉，治病多验。敦煌本《备急单验药方卷并序》中提及仓公。

10. 张仲景：名机，东汉著名医学家，后世称之为"医圣"。其著作以《伤寒杂病论》影响最大，盛名远播中国周边的汉文化圈③。敦煌本《本草经集注》（龙530）的序录中，陶弘景高度评价了张仲景："[惟]张仲景一部，最为众方之祖宗，又悉依本草。但其善诊脉、明气候，以[意]消息之耳。"如前文所述，敦煌有托名张仲景撰写的一卷本《五藏论》。其书中云：P.2115V《张仲景五藏论》列举前辈医家的成就时，叙及"雷公妙典，咸述炮制之宜；仲敬（景）其方，委说根茎之用"。张仲景《伤寒杂病论·序》中列举了前代的医家名录："上古有神农、黄帝、岐伯、雷公、少俞、少师、仲文，中世有长桑、扁鹊，汉有公乘阳庆和仓公，下此以往，未之闻也。"此一名谱中的神农、黄帝、岐伯、雷公、扁鹊、仓公之名，见于敦煌文献。而少俞、少师、仲文、长桑、公乘阳庆等人难见踪影。这或许表明前者在敦煌更有名气，更被认可。

---

① （唐）王焘撰、高文铸校注：《外台秘要方》，北京：华夏出版社，1993年，第210页。

② 尚志钧：《〈雷公药对〉考略》，《江苏中医杂志》，1985年第11期，第39~40页；《徐之才和〈雷公药对〉》，《中华医史杂志》，1997年第3期，第167~169页。此两文大同小异。又，（北齐）徐之才撰，尚志钧、尚元胜辑校：《雷公药对》（辑复本），合肥：安徽科学技术出版社，1994年。

③ 日本东京都墨田区的常泉寺内甚至有一块《医圣汉张仲景先生之碑》。参见李少博、迟伟、关庆增：《日本东京〈医圣汉代张仲景先生之碑〉初考》，《中医药学刊》，2004年第6期，第1105页。

11. 华佗：字符化，沛国谯（今安徽亳州）人①。汉末著名医学家，创五禽戏，后因所谓"恃能厌事"被曹操所杀。其事迹载《后汉书·华佗传》和《三国志·魏志·华佗传》，"再世华佗"成为后世医术高超者的代名词②。刘禹锡作《华它论》一文，借用华佗的不幸遭遇，旨在以讽君主，表达对"执生死之柄者，用一恚而杀材能"的愤慨③。据传华佗独创麻沸散④，其外科手术与汉译佛经中耆婆的医事，颇有相似处，被当作是印度医术传入的例证⑤；更有甚者，华佗被考据成了波斯人⑥。敦煌本句道兴《搜神记》："汉末时，开肠剥腹，洗五藏，劈脑出虫，乃为魏武帝所杀。"此句虽漏题人名，但为华佗事迹无疑⑦。敦煌本P.2115V《张仲景五藏论》云："画地（华他/华佗）割骨除根，患者悉得瘳愈。"

---

① 慧琳《一切经音义》卷九八："华佗：达何反，古善医人也。"（《大正新修大藏经》第54册，第916页上栏）

② 范家伟：《中古时期华佗形象之塑造》，收入氏著《中古时期的医者与病者》，上海：复旦大学出版社，2010年，第1~22页。

③ 陶敏、陶红雨：《刘禹锡全集编年校注》下册，长沙：岳麓书社，2003年，第1304~1306页。

④ 林梅村：《麻沸散与汉代方术之外来因素》，《学术集林》卷十，上海：上海远东出版社，1997年，第228~251页；收入氏著《汉唐西域与中国文明》，北京：文物出版社，1998年，第322~342页。

⑤ 陈寅恪：《三国志曹冲华佗传与佛教故事》，《清华学报》，第6卷第1期，1930年；收入氏著《寒柳堂集》，上海：上海古籍出版社，1980年，第157~161页。万绳楠：《研究问题要注意事物之间的联系》，《文史哲》，1987年第1期，第14~16页。当然，也有不少学者否认华佗的医术原型为印度佛经中的传说，也不认同华佗的名字有任何外来的因素。略举几例：杨德华：《论华佗名字及"麻沸散"饮法》，《云南教育学院学报》，1990年第2期，第40~44页。庞光华：《华佗非梵语译音考》，《古汉语研究》，2000年第3期，第55页。李建民：《失窃的技术——〈三国志〉华佗故事新考》，收入氏著《旅行者的史学——中国医学史的旅行》，台北：允晨文化实业股份有限公司，2009年，第475~500页。李建民：《华佗隐藏的手术——外科的中国医学史》，台北：东大图书公司，2011年。于赓哲：《被怀疑的华佗——中国古代外科手术的历史轨迹》，《清华大学学报》（哲学社会科学版），2009年第1期，第82~95页。董志翘也从音韵学的角度，否定了agada译为"华佗"的可能性。参见董志翘：《也谈佛教对中土取名命字的影响》，收入氏著《汉语史研究丛稿》，上海：上海古籍出版社，2013年，第388~403页（此见第398~403页）。

⑥ 松元知明：《麻醉科学史最近的知见——汉の名医华佗は实はペルシャ人だった》，《麻醉》，1980年第5期，第946~948页。

⑦ 项楚：《敦煌本句道兴〈搜神记〉本事考》，《敦煌学辑刊》，1990年第2期，第43~59页。此见第44页。

历代医籍也有托名华佗者，真假不一，如《华佗神医秘传》①、《华佗中藏经》等。医籍中托名与华佗相关的药方更是不在少数，王焘《外台秘要方》卷七的"冷气心痛方五首"，收录了崔氏（崔知悌《崔氏纂要方》）的一条药方，其中介绍"此方丹阳有隐士出山，云得华他法，其疗略同"。②

《全唐文》卷九九四《珍州荣德县丞梁君墓志铭》记载墓主梁师亮"起家任唐朝左春坊别教医生"，其学习的内容包括："究农皇之草经，研葛洪之药录。术兼元化，可以涤疲痾。学该仲景，因为升上第。"③所谓的"农皇"（神农）、"葛洪"、"元化"（华佗）和"仲景"均是前代名医，其著作成为唐代医人的入门课本，影响深远。

12. 董奉：字君异，东汉末三国时期的名医，与华佗、张仲景号称"建安三神医"，其事迹见于《三国志·士燮传》、《晋书·葛洪传》和葛洪《神仙传》④。S.2072《琱玉集》的"医卜"部分有七人小传，包括了医家董奉、郭玉的传记。《琱玉集》节引《神仙传》所描述的董奉事迹为：

> 董奉：后汉人也。时陕（交）州刺史士燮中毒药而死。董奉以一散和水，写（泻）燮口中，摇之史（使）下，须史便活。燮白（自）说："初死之时，有一人以车载燮，置于一处，后乃内燮着土窟中，以土将欲塞之。须史有二史（使）者志（至），追燮，因开土窟，便得活。"《神仙传》⑤

董奉替人治病，不取钱财，病愈之后，只让病人栽种杏树。后世所用的"杏林"典故即出自董奉。

13. 郭玉：东汉和帝时的大医，"得程高方脉六微之技、阴阳不测之术"。S.2072《琱玉集》中的郭玉故事为："郭玉，后汉广陵（汉）人，善能诊脉。汉

---

① 万方、宋大仁、吕锡琛：《古方"麻沸散"考：兼论〈华佗神医秘传〉的伪托问题》，《山东中医学院学报》，1985年第4期，第27~34页。

② （唐）王焘撰、高文铸校注：《外台秘要方》，北京：华夏出版社，1993年，第117页。

③ 另见周绍良、赵超编著：《唐代墓志汇编》上册，上海：上海古籍出版社，1992年，第900页。

④ 钱超尘：《汉末名医董奉考》，《中国中医药报》，2010年4月7日第004版。钱超尘：《董奉考》，《江西中医学院学报》，2010年第2期，第31~34页。本文未提及敦煌本《琱玉集》对《神仙传·董奉》的节引。

⑤ 中国社会科学院历史研究所等编：《英藏敦煌文献》（汉文佛经以外部分），第三卷，成都：四川人民出版社，1990年，第262页。录文见郝春文等编著：《英藏敦煌社会历史文献释录》第十卷，北京：社会科学文献出版社，2013年，第215页。

[和]帝乃令童男衣女子服,诈云为病,史(使)玉诊之。王(玉)曰:'此女虽言病,乃无病,乃无病状。阳盛阴弱,臣谓非女。'帝善之,迁五官郎中。《类林》。"①宋代僧慧洪语、觉慈编《石门文字禅》卷二十三《送强仲北游序》中,慧洪用郭玉的事迹来阐述"有技之医"和"有道之医"之间的境界差异,认为郭玉在医治贫穷下贱之流时效果显著,而医治贵人时常有不愈者,郭玉明明知晓其中的道理却不能加以运用,因此,他只能算得上是"有技之医"而已,与如庖丁解牛般的"有道之医"还有一段差距②。

14. 陵阳子明:传说因服食金丹而成仙,最晚到西汉时代就已经是一位著名的仙道人物,其事迹见载于西汉末刘向所辑的《列仙传·陵阳子明传》,另有《陵阳子明经》佚文传世③。S.6030《陵阳禁方残卷》中有"陵阳曰"两处,"陵阳"指的就是陵阳子明。

15. 葛仙公:即东晋医家葛洪,丹阳句容(今江苏句容县)人,又为道流中人,人称"葛仙翁"。葛洪的《抱朴子》和《肘后备急方》,尤其是他的炼丹术对后世医学影响甚大④。P.2115V《张仲景五藏论》云:"淮南葛氏之法,秘要不传;《集验》之方,人间行用。"葛洪与淮南子都是道家的代表人物。所谓"秘要不传"的"葛氏之法",很可能是指他的炼丹方或升仙之法。

16. 褚澄:龙530《本草经集注序》中,陶弘景指出:"褚澄治寡妇、尼僧,异于妻妾,此是达其性怀之所致也。""齐有尚书褚澄、徐文伯、嗣伯群从兄弟,治病亦十愈其九。"褚澄的略传见《南齐书》卷二十三:"历官清显,善医术"。后世称褚澄"善诊病,凡病者均不分贵贱而审其乡壤、风俗、精神苦乐、方土所宜等,然后命药"。其著作有《杂药方》一部,已佚,后世编有《褚氏遗书》一册。他在妇科学方面的论述对后世颇有影响⑤。

---

① 中国社会科学院历史研究所等编:《英藏敦煌文献》(汉文佛经以外部分),第三卷,成都:四川人民出版社,1990年,第262页。郝春文等编著:《英藏敦煌社会历史文献释录》第十卷,北京:社会科学文献出版社,2013年,第215~216页。

② CBETA, J23, no. B135, p. 690, c29-p. 691, a25.

③ 刘屹:《道教仙人"子明"论考》,收入刘进宝、高田时雄主编:《转型期的敦煌学》,上海:上海古籍出版社,2007年,第509~520页。

④ 余文海:《葛洪的炼丹术及其对中医药学的贡献》,《江苏中医药》,2008年第8期,第10~12页。

⑤ 卢银兰:《褚澄对中医妇科学的贡献》,《中国中医基础医学杂志》,1999年第2期,第61~63页。

17. 陶弘景：南朝著名的医学家、炼丹家和文学家，人称"山中宰相"①。P.2115V《张仲景五藏论》云："《神农本草》，辨土地以显君臣；桃（陶）景注经，说酸咸而成冷热。"这是指《神农本草经》按照药物的作用将药物分为君臣佐使，而陶弘景的《本草经集注》（《本草集注》）强调了药物的味与性能。《本草经集注》影响甚广，有敦煌、吐鲁番抄本，前文已述。

18. 雷公：与上古《药对》的作者雷公不同，指隋唐之际的雷敩，他撰写了我国最早的一部中药炮制学专著《雷公炮炙论》（三卷），后由唐末五代的胡洽复位②。P.2115V《张仲景五藏论》亦叙及"雷公妙典，咸述炮制之宜；仲敬（景）其方，委说根茎之用"。既然是"咸述炮制之宜"的"雷公妙典"，则确定是指《雷公炮炙论》无疑。此亦证明该书在唐代（尤其是敦煌地区）并非毫无影响。P.2882医方残卷中的一个"疗霍乱诸方"后的夹注提到了"雷氏千金丸"。此雷氏或许即为雷公。"雷氏千金丸：主行诸气，宿食不消，饮实中恶，心腹痛如刺及疟方"方名见于《备急千金要方》卷十七"飞尸鬼疰第八"，但与P.2882中的组方明显不同。

19. 僧深：僧深师，详见下文第54页。

20. 徐之才：南北朝时期的一代名医，事见《北齐书·徐之才传》。他出自"东海徐氏"，是徐文伯之孙，其家族是颇负盛名的医学世家，可谓是南北朝时期医学家传的代表之一③。S.610《启颜录》所录"辩捷"类人士中有徐之才的事迹，谓"齐徐之才，有学问辩捷，又善医术"。徐之才撰有《逐月养胎方》、《药对》等医籍。

敦煌文献中出现的上述这些医家在唐代基本上形成了医疗史的一个链条，后世的医史类著作也多所依循，元代陶宗仪《南村辍耕录》卷二十四的"历代医师"名谱上④，基本上可以找到这些名字。

---

① 有关陶弘景的研究著作甚多，可参见王家葵：《陶弘景丛考》，济南：齐鲁书社，2003年。

② 《雷公炮炙论》的成书年代颇有争论，参见张世臣、关怀：《〈雷公炮炙论〉成书年代新探》，《中国中药杂志》，2000年第3期，第179~183页。又，白永波：《雷敩与〈雷公炮炙论〉的研究》，《江西中医药》，1981年第4期，第9~10页。

③ 范家伟：《六朝隋唐医学之传承与整合》，香港：香港中文大学出版社，2004年，第96~99页。陈昊：《墓志所见南北朝医术世家的身份认同与宗教信仰》，《文史》，2008年第2辑，第77~103页。

④ （元）陶宗仪：《南村辍耕录》，北京：中华书局，2004年，第298~302页。

21. 八公：当指西汉淮南王刘安的八位师傅，人称"淮南八公"。据传，八公创作了现存最早的炼丹文献《淮南三十六水法》，即葛洪《抱朴子·遐览篇》所著录的《三十六水经》一卷。该书保存了早期炼丹家实践的部分资料[①]。P.4038有"八公神散"。《外台秘要方》所引的甄权《古今录验方》中，也有托自淮南八公的药方，如卷十七所引"《古今录验》淮南八公石斛万病散"。可见，P.4038的"八公神散"之说不是没有来历的。此方与《外台秘要方》卷十七引《古今录验》的"疗男子虚羸七伤八公散方"，以及宋代《太平圣惠方》卷九十四的"八仙公延年不老散"（《普济方》卷二百六十三引）基本上如出一辙。

22.《五符》：S.6052R医方中：已载："又法：七月七日取莲实，……出《五符》。"王淑民认为，此处的《五符》，当为魏晋之际所出的《太上洞玄灵宝五符序》。道藏本《太上洞玄灵宝五符序》中的"住年方"与S.6052R的此方相近[②]。

23.《五王经》：P.4038中有："神仙定年法，依《五王经》本。"P.4038的原卷作"王五"，旁有乙倒符号，因此录作"五王"。"神仙定年法"应即神仙所传授的延年益寿的方术，所出自的《五王经》，按说应为道教经典，但在现存道籍中查无此经。不过，汉译佛经中有一部《佛说五王经》（失译人名，今附东晋录），主要是佛陀讲述生老病死等人生大苦的情形，没有任何地方涉及对神仙定年的法门。由此可见，P.4038的《五王经》与《佛说五王经》毫无关联。

24. 黑帝：敦煌文献中还有一位神话人物"黑帝"。黑帝，故事不详。《重修纬书集成》卷六《河图》曰："北方黑帝，神名叶光纪，精为玄武。"可见，黑帝是北方多位神灵中的一位。又曰："北方黑帝，体为玄武，其人来面兑头，深目厚耳。"有可能是指北斗神。《史记》卷二十八记载，汉高祖刘邦入秦时，令立黑帝祠，以补足祭祀上天五帝。佛经中偶或有"北方黑帝"之称。敦煌本《咒魅经》中就有"今当请北方黑帝神王来咒魅人，不得停止。"医籍中涉及黑帝的较少。《灵枢经》卷九云："水形之人，比于上羽，似于黑帝，其为人黑色，面不平，大头廉颐，小肩大腹，动手足，发行摇身，下尻长，背延延然，不敬

---

① 李约瑟等著、王奎克节译：《〈三十六水法〉——中国古代关于水溶液的一种早期炼丹文献》，《科学史集刊》，第5期，1963年，67~81页。陈国符：《〈道藏〉经中外丹黄白法经诀出世朝代考》，收入《陈国符道藏研究论文集》，上海：上海古籍出版社，2004年，86~87页。韩吉绍：《〈三十六水法〉新证》，《自然科学史研究》，2007年第4期，第507~522页。

② 王淑民编著：《英藏敦煌医学文献图影与注疏》，北京：人民卫生出版社，2012年，第243页，注释［2］。

畏，善欺，给人戮死，能秋冬，不能春夏。春夏感而病生，足少阴污污然。"以"黑帝"命名医方或者医籍者则更希见。仅P.3960所抄录的医方中有"黑帝要略方"，即是所抄医书之名。P.3960《黑帝要略方》中所收录的多是男子方，主治房损、不起、阴边生疮、卵肿等病症，似属于房中一类①。

三、唐人选方中的隋唐医家及其相关人员名录

按传世的医书，隋唐五代的医学大家应该是巢元方、孙思邈、王焘等诸位，但是在敦煌的文献中，笔者尚未发现巢元方、孙思邈、王焘的踪迹，倒是有张文仲、韦慈藏等在医学史上相对逊色的人物。这说明当时的敦煌比较认可的还是张文仲和韦慈藏这些在宫廷担任医官要职的人物。除斯坦因从黑水城获得的《孙真人千金方》刻本残片和俄国克兹洛夫从西夏佛塔中所获的《孙真人千金方》刻本残叶之外②，孙思邈和王焘的巨著再无踪影，说明其在当时的流行程度似乎也不如后世想象得那么广泛。这也印证了所谓"敦煌文书中的医药文书有一个现象耐人寻味——在大量的唐人医药写本中，除了少数几种，都是民间流行的药方简本，即便是摘抄的医学名著，大多数也是先唐作品。"③

1. 甄权。P.3596医方残卷中就摘抄了几种医学名著。P.3596的一些方剂前有序号，该卷中抄录了"虎眼汤"，直接注明"方出《古今录验》"。此"虎眼汤"方的功效为："疗邪病暴发无常，跳踯大别，被头张眼，恒持臂煞人，有时大走，或投卜（赴）山涧，不避水火，凡此病悉主之。"④《古今录验》乃隋唐之交的医家甄权（541~643）所撰，甄权事迹见《旧唐书》卷一九一之本传。甄权善于针灸，精通方药，不仅有方书集《古今录验》，还有《明堂人形图》。其著作深得孙思邈佩服，被引入《千金翼方》。

2. 宋侠：初唐医家，生卒年不详。《旧唐书》卷一九一本传载其"以医术

---

① 张靖：《敦煌〈黑帝要略方〉探析》，《西部中医药》，2015年第3期，第43~45页。

② 李继昌：《列宁格勒藏〈孙真人千金方〉残卷考索》，《敦煌学辑刊》，1988年第1~2合期，第119~122页。马继兴：《日、英、俄藏〈孙真人千金方〉珍稀文献及其重要意义》，收入氏著《出土亡佚古医籍研究》，北京：中医古籍出版社，2005年，第132~163页。

③ 于赓哲：《"然非有力，不能尽写"——中古医籍受众浅论》，《陕西师范大学学报》，2008年第1期，第78~87页；收入氏著《唐代疾病、医疗史初探》，北京：中国社会科学出版社，2011年，第55~74页。

④ 马继兴、王淑民、陶广正、樊正伦辑校：《敦煌医药文献辑校》，南京：江苏古籍出版社，1998年，第355页。

著名，官至朝散大夫、药藏监，撰《经心录》十卷，行于代"。《经心录》(《经心录方》、《经心方》) 在《隋书·经籍志》、《旧唐书·经籍志》、《新唐书·艺文志》和《日本国见在书目录》均载其名，但卷数有差异。《外台秘要方》多引《经心录》。P.2115V《张仲景五藏论》:"《周（雷）公药对》，虚谈犯触之能；[宋]侠正方，直说五风之妙。"所谓的"宋侠正方"应即指《经心录》。

3. 张文仲：唐初名医，《旧唐书》卷一九一有传。洛州洛阳人，以医术知名，武则天、中宗以后，与李虔纵、韦慈藏三人合为诸医之上首。张文仲尤善疗风疾，受命与当时名医共撰疗风气诸方，撰"四时常服及轻重大小诸方十八首"。张文仲至少有两部著作流传于世，即十卷本的《张文仲方》和三卷本的《随身备急方》。从王焘《外台秘要方》所引用的张文仲方剂来看，他的处方经常被当时的医书辑录和应用，而张文仲自己的医书中也不乏利用时人的经验之方。《外台秘要方》卷八"胃虚寒方七首"中的《延年》补胃饮，是"张文仲处"。[①]同卷，"五膈方八首"中有"张文仲五膈丸方"。[②]又，卷十三的"瘦病方五首"中有"知母丸"，"此方云是张文仲去英公处传。日与诸人服，神验非一"。[③]此处的"英公"，即是大唐开国功臣之一的唐英公李𪟝（原名徐世𪟝，演义小说中的徐茂公）。此条药方最值得注意，因为它涉及药方的来源。该药方的流传也是唐代官员（尤其是医官和普通官员）之间互相传递药方的习俗之反映[④]。类似的情况在《外台秘要方》中多见。《外台秘要方》卷十四的"卒中风方七首"引《崔氏》小续命汤，即出自崔知悌《崔氏纂要方》。该方后载："余昔任户部员外，忽婴风疹，便服此汤，三年之中，凡得四十六剂，风疾迄今不发。余曾任殿中少监，以此状说向名医，咸云此方为诸汤之最要。"[⑤]很显然，这是官员崔知悌与名医交流小续命汤的情况，他后来将该方编入自己的医书之中。又，卷十七的"补益虚损方七首"引用了"《延年》常服枸杞补益延年方"，《延年》即武则天朝成书的《延年秘录》（又称《延年秘录方》、《延年

---

① （唐）王焘撰、高文铸校注：《外台秘要方》，北京：华夏出版社，1993年，第149页。

② 同上，第149页。

③ 同上，第235页。

④ 范家伟：《六朝隋唐医学之传承与整合》，香港：香港中文大学出版社，2004年，第114~125页。

⑤ 同①，第252页。

方》）①。其中的"地黄煎中加补益镇心强志力方"和"枸杞子煎方"，都是"张文仲处"。后一方"是西河女子神秘有验，千金不传，又名神丹煎，服者去万病，通知神理，安五脏，延年长生，并主妇人久无子、冷病，有能常服大益人，好颜色，年如十五时方"。②此方还有一段较长的"文仲云"，阐释了此药方的性能和功用。又，同卷中的"《文仲》益州长史蔡淳妻褚氏所上补益方"，很显然是张文仲搜集到的地方官员向朝廷上献的药方。又，卷十九所引张文仲的"硇砂牛膝三物散，疗脚气上气方"，"苏恭《脚气方》云是婆罗门法"。③张文仲的方剂或者著作，流传宇内。P.2565 是医方残卷，内有武周新字，所选录的药方有些还注明了医家的姓名，可见此卷与 P.2662 和 P.3731 一样，属于唐人选方④。从 P.2565 所标明的医家姓名来看，此三件唐人选方残片，很可能就是武周时期（或者稍后不久）的作品，也正是张文仲生活（或者相距不远）的年代。由此可见，一则长安与敦煌的药方交流是比较快捷的，二则张文仲等人的药方在当时的流播也是较快捷的。P.2565 的医方中，有两种"石龙芮丸"出自张文仲之手。P.2662 的"灸急黄方"系列中有："又方：服蔓菁子油一升，亦佳。张文仲。"此方与《外台秘要方》卷四所引的"《近効》疗急黄方"内容相似，均使用蔓菁子油。《近効》疗急黄方之后还注明"韦给事试用之有效"。可以说，这也是官员们使用过的经验方。除敦煌之外，在德藏吐鲁番收集品中，也有三条张文仲的处方，即 Ch.1036r（原编号为 T II T）《张文仲疗风方》，包括桑枝煎、疗一切风文仲四时服有效神方、镇心丸⑤。因为张文仲的处方其效也彰，其名也扬，所以，其方遂远，四海受惠。

4. 胡爽：或谓胡爽与丹波康赖《医心方》卷二十五所引的"《爽师方》云"的"爽师"是同一个人。在《外台秘要方》中，此"爽师"又名"吴爽师"。而胡爽是否即吴爽，尚有待更多的证据来证实。P.3731 篇首一个残缺的药方，注明出自胡爽。P.2565 医方残卷中的第一个方子亦出自胡爽，由于残缺，

---

① 高文铸：《〈外台秘要方〉引用书目文献考略》，收入王焘撰、高文铸校注：《外台秘要方》，北京：华夏出版社，1993 年，第 982~983 页。

② （唐）王焘撰、高文铸校注：《外台秘要方》，北京：华夏出版社，1993 年，第 323 页。

③ 同上，第 356 页。

④ 马继兴、王淑民、陶广正、樊正伦辑校：《敦煌医药文献辑校》，南京：江苏古籍出版社，1998 年，第 215~241 页。

⑤ 马继兴主编：《敦煌古医籍考释》，南昌：江西科学技术出版社，1988 年，第 173~175 页。

此处没有留下方名和具体的药物，而只有部分使用方法。末尾的文字为："此是……孝感所用，元（原）出《僧深方》。胡爽。"很显然，这个药方最初是南北朝宋、齐时期的僧医深师所出。《备急千金要方》卷七中，孙思邈描述此人："宋齐之间，有释门深师，师道人，述法存等诸家旧方，为三十卷。"僧深师尤以治疗脚气病而著称。他的著作有《僧深方》、《深师方》、《僧深药方》、《僧深集方》等，《外台秘要方》中引述其医方数目不菲[①]。P.2565中的"此是……孝感所用"，笔者颇怀疑"孝感"为人名，也是一名医家，他使用了《僧深方》，而后又被胡爽所引述。"孝感"若是医家之名，从时代上看，他应生活在唐高宗、武则天的年代，而且有一定的名气，不是民间无名医辈之流。从他的辈分用字"孝"来分析，他很可能与当时活跃的吴郡义兴蒋氏医家大族有关[②]，因为蒋氏一族的蒋孝琬（太医令）、蒋孝璋（尚药奉御）、蒋孝瑜（太子药藏监）就是以"孝"字行辈的，不过，蒋氏三兄弟均用含玉的字为名，"孝感"的"感"有所不符。笔者此处只是做一个推测，是否真有"蒋孝感"这样的医家，尚待新的史料来证明。

P.2565中胡爽用来疗脚气的"服桃花散方"，与《外台秘要方》卷十九的"《崔氏》疗脚气遍身肿方"中的"又疗脚气及腰肾膀胱宿水及痰饮，桃花散方"非常相似。其中的关系亦值得进一步推敲。又，P.2565的"主孩儿冷利，下水谷白色，食不销等方"，亦出自胡爽。此方使用了"龙骨八分、赤石脂八分、物（无）食子六枚"等药物。《外台秘要方》卷二十五的"冷痢食不消下方"等中，也收录了吴爽师的几条药方，而且"吴爽师疗久痢方"中也使用了"龙骨、赤石脂、无食子各六分"，[③]这三种药物的排列次序与P.2565完全相同。这不能不让人感觉到胡爽与吴爽师确实存在某种关联。

5. 韦慈藏：京兆人，约生活于公元644~741年左右[④]。唐高宗、武则天时代的御医，以医术知名，与张文仲、李虔纵并肩。景龙年间，出任光禄卿。在

① 高文铸：《〈外台秘要方〉引用书目文献考略》，收入王焘撰、高文铸校注：《外台秘要方》，北京：华夏出版社，1993年，第966~967页。

② 范家伟：《大医精诚：唐代国家、信仰与医学》，第三章第三节"唐代医学世家义兴蒋氏与药方流传"，台北：东大图书公司，2007年，第64~72页。杨军凯、陈昊：《新出蒋少卿夫妇墓志与唐前期的蒋氏医官家族》，《唐研究》第17卷，2011年，第251~270页。

③ （唐）王焘撰、高文铸校注：《外台秘要方》，北京：华夏出版社，1993年，第490页。

④ 宋大仁：《韦慈藏传略》，《医学史与保健组织》，1958年第2期，第143页。王旭光：《药王韦慈藏的提法最早出自何人何书》，《中华医史杂志》，1998年，第3期，第192页。

民间传说中，韦慈藏有药王（甚至药王菩萨）之称。至于其得名的由来，李涛认为："由于药物治疗的结果，使人在不自觉中迷信了药物万能的说法，同时印度药王的说法也传入中国。陈废帝陈伯宗小字药王，可见药王说法流传已久。到了737年，韦讯道号慈藏，自印度来到京师（长安）。施药治病，医治多效。李隆基（唐玄宗）叫他入宫，赐号药王。从此药王的传说逐渐普遍起来。"①元代陶宗仪《南村辍耕录》中有"药王韦慈藏"之名。明代熊宗立《医学源流》中亦曰："爰隋唐已来，真人孙思邈、药王韦慈藏等，皆有动天地、感鬼神、惊人骇俗之艺，历代推为名医也。"不过，韦慈藏流传下来的医方或者著作甚少，远不能与张文仲相提并论。

P.2565唐人选方中的"四时常服方"，用菟丝子、茯神、人参、远志入药，注明出自韦慈藏。有意思的是，本方之后还有一段话："前件方去年已服，微觉得力，为近来肠胃不调，又钟乳丸讫，今更请依此方服一剂。加：蛇床子三两、肉苁蓉三两、巴戟天三两，右加三味已外，并依旧方，服法亦依旧。"其中的"年"字为武周新字的写法，这说明该残卷是唐人早期写本无疑。《外台秘要方》卷十二的《广济》疗症癖疝气不能食兼虚羸瘦四时常服方"，虽也有"四时常服方"之名，但二者差别甚大。P.2565的"常服补益方"也是韦慈藏的处方，使用了干地黄、苁蓉、牛膝、菟丝子等药，具有补益肝肾、强健筋骨等功效②。《外台秘要》卷三二之"头发秃落方一十九首"引"《近效》韦慈氏疗头风发落并眼暗方"，此"韦慈氏"即是韦慈藏。

6. 崔知悌：唐高宗时人，出任过中书侍郎、尚书左丞、户部尚书等要职。崔知悌撰有《崔氏纂要方》十卷、《崔氏别录灸骨蒸方图》。《外台秘要方》卷十三引"灸骨蒸法图四首"，下注为"崔氏别录灸骨蒸方图并序，中书侍郎崔知悌撰"。对于崔知悌等人的著作，王焘在《外台秘要方·序》中认为："近代释

① 李涛：《隋唐时代（589~907）我国医学的成就》，《中华医史杂志》，1953年第1号，第14~26页。有关中土药王菩萨的传说，还有韦古（或作韦古道，字老师，疏勒国得道人），事见宋代法云编《翻译名义集》卷一"阿迦云"条：《本草序》云：医王子性韦名古，字老师，元是疏勒国得道人也。身被毳袍，腰悬数百葫芦，顶戴纱巾，手持藜杖。常以一黑犬同行，寿年五百余岁。泊开元中，孟夏之月，有人疾患，稍多疼困。师发愿心存目想，遂普施药饵，无不痊平，睹之者便愈。后乃图形供养，皇帝敬礼为药王菩萨。"（《大正新修大藏经》第54册，第1062页中栏）

② 李应存：《唐代著名道医韦慈藏及其敦煌医方考析》，收入《中华中医药学会名医学术思想研究分会年会论文集》，中国青海西宁，2013年8月。

僧深、崔尚书、孙处士、张文仲、孟同州、许仁则、吴升等十数家，皆有编录，并行于代，美则美矣，而未尽善。"[①]高文铸考证《崔氏纂要方》成书于唐高宗朝[②]。P.3596中的"邪气啼泣或歌或哭方"，注明"出崔知悌"。对照《外台秘要方》所引《崔氏纂要方》，P.3596中的这一崔知悌"邪气啼泣或歌哭方"，或许出自《崔氏纂要方》卷七。

7. 苏楚：其事迹不详。P.2565的"令人省睡方"，出自苏楚。此方用马头、酸枣中仁、苦菜子、通草、玄参、茯神、麦门冬等配成药丸。此方不见于唐代的传世医书。

8. 樊仏奴：S.4329V是与美容和卫生相关的方书，其中的一个"面膏方"，使用白蚕、白矾石、白石脂和杏仁入药，和鸡蛋调和涂抹脸上，能使老子还童。此方的所有者注明为"樊仏奴"。这个药方颇有些巫术色彩，因为方剂用来使老人面容变白，其中的白蚕、白矾石、白石脂就是"以白攻白"的顺势巫术。

9. 皇甫：S.4329V中的一个"洗面膏方"，是"皇甫方"。但这位复姓皇甫的人士，没有留下名字，故无从考证。

10. 张惟澄：P.2882医方残卷中详细叙述了"内药方，疗一切风冷病"的配制和使用过程，并载明为"天宝七载（748）正月十三日，荣王府司马张惟澄进，灌法神验"。荣王，即靖恭太子李琬，初名嗣，玄宗第六子，开元二年三月封为甄王，十二年三月改名滉，封为荣王。《旧唐书》卷一百零七有传。荣王并没有单独的荣王府，而是与其他皇子合住十六王宅。由于王府和王宅的分离，荣王等均无王府衙署，而只有"选任冒滥"的僚佐，"时不以为荣"[③]。张惟澄就是荣王府的官属之一。比张惟澄稍早任职荣王府司马的还有韩择木，他擅长八分，为一代书法名流。宋代陈思《宝刻丛编》卷八录有《唐驸马都尉窦卢建碑》，碑建于天宝三载七月，书者题名"诸王侍书荣王府司马韩择木八分书并额"[④]。从韩择木的任职（诸王侍书）和当时的"十王合宅"局势来推断，张惟澄也很可能同时为其他诸位王子服务，他"录状奏闻"进献这一神验的灌法，

---

① （唐）王焘撰、高文铸校注：《外台秘要方》，北京：华夏出版社，1993年，第5页。

② 高文铸：《〈外台秘要方〉引用书目文献考略》，收入（唐）王焘撰、高文铸校注：《外台秘要方》，北京：华夏出版社，1993年，第979~981页。

③ 孙英刚：《隋唐长安的王府与王宅》，《唐研究》第九卷，2003年，第185~214页。

④ （宋）陈思：《宝刻丛编》（清光绪十四年吴兴陆氏十万卷楼刊本），收入《历代碑志丛书》，南京：江苏古籍出版社，1998年，第526~527页。有关唐代的书法，参见王元军：《唐代书法与文化》，北京：中国大百科全书出版社，2009年。

正是其职责之所在。Дx.09170的正背面也是一位臣子（医人？）向朝廷进献"鬼痊心痛方"的记录。

11. 屈南毛：其事迹不详。P.2882中有一个残缺的药方"是屈南毛方"。值得注意的是该方中使用了两种外来的药物：荜拨、诃黎勒皮。因此，这位屈南毛很可能也是一位官员，有机会接触、购买和使用外来贵重的药材。

12. 何诠：临川人。P.4038被学者归属为道家养生方，或谓之为"疗病养生方"①。笔者认为，P.4038与杏雨书屋新刊羽043《换须发方》属于同一个写本，有一个"临川何诠廿四岁传得方"②。从其方名来看，何诠应该是临川（今江西抚州）的何氏家族人士。之所以方名中要列出他的名字，就是为了突出他年纪轻轻就在医学上有所贡献。

13. 韦侍郎：一官员，事迹不详。唐代韦氏是大族，在政治、文学等多个领域产生重大影响③，有"氏族之盛，无逾于韦氏"之语，姓韦的侍郎自然不少。白居易《白氏长庆集》卷十有"早秋晚望兼呈韦侍郎"一诗。P.4038中的"韦侍郎变白方"，其方剂内容为"生地黄一斤、生牛膝半斤、苟杞子二升、乌麻一升，熬、黄连五两、生天门冬五两，右以酒三斗，浸七日，任服多少。"这是一个药物泡酒的方子，主要用来使须发由白变黑。

14. 崔协：五代后梁、后唐时期的政治人物，明宗朝的宰相，卒于929年。本传见于《旧五代史》卷五十八。崔协及其妻卢氏的墓志已经出土，为研究五代时期的政治与大族婚姻等问题提供了新的重要史料④。崔协墓志中提供了他早期的官阶迁转情况，乾宁初（894年），"登进士第，释褐为度支巡官，渭南尉、直史馆，历三署"。他在天祐二年（905）升任吏部员外郎。S.5435中有主治须眉脱落等症的"硫磺酥方"，叙述了此药方的传播过程：由于"早年于李毂郎中处施惠，……肯传与"，后来"史馆崔名协相公有此……此法寻修，昊（果）获

---

① 有论者将P4038归入"性医方"一类，今不取。参见王春艳：《敦煌遗书性医方考》，《中医文献杂志》，2009年第2期，第7~10页。王卡将P4038拟名为《胎息行气绝谷仙方》，与P3043相同。参见王卡：《敦煌道教文献研究——综述、目录、索引》，北京：中国社会科学出版社，2004年，第216~217页。

② 陈明：《中古医疗与外来文化》，北京：北京大学出版社，2013年，第539~546页。

③ 胡可先：《出土文献与唐代韦氏文学家族研究》，《文学与文化》第3期，2011年，第107~120页。

④ 仇鹿鸣：《新见五代崔协夫妇墓志小考》，《唐史论丛》第十四辑（"新出土唐墓志与唐史研究"国际学术研讨会专集），2011年，第233~246页。

效验。……李郎中有神术，救余<u>危</u>……"此方必然是在崔协早年"直史馆"的时候才流通的。因此，S.5435的撰年最早不超过9、10世纪之交。

15. 李毂：应为五代时期的人物，事迹不详。李毂郎中一名，仅见于上引S.5435的药方，从"李郎中有神术"可知，此人有较为高超的医术。李毂肯将此药方传于他人，亦是时代风气熏染的结果。

16. 龢先生：应为五代时期的人物，事迹不详。龢先生一名，仅见S.5435的"疗男子冷疾方"，该方的结语为"龢先生法，甚效验！甚效验！"由此可见，龢先生的这一"疗男子冷疾方"得到了极大的肯定。

17. 王宋：或作王宗、王宋无忌、王宗无忌。P.2635是单药方集，首题作"王宋（宗？）无忌单方九十处具题如后"。P.2635原有90条单方，现仅存8条单药方，属于备急单要方一类的医方汇抄。

18. 谭家：羽043《换须发方》首题"换须发方 谭家得"。羽043《换须发方》首存尾缺，是某部专门用于点染须发，使人青春焕发的小型方书集的残存。此药方有书名《换须发方》，其下首题"谭家得"。中古医方书中，交代药方的来历时，有"某某处得"或"某某传得"等与"得"相关的表达方式，前述P.4038中的"临川何诠廿四岁传得方"。《外台秘要方》中有多种这样的表述。比如，卷三引："《救急》……近二公及任理居中属纩得之，明奉御来缘执秘此方，但止煮药送，来缘与方郎中邻居，后乃方便得之，大良效。"① 卷四的"诸黄方一十三首"引："《必效》：疗一切黄，蒋九处得。其父远使得黄，服此极效。"② 同卷的"黄疸遍身方一十一首"引："《近效》：疗发黄，……《经心录》同，李曷处得此方，神良。"③ 卷五的"疗疟方二十一首"引："《必效》：又，疗疟不差，虎骨常山丸方。……魏右史处得，云极效。"④ 卷七的"腹内诸气及胀不下食方十一首"引："《近效》：烧盐通一切气。……又，诃梨勒丸：礼部萧郎中处得，云自服大效。"⑤ 卷十七的"虚劳羸瘦方五首"引："《崔氏》地黄酒。……雍州高长史得效。"⑥ 卷十八的"因脚气续生诸病方四首"引：

---

① （唐）王焘撰、高文铸校注：《外台秘要方》，北京：华夏出版社，1993年，第50页。
② 同上，第67页。
③ 同上，第70页。
④ 同上，第80页。
⑤ 同上，第127页。
⑥ 同上，第324页。

《千金》云：……。又茯苓丸，主水胀，甄权为安康公处得瘥方。"①卷二十一的"眼杂疗方二十首"引《近效》的一个又方，使用了千岁藟汁，"此方夏侯拯处传。"②"又疗眼中一切诸疾，青盲翳者，天行风赤，无端忽不见物，悉主也，此方兵部侍郎卢英所传，价重千金。……夏侯拯处传。"③卷二十五的"冷痢方二十二首"引："《近效》疗冷痢方。……户部李尚书处得，云疗冷痢极者有效，自用得力。"④同卷的"冷热痢方七首"引《近效》疗痢，无问冷热，神验，黄连丸方"的又方，指明："此方于度支王郎中处得，曾用极效。"⑤这些处方基本上是官员与官员或官员与医家之间的传递。因此，羽043的"谭家得"不是作者名，也不是抄写者的名字，而可能表明这是谭家收集或者编订的方书，也有可能是从姓谭的家中抄写而来的。唐慎微《证类本草》中引有《谭氏方》和《谭氏小儿方》，这两部方书是否与"谭家得"的"谭家"有关，尚难确定，唯一可以证明的就是唐宋时期的医家之中也有谭氏一门。

除敦煌抄录的医方外，在黑水城出土的元代中医药方中，也出现了如下两位医者的名字，值得注意。

19．杨知观：TK187~2中有"……［风］乌金丸杨知观方"。据杨昕考证，此乌金丸是宋代以后杨知观在《和剂局方》乌荆丸的基础上加味演化而来的⑥。

20．贾上人：TK187~14中有"烧金法：贾上人术"，这是一个炼丹的药方：用"青盐、硇砂、胆矾、金线矾，右四味等分停，且以金一两用药一两为末，同入甘锅，内用盐泥固济，炙干用硬木炭半秤少一昼夜，火［尽］取之打破"⑦。上人一般指佛教徒，但此贾上人颇似一位道士。

四、敦煌本地的医者与药商名录及其形象

敦煌文献中从远古到当时的医家，要么是传说的谈资，要么是学习的对象，

① （唐）王焘撰、高文铸校注：《外台秘要方》，北京：华夏出版社，1993年，第344页。
② 同上，第406页。
③ 同上，第406页。
④ 同上，第479页。
⑤ 同上，第482页。
⑥ 杨昕：《黑水城出土元代汉文写本医方的整理与研究》，宁夏大学硕士学位论文，2012年。
⑦ 录文见袁仁智：《敦煌吐鲁番医药卷子校勘及其文献研究》，南京师范大学博士学位论文，2010年，第94~95页。

而切实深入当地的医事活动，为敦煌民众的疾患而排忧解难的，还是当地的医者。在医学史宏大叙事的谱系中，除神话中的西王母与不死神药之外，基本上找不到一位出身敦煌或者西部边陲的大医家。经过大浪淘沙般的筛选和过滤，传世文献中所关注的多是中原地区的博学医者，以书籍而留名后世的医家占据主导地位，偶尔有一些医术超群之士，其事迹则多隐含在传奇、传说或故事之中，似显非显。

在《高僧传》中，记载了东晋六朝时期四位出身于敦煌的佛僧，精通医术或者咒术，虽未明言所学知识来自敦煌，但其行事多少展示了敦煌地域医学文化的风采。

1. 单道开：俗姓孟，敦煌人，事载《高僧传》卷八和《晋书》卷九十五《艺术·单道开传》："少怀栖隐，诵经四十余万言。绝谷，饵柏实。柏实难得，复服松脂。后服细石子，一吞数枚，数日一服。或时多少啖姜椒，如此七年。"①如此可见，他从小就在敦煌出家，并习得了服食之法，而服食之法属于道教医学的范畴。后赵建武十二年（347），单道开从西平来到临漳，有求仙之士想向他学习服食之法，均被拒绝。《晋书》载，单道开"日服镇守药数丸，大如梧子，药有松蜜姜桂伏苓之气，时复饮茶酥一二升而已"。单道开擅长眼科，"自云能疗目疾，就疗者颇验。视其行动，状若有神"。他确实曾为人诊治眼病："开能救眼疾。时秦公石韬就开治目，著药小痛，韬甚惮之，而终得其效。"②单道开所学的眼科之术，很可能就是在敦煌学习的，因为敦煌是丝路要塞，以佛教为传播中介的天竺眼科知识容易流入此地，并产生影响。

2. 于道邃：东晋时敦煌人，从少由叔父抚养成人。十六岁出家，师事于法兰。"学业高明，内外该览。善方药，美书札。洞谙殊俗，尤巧谈论。"③虽然《高僧传》卷四的传记中没有提及于法兰精通医学，但是，他的另一弟子于法开却是一位以数术弘教的医道高僧，"祖述耆婆，妙通医法"，不仅能抢救难产的产妇，而且还出现在为孝宗视脉的场合。于法开在回答为何以医术经怀的问题时，提出"明六度以除四魔之病，调九候以疗风寒之疾。自利利人，不亦可乎"的观点④，深受后世的推崇。从于法开的医学脉络而言，于道邃很可能是通过于

---

① 《大正新修大藏经》第50册，第387页中栏。
② 同上，第387页中栏。
③ 同上，第350页中栏。
④ 同上，第350页中栏。

法开来学习医术的，也是属于"祖述耆婆"之流。于道邃后来跟随于法兰远游西域，在交趾遇疾而终，时年三十一岁。

3. 竺昙猷：或云法猷，敦煌人，与大书法家王羲之同一时代，事见《高僧传》卷十一。竺昙猷从小修苦行，习禅定。他后来远游至江左石城山。竺昙猷曾经到一个行盅的人家乞食，用咒语将食物中的蜈蚣等蛊毒之物逼出，照食不误。既然竺昙猷有能力对付蛊毒，说明他精通治蛊解毒之咒法[①]，也算得上是一位医道高人。

4. 释道法：姓曹，敦煌人，生活在南朝刘宋时期，事见《高僧传》卷十一。他"起家入道，专精禅业，亦时行神咒"。可见，释道法也是一位熟习神咒的高僧。后游成都，元徽二年（474），于定中灭度。

这四位高僧事迹各不相同，但都有敦煌的文化背景，其医术或者咒术与敦煌也或多或少有些关联。从他们的事迹来推断，我们至少可以得到东晋六朝时期敦煌医学的一些蛛丝马迹，勾勒出当时寺院医学的一些素材。

敦煌边陲与内地相比，文化已稍逊风骚，若比之洛阳、长安这般繁华都市，更是优势全无。幸赖敦煌出土文献，为我们提供了一幅难得的地域生活图像，医者与药商出没其间，虽事迹隐隐约约，却也略有轨迹可寻。遗珠成串，已为幸甚。魏泓（Susan Whitfield）在《丝路岁月》（*Life Along the Silk Road*）一书中，利用出土文书综合构拟出一位在丝路行医售药的僧人楚达的形象：他来自克什米尔，医术高超，声名遍及，在丝路上行医十几年，并一边传教，最后定居敦煌，在寺院门口摆了一个药摊，为民众疗病解难[②]。楚达之描绘虽不无精彩之笔，毕竟纯属虚构。那么，隋唐五代的敦煌医者到底有哪些？有无可能发现其是什么模样呢？

5. 令狐思珍：迄今在敦煌文献中发现的唯一一个唐代敦煌地方医官。P.2657《唐天宝年间敦煌郡敦煌县差科簿》："令狐思珍，载五十一，翊卫，医学博士。"令狐思珍是天宝年间（742~756）的医学博士。据《唐六典》，"（诸府、州）医博士以百药救疗平人有疾者"。令狐思珍应该既是州（或县）医学的教官，也是地方平民患者的救疗者。可惜他的事迹无迹可寻。不过，令狐氏是

---

① 《大正新修大藏经》第50册，第395页下栏。

② Susan Whitfield, *Life Along the Silk Road*, London:John Murray（Publishers）Ltd., 1999. 汉译本：（英）苏珊·惠特菲尔德著、李淑珺译，《丝路岁月》，台北：究竟出版社，2003年。

敦煌的大姓，如同令狐思珍一般习医或行医的家族子弟恐怕不乏其人。比令狐思珍晚生一百多年的令狐生，就是踏着先辈足迹行医的一位。

6. 令狐生：P.2191V中的第3张黏贴在正卷上的飞页（一面写，共6行，28.6cm×15.3cm）中记载了沙州归义军时期的一则医疗故事：

①又云：且近立喻。近代沙州塞停（亭）有一令狐生，善解医方，于大乘寺有

②一索法律，祖父病卧，回门过去，令狐生曰：魂不知病。便与药汤，

③令病即差，毕莫吃蘲。当尔秋时，不忍吃蘲，其病再发，即保（报）

④医人。医言：莫﹅不吃蘲耶？毁言不吃。从屋来看，辨色已后，应吃

⑤蘲也。即便实说：我吃三茎。便与药汤，泻出本蘲。如此之辈（辈），妙通八

⑥术。上自如是，岂况菩萨元大医也？

据以往学者的考证，按秦汉的规制，每一亭为十里，设亭长一人，负责当地的治安和诉讼事宜。隋唐采用古亭长之名，作为流外的称号。P.2486《春秋谷梁传哀公第十二》末题："凡大小字四千一百六十言。龙朔三年（663）三月日，亭长娄思恽写，用纸十二张。"塞亭之名见于S.4000《佛说智慧海藏经卷下》末题："大唐宝应元年（762）六月廿九日，中京延兴寺沙门常会，因受请往此敦煌城西塞亭供养……。"医人令狐生"善解医方"，所诊治的是一位老年人，基本上能做到药汤到处，令病即差。即便病人的病情出现反复，他也能再次药到病除，可见其医术不愧"善解"之称，而且还被称作"妙通八术"。"妙通八术"不是一个简单的称赞语，其中大有玄机。上海图书馆所藏敦煌文书《温室经疏一卷》（上图068号），慧净法师撰，为唐写卷子。其中描述印度佛教医王祈域（Jīvaka，即耆婆）也不过用了"善解四病之元，妙通八术之要。下针定差，投药必愈"这样的赞语而已。"八术"一词，指的是印度生命吠陀的医术八支，如隋代章安（灌顶）法师撰写的、唐代天台沙门湛然再治的《大般涅槃经疏》卷六云："初文明医晓八术。一治身、二治眼、三治胎、四治小儿、五治创、六治毒、七治邪、八知星。内合佛知八正道，能治八倒病云云。"[1]又，《大

---

① 《大正新修大藏经》第38册，第72页下栏至第73页上栏。

般涅槃经集解》卷二三对该词的解释："八术者：一治身、二治眼、三治疮、四治小儿、五治邪、六治毒、七治胎、八占星宿。"① 显然，在作者的笔下，这位令狐生精通天竺医学，起码是中印双修之辈。既然是"且近立喻"，那么，这就是一个譬喻故事，令狐生是否实有其人，还不好说，但至少当时的沙州是有这么一位医学高手的原型。从"令狐思珍"到"令狐生"，有关敦煌习医的令狐家族的情况也露出了蛛丝马迹。沙州塞亭只是自汉代以来"障塞亭燧出长城外，数千里"的边塞据点之一，迎来送往，医术流播，在此学习到域外医术也不是不可能的。

7. 索崇恩：出身世家，是索靖的后裔，吐蕃敦煌统治末期和归义军初期索氏家族的名僧。其家族在敦煌蔚为大观，根深叶茂。索崇恩的先辈均为高官，故受过良好的教育。他地位尊崇，担任过都教授等僧职，盛名远播。他于大中八年（854）出任都僧录，两年后圆寂。索崇恩广修功德，对寺院提供大量的布施，事见 P.4610《索崇恩和尚修功德记》和 P.3410《沙州僧崇恩析产遗嘱》（或拟名《沙州僧崇恩处理遗产凭据》）。《索崇恩和尚修功德记》记载："蕃落信知，众情恢附。虎徒祇顺，□驾先迎；劝以八关，布行十善。瓜、凉、河、陇，节相尊重。门师悲同药王，施分医术。故使道神应知，得垂加被。"② 从"门师悲同药王，施分医术"一句来看，他精通佛理，医术高超，行为高洁。或谓其医术可能是家传的，虽史无明载，但对照六朝隋唐的家传医学之历史背景，也不无这种可能。其声名之弘，亦有赖于他的精湛医术③。这样的推测不无道理，但由此引申"他不是一般的普通僧医，敦煌文书中的部分编撰于当地的医药文书可能是他编撰的"，④ 就值得斟酌了。

8. 翟法荣：翟法荣的事迹主要见于 P.4660（20）《前河西都僧统京城内外临坛大德三学教授兼毗尼藏主赐紫故翟和尚邈真赞》，赞文由河西都僧统悟真撰写，"沙门释门法师恒安题"。"翟城贵族，上蔡豪强。……一支从宦，徙居炖

① 《大正新修大藏经》第37册，第469页上栏。对"八术"一词的详细研究，参见陈明：《"八术"与"三俱"：敦煌吐鲁番文书中的印度"生命吠陀"医学理论》，《自然科学史研究》，2003年第1期，第26~41页；收入氏著《殊方异药：出土文书与西域医学》，北京：北京大学出版社，2005年，第168~181页。

② 郑炳林：《〈索崇恩和尚修功德记〉考释》，收入《敦煌吐鲁番文献研究论集》，兰州：兰州大学出版社，1995年，第147~178页。

③ 党新玲：《唐敦煌药王索崇恩》，《甘肃中医学院学报》，1993年第1期，第61~62页。

④ 郑炳林、党新玲：《唐代敦煌医僧考》，台湾：《敦煌学》第20辑，1995年，第35页。

煌。""五篇洞晓，七聚芬香。南能入室，北秀升堂。戒定慧学，鼎足无伤。俗之标袖，释侣提纲。传灯闇室，诲喻浮囊。五凉师训，一道医王。名驰帝阙，恩被遐荒。迁加僧统，位处当阳。"[①]单纯以"五凉师训，一道医王"一句为据，并不能确切推测出翟法荣真的就是敦煌的"医王"，还开课传授医学知识[②]。"医王"是中古中医一个外来宗教影响下所产生的称号，该名号在敦煌文献中多见，常与佛陀、耆婆等相联系。P.2854中的一段《患文》云："公乃四大假合，痛恼缠身；百节酸疼，六情恍惚。虽服人间药饵，世上医王，种种疗治，不蒙痊损。"[③]佛陀被称为"医王"（梵语vaidyarājā），并不是强调他的医术高超，而是强调他觉悟了解脱世人生死烦恼的佛法，他是佛祖。中土文献最初用该词来指与佛教有关的人士（包括懂医或者不懂医的人士），其意义偏重于佛教，偏重于治心，而后来演变为指历史上的名医。医王的称号并不完全是实指，而有时是象征性的虚指。所以说，并不是凡提到医王的地方，都可划为"僧医"。也不是任何懂医学的世俗人士都可以称为医王。该词比较恰当的表述是，该名号指精通医道（包括治疗身心两方面的技能）的佛教信徒[④]。P.4660（20）中，除"五凉师训，一道医王"此句之外，再没有任何一个字提到他的医术，此处将"师训"与"医王"并列，正好说明了翟和尚是精通佛法的高僧，所谓"医王"可能只是譬喻用法，并非实指他是僧医。不过，P.4660（19）《唐故河西管内都僧统邈真赞》，此乃张球于咸通十年（869）为翟法荣所写的另一篇邈真赞，其中有"三教通而礼乐全，四禅辟而虚空朗。秉安远之德，蹈罗什之踪。学贯九流，声腾万里"等赞语。如前文所述，"蹈罗什之踪"与"九流"也可能暗示翟法荣学习过医学知识。他亦佛亦医，或者说以医传教也不是不可能的。这也要求我们在面对这些残片的信息时，不要武断地下结论，而应该多考虑其中的几种可能性。如此则更趋近或符合历史事件的真貌。

---

① 姜伯勤、项楚、荣新江:《敦煌邈真赞校录并研究》,（香港敦煌吐鲁番研究中心丛刊之三），台北:新文丰出版公司，1994年，第163~164页。

② 党新玲:《唐敦煌医王翟法荣》,《甘肃中医学院学报》，1993年第3期，第58~59页。郑炳林、党新玲:《唐代敦煌僧医考》,台湾:《敦煌学》第20辑，1995年，第37~43页。郑炳林、高伟:《从敦煌文书看唐五代敦煌地区的医事状况》,《西北民族学院学报》，1997年第1期，第69页。

③ 黄征、吴伟编校:《敦煌愿文集》,长沙:岳麓书社，1995年，第671页。又，北图6854（地62），见黄征、吴伟编校:《敦煌愿文集》，第676页。

④ 陈明:《中古医疗与外来文化》,北京:北京大学出版社，2013年，第43~56页。

9. 索智岳:《前沙州释门故索法律智岳邈真赞》云:"真乘洞晓,儒墨兼宣。六精了了,三寸便便。威仪出众,心地无偏。……上交下接,众所推先。殷勤善诱,直示幽玄。药闲中道,病释两遍。"①赞文后有"庚寅年七月十三日题记",此庚寅年应是唐咸通十一年(870)。

悟真于大唐广明元年(880)所撰《沙州释门故阴法律邈真赞并序》云:"克札王书,文波谈吐。教诫门徒,宗承六祖。随机授药,应缘化度。金为领袖,检校僧务。"②"随机授药",并不是实指作为医生去对症开方,而是譬喻的用法,意指根据机缘的变化而给人传授佛教的义理。同样的表述"应病良医",也是将传授佛法者譬喻为"良医",见于P.2481《副僧统和尚邈真赞》:"登㧖猊之宝座,畅三教而应病良医;处菡萏之莲床,演五乘而随根闰益。"③

10. 索法律:P.4660(2)《金光明寺故索法律邈真赞并序》是唐河西都僧统沙门悟真在文德二年(889年)六月二十五日撰写的。金光明是敦煌的大寺之一,其僧官的配制情况,依P.3721为僧政五人、法律六人,这位没有留下法号的索法律仅是该寺的僧官之一。对于他的出身和才学,悟真的介绍是"巨鏕(鹿)律公,贵门子也","抚徒敦煌,宗盟则一族无异。间生律伯,天假聪灵。木秀于林,财(材)充工用"。④说明索法律是籍贯为河北巨鹿、汉武帝时被流放敦煌的太中大夫索抚之后裔。据P.2625《敦煌名族志》,敦煌索氏被称为"北索"。历经汉晋六朝的发展,入唐之后,索氏早已成为敦煌的豪杰大族,人才辈出,索法律就是这一家族大树上结出的又一个果子。对于他在佛教禅法上的修为以及所做出的贡献,悟真明确称赞:"堂堂律公,禀气神聪。行解清洁,劝务农桑。练心八解,洞晓三空。平治心地,克意真风。灯传北秀,导引南宗。神农本草,八术皆通。"⑤值得注意的是,P.3718(13)《巨鹿律公邈真赞并序》也是为索法律所写的,对应的文字为:"堂堂律公,禀气神聪。出自清洁,洞晓三空。练心八解,克意真风。传灯鹿苑,导引南宗。"⑥与P.4660(2)相比,此处居然没有了"劝务农桑"、"神农本草,八术皆通"这样颇具实际内容的语句。

---

① 姜伯勤、项楚、荣新江:《敦煌邈真赞校录并研究》,(香港敦煌吐鲁番研究中心丛刊之三),台北:新文丰出版公司,1994年,第167~168页。

② 同上,第187页。

③ 同上,第347页。

④ 同上,第198页。

⑤ 同上,第198页。

⑥ 同上,第239页。

P.3718（13）中的差别是抄录者所为，还是出自作者的手笔，不得而知。如果是抄录者所为，则表明其不认同用这样的话语来描述索法律，或有意将索法律生活中的那些非正统佛教的色彩抹去。如果是作者所为，则P.4660（2）与P.3718（13）无疑是两份稿子，孰先孰后，虽无法分辨，但这三句无疑还是对索法律人生经历的实录。这样有少量差异的两份文献更是提醒后世的研究者要密切关注文献书写背后的种种复杂性。就P.4660（2）而言，"堂堂律公"与"灯传北秀，导引南宗"即分别指代索法律是禅律双修的。"练心八解，洞晓三空"点明其在佛法理论方面有一定的修为，并非在佛学上无所长。而"行解清洁，劝务农桑"点明其主要管理寺院的土地耕种等福田业务。"神农本草，八术皆通"更是说明索法律在医药知识方面不同凡响，"神农本草"代指传统中医，而"八术"无疑即上述印度古典生命吠陀医学体系的八个分支，亦成为印度古典医学的代称。此处说明索法律不仅通晓中医，而且对印度古典医学也有所造诣[1]。敦煌作为丝绸之路上一个地位突出的文化交流据点，早就已经接纳了印度古典医学的因素。

11. 史再盈：中古传世文献中关于胡医的确切史料并不多见，石姓贱家、石公集、石彦辞、何法成、康守商、何宥则等人或许与胡医有些关联。在敦煌文献中，倒是有一位明确记载精通医术的粟特人史再盈[2]。S.4363原定名为《敕归义军节度使牒》，唐耕耦等在《敦煌社会经济文献真迹释录》中，另拟名为《后晋天福七年七月史再盈改补充节度押衙牒》。现根据该书的录文，抄录如下：

①敕归义军节度使牒

②前正兵马使银青光禄大夫检校太子宾客兼试殿中监史再盈

③右改补充节度押衙

④牒奉处分，前件官，龙

⑤沙胜族，举郡英才。家传

⑥积善之风，代继忠勤之美。

⑦况再盈幼龄入训，寻诗万

---

① 郑炳林、党新玲：《唐代敦煌医僧考》，台湾：《敦煌学》第20辑，1995年，第43~45页。又，郑炳林：《唐五代敦煌的医事研究》，收入兰州大学敦煌学研究所编、郑炳林主编：《敦煌归义军史专题研究》，兰州：兰州大学出版社，1997年，第517页。

② 党新玲：《五代敦煌粟特人医家史再盈》，《甘肃中医学院学报》，1994年第3期，第9~10页。

⑧ 部而精通；长事公衙，善晓三

⑨ 端而杰众，遂使聪豪立性，

⑩ 习耆婆秘密之神方；博识

⑪ 天然，效榆附宏深之妙术。

⑫ 指下知六情损益，又能回

⑬ 死作生；声中了五藏安

⑭ 和，兼乃移凶就吉。执恭守

⑮ 顺，不失于俭让温良；抱信

⑯ 怀忠，无乖于仁义礼智。念

⑰ 以久经驱策，荣超非次之班；

⑱ 宪秩崇阶，陟进押衙之位。

⑲ 更宜纳效，副我提携，后

⑳ 若有能，别加奖擢。件补

㉑ 如前，牒举者，故牒。

㉒ 天福柒年柒月贰拾壹日牒

㉓ 使检校司徒兼御史大夫曹（押）①

　　郑炳林亦对此文书进行了校注，并指出它涉及五代时期敦煌的医事制度，是文书中不多见的医史资料②。牒文中明确提及出身于"龙沙胜族"的史再盈可能是祖居敦煌的粟特人。史再盈"幼龄入训，寻诗万部而精通"，说明他是通过归义军时期恢复的敦煌地区官方州学而接受了正规的教育，主要学习的是儒家经典和诗词歌赋。在年长进入公衙服务之后，由于文才、武功和辩论三个方面（三端，即文士之笔锋、武士之剑锋、辨士之舌锋）均超出同辈，因此，他才有机会去学习医术。他"习耆婆秘密之神方"和"效榆附宏深之妙术"，耆婆代表了印度和西域的外来医家，其神奇的神方不是随便公开外传的，暗示史再

　　① 唐耕耦、陆宏基编：《敦煌社会经济文献真迹释录》第四辑，北京：全国图书馆文献缩微复制中心，1990年，第298~299页。另见中国社会科学院历史研究所等编：《英藏敦煌文献》（汉文佛经以外部分）第六卷，成都：四川人民出版社，1992年，第46页。
　　② 郑炳林：《唐五代敦煌的医事研究》，收入郑炳林主编：《敦煌归义军史专题研究》，兰州：兰州大学出版社，1997年，第520页。郑炳林、高伟：《从敦煌文书看唐五代敦煌地区的医事状况》，《西北民族学院学报》，1997年第2期，第70~72页。郑炳林：《唐五代敦煌医学酿酒建筑业中的粟特人》，《西北第二民族学院学报》，1999年第4期，第19~25页。

盈可能是受独家传授的。榆附是传说中黄帝时的良医，其妙术代表了中医的成就，这表示史再盈学习过中印两家医学。他是以医术服务于归义军政权的军医，其医术水准是很高的。所谓"指下知六情损益，又能回死作生"是指史再盈擅长脉诊，从病人的脉相中察知其病情的状况，还能有回死作生的神奇功力。"声中了五藏安和，兼乃移凶就吉"与S.5614F《占五藏声色源候》是一脉相承的，起码有"中医辨声"的境界，亦符合《张仲景五藏论》提出的"察其颜色，即辨寒温；听之音声，便知益损"的"察外而知内"的良医要求。正由于有这样的医术，史再盈才会颇有功绩而在后晋天福七年（942）获得提拔。作为一位粟特人，史再盈身上可能体现了印度、粟特和中原三种医学知识的融汇。

敦煌的这几位医家多是唐末五代时期的佛门人物，属于僧医。P.3596医方残卷中的"白术饮子方"被注明为"医僧法"，亦可印证这一时段以佛寺医疗为主体的敦煌医事状况。尽管史再盈不是僧医，但他所学的"耆婆秘密之神方"与敦煌寺院的僧医可能脱离不了关系。尽管唐高宗永徽四年（653）四月的敕令："道士、女冠、僧尼等，不得为人疗疾及卜相。"但之后的敦煌是否确实遵循了这道敕令是值得怀疑的。敦煌医者所从事的医疗活动，大致有如下几种：其一，医官担任医学教育和地方疾病的巡诊，习医的学生在合格毕业之后，也成为官方医疗力量的来源，其成效要被记录，并进行年终考核。正如唐《医疾令》第32（唐19）条的规定："诸州医生，……学生习业早成，堪疗疾者，即于管内分番巡行，有疾患之处，随即救疗。效与无效，皆录为簿。年终考校，凭经无效者，斟量决罚。"其二，寺院的僧医和道观的道医除负责寺观的佛道信徒的疾患之外，还负责世俗人员的医学教育与疾病照护。其三，不同角色或阶层的医者所面对的患者是不分阶层和身份的，特别是在面对大型的疾疫的时候。其四，为军队的医疗服务提供帮助，军队和官衙也有如史再盈这样的专门医官，而且表现突出的医官会得到晋升。不过，由于史料的欠缺，要了解当时敦煌的职业医生的状况，还得通过考察敦煌之外的史料，或许可以提供侧面的参照。吐鲁番出土的一方《高昌延寿十七年（640）医人墓表》就反映了当地中医名家的风采：

①□□□□□□□人也，建莫
②盖于上世，表□质于今辰，历
③代名医，流芳三世。精穷药性，

④□□岐伯之风。诊侯废方，善

⑤□和编（扁）之术。宜延遐寿，救济

⑥□苦，天不憖遗。以延寿十七

⑦年庚子岁三月五日，奋然殒

⑧命。□使君上痛惜，朝野嗟伤，

⑨□亲悲□，城市宝撰。春秋五

⑩十有七，鸣呼哀哉！①

此墓表首录于王树楠《新疆访古录》卷三，今已佚散②。此医人无官衔，属于民间私医，其医学知识是家传的。"历代名医，流方三世"表明其家族是麴氏高昌时期三代行医的医学世家。这种"三世医"符合上古以来对医家的期待，正如《礼记·曲礼下》所说的"君有疾饮药，臣先尝之；亲有疾饮药，子先尝之。医不三世，不服其药"③，也与前文所引 P.3655（1）《明堂五藏论》中的"须明经脉，善会方书，又会阴阳，是三代医也"正相吻合。此医人的医术高超，"精穷药性"，有"岐伯之风"，学会了上古名医——医和与扁鹊的医术。他还医德高尚，救济贫病。而所谓"君上痛惜，朝野嗟伤"，也许并非一般墓志用的谀辞，正说明此人在吐鲁番当地很有社会影响。

从吐鲁番出土的砖志中，可以发现，在高昌和西州时期，吐鲁番活跃着与此医人类似的一批良医。《唐龙朔四年（664）唐昙海墓志》云："笃困弥甚，名医石药，加□□此，疾乃不疗。"④《唐乾封二年（667）泛延仕妻董真英墓志铭》云："良医无验，妙药无疗。"⑤《唐总章元年（668）杨保救墓志》："耳顺之年，

---

① 录文参见侯灿、吴美琳：《吐鲁番出土砖志集注》下册，成都：巴蜀书社，2003年，第404页。

② 姚崇新认为其中的录文"宝撰"或误，当校正为"摈业"。参见姚崇新：《中古艺术宗教与西域历史论稿》，北京：商务印书馆，2011年，第464页。

③ 东汉郑玄注："医不三世，不服其药，谨物齐也。"明代宋濂《宋学士全集》、清代梁章钜《浪迹丛谈》中均引述唐代孔颖达《正义》中所批评的不当观点，依然将"三世医"解释为"三世之医书"，即"古之医者，必通于三世之书。所谓三世者，一曰《黄帝针灸》，二曰《神农本草》，三曰《素女脉诀》。《脉诀》所以察证，《本草》所以辨药，《针灸》所以祛疾。非是三者，不可言医。"参见谢季祥：《"医不三世，不服其药"解》，《浙江中医杂志》，2006年第5期，第301页。更有将"三世医"解释为《周易》者，可谓语出惊人。参见刘洋：《"医不三世，不服其药"新释》，《中医杂志》，2011年第9期，第800~801页。

④ 同①，第513页。

⑤ 同①，第533~534页。

规矩无越，积善无应，老疾弥加。上药穷方，名医绝验。"①《唐咸亨四年（673）海生墓志》："斯乃以咸亨四年三月十六日缠遭时痾，求以殊方之药，访以回驾之医。致使无验无方，薨尔淹从迁化。"②《武周长寿二年（693）张富琳墓志》："何期积善无征，遂遭膏肓之疾。名医上药，疗救无方。绿袄神香，以佽难济。"③《武周圣历三年（700）张智积妻麴慈音墓志》："积善无征，弥留痼疾。名医绝验，尚药无施。"④《武周长安三年（703）张诠墓志》："遂乃弥留痼疾，荏苒经年，上药良医，往来不绝。"这些虽是按照一定格式来书写的墓志套语，但是，"名医"、"回驾之医"、"良医"这些词汇实际上是现实生活中的医者群体的缩影。换言之，在墓志所涉及的唐初至武周时期，吐鲁番的患者们有机会获得当地医者的治疗，其中有些医者的水平还是较高的。

　　敦煌医者的事迹、社会角色与患者的社会网络是联系在一起的，甚至还有强烈的宗教色彩。敦煌的道医文献不少，但具体参与了医疗活动的道教徒的事迹不多见。P.3021+P.3876《道教中元金箓斋会讲经文》中收录了许多譬喻故事，其一云："譬如马秦客，马秦客旧日身是道士，极是逍遥快乐，今日从其名利，更觅官职，既身得国家荣官，即生骄溢不盈，暂时即被斩身。此可不为徒其名利，性命不存。云云。"而据《旧唐书》卷五十一："时国子祭酒叶静能善符禁小术，散骑常侍马秦客颇闲医药，光禄少卿杨均以调膳侍奉，皆出入宫掖。"可见，道士马秦客是因为"颇闲医药"而获得进入宫掖的机会。"叶静能"即"叶净能"，是当时的道士典型之一。敦煌写卷S.6836《叶净能诗》中记载了一则故事："劣（当）时策（崇）贤坊百姓康太清有一女年十六七，被野狐精魅。……玄都观内有一客道士，解医野狐之病。"⑤康太清可能是来自西域康国的移民（或其后裔）。他的女儿"被野狐精魅"之后，居然是由长安城内著名的道观——玄都观的客道士来医治的。客道士被认为是治疗野狐之病的高人。这则故事似乎暗示出当时的胡人生病之后，很有可能去请道士医治，病家并没有顾虑太多的宗教禁忌，而追求解脱病苦的实用目的，成为人们的首选。

---

　　①　侯灿、吴美琳《吐鲁番出土砖志集注》下册，成都：巴蜀书社，2003年，第539~540页。

　　②　同上，第549~550页。

　　③　同上，第593~594页。

　　④　同上，第606~607页。

　　⑤　黄征、张涌泉校注：《敦煌变文集校注》，北京：中华书局，1997年，第335页。

在敦煌讲经文中，经常会穿插入一些故事，以阐释佛理或者吸引听众，其中也有虚构的医者形象。S.3872《维摩诘经讲经文》（三）在描述维摩患疾之后，众人前来问疾，"多将汤药问因依，大照（待诏）国师寻斩（渐）候"①。"待诏"、"国师"都是对医者的敬称。五代王仁裕《玉堂闲话》卷二"田令孜"条："时田令孜有疾，海内医工召遍。至于国师待诏，了无其征。"田令孜是唐末宦官，受唐僖宗宠幸而窃据军政大权。所谓的"国师"、"待诏"自然是名医国手之流。又，S.3872《维摩诘经讲经文》（三）中还描绘了一位乡村的"处士名医"：

> 有一内侍罢官，居于山水，忽得疾病，令人寻医。有人言某村、某聚落，有一处士名医，急令人召到，便令候脉。候脉了，其人云：更不是别疾病，是坐后风。其大官甚怒，便令从人拖出，数人一时打决。其人叫呼。更有一人内侍，亦是罢官，看来见外面闹，内使多露头插梳，于墙头出面曰："此人村坊下辈，不识大官，不要打棒。"便令放去。其医人忽尔抬头，见此中官，更言曰："阿姨，道底是那。"②

这位"处士名医"实际上是一位糊涂的家伙，他能装模作样地给人把脉，居然把一位罢官退职的内侍患者（宦官）当成了女性，判定其人所得的疾病是"坐后风"。"坐后风"乃是指孕妇产后感受风寒所致之疾病，难怪惹得内侍大怒，被人暴打一顿。不仅如此，他还把救自己的另一位内侍也当成了女尼，居然用泛称佛门女弟子的"阿姨"来称呼对方，怎不让人贻笑大方？这样的山村医人在敦煌也许自有生存的空间。

类似"良医"、"僧医"和"道医"这样的概念，不是指具体的某位医者，而是作为一个群体的代称的，还有"天医"和"女医"。东汉道家的《太平经》中有"天医神药"的观念③，对后世的医疗观念颇有影响。敦煌的道教典籍中记载了一些日常的术数活动。陈于柱注意到，在禄命书之类的数术文书中也有"天医"的观念，其多以游年八卦的形式出现，与生气、祸害、绝命等一同为敦

---

① 黄征、张涌泉校注：《敦煌变文集校注》，北京：中华书局，1997年，第833页。

② 同上，第836页。

③ 参见姜守诚：《〈太平经〉中的"天医神药"观念》，《锦州医学院学报》，2005年第3期，第36~40页；《〈太平经〉研究——以生命为中心的综合考察》，北京：社会科学文献出版社，2007年。

煌占卜书普遍使用，其基本功能是象征疗疾治病的最佳方位①。此中的"天医"虽不是指具体的医者形象，但是敦煌民间医疗观的一个分支概念，不可忽视。敦煌存在医、巫资源共享的现象，医者利用和参与术数活动，以此作为医事的辅助，也就成了敦煌医疗社会史的重要面相之一。中古时期，蛊毒活动较为频繁，出蛊毒的医人见于京城和诸州郡的大街小巷之中，如五代王仁裕《玉堂闲话》卷二"颜燧"条云：

> 京城及诸州郡阛阓中，有医人能出蛊毒者，目前之验甚多。人皆惑之，以为一时幻术，膏肓之患，即不可去。郎中颜燧者，家有一女使抱此疾，常觉心肝有物唼食，痛苦不可忍。累年后瘦瘁，皮骨相连，胫如枯木。偶闻有善医者，于市中聚众甚多，看疗此病。颜试召之。医生见曰："此是蛇蛊也，立可出之。"②

此故事中，京城中活跃着能放出蛊毒的医人以及能治疗蛊毒的善医者。与这位"善医者"对应的即是孙思邈笔下的"拙医"。《备急千金要方》卷二十四"解毒并杂治"指出："世有拙医，见患蛊胀者遍身肿满，四肢如故，小便不甚涩，以水病治之。延日服水药，经五十余日，望得痊愈，日复增加，奄至殒殁。如此者不一，学者当细寻方意，消息用之，万不失一。医方千卷，不尽其理，所以不可一一备述云耳。"③因为治疗蛊毒是一件烦琐的事情，非轻易能为也。至于唐五代的敦煌吐鲁番地区是否有这类的医者，还有待史料的证明。

"女医"始见于《汉书》，至唐代进入国家医疗行政体制，有专门的教学和培养条例。唐《医疾令》"女医"条规定：

> 诸女医，取官户婢年二十以上三十以下、无夫及无男女、性识慧了者五十人，别所安置，内给事四人，并监门守当。医博士教以安胎产难及疮肿、伤折、针灸之法，皆按文口授。每季女医之内业成者试之，年终医监、

---

① 陈于柱：《游走在巫、医之间——敦煌数术文献所见"天医"考论》，《宁夏社会科学》，2008年第2期，第105~107页。

② （宋）李昉等编、汪绍楹点校：《太平广记》卷二百一十九"医二"，北京：中华书局，2003年重印，第1681页。有关《玉堂闲话》的研究，另参见蒲向明：《玉堂闲话评注》，北京：中国社会出版社，2007年。

③ （唐）孙思邈原著、高文柱主编：《药王千金方》，北京：华夏出版社，2004年，第421页。

正试。限五年成①。

按由此可见，唐代的女医教育共有三个特点："一、女学生取自'官户婢'，身份地位较低。二、宦官严格看守，具有封闭性。三、由医博士'案文口授'，重实践而学理性不足。"②这些女医主要活动在宫廷之中，为后宫的女性医疗活动提供帮助。既然，唐代接受正规医学教育的"女医"只是服务在官方尤其是宫廷医疗的层面，并受到严格的管制。那么，她们基本上也就不可能出现在敦煌这样的地方医疗行政体制中。在民间医疗活动中，女性一定程度上承担着生育和家庭医疗照护等方面的重任③，因此，敦煌的"女医"形象也就隐藏在有关对难月、生产等描述的背后④。

五、敦煌与吐鲁番地区之外的医学博士与从医人员

以往的医疗史研究，多关注中央政府层面的医疗行政和医官体系，较少关注地方的中下层医官和习医的学生。据《唐六典》卷三十"三府督护州县官吏"："（诸府、州）医博士以百药救疗平人有疾者。下至执刀、白直、典狱、佐、史，各有其职。州、县之任备焉。"⑤在地方政府的医疗体制内，医博士（及针博士）等实际担任了重要的角色。

经赵鑫晔拼接而成的Дx.02832+Дx.02840+Дx.03066+Дx.11790+Дx.11791+Дx.11763+Дx.12768+Дx.12605+Дx.12595+Дx.11831，拟名为《愿文段落范本》。其中提到：

> 博士　温儒是经，博史为艺；训国子之政，为修父伯之严。引于鸿渐，至于鹤鸣，斯洪量之数矣！

> 医博士　学业神农，志勤耆（岐）伯。识上中下药，慈以救人；处大

---

① 程锦：《唐医疾令复原研究》，收入《天一阁藏明钞本天圣令校证》（附唐令复原研究）下册，北京：中华书局，2006年，第319页。

② 程锦：《唐代的女医教育》，《文史知识》，2007年第3期，第66~70页；《唐代女医制度考释——以唐〈医疾令〉"女医"条为中心》，《唐研究》第12卷，2006年，第53~72页。

③ 李贞德：《女人的中国医疗史——汉唐之间的健康照顾与性别》，台北：三民书局，2008年。

④ 刘少霞：《敦煌出土医书中有关女性问题初探》，《敦煌学辑刊》，2005年第2期，第173~179页。

⑤ （唐）李林甫等撰、陈仲夫点校：《唐六典》，北京：中华书局，1992年，第750页。

小品方，□□济物。□□之安众，其德难名者也！①

此《愿文段落范本》收录了《亡女》、《亡兄弟》、《亡新妇》、《亡尼》、《二月八日》等愿文段落。其后又排列了"邑"、"录事"、"博士"、"医博士"、"县令"、"又云"等条目，所列举的对象基本上是地方人士或者下层官吏。其中的"博士"主要是要求精通儒家的经典和渊博的史学知识。而"医博士"的学习内容明显不同。其中的赞语，"学业神农，志勤耆（岐）伯"，说明医博士学习的是神农的本草知识，辨认上中下三品药物的性能和用法；还要学习岐伯的治疗方法，能够开具有效良方，以慈悲之心救人于疾厄之中。所谓"大小品方"，一来让人联想到唐代流行的东晋陈延之的《小品方》，二来也不无佛教的色彩，因为"大品"和"小品"系指《大品般若经》和《小品般若经》，有繁简之分，故对应在医学上也有繁简方书集之别。

程锦认为："唐代地方医学具有教育和救疗疾病的双重职能。"②她对唐代地方医学的设置情况以及医博士、助教和医学生的实例进行了归纳，除令狐思珍之外，还有如下几位：

（1）生活于唐高宗和武后时期的宋州医博士刘均。事见《唐故左龙武将军彭城刘公（玄豹）夫人渤海高氏墓志铭（并序）》。"父均，皇朝宋州医博士赠邢州司马；卓鲁之才，貔虎之气，和缓之术，克绍厥美，是生我公，公即司马府君之元子也。"

（2）唐末五代守夏州的医博士何子峈。事见《大晋国故夏银绥宥等州观察支使将仕郎试大理评事赐绯鱼袋南阳郡何公（德璘）墓志铭（并序）》。

（3）唐西州都督府的医学助教刘威感。事见吐鲁番阿斯塔那380号墓出土的《唐西州高昌县和义坊等差科簿》。

（4）唐贞观年间西州的两位医学生。事见吐鲁番哈拉和卓1号墓出土的《唐西州某乡户口帐》③。

除此之外，实际上还有一些唐代地方医官的史料如下：

---

① 赵鑫晔：《俄藏敦煌文献缀合四则》，《文献》，2008年第3期，第89~91页。另，余欣将其中的Дх.12768（误植为Дх.12769）定名为社斋文，参见余欣：《博望鸣沙：中古写本研究与现代中国学术史之会通》，上海：上海古籍出版社，2012年，第244~245页。

② 程锦：《唐代医疗制度研究》，中国社会科学院研究生院硕士学位论文，2008年，第130页。

③ 同上，第66~68页。

（5）何宥则。《金石萃编》（二编）卷六十六之"唐26"收录《何宥则造大悲幢记》中，提到了"经略副使将仕郎前守辰州都督府医博士庐江郡何宥则"，可见何宥则也是一位地方医官。他在宝历二年（826）十二月一日为亡兄节度随军文林郎守康州司马何宥卿造《大悲陀罗尼经》幢。那么，他任职当在宝历二年之前。该经幢现存广州光孝寺，款题"同经略副使、将仕郎、前守辰州都督府医博士庐江郡何宥则敬为"。

（6）殷咎。四川成都殷咎，官医学博士。

（7）程仪。《金石续编》卷十一的《唐故集贤直院官荣王府长史程公墓志铭并叙》云：

> 乡贡进士温宪撰　男进思书　男再思篆盖
>
> 程氏之先，出自伯休甫，其后程婴。春秋时存赵孤，以节义称，故弈世有令闻。公讳修己，字景立。曾祖仁福，左金吾卫将军；祖凤，婺州文学；父仪，苏州医博士。公幼而重固，通《左氏春秋》，举孝廉，来京师，游公卿名人间，能言齐梁故实，而于六法，特（得）姿禀天锡（赐），自顾陆以来，琼绝独出，唯公一人而已[①]。

（8）医博士殷思礼。见《金石萃编》（二编）的"唐二十五：百门陂碑（长安四年）"。

（9）刘集。王谠《唐语林》卷二记载医人刘集"医行闾阎间，颇通中禁"，唐宣宗准备授予他作盐铁史下的一名场官，遭到柳仆射驳回，其理由是"刘集之艺若精，可用为翰林医官，其次授州府医博士"。[②]刘集最后并未担任州府医博士，但从他的事迹可以窥见一种现象，即唐末的民间医生如果医艺高超的话，是有机会出任医博士甚至翰林医官的。

此外，还有朝散郎行医学博士兼直监的解休一[③]、大内的上阳宫医博士成氏父子。前进士杨敬之撰《唐故将仕郎试恒王府兵曹参军兼充大内上阳宫医博士城阳郡成公墓志铭并序》：

> 有唐大和四年（830）岁次庚戌九月壬申朔廿二日癸巳，故城阳郡成

① 陆耀遹撰、陆增祥校订：《金石续编》第12册，上海：上海古籍出版社，1995年，第35页。

② （宋）王谠撰、周勋初校证：《唐语林校证》上册，北京：中华书局，1987年，第91页。

③ 参见何时希：《中国历代医家传录》下册，北京：人民卫生出版社，1991年，第58页。

氏，因轩辕氏以为氏焉。公寿年六十有九，其日殒于洛州河南县南市面行之第宅。父讳万善，其扁鹊之艺，人无比焉，佐东部留守兼开东道节度副元帅郭令公之随军。公讳璘，蒲州人也。习父之业，充大内上阳宫医博士。公性气本刚负，艺出于众流，内外二书，常盈溢于五藏。谈词辩论，无人拒敌，忽瘿疾疹，俄尔九旬，何期药饵无征，奄遘此祸。孤男号哭，擗地殒绝；孤孙哀声，彻于九天之上。……次夫人曰赵郡李氏，少亡。有一男，名曰文会。见习上代之业，充大内上阳宫医博士。性气敦厚，忠孝具全。次夫人曰陇西李氏，早亡，有二男一女。大男曰简，次曰振。女适陈氏，少亡①。

这也是一家三代的医官：墓主之父成万善，"其扁鹊之艺，人无比焉"，辅佐郭令公（子仪）随军，既是幕僚，必为军医。他也可能是派遣到郭子仪身边的御医。《太平广记》卷十九引《神仙感遇传》，也记载了郭子仪的一次疾病："大历初，镇河中，疾甚，三军忧惧。子仪请御医及幕宾王延昌、孙宿、赵惠伯、严郢等曰：'吾此疾自知未到衰殒。'"墓主成璘本人"习父之业，充大内上阳宫医博士"。墓志之子成文会，"见习上代之业，充大内上阳宫医博士"。上阳宫医博士与宫中的病坊等均属于唐代宫廷医学的建制。

余　论

敦煌文献中所记载的医者远不止上古前代或敦煌当地及之外的人物，有些是神话或传说中的人物，也有些是历史人物，真实存在过，但其事迹也不乏有神化的成分②。S.4679佛教类书中抄录的"医品五"，有"医名"、"耆域神验"两个条目。"医名"条的录文如下：

《修行道［地］经》云：古昔良医造结经文，名曰长取、多鬃、太帛、调牛、岐伯、医恼、扁鹊。复有医主治耳目，名曰和调、铃鸣、善觉、调牛、目金、秃泉、雷鸣。复有疮医，名曰法财、端正、黄金。复有小儿医，

---

① 吴钢主编：《全唐文补遗》第四辑，西安：三秦出版社，1997年，第128~129页。另见周绍良、赵超主编：《唐代墓志汇编续集》，上海：上海古籍出版社，2001年，第904页。

② 另见于赓哲、张彦灵：《唐代医学人物神化考论》，《华中师范大学学报》，2013年第6期，第122~134页。

名曰尊迦叶、耆域。复有鬼神医，名戴华。

"医名"条主要从印度僧伽罗刹（Saṃgharakṣa）作、西晋竺法护译《修行道地经》卷一的"五阴成败品第五"中摘录了中外医家的名字，原文更详细的名单如下：

> 古昔良医造结经文，名曰于彼、除恐、长耳、灰掌、养言、长育、急教、多髯、天又、长盖、大首、退转、燋悴、大白、最尊、路面、调牛、岐伯、医佪、扁鹊，如是等辈悉疗身病……

> 复有其医主治耳目，名曰眼眴、动摇、和阇、铃鸣、月氏、英子、箧藏、善觉、调牛、目金、秃枭、力氏、雷鸣，是上医名主治耳目……

> 复有疮医，治疗诸疮。名曰法财、稚弟、端政、辞约、黄金、言谈，是为疮医等……

> 复有小儿医，其名曰尊迦叶、耆域、奉慢、速疾，是等皆治小儿之病……

> 复有鬼神医，名曰戴华、不事火，是等辟除鬼神来娆人者……

> 正使合会此上诸医，及幻蛊道并巫咒说。不能使差，令不终亡[1]。

S.4679是有所挑选的摘抄。它是随意抄录的，还是以某种标准来挑选的，并不清楚。还有些医家的名字与《修行道地经》的原文也不相同。以上的医家姓名，有些能够找到对应的梵名。比如：尊迦叶（Kāśyapa）、耆域（Jīvaka）、箧藏（Piṭaka）等。他们都是4世纪或者更早一些的医家。此大医名录中有岐伯、扁鹊等中医，当是译者所加的注文，后来混入了正文。S.4679中的"耆域神验"条则从《四分律》、《杂譬喻经》等多部佛教经文中辑录了耆域（耆婆）的事迹[2]，最能体现中土人士对此天竺大医的关注。印度生命吠陀的大量著作是用梵语（Sanskrit）写成的。其中有许多采用了韵文（偈颂）的形式，可见它们的知识传承有口口相传的一套规则（"咸悉口相传授"），不是一般的人所能参与的。

唐毗陵沙门湛然述《止观辅行传弘决》卷第十之一中，也列举了一组医家的名字："医法者，如此方华他、岐伯、扁鹊、神农、黄帝、葛仙公、张仲景等

---

① 《修行道地经》卷一，《大正新修大藏经》第15册，第185页上栏至中栏。

② 录文参见袁仁智：《敦煌吐鲁番医药卷子校勘及其研究》，南京师范大学博士学位论文，2010年，第69~70页。不过，校录者对佛经不熟悉，有些经名未能正确校录。比如，第15行的《杂譬喻经》误录作"罗譬喻经"。

所集。西方如耆婆、持水、流水等。兵法者，如黄石公、太公、白起等六韬所明。"①此处就列出了此方的名医七人和西方（指天竺/印度）的名医三人。持水（Jaṭindhara）、流水（Jalavāhana）的事迹见载于北凉三藏法师昙无谶译《金光明经》卷三〈除病品第十五〉和〈流水长者子品第十六〉，唐义净译《金光明最胜王经》卷九〈除病品〉。流水是医生持水长者的儿子。持水本人"善知医方，救诸病苦。方便巧知，四大增损"。②"善解医明，妙通八术，众生病苦，四大不调，咸能救疗。"③流水从小就长得"体貌殊胜，端正第一。形色微妙，威德具足"。更可爱的是，他天性聪敏，善解诸论。种种技艺，书疏算计，无不通达，但并没有学习医术。当国家面临天降疫病，国人陷入灾难之时，流水考虑到父亲年已衰迈，老耄枯悴，困顿疲乏，难以胜任，就去大医父所，咨询治病的医方秘法。持水用偈颂（gāthā，诗句）的形式将医学知识的精妙奥义传授给了儿子后，流水去就城邑救治众生的种种重病，最后用妙药解除了他们的所有病苦。从这个故事中，我们可以看到古代印度医学知识传授的一种重要情形，即家传。作为佛陀前生的化身，故事中的流水无疑是虚构的，但类似的医者形象在印度并不罕见，因此，流水在中土成了印度名医的代表之一。不仅《金光明经》与《金光明最胜王经》在敦煌的抄本极多，而且相关的金光明经变画（包括〈流水长者子品〉的图像）也很流行，而敦煌本《药师经疏》中也引述了《金光明经》中持水传授医术的记载。所以，流水的事迹在敦煌无疑是流传甚广的。将仕郎沙州军事判官守监察御使张球撰 P.3425《金光明变相一铺铭》中即云："作大医王，济诸疾苦，得流水之宿果，正萨埵之坚持。" P.3405《国有灾疠合城转经文》中也有"昨以城隍厉（疠）疾，百姓不安，不逢流水之医"的表述，所谓"流水之医"就是指代天竺佛经中的名医"流水"。这些可证明湛然所列的这份医家名单与敦煌文献所见者基本没有出入，换言之，敦煌对古代名医和外来医家的认知，与中原地区的佛教信徒是一致的。这也是敦煌受佛教文化影响的结果。

---

① 《大正新修大藏经》第46册，第438页下栏。华他，即华佗。

② "是王国中，有一长者名曰持水，善知医方，救诸病苦，方便巧知四大增损。善女天！尔时持水长者家中，后生一子，名曰流水。"（《大正新修大藏经》第16册，第351页下栏）

③ "是王国中，有一长者名曰持水，善解医明，妙通八术，众生病苦，四大不调，咸能救疗。善女天！尔时持水长者，唯有一子，名曰流水，颜容端正，人所乐观，受性聪敏，妙闲诸论，书画算印，无不通达。"（《大正新修大藏经》第16册，第447页中栏至下栏）

第二章

如病得医——敦煌病者的治疗与瞻护

医者仁心，病者清心。病者能否心安，不单单取决于医者，亦有赖于病者本人，就好像锯大木头时的两位锯手，非协力联手，则不能锯断大木。范家伟《中古时期的医者与病者》一书，为考察敦煌文献中所呈现的医者与病者提供了有益的参考[①]。生老病死，人生四苦。数百年间的敦煌病者，形形色色，悲欢交集。其医事是一幅色彩斑斓的画卷，还是一首平淡如水的谣曲？

第一节　敦煌家庭不同角色的疾患与医护

一、割股疗亲：父母长辈的疾患与护理

人生七十古来稀，老病交集不稀奇。敦煌的几篇变文在描述释迦太子出游四门时，分别解释人生四苦。其中，对年迈老境的描述颇具代表性。P.2999《太子成道经》中，太子在城南门遇到一位发白面皱、形容憔悴的老人，老人对自己的描述是："眼暗都缘不辩（辨）色，耳聋高语不闻声。 欲行三里两里时，虽（须）是四回五回歇。"[②]敦煌本《八相变》（一）中描述太子所见到的一个老人形象为："发白如霜，鬓毛似雪。眉中有千重碎皱，项上有百道粗筋。双目则珠泪长垂，两手乃牢扶拄杖。看人不识，共语无应。缓行慢行，粗喘细喘。"此老人对"老"的定义是："吾今桑榆已逼，钟漏将穷。眼暗都不识人，耳聋不闻音

---

① 范家伟：《中古时期的医者与病者》，上海：复旦大学出版社，2010年。

② 黄征、张涌泉校注：《敦煌变文校注》，北京：中华书局，1997年，第438页。又，敦煌本《悉达太子修道因缘》中有相同的叙述。参见黄征、张涌泉校注：《敦煌变文校注》，第471页。

响。十步之内，九伴长嘘。寿限将临，此名为老。"①S.2073《庐山远公话》提及相公为夫人解说"八苦交煎"，第二苦即老苦：

　　老苦者，人受百岁，由（犹）如星火；须臾之间，七十八十，气力衰微。昔时声（身）少，貌似春花；今既老来，阿（何）殊秋草！筋（鸡）皮鹤发，当（常）欲枯干；明（眼）暗耳聋，青黄不辩（辨）。四支（肢）沉重，百骨酸疼。去天渐远，去地应近。夜卧床枕，千转万回。是时（事）不能。世间之事，如由（犹）梦里。君不[见]路傍桃李，年年花发；曜日江（红）颜，伏（复）今何在？若也老、病来侵，白发无缘再黑。昔时壮气，随八节而彫残；旧日红颜，随四时而改变。是人皆老，贵贱亦同，不谏（拣）贤愚，是共老苦。不如闻早，须造福田。人命刹那，看看过世。大须用意，便乃修行。一失[人]身，无由再复。此即名为"老苦"②。

用秋草、鸡皮鹤发、不复存在的曜日红颜来做譬喻，老境之状，历历在目。P.2305《解座文汇抄》云："莫恣怀，尽乱造，病来不怕君年少。直不病时耆年也耳聋，由（犹）不悟[无常抛暗号]。"③ P.4994V+S.2049V《诸杂记字》中的"老人篇"和"老人相问嗟叹诗"有："其翁皓发面无色，策仗（杖）微微怨无力。引耳听言听不闻，驻目看人看不识。"④凡夫耆年，谁无老苦，即便高贵如唐玄宗者亦不例外。唐玄宗前半生何等风光，开元盛世，足以睥睨寰宇。谁曾料想，安史之乱，玄宗亡命川蜀，一曲《长恨歌》，满怀凄凉，成为后世讲经文中"老苦"者的典型。S.3872《维摩诘经讲经文》（三）云：

　　所以玄宗皇帝从蜀地回，肃宗代位，册玄宗为上皇，在于西内。是政已归于太子，凡事皆不自专，四十八年为君，一旦何曾自在。齿衰发白，面皱身羸，乃裁请（诗）自喻，甚遂？"赵木牵丝作老翁，鸡皮鹤发与真同，须臾曲罢还无事，也似人生一世中。"玄宗尚自如此，我等宁不伤身⑤。

---

① 黄征、张涌泉校注：《敦煌变文校注》，北京：中华书局，1997年，第510页。

② 同①，第260页。郝春文等编著：《英藏敦煌社会历史文献释录》第十卷，北京：社会科学文献出版社，2013年，第264~265页。

③ 同①，第1176页。

④ 郝春文等编著：《英藏敦煌社会历史文献释录》第九卷，北京：社会科学文献出版社，2012年，第114页。

⑤ 同①，第834~835页。

平民百姓之家或多或少都有几位老人，唐代律令规定，要给高龄老人养老，《唐律疏议》："祖父母、父母，通曾、高祖以来，年八十以上及笃疾，据令应侍。"赡养老人受到减免赋税等优待。敦煌文献中宣扬对老人的赡养，主要是基于孝道思想，强调父母恩重难报。P.2418《父母恩重经讲经文》云："曾子曰：'百行之先，无以加于孝矣。夫孝者，是天之经，地之义。孝感于天地也，通于神明。孝至于天，则风雨顺序；孝至于地，则百谷成熟；孝至于人，则重译来贡；孝至于神，则冥灵佑助。'又《太公家教》：'孝子事亲，晨省暮省；知饥知渴，知暖知寒；忧则共戚，乐即同欢；父母有病，甘美不餐；食无求饱，居无求安；闻乐不乐，见戏不看；不修身体，不整衣冠；待至疾愈，整亦不难。'"①这是从传统的儒家孝道观来讲述如何对待患病的父母。S.1920《百行章》中的"毁行章第六十八"有明确的要求："父母有疾，不得光悦其身，临食忘味，绝于梳洗。"俄藏黑水城西夏时抄本《读孝经一卷足以立身治国论》（Дх.3895+Дх.3901）亦云："孝子之事亲也，居则致其敬，养则致其乐，病则致其忧，丧则致其哀，祭则致其严。五者备［矣］，然后能事亲。能事亲，然后能扬名于天下。重名于天下，然后能立身。行孝道者也，然后可以治国口（者）。"②

以往的读者或以为孝道是中国文化的独特产物，而实际上印度佛经中并不缺乏对孝道思想的阐述③。日本《东大寺讽诵文稿》中就有从汉译佛经中收集孝道故事来阐述报答父母恩德的文字："四恩中离报难穷者，不过父母之恩，所以须阐太子割身，济父母命；忍辱太子穿眼，疗父公病。然则庄恩严德，菩萨雅迹，忘恩忘德，凡夫陋行。"④敦煌的孝道文学作品内容丰富，影响甚大⑤，其中

---

① 黄征、张涌泉校注：《敦煌变文校注》，北京：中华书局，1997年，第972页。

② 录文参见金滢坤：《〈俄藏敦煌文献〉中的西夏科举"论"稿考——兼论唐宋西夏的科举试论》，《敦煌写本研究年报》第4号，2010年，第102页。

③ John Strong, "Filial Piety and Buddhism: The Indian Antecedents to a 'Chinese' Problem", Peter Slater and Donald Weibe, eds., *Traditions in Contact and Change,* Waterloo: Wilfred Laurier University Press, 1983, pp.171–186. Gregory Schopen, "Filial Piety and the Monk in the Practice of Indian Buddhism: A Question of 'Sinicization' Viewed from the Other Side", *T'oung Pao,* Second Series, Vol. 70, Livr. 1/3, 1984, pp.110–126. Guang Xing, "*Filial Piety in Early Buddhism,*" *Journal of Buddhist Ethics,* vol.12, 2005, pp.82–106.

④ 荒见泰史：《敦煌講經文類と『東大寺諷誦文稿』より見た講經に於ける孝子譚の宣唱》，《敦煌写本研究年报》第7号，2013年，第86页。

⑤ 郑阿财：《敦煌孝道文学研究》，台北：石门图书公司，1982年。黄征主编：《敦煌孝道故事》，杭州：浙江大学出版社，2000年。

樊寮卧冰求鲤为母治疮的故事最为脍炙人口。俗谚云:"久病床前无孝子。"从古至今,长期照料患病在床的长辈,从来不是一件容易的事情。中古的正史中多记载那些尽心竭力或无微不至瞻护病患长辈的孝子贤媳的形象,以此作为社会的正面榜样,来教化人心。在具有文学色彩的故事中,这类的叙事更是比比皆是。《太平广记》卷二八〇引《广异记》的"王方平"条:"其父有疾危笃,方平侍奉药饵,不解带者逾月。"因侍疾而疲惫不堪的王方平居然在睡梦中听到了病鬼的对话,略施小计,就消除了病鬼,父疾自然而愈。"议者以为纯孝所致也。"①P.4660 之(32)《前任沙州释门都教授毗尼大德炫阇梨赞并序》记载炫阇梨(张金炫)的孝行:"慈母丧目,向经数年,方术医治,意(竟)不痊退。感子至孝,双目却明。复经数年,方尽其寿。"②炫阇梨的母亲双目失明,经过了长期的"方术医治"之后才得以复明,这种医疗的效果也被托名为"至孝"所致。S.398 背《孝子传》中的舜子与老父瞽叟相遇,以舌舔其眼,凭孝感动天地,使父亲眼得再明③。这两例"孝过董永,母目精晖"的传奇故事对世人自然就有极大的感染力。

在唐五代时期,因为孝道而有母子连心、父子连心之说,其事见宋代钱易《南部新书》"辛集"之中:

> 张志安居乡里称孝,差为里尹。在县忽称母疾,急白县令。令问志安曰:"母有疾,志安亦病。志安适患心痛,是以知母有疾。"令拘之,差人覆之,果如此说。寻奏高祖,表门闾,寻拜散骑常侍。又,裴敬彝父为陈王典所杀。敬彝时在城,忽自觉流涕不食,谓人曰:"我大人凡有痛处,吾即不安。今日心痛,手足皆废,事在不测。"遂归觐,父果已死④。

敦煌术数文献 S.5553《三元九宫行年》的"推疾病灾运歌"中,也阐述了父母得病,可从儿女身上推断的观点。"凡人夫病却推妻,妻病推夫运行年。父母得病占男女,子疾父母运上看。夫病忽然妻有娠,定知夫聋并应难。番覆推

---

① (宋)李昉等编、汪绍楹点校:《太平广记》,北京:中华书局,2003 年重印,第 2233 页。

② 姜伯勤、项楚、荣新江:《敦煌邈真赞校录并研究》,(香港敦煌吐鲁番研究中心丛刊之三),台北:新文丰出版公司,1994 年,第 144 页。

③ 郝春文编著:《英藏敦煌社会历史文献释录》第二卷,北京:社会科学文献出版社,2003 年,第 254 页。

④ (宋)钱易撰、黄寿成点校:《南部新书》,北京:中华书局,2002 年,第 128 页。

之起为例，他皆遇此总如然。"①有关家庭内部成员行运与疾病之间的关系推论，还见于S.612《大宋国太平兴国三年戊寅岁（978）应天具注历日》中的"推小运知男女灾厄吉凶法"："父身得病须看子，子运灾衰救没因。夫病忽然妻见服，定知灾祸在逡巡。"②

父母患疾，子女侍奉。《太平广记》卷三〇六记载，唐贞元（785~805）末，渭南县丞卢佩因为母亲患腰脚病，累年卧病床榻，而辞官奉母归于长安，求医诊治，竭尽家产也在所不惜。当时的国医王彦伯声明甚著，求医的人络绎不绝，卢佩花了半年的时间才能预约到王彦伯来上门出诊。此故事一方面说明当时的医疗资源是比较少的，而另一方面强调卢佩能辞官为母治病，无疑是至孝的代表。

中古家庭孝道叙事中，主角多是儿子和媳妇，而较少涉及女儿或女婿的。媳妇侍奉患病的公婆，尤其受到表彰，也是描述妇德的重要组成部分。赵璘《因话录》卷三记载太尉西平王当众摔筷子训斥自己的女儿："我不幸有此女，大奇事！汝为人妇，岂有阿家体候不安，不检校汤药，而与父作生日。吾有此女，何用作生日为？"③西平王这样的举动受到姻亲的称赞，被认为是"勋臣之家，特数西平礼法"。吐鲁番阿斯塔那第29号墓出土的64TAM29:41《唐咸亨三年（672）新妇为阿公录在生功德疏》，共残存94行文字，详细记载了"从去年染患已来"至"昨阿公亡后"所修的各种功德，包括施舍物品、请僧念诵、转读佛经、画佛菩萨像、燃灯忏悔等④。该清单反映出此家较为富裕，新妇为了阿公的疾病能早期痊愈而采取了多种与佛教活动相关的办法，虽然请医取药之事没有提及，但显然是不会缺失的。敦煌的经济文书中，也多有记载儿女为患病的父母向寺院提供施舍，以此功德来求得父母疾患早日康复。P.2837V《辰年支刚刚等施入疏》中记载了一则事例："麦一石，粟一石，施入修造。右弟子所施意者，一为亡过慈母愿得神生净土；二为见存慈父今患两目，寝膳不安，

---

① 陈于柱:《区域社会史视野下的敦煌禄命书研究》，北京:民族出版社，2013年，第113页。

② 郝春文编著:《英藏敦煌社会历史文献释录》第三卷，北京:社会科学文献出版社，2003年，第293页。

③ （唐）赵璘撰、曹中孚校点:《因话录》，收入上海古籍出版社编:《唐五代笔记小说大观》上册，上海:上海古籍出版社，2000年，第850页。

④ 唐长孺主编:《吐鲁番出土文书》（图录本）第三册，北京:文物出版社，1994年，第334~340页。

日夜酸痛，无计医疗。今投道场，请为念诵。二月八日弟子无名谨疏。"①弟子无名之所以施舍麦粟，就是因为其父眼病严重，达到了日夜酸痛无法安宁的痛苦境地。

唐五代时期墓志在描述墓主照护家庭中的患病老人时，常常用"尝药以进"之类的套语来表达。《唐故中书侍郎弘文馆学士同中书门下三品乐安孙公夫人陆氏平原郡君墓志铭并序》记载："夫人柔谦率己，生于礼乐之门；清秀含辉，长于公侯之室。……先姑寝疾数年，夫人亲侍汤药，事感中外，屡移寒暑。……大周天授二年（691）腊月二十五日薨于河南显教里之私第，春秋七十有七。"②《大唐故南海县主福昌县令长孙府君夫人李氏墓志铭并序》记载："幼女八娘，左保右傅，苕姿莠颜，孝则因心，礼然后动，故县主钟爱，常在左右。自荣卫有违，暨乎大渐，不栉沐，不解衣，色取而神授，尝药而进餔。"③《郑氏季妹墓志铭并序》（堂兄中书侍郎平章事群述）："有唐河中府司录参军荥阳郑造之妻曰清河崔氏女，讳珏，字伯璋，生三十四年，以元和十四年（819）正月八日遘疾，终于从夫之官舍。……及辞家有行，祇事君姑，珩璜夙暮，侍膳尝药，绵星霜，涉寒暑，无堕容，无懈心。由是姑爱异之加等。"④《唐东都留守宴设使朝散大夫检校太子中允上柱国朱敬之亡妻范阳卢夫人墓志铭并序》："夫人姓卢讳子玉，厥先范阳人。……事舅姑苟有三善，今则可略而言矣。其一也：冬温暑清，晨兴宵寐。其二也：有疾必尝药专侍，忧不顷离。其三也：精乎珍馔，能调烹饪。有斯三者，可不谓令妇、孝妇哉？"⑤这几则墓志基本可视为唐代女性在家庭生活中的典型表现，尤其是侍奉患病的长辈方面⑥。亲侍汤药，乃至偏于极端的事例，在《新唐书》等正史中也不乏记载。刘审礼对待患病的祖母："元氏若有疾，审礼必亲尝汤药。"李日知对待母亲："母老病，取急调侍，数日须发辄白。"刘敦儒的事例就更让人感动："母病狂易，非笞掠人不能安，左右皆

①　录文参见于淑健：《敦煌佛典语词和俗字研究——以敦煌古佚和疑伪经为中心》，上海：上海古籍出版社，2012年，第276页。

②　周绍良、赵超主编：《唐代墓志汇编》上册，上海：上海古籍出版社，1992年，第861页。

③　同上，第1117页。

④　同上，下册，第2040~2041页。

⑤　同上，下册，第2306~2307页。

⑥　有关唐代妇女在家庭中的多重角色研究，参见陈弱水：《隐蔽的光景：唐代的妇女文化与家庭生活》，南宁：广西师范大学出版社，2009年。

亡去，敦儒日侍疾，体常流血，母乃能下食，敦儒怡然不为痛隐。"①刘敦儒的母亲所患是精神疾病，已经失去自我控制力，癫狂偏激，他能日日受此鞭笞，以求母之进食，确实是不同凡响的孝子。

以当今的医疗知识来看，中古最为不可思议的孝道行为是割股疗亲。一般认为，以人肉入药治疗疾，始载于陈藏器《本草拾遗》②。宋代钱易《南部新书》"辛集"云："开元二十七年（739），明州人陈藏器撰《本草拾遗》云：'人肉治赢疾'。自是闾阎相效割股，于今尚之。"③割股疗亲的习俗并不是陈藏器撰书之后的事情，而是早已有之。敦煌本《搜神记》卷二记载了盛唐开元年间王武子新妇至孝的故事：

> 王武子者，河阳人也，以开元年中（713~741）征涉湖州，十年不归。新妇至孝，家贫，日夜织履为活。武母久患劳（痨）瘦，人谓母曰："若得人肉食之，病得除差。"母答人曰："何由可得人肉？"新妇闻言，遂自割眼（股）上肉作羹，奉送武母。母得食之，病即立差。河南尹奏封武母为国太夫人，新妇封郿郡夫人，仍编史册。开元廿三年（735）行下。诗曰：
>
> 　　武子为国远从征，母病餐人肉始轻，
>
> 　　新妇闻之方割股，阿家吃了得疾平④。

王武子新妇割股作羹，治好了婆婆的疾病，得到政府的表彰，此事早于陈藏器撰书之时。割股习俗的来源或许与印度佛经的影响有关⑤，义净译《根本说一切有部毗奈耶药事》卷一，大军长者的妻子自割髀肉，煮作美羹，送与患病比丘食用，病遂除愈。这就是7世纪前后印度用人肉治病的一则例子。唐代割

---

① 此三人的事迹，参见盛会莲:《唐五代社会救助研究》，浙江大学博士学位论文，2005年，第20页。

② （唐）陈藏器撰、尚志钧辑释:《本草拾遗辑释》，合肥：安徽科学技术出版社，2002年，第191页。

③ （宋）钱易撰、黄寿成点校:《南部新书》，北京：中华书局，2002年，第124页。

④ 录文参见潘重规:《敦煌变文集新书》下册，台北：中国文化大学，1983年。

⑤ 金宝祥:《与印度佛教寓言有关的两件唐代风俗》，《西北师院学报》，1958年第1期；收入氏著《唐史论文集》，兰州：甘肃人民出版社，1982年。（美）南恺时（Keith Knapp）著，刘朔、普慧译:《中国的割股奉亲：丝绸之路的舶来品？》，《中国俗文化研究》第十三辑，2017年，第69~84页。

股习俗的形成与其独特的时代背景、社会文化不无关联①。S.276背二《灵州龙兴寺白草院史和尚因缘记》记载增忍和尚为李节度使刺血写经一事，因为此事与儒家的"肤发受之父母，不敢毁伤"之说相违背，史和尚为自己的行为进行了辩护，其中提及："昔先贤以悬头刺股，明载于典坟；当今割股奉亲，必彰于旌表。别有直巨（臣）致死，烈士忘躯。"②这说明在中晚唐时期，割股奉亲是经常受到官方表彰的行为。《新唐书》卷一九五《孝友传》多载此类事情，柳宗元所作《孝门铭》也是表彰寿州安丰李兴割股之行为。敦煌孤本P.4093刘邺《甘棠集》卷一之16即《为割股事上中书门下状》，其状云：

> 右伏以发自至和，臻于大孝。欲无违于敬养，忘其痛于肌肤。式表因心，乃类沉江之至；遽闻蹶疾，何殊赎罪之情。有感神祇，足标乡里，事关风化，敢不申陈③。

此状没有填写具体的人物及事迹，正可看作当时用来表彰割股的一种通用文体格式。割股疗亲不仅涉及孝道、医药观、社会文化背景，而且涉及经济利益和政治名誉，割股之人或被赠帛数匹、减免赋税，或旌表门闾、名列国史，甚至得封官爵，因此而形成一种社会风气，历久而不衰。《太平广记》卷一六八引五代孙光宪《北梦琐言》中的"章孝子"故事就是如此：

> 章孝子名全益，东蜀涪城人。少孤，为兄全启养育。母疾，全启割股肉以馈，其疾果瘳也。他日，全启出游，殂于逆旅。全益感天伦之恩，制斩缞之服。又以全启割肉啖母，遂以火炼指，以申至痛。仍以银字写《法华经》一部，日夕讽诵，仍通大义。……大顺中（890~891）物故，年至

---

① 邱仲麟：《不孝之孝——唐以来割股疗亲现象的社会史初探》，《新史学》第6卷第1期，1995年，第49~94页；《人药与血气——"割股"疗亲现象中的医药观念》，《新史学》第10卷第4期，1999年，第67~116页。于赓哲：《割股疗亲缘起的社会背景考察——以唐代为中心》，《史学月刊》，2006年第2期，第87~95页；《唐代疾病、医疗史初探》，北京：中国社会科学出版社，2011年，第233~250页。

② 郝春文编著：《英藏敦煌社会历史文献释录》第一卷，北京：科学出版社，2001年，第419~420页。S.528亦为《灵州龙兴寺白草院史和尚因缘记》，参见郝春文编著：《英藏敦煌社会历史文献释录》第三卷，北京：社会科学文献出版社，2003年，第28~29页。

③ 赵和平：《敦煌本〈甘棠集〉研究》，台北：新文丰出版公司，2000年，第74页。

九十八。寺僧写真于壁，节度判官前眉州刺史冯涓撰赞以美之①。

章孝子割股炼指，得人"撰赞以美之"，获得很好的社会声誉。与他相似的北宋初期并州太原人刘孝忠也是一位至孝的典型。刘孝忠的母亲患病三年，他割股肉、断左乳为药，让母亲食用。又因为虔诚的佛教信仰，他在佛像前割双股肉，注油创中，燃灯一昼夜。刘孝忠的事迹在当地极有影响，因此开宝二年（969），宋太祖亲征太原时，还召见慰谕②。正是唐宋之际这一行为普遍受到肯定，因此，敦煌本《妙法莲华经讲经文》（二）明确指出："如人父母疾重，虽申药饵，不如割股供养等。我等生身父母，恩德殊难莽鲁。/虽然药饵医治，孝顺不如割股。"③此处将"割股供养"当成了最高等级的孝顺，其功效远超一般的药饵。

二、妇女生育习俗与妇科疾病：从孕期到"难月"

汉唐之间的女性，生活比前代更为丰富多彩，无论是在政治、经济、家庭、宗教等各个层面都有不凡的表现，敦煌的女性也是如此④。从医学史的角度来观察，中古时期的女性是病患的主体之一，S.2832《诸杂斋文范本》中所收的"女人患"云：

> 气禀松筠，贞节孤立；动止合礼，谐和厥心。敷德理于家，有声闻于外。熟（孰）谓风水相交，便起波涛之疾；地火违越，已成伏枕之病。惶惶满家，求药盈路，子忧生于白发，女侍损于红颜。复伤同心之气，每叹亲罗之念。不逢扁鹊，翼托金师；愿投法水之津，濯洗危身之患⑤。

---

① （宋）李昉等编、汪绍楹点校：《太平广记》，北京：中华书局，2003年重印，第1225~1226页。另见孙光宪撰、贾二强点校：《北梦琐言》，北京：中华书局，2002年，第390~391页。

② 事见《宋史》卷四五六《孝义·刘孝忠》。

③ 黄征、张涌泉校注：《敦煌变文校注》，北京：中华书局，1997年，第723页。

④ 徐晓丽：《归义军时期敦煌妇女的社会生活研究》，兰州大学博研究生学位论文，2003年。

⑤ 黄征、吴伟编校：《敦煌愿文集》，长沙：岳麓书社，1995年，第74~75页。

女性也在以男权为主导的社会中承担起医疗照顾者的角色①，尽管声音微弱，却没有在医学史的书写中缺席②。就病患而言，女性之苦最大者，莫过于人生八苦之首的"生苦"。对"生苦"的详细解释，见于S.2073《庐山远公话》：

> 生苦者，生身托母荫在胎中，临月之间，由（犹）如苏（酥）酪。九十日内，然可以成形，男在阿娘左边，女在阿娘右胁，贴着俯近心肝，禀气成形，乃受诸苦，贤愚一等，贵贱亦同。慈母之恩，应无两种。母吃热饭，不异镬汤煮身；母吃冷物，恰如寒冰地狱。母若食饱，由（犹）如夹 石 之中；母若饥时，生受倒悬之苦。十月满足，生产欲临，百骨节开张，由（犹）如锯解。直得四肢体折，五藏疼痛，不异刀伤，何殊剑切！千生万死，便即闷绝，莫知命若悬丝，不忘（望）再活。须臾母子分解，血似屠羊。阿娘迷闷之间，乃问是男是女。若言是女，且得母子分解平善。若是道儿，总忘却百骨节疼痛，迷闷之中，便即念笑，此即名为孝顺之男。若是吾（忤）逆之子，如何分免（娩）？在其阿娘腹内，令母不安，蹴踏阿娘，无时暂歇，忽居心上，忽至要（腰）间，五藏之中，无处不到。十月满足乃生，是时手把阿娘心肝，脚踏阿娘胯骨，三朝五日，不肯平安。从此阿娘大命转然，其母看看是死，叫声动地，似剑到（刺）心。兄弟阿娘，莫知为计；怨家债主，得命方休。既先忍子，还须后死。即此 [名] 为生 [苦] ③。

生育之苦，古今亦然。临产之时，"儿奔生，娘奔死"成为人们的常见印象。《庐山远公话》对"生苦"的描述，与佛经《佛说五王经》（失译人名，今

---

① 李贞德：《汉唐之间的女性医疗照顾者》，《台大历史学报》第23期，1999年，第123~156页。

② 李贞德：《女人的中国医疗史——汉唐之间的健康照顾与性别》，台北：三民书局，2008年。

③ 黄征、张涌泉校注：《敦煌变文校注》，北京：中华书局，1997年，第259页。郝春文等编著：《英藏敦煌社会历史文献释录》第十卷，北京：社会科学文献出版社，2015年，第263~264页。

附东晋录）类似①。不过，《佛说五王经》突出的是胎儿在母腹和生产过程中的苦痛，而《庐山远公话》的描述实际包括了两个阶段：其一是胎儿在母胎中所受的苦痛以及孕妇的怀胎之苦，其二是孕妇在生产过程中所经历的极度痛苦。其重点是体现女性作为母亲所必然承担的痛苦。P.2418《父母恩重经讲经文》也描述"十月怀耽弟子身，如擎重担苦难论"、"思量慈母生身日，苦恼千般难可述"②。

　　怀孕后的妇女在生育阶段遇到的三个主要问题是安胎、难月（指婴儿临产前的时段，大约为一个月，存在危难或难产风险）和顺产。保胎之法多种多样，葡萄就有此功能。S.76《食疗本草》所载"蒲（葡）桃（萄）：右益藏（脏）气，强志，疗肠间宿水，调中。……又方：女人有娠，往往子上冲心，细细饮之，即止，其子便下，胎安好。"③

　　生产时会遇到难产（包括倒生）、胎死腹中和胎衣不出的情况。顺产之法，药方、疗法乃至咒语等综合使用。大唐北印度迦湿弥罗国三藏宝思惟译《大方广菩萨藏经中文殊师利根本一字陀罗尼经》云："若有女人产难之时，取阿吒卢沙迦根或郎伽利迦根，咒之七遍，以无虫水和摩之，涂于产女脐中，儿即易生。"④敦煌医方中，有不少的单方治疗难产。P.3930《杂疗病方要抄一本》："治妇人难产方：右吞皂荚子七枚，验。又方：水银如大豆许二枚，服之即差。又方：酥、蜜各二两，暖酒一升，相和，服之三两服甚效。"P.3930中还有分别使用石灰末和酒、鼠头烧灰、蒲黄和酒、飞生鸟肉煎汁、羚羊角煎汁、小豆汁等六个治难产的单方。P.3378有："又疗妇人产难，吞小麦七枚，即出。"P.2666有："治妇人难产，取众人尿泥为丸，吞七枚，令其早产。"Дx00924中有同样的药

---

　　① 《佛说五王经》："何谓生苦？人死之时，不知精神趣向何道，未得生处，并受中阴之形，至三七日父母和合，便来受胎。一七日如薄酪；二七日如稠酪；三七日如凝酥；四七日如肉脔；五疱成就，巧风入腹，吹其身体；六情开张，在母腹中，生藏之下，熟藏之上。母噉一杯热食，灌其身体，如入镬汤；母饮一杯冷水，亦如寒冰切宵；母饱之时，迫迮身体，痛不可言；母饥之时，腹中了了，亦如倒悬，受苦无量。至其满月，欲生之时，头向产门，剧如两石挟山；欲生之时，母危父怖，生堕草上，身体细软，草触其身，如履刀剑，忽然失声大呼。此是苦不？诸人咸言：此是大苦。"（《大正新修大藏经》第14册，第796页上栏至中栏）。

　　② 黄征、张涌泉校注：《敦煌变文校注》，北京：中华书局，1997年，第971页。

　　③ 王淑民编著：《英藏敦煌医学文献图影与注疏》，北京：人民卫生出版社，2012年，第192页。

　　④ 《大正新修大藏经》第20册，第780页中栏。《陀罗尼杂集》卷八中重复了此条咒语。

方：" [治妇人难产]，取众人尿泥为丸，吞 [七] 枚，即出。"Дx00924的内容大部分与P.2666相同，根据P.2666的第51行云："单方：一切病无不治者，大验。"因此，Дx00924也是杂选各种药方的"单 [药] 方"系列，而不是单纯的"妇科秘方"。

敦煌密教经文中也有一些治疗难产的药方。P.2291《千手千眼观世音菩萨广大圆满无碍大悲心陀罗尼经》（唐西天竺沙门伽梵达摩译）："若难产者，取胡麻油，咒三七遍，摩产妇斋（脐）中及玉门中，即易生。"敦煌医学卷子中也有治产难的密教方术。P.3930中的"治妇人难产方"之"又方"："有咒法：'南无乾施（陁）婆，天使我广说此咒偈，邪（耶）利、邪（耶）利、邪（耶）婆怛他，邪（耶）婆怛他，莎诃。右此咒于皮革上抄之。净漱口，含净水，烧香佛前，一气抄之，但觉欲产时，即急于瓷碗中烧作灰，令尽，研灰和清水，面向东服之即差。令人腹不痛，便即平安。此咒惟须虔诚，不得轻之。"① 类似的治产难咒语在汉译《陀罗尼杂集》（未详撰者，今附梁录）卷五中有"尼乾天所说产生难陀罗尼咒"，其咒语不同，但均将咒语写在桦树皮或者纸上，"烧作灰，使妇人水中服之，即得分身"。②

倒生是难产的表现之一。P.3930中有三条主治的药方："治倒产方：取葱白切，一握。""又方：吞麻子二七枚，水下之，即瘥。"Дx00924有："又，妇人倒生，取麻 [子二七枚，水下之，即瘥]。"此与P.3930的"又方"基本相同。

S.2832《诸杂斋文范本》中收录了"因产亡事"，说明敦煌当时存在有些妇女因为难产而母子双亡的惨剧，才会有这样的祈愿文字。胎死腹中显然也是一件令产妇及其家庭相当悲伤的事情。敦煌医书中提供了不少的解决办法。P.3930有："治胎在腹死不出方：上大豆半升，酢二升，煮汁服之瘥。又，雄鼠粪二七枚，捣末，和暖水服之即瘥。又方，枸杞子三升，煮汤服之，即瘥。又方，子死腹中，寒热头重者，取灶下黄土和酒，服之即瘥。"此组中的三个"又方"均为单方。P.2666有："疗妇人胎在腹中死，急取热狗血一盏，与妇人饮尽，即

---

① 此条药方的录文见马继兴、王淑民、陶广正、樊正伦校注《敦煌医药文献辑校》一书的《不知名医方第十种残卷》，第80~86行。但需要注意的是第82行应与第85行直接相接，而第83~84两行是增添的另一条药方，前后字迹明显不同，不能视为一体（参见该书第388页）。薛守宇、梁丽娟、安霞：《敦煌遗书之妇科方书残卷集萃》（《中医研究》2011年第3期，第77~80页）一文引录此条药方，就没有注意到这一现象。该文抄录《敦煌古医籍考释》、《敦煌中医药全书》和《敦煌中医药精粹发微》等书，未加辨析，几无参考价值。

② 《大正新修大藏经》第21册，第610页上栏。

生。""治妇人腹中子死不出，取苟（枸）杞子三升，服即差。"P.3378+S.6177
有："治妇人腹中子死不出，取苟（枸）杞子三升，服即差（瘥）。""疗妇人两
三日产不出，取死鼠头烧作灰，和其井华水，服之立差。"Дх00924有："[疗妇
人胎在腹中死，急取热狗血一盏，与妇人]吃，饮尽即出。""又妇人腹中子死，
取苟（枸）杞子三升，服[即瘥]。"P.2291有："若妇人怀妊，子死腹中，取阿
波末利伽草牛膝草也一大两，水二升和煎，取一升，咒三七遍，服，即出，一无
苦痛。胎衣不出者，亦服此药，即差。"[①]S.2392《佛说陀罗尼集经》（大唐天竺
三藏阿地瞿多译）卷第九，前后残缺，现存"乌枢沙摩身印咒第二"至"乌枢
沙摩大身咒第十九"的内容。其中有不少治疗鬼神病、冷病、气痕、鬼痕、妇
人产难等疾病的医方，使用了阿魏药、黑沙糖、蜜、酥、牛乳、蔓菁子及白芥
子等药物。其中的"金刚乌枢沙摩法印咒品"云："是法印咒，若奴（妇）人
产，腹中儿死不得出者，手掬取水，水和少许阿魏药，诵前供养，咒一百八遍。
与其令腹（服），死儿即出。"对于母腹中的胎儿取出手术，佛经有较为详细的
描述。义净译《根本说一切有部毗奈耶杂事》卷十一云：

> 难陀，若彼胎子于前身中，造众恶业，并堕人胎。由此因缘，将欲出
> 时，手足横乱，不能转侧，便于母腹，以取命终。时有智慧女人或善医者，
> 以暖酥油或榆皮汁及余滑物，涂其手上。即以中指，夹薄刀子，利若锋芒。
> 内如粪厕，黑闇臭秽，可恶坑中，有无量虫，恒所居止。臭汁常流，精血
> 腐烂，深可厌患。薄皮覆盖，恶业身疮。于斯秽处，推手令入，以利刀子，
> 商割儿身，片片抽出。其母由斯，受不称意，极痛辛苦，因此命终。设复
> 得存，与死无异[②]。

这段描述虽出自印度，但较之敦煌，虽两地取胎手术所用的暖酥油、榆皮
汁或许有异，但中印母子取胎过程中的痛苦没有本质上的差异。《根本说一切有
部毗奈耶杂事》卷十一、卷十二，主要论述了入胎和生育的内容，其敦煌残卷
分别有S.4742〈2〉和浙敦195/浙博170。因此，敦煌抄本佛经中的有些医事
论述不妨视为理解中古敦煌社会风情的一种侧面史料。

---

① 上海古籍出版社、法国国家图书馆编：《法国国家图书馆藏敦煌西域文献》第11册，
上海：上海古籍出版社，2002年，第85页。

② 《大正新修大藏经》第24册，第256页上至中栏。该段经文另见《大宝积经》卷第
五十六，即《佛说入胎藏会》。

对胎衣不出的情况，敦煌医书中也有相应的办法。P.3930的"治胎衣不出方"："羚羊角末之，水煎服之。"还有另一首"治胎衣不出方"："硇砂二分，末，和酒服之，立出。"又，"治产后儿藏（脏）返（反）出不入方：又（右）暖一石已（以）来"，此方未抄全，有缺失①。Дx00924有："[治胞衣不] 出，取弓弦三尺五寸，烧作灰，和酒 [服，即出]。"后者与日本丹波康赖《医心方》卷二十三"治胞衣不出方第十四"所引《产经》之"又方，以水煮弓弦，令少少沸，饮之一升许"基本相似。

P.2122《佛说阿弥陀经押座文》云："病苦连绵枕席者，观音、势至赐醍醐。更有怀胎难月人，愿诞聪明孝养子。"②为祈求保佑生育平安，敦煌实用愿文中有一种专门的《难月文》，真切地表现了敦煌女性在面临难月时的复杂心态。北图7069（姜字三十二）《难月文》云："盈同（童）启孕，福子归门；状若空利（里）之分星，似天边之补（布）云。子无声蹄（啼）之向（响），母无痛恼之忧；母子平安，早得分离。所与（以）是危中告佛，厄乃求僧；敬舍珍财，乞斯（祈）加护云云。唯愿阿弥陀佛，密护神光；药师如来，遥谁（垂）大愿。照慈亲如（而）延万福，资福智如（而）保千春；母子平安，早得欢尔。"③ S.4081云："难月：惟愿灵童易育，门副尅昌；母子平安，灾殃永殄。天护佛护，菩萨威加；卧安觉安，身心清吉。早得分难（离），母子平安。四王来护，三宝威加，母子康宁，报（保）诸龄算。"④《难月文》（S.5561、S.5593、S.5957、P.3765）云："……惟患者乃清贞淑顺，妇礼善闲；智德孤明，母仪咸备。遂因往劫，福凑今生。感居女质之躯，难离负胎之患。今者旬将已满，朔似环周；虑恐有伤毁之唆（酸），实惧值妖灾之苦。故即虔心恳切，望三宝以护持；割舍珍财，仰慈门而启颡。伏闻三宝，是济危拔苦之能人；大士弘悲，不（无）愿不从而惠化。以兹舍施功德，念诵焚香，总用庄严患者即体：惟愿日临月满，果生奇异之神童；母子平安，定无忧嗟之苦厄。观音灌顶，受不死之神方；药上扪摩，垂惠长生之味。母无痛恼，得昼夜之恒安；产子仙童，似披莲

---

① 彭馨、沈澍农：《敦煌医药卷子P.3930校读补遗》，《南京中医药大学学报》，2007年第2期，第82页。

② 黄征、张涌泉校注：《敦煌变文校注》，北京：中华书局，1997年，第1161页。

③ 黄征、吴伟编校：《敦煌愿文集》，长沙：岳麓书社，1995年，第707页。

④ 同上，第174页。

而化现。"①S.1441Vb《难月文》与此基本相同，仅个别文字有出入②。除《难月文》外，其他文书中也提及难月的祈愿内容。S.4537《开经文》（拟）云："怀□（胎）难月，母子平安；征客远游，乡关早达。狱囚系闭，枷锁难身；卧病缠绵，起居轻利。"③S.6417中抄录的愿文亦云："又将功德，伏用庄严家中所有病患之者：唯愿药王、药上，洒甘露以□□；观音、妙音，施醍醐之妙药。身病心病，即日消除；卧安觉安，起居轻利。若有难月之者：唯愿灵同（童）启胤，福子归门；壮（状）若空利（里）之分星，一（又）似披莲如用（而涌）出。子无声蹄之响，母无痛恼之忧；子平安，早得分离。"④

　　妇女在坐月子时遇到的困难是多方面的，一是分娩后的身体巨变而导致的产后诸般疾病，包括产后风虚、疼痛不止、热疾、瘀血、在褥、赤白痢、血不止等症；二是觉得家人多关注孩子而自己被忽略所导致的精神抑郁症；三是因为要照顾襁褓中的婴儿、哺乳孩子而承受的巨大身心压力。敦煌医书中列举了不少的对症药方。《备急单验药方》中有"［疗贼风入身角弓反张口禁］不得语及产妇后风方"，用乌豆熬汁，合酒服用⑤。S.3347有"产妇复风方"。P.3930中有一首"治女人产后得热疾方"："羚羊角煎汁，服之即差。"又有"治产后血不止方"："羚羊角烧作灰，鸡子三枚烧作灰，蒲黄二两，并各和作酒，服之即差。"还有"治产后腹痛方"、"治产后瘀血在脐下不出，妨痛方"、"治产后小便不通方"、"治产后卒得欲死方"、"治产后风虚弱、不能立、无力、短气方"、"治产后虚羸，喘息不调，或寒或热，名为肾劳方"、"产后干呕"、"治产后风虚，口噤不能言，皆不着床方"、"治产后在褥，赤白痢方"、"治产后虚弱，肠中百病方"。S.6177有："治妇人产后疼痛不止方，灸脐下第一横纹七壮，即差。"P.2666有："治妇人产后腹中痛，取大豆三枚吞之，须臾即瘥。"Дx00924有："又妇人产后腹中痛，取大豆［三枚吞之，须臾即

---

　　①　黄征、吴伟编校：《敦煌愿文集》，长沙：岳麓书社，1995年，第698页。
　　②　同上，第56页。S.1441vb《难月文》的校录，可参见支那：《〈敦煌遗书总目索引新编〉录文考订》，南京师范大学硕士学位论文，2004年4月，第25~27页。《难月文》的研究，可参见阿依先：《祈佛求道、护祐诞生——以敦煌〈难月文〉诞育愿文为中心》，《敦煌学辑刊》，2007年第2期，第150~159页。
　　③　同①，第478页。
　　④　同①，第308页。
　　⑤　王淑民编著：《英藏敦煌医学文献图影与注疏》，北京：人民卫生出版社，2012年，第215页。

癀]。"S1467R 的治百病龟鱼甲汤方,可主治"妇人生产之后,月经不利,时下有青赤白,体肥而内虚,羸瘦,小便不利"。[①]P.2635 云:"治妇人少乳,取母衣带烧作灰,三指撮和酒及水服。"此方与《医心方》卷二十三所引《枕中方》治妇人无乳汁方基本相同:"取母衣带,烧作灰,三指撮,酒服,即多汁。"新生儿满月之时,是家人快乐的时光。

除生育之外,敦煌文献中涉及多种妇科疾病,如月水不调和与房中相关的疾病等,均有相应的治疗方法。P.2565 的"牛黄丸",可治"妇人血气,带下赤白,悉主方"。S.4433 有"治阴冷、热方"、"治阴冷、急热方"、"治人玉门宽泛"、"治阴冷大方"、"治女人交接辄血出方"、"女人快乐、男子强好"、"治妇人阴宽大、令小"。P.3596 有"疗妇人损娠方"、"疗带方"、"妇人乳中热毒肿"。P.3378+S.6177 有:"疗妇人月水不止方,取簸箕舌烧作灰,和酒服即止。"还有"三黄丸方",可治"妇人带下,手足寒热"。S.3347 有"治乳房方"和"治血闷方"。

敦煌文献中涉及妇女的性别禁忌[②],经期中的妇女和产妇被认为是不洁净的,在一些宗教仪式、家族祭祀以及合药配方等场合,是不受欢迎的。P.2354《大唐开元立成投龙章醮威仪法则》(拟)云:"行道启请,亦须索角鼓,警集土地神祇;索音声,须乐神。擎醮食,取童子、学生并食,手皆令沐浴。其食不得令孝子、屠儿、产妇见,亦须鲜洁。"此处就排除了孝子、屠儿和产妇。P.2661 中所谓"妇人产不满百日,不得为夫裁衣洗衣,大凶",就表达了对产后余血未尽所带来的恐惧。P.4038 中的一个药方特别强调合药时候的禁忌:"此药有神,合和之时,輒太玄晴朗兼搜口。凡吉日,忌不具足人、怀妊女子、孝子,忌心疾(嫉)妒等人见之,飞禽走兽不得令见。"[③]合药之时,不能遇到污秽、残疾以及身心不健康的人,否则无形之中触怒神灵,以至于配药失效。另一方面,基于巫术治病的原则,又将女性的"产血"和"产衣"等不洁之物,作为药物使用,以祛除多种疾病[④]。

① 王淑民编著:《英藏敦煌医学文献图影与注疏》,北京:人民卫生出版社,2012年,,第226页。
② 刘少霞:《敦煌出土医书中有关女性问题初探》,《敦煌学辑刊》,2005年第2期,第173~179页。
③ 录文见陈明:《中古医疗与外来文化》,北京:北京大学出版社,2013年,第541页。
④ 同②,第173~179页。

敦煌女性在面临生育之难时，为求母子平安，解除对生育的恐惧，祈求神灵保佑，主要祈请的对象是佛菩萨。P.2588《造像发愿文》（拟）："次为小娘子染患，四大相违，针药虽施，未蒙痊差之嘉会也。伏惟我太傅云云。"① P.3085《河西节度使太傅启愿文》（拟）："次为小娘子金躯抱疾，列（裂）五内之不安；药饵无方，痛六情而未息之福会也。"② 此外，敦煌妇女在患病时，最重要的法事行为是抄写佛经、向寺院施舍财物、请僧念诵等。有患病的妇女自己抄写佛经的，P.2900《药师经》末题："上元二年（675）十一月廿七日，弟子女人索八娘为难月，愿无诸苦恼，分难平安。"S.791《妙法莲华经》卷第三题记："垂拱四年（688）十一月，清信佛弟子王琳妻，比为身染缠痾，敬写《法华经》一部，以此功德，资益一切含灵，俱登佛果。"③"年次未详，大约8世纪"的S.10865《妙法莲华经》卷第一题记："清信士女仪十二娘为身患敬写。"④ S.53《赞僧功德经》题记："[　]寿妻为身染患，敬写此经。"⑤ 羽629《心惠菩萨本愿经》题记："大唐贞元辛巳十七年（801）七月廿四日因疫疠流行，上愿国祚永隆，拔度众生，下愿眷属人等太平无难。弟子杜黄裳敬造。"⑥ 羽622《佛说天地八阳神咒经》题记："大番岁次己巳五月十日比丘尼[　]为己身染疾，尽形持诵敬写。"⑦ 羽636R《佛说天地八阳神咒经》题记："大番岁次戊辰六月廿日郭英顺为己身保（患），愿所怨家债主、负财负命者领功德分，发欢喜心，愿悉解脱，病令痊减，布施欢喜，同证同觉，谨写。"⑧ 又，P.2805《佛说摩利支天经》题记："天福六年（941）辛丑岁十月十三日，清信女弟子小娘子曹氏敬写《般若心经》一卷、《续命经》一卷、《延寿命经》一卷、《摩利支天经》一卷，奉为己躬患难，今经数晨（辰），药饵频施，不蒙抽减。今遭卧疾，始悟前非。伏乞

---

① 黄征、吴伟编校：《敦煌愿文集》，长沙：岳麓书社，1995年，第382页。

② 同上，第380页。

③ 郝春文编著：《英藏敦煌社会历史文献释录》第一卷，北京：科学出版社，2001年，第206页。

④ 池田温：《中国古代写本识语集录》，东京：东京大学东洋文化研究所，1990年，第559页。

⑤ 同③，第32页。

⑥ 武田科学振兴财团杏雨书屋编：《敦煌秘笈》影片册第八册，大阪：日本武田科学振兴财团杏雨书屋，2012年，第318~319页。

⑦ 同上，第281~284页。

⑧ 同上，第355~361页。

大圣济难拔危，鉴照写经功德，望仗厄难消除，死（冤）家债主，领资（兹）福分，往生西方，满其心愿，永充供养。"①

还有家人写经的现象。北冈字84《观世音经》题记："辛丑年（821）七月廿八日，学生童子唐文英为妹久患，写毕功（？）记。"也有寺院僧人代为抄经的。P.3115《佛说续命经》题记："天复元年（901）五月十六日，母祀辰、女弘相病患，资福喜命，计写《续命经》一本。灵图寺律师法晏写记。"②所抄写的佛经主要有《药师经》、《法华经》、《般若心经》、《续命经》、《延寿命经》、《摩利支天经》、《观世音经》等，在敦煌颇为流行，其中且有特别用于消灾解难的本土所造佛经。

敦煌妇女有为难月而施舍的。P.3353之（2）的《施舍疏七则》中记载："裙一腰入修造，酥一升充法师乳药，诃黎勒两颗充维那，右所施意为己身临难此月，愿保平安，早得分难（离），无诸灾障。今投道场，请为念诵。正月十五日女弟子希谥［疏］。"③羽70《道场布施簿》中也有记载："布八疋，施入铸钟，为己身难月，今投道场，请为念诵，［女］弟子无名疏。"也有妇女为患病而施舍的。S.86《淳化二年（991）四月廿八日为马丑女回施疏》有详细的所修功德记载：

> 奉为亡女弟子马氏，名丑女，从病至终七日，所修功德数：
> 三月九日病困临垂，于金光明殿上施麦壹硕，城西
> 马家、索家二兰若共施布壹疋。葬日临旷（圹）焚
> 尸两处，共录（绿）独织裙壹腰，紫绫子衫子、白绢衫子
> 共两事，绢领巾壹事，绣鞋壹两，绢手巾一个，布手
> 巾壹个，粟叁硕，布壹疋。设供一七会，共斋僧贰佰
> 叁拾人，施衬布叁疋，昌褐两疋，又斜褐壹段，麦粟
> 纸帖共计拾贰硕。
> 转:《妙法莲华经》十部，

① 上海古籍出版社、法国国家图书馆编:《法国国家图书馆藏敦煌西域文献》第18册，上海：上海古籍出版社，2002年，第321页。黄征、吴伟编校:《敦煌愿文集》，长沙：岳麓书院，1995年，第927页。

② 上海古籍出版社、法国国家图书馆编:《法国国家图书馆藏敦煌西域文献》第21册，上海：上海古籍出版社，2002年，第333页。

③ 上海古籍出版社、法国国家图书馆编:《法国国家图书馆藏敦煌西域文献》第23册，上海：上海古籍出版社，2002年，第303页。

《观弥勒菩萨上生兜率天经》八十部，

《金刚般若波罗蜜经》两部，

《〔十〕重四十八轻戒》一卷，

《佛顶尊胜陀罗尼》六百遍，

《般若波罗蜜多心经》一百部，《慈氏真言》三千遍，

设供、转念功德，今日〔云云〕。

右件所修，终七已后，并将奉为亡过三娘子

资福，超拔幽冥，速得往生兜率内院，得

闻妙法，不退信心，瞻礼毫光，消除罪障，

普及法界，一切含灵，同共沾于胜因，齐

登福智乐果，谨疏。

淳化二年辛卯岁四月廿八日回施疏[①]

马丑女是淳化二年三月九日病困临垂的，她生前施舍了麦子和布匹。在临葬的时候，家人替她施舍了衣服、绣鞋、手巾、麦粟和布匹等，还斋僧设供和转经数部，所花费的财物数目不菲。又，P.3032V《后晋时代净土寺诸色入破历算会稿》："面八斗，油三升，张家小娘子患时，诸寺转经了日，众僧斋时用。"可见，家境较好的敦煌妇女在患病之时，常向寺院布施食物、衣料，乃至贵重的外来药物（诃黎勒）等。

敦煌文献中虽没有直接记载某位妇女生病和治疗的具体情形，但变文故事中为我们提供了实例，在其文学色彩的背后，实际上暗含了边塞妇女的病苦之状。P.2553《王昭君变文》中就描述了昭君出塞之后的艰难，特别是对王昭君的生病以及后续的事情进行了详细的描述：

单于不知他怨，至夜方归。虽还至帐，卧仍不去（起），因此得病，渐加羸瘦。单于虽是蕃人，不那夫妻义重，频多借问。明妃遂作遗言，略叙平生，留将死处，若为陈说：

妾嫁来沙漠，经冬向晚时。

和名（鸣）以合调，翼以当威仪。

红脸偏承宠，青蛾侍妾时。

① 郝春文编著：《英藏敦煌社会历史文献释录》第一卷，北京：科学出版社，2001年，第134~135页。

妾貌如红线，每怜岁寒期。

今果遭其病，容华渐渐衰。

五神俱总散，四代（大）的危危。

月华未暎塞，风树已惊枝。

炼药须岐伯，看方要巽离。

此间无本草，何处觅良师！

孤鸾视犹影（影犹）□□，龙剑非人常（尚）忆雌。

妾死若留故地葬，临时□（请）报汉王知[①]。

岐伯是上古的名医，巽离是八卦中的符号，说明其医疗中使用了医经和《易经》等知识。而"此间无本草，何处觅良师"正是对西陲边民身处艰难困境的形象描绘。在昭君身患重疾的情况下，单于又采取了哪些医疗措施呢？《王昭君变文》中有后续的交代：

从昨夜已来，明妃渐困，应为异物，多不成人。单于重祭山川，再求日月，百计寻方，千般求术，纵令春尽，命也何存！可惜明妃奄从风烛。故知生有地，死有处。恰至三更，大命方尽[②]。

作为一则变文，对汉代王昭君事迹的追溯属于中土文士的文学书写，其中包涵了对西北边陲少数民族生活的想象。然而，这种文学式的描写实际上表达了隋唐时期的一种印象，王昭君患病的情景或许是北方胡族妇女病患遭遇的一个缩影。单于"重祭山川，再求日月，百计寻方，千般求术"的行为，与乌桓的医疗情形不乏相似之处。《裴注三国志·乌丸传》注引《魏书》描述乌桓的医疗习俗为："有病，以艾灸，或烧石自熨，烧地卧上，或随病痛处，以刀决脉出血，及祝天地山川之神，无针药。"因此，在中土作者的心目中，西北蛮夷处于无药（本草）无医（良师）的悲惨境地。

生活在敦煌的妇女当面临生病无药的时候，也会向外地求取医药。《俄藏敦煌文献》第8册所刊布的Дx.1400+Дx.2148+Дx.6069由《天寿二年九月张保勋牒》（Дx.1400）、《天寿二年九月弱婢员娘、佑定牒》（Дx.2148/1）、《天寿二年九月弱婢佑定等牒》（Дx.2148/2+Дx.6069/1）和《天寿二年九月新妇小娘子阴

---

① 黄征、张涌泉校注：《敦煌变文校注》，北京：中华书局，1997年，第158页。

② 同上。

氏上于阗公主状》（Дх.6069/2）等四封信函组成。其中，《于阗天寿二年九月弱
婢佑定等牒》的Дх.6069/1部分录文如下：

　　更有小事，今具披词，到望

　　宰相希听允：缘宕泉造窟一所，未得周毕，切望

　　公主、宰相发遣绢拾匹、伍匹，与砲户作罗底买来，

　　沿窟缠里工匠，其画彩色、钢铁及三界寺绣

　　像线色，剩寄东来，以作周旋也。娘子年高，气冷

　　爱发，或使来之时，寄好热细药三二升。又绀城细绌□

　　三、五十四东来，亦乃沿窟使用。又赤铜，发遣二、三十斤。又咨

　　阿郎宰相：丑子、丑儿要玉约子腰绳，发遣两鞋。又好箭三、四十

只，寄东来也①。

　　据张广达、荣新江考证，于阗天寿二年（964）是敦煌与于阗交往相当密
切的年份。佑定是服侍留在敦煌的于阗太子和公主等的弱婢，"年高"娘子是生
活在敦煌的某位于阗太子的配偶②。此信则明确反映于阗使节往来敦煌时所携带
的物品中就有一些药物。S.1366《庚辰（980）至壬午年（982）归义军衙内面
油破历》记载有一批从事药材生意的僧人："廿六日支纳药波斯僧面一石、油三
升。"又："汉僧三人，于阗僧一人，波（婆）罗门僧一人，凉州僧一人，共面
二斗、油一升。"③信中所提的"好热细药三二升"，应该是指数味（或一剂）细
细研磨过的、质量好而有效的、用来治疗"气冷"病的热药。孙思邈《备急千
金要方》卷一"处方第五"亦云："夫疗寒以热药，疗热以寒药；饮食不消以吐
下药，鬼疰、蛊毒以蛊毒药，痈肿疮瘤以疮瘤药，风湿以风湿药。风劳气冷，各
随其所宜。"④在中医文献中，常以细辛、干姜等为热药。在印度生命吠陀中，最

① 录文见张广达、荣新江：《十世纪于阗国的天寿年号及其相关问题》，《欧亚学刊》第
1辑，1999年，第183~184页。另见荣新江：《略谈于阗对敦煌石窟的贡献》，收入敦煌研究院
编：《2000年敦煌学国际学术讨论会文集——纪念敦煌藏经洞发现暨敦煌学百年：1900~2000
（历史文化卷）》，兰州：甘肃民族出版社，2003年，第67~82页。

② 张广达、荣新江：《十世纪于阗国的天寿年号及其相关问题》，《欧亚学刊》第1辑，
1999年，第181~192页。另见荣新江：《再论敦煌藏经洞的宝藏——三界寺与藏经洞》，收入
《敦煌学新论》，兰州：甘肃教育出版社，2002年，第8~28页。

③ 郝春文、金滢坤编著：《英藏敦煌社会历史文献释录》第五卷，北京：社会科学文献
出版社，2006年，第416~417页。

④ （唐）孙思邈《备急千金要方》，北京：人民卫生出版社，1955年，第4页。

常用的三种热药，即tri-usana（或vyoṣa），佛经中称作"三辛"[①]或"三辛香"[②]。《十诵律》（后秦弗若多罗译）卷二十六记载了一则佛陀的医事："佛在舍卫国，佛身中冷气起。药师言：应服三辛粥。佛告阿难：办三辛粥。阿难受敕，即入舍卫城，乞胡麻、粳米、摩沙豆、小豆，合煮和三辛，以粥上佛。"[③]唐代慧沼撰《金光明最胜王经疏》卷六云："三辛者，一干姜、二胡椒、三毕钵。"[④]可见印度热药的功能就是主治"身内风发，便令体冷"或"身中冷气起"之症，与年高娘子的"气冷爱发"颇相符合。来自于阗的这类"好热细药"为居于高位的"年高娘子"治病所用，其用法与印度有着渊源关系。故事的背后隐含了一条从印度经过于阗到敦煌的医学交流的轨迹。"年高娘子"的点滴信息也为理解敦煌妇女的疾患与治疗提供了难得的实证史料。

三、护诸孩童：敦煌的童子方习俗

儿童的身心关怀是中医的一个重要分支，从胎儿到少年，不同阶段的孩子会面临不一样的健康问题。敦煌文献中对儿童的关怀，从愿文中有关"庄严孩子"的内容可以略窥一二。P.2058："庄严孩子：惟愿如来降念，保念坚强；法力超资，形颜日进。身同素月，渐满渐圆。体若莲花，日增日盛。聪明忠孝，与曾子而同居；多解多闻，类阿难而等比。"[⑤]P.2526背面抄写的愿文段落云："又，愿童子聪明智惠（慧），广悟真乘；日诵万行，义无再问；三藏之教，蕴在身田。"[⑥]P.2385抄写的愿文段落云："孩子：惟愿如莲花之易长，似日月之开明；等松桂而恒春，同金石而永固。万神扶卫，千圣冥资；智益日新，福随年积。"[⑦]P.2044背面抄写的愿文段落云："[孩子]：其孩子乃色夺红莲，面开圆镜；眉写残月，日（目）带初星。容貌分晖，敢映琼瑶之色。由是诸亲共赏，咸称掌上之珠；父母同欢，竟捧怀中之宝。月满加（嘉）会，今晨（辰）贺喜

[①] 《唐梵两语双对集》："干姜：室罗誐吠罗（śrīgavera）；胡椒：么哩者（marica）；毕钵：比里钵（钵里，pippalī）；名三辛。"（《大正新修大藏经》第54册，第1243页上栏）

[②] 释遁伦集撰《瑜伽论记》卷一："三辛香者，西国常合胡椒、必钵、干姜三味为丸。欲食时，先吞此丸，除腹中恶，然后方食。"（《大正新修大藏经》第42册，第335页中栏）

[③] 《大正新修大藏经》第23册，第187页上栏。

[④] 《大正新修大藏经》第39册，第326页上栏。

[⑤] 黄征、吴伟编校：《敦煌愿文集》，长沙：岳麓书社，1995年，第249~250页。

[⑥] 同上，第197页。

[⑦] 同上，第190页。

庆之宜。遂辰（展）香积之餐，用训喜庆之会。"①"[孩子]：莲开菡萏，教理可依。遇长行而舌转唐言，逢神咒而牙匀梵语。章呈（程）告毕，句偈已终。一则仁师奖道有能，二则幻（幼）童勤恪心厚。且仲由、颜子、鲁国名高；释氏生融，于奏（秦）价重云云。"②S.4992中抄写了与孩子相关的三段愿文："[男孩]子：求邑人独秀，同碧玉以影弘（红）莲；皎[□]孤悬，等云山之□□月。""女孩子：俄（峨）眉降质，辟（譬）月浦而呈姿；愁女来仪，落（若）星□（姻）而孕膝。将谓脸花渐发，如桂魂[之]流辉；眉柳增鲜，似林间之秀出。"③"咒愿小儿子意：[小儿子]则五神扶卫，持六艺于龙门；小娘子则八臂护持，四德传于凤阁。男则如金如玉，荣国荣家；女则如芳如兰，仁（依）行于（依）教。官报龄（保龄）遐寿，共春（椿）鹤而俱长；显织（职）重名，与立（台）鼎而参烈（列）。万神扶卫，千圣冥资；智益日新，福随年积。娘子神衿颖悟，仪范端严；餐法喜而无烦，惠（慧）命不断金术。"④敦煌愿文中的儿童，是父母心目中的理想孩童形象，不仅可以与古代传说中的神童相媲美，而且受到佛教神灵的扶卫。

中古时期的求子习俗往往与佛教信仰相联系，《医心方》中所引一条《耆婆方》云："常以四月八日、二月八日，奉佛香花，令人多子多孙无病。"求神拜佛，以得麟儿。敦煌也是如此。徐晓丽在讨论敦煌的妇女生活时注意到："盛唐的45窟南壁《观音经变》中绘一位着盖裆、披帔的孕妇，后立一女童，榜题云：'设欲求女，便生端正有相之女，宿殖（植）德本，众人敬爱。'与此相对称的是一位着窄袖袍服之男子，后立一男童，榜题云：'若有女人，设欲求男，礼拜恭敬（供养）观世音菩萨，便生福德智慧之男。'这幅壁画生动地反映了对于继嗣、求子的迫切心情。"⑤用图像来描绘的求子之法，在汉译佛经中多见。不空译《普遍光明清净炽盛如意宝印心无能胜大明王大随求陀罗尼经》卷下的一段诗偈中如此描写：

> 女人求子息　　当用牛黄书

①　黄征、吴伟编校：《敦煌愿文集》，长沙：岳麓书社，1995年，第158页。

②　同上，第162页。

③　同上，第139页。

④　同上，第141页。

⑤　徐晓丽：《归义军时期敦煌妇女社会生活研究》，兰州大学博士学位论文，2003年5月，第42页。

中心画童子　　璎珞庄严身

满钵盛珍宝　　左手而执持

坐在莲华上　　其华而开敷

又于西隅角　　而画四宝山

其山金宝饰　　殷懃应画此

能令胎安稳　　丈夫求子者

应用郁金书　　彼所求之事

悉皆得成就　　于真言四面

应画种种印　　又画于莲华

或二或三四　　乃至五莲华

其华悉开敷　　八叶具鬐蘂①

　　P.2999《太子成道经》中描述净饭王与夫人到天祀神边，献酒发愿求子："夫人索酒，亲自发愿浇来，甚道：'若得是男，神头上伞盖左转一匝；若得是女，神头上伞盖右转一匝。'"②龙谷大学藏敦煌本《悉达太子修道因缘》中也有同样的文字③。这说明这两种敦煌文献采用的男左女右之说，实际是中土或敦煌当地的传统观念。敦煌中医写卷中，有数种求子之法。P.2666云："治妇人无子，多年不产，取白狗乳，内着产门中以行房，立得。"④"凡人纯生女，怀胎六十日，取弓弦烧作灰，取清酒服之，回女为男。"⑤"治妇人无（无）子，取桑树孔中草，烧作灰，取井华水服之，验。"⑥S.6177-2云："疗妇人八、九年无子。取死白狗脚烧作灰，正月一日服之，即有子。"从几条相同的求子方抄录于数个卷子之中这一现象可知，敦煌民众对求子方是颇为迫切的。

　　求子如意，得孕胎儿。前引S.2073《庐山远公话》对胎儿发育的描述相对比较简单，包括了四个概念：如何受胎、形如酥酪、九十日成形、男左女右。有关如何受胎，中土通常用"父精母血"来概括。传统的中医理论多认为："阴

---

①　《大正新修大藏经》第20册，第624页上栏。

②　黄征、张涌泉校注：《敦煌变文校注》，北京：中华书局，1997年，第435页。

③　同上，第469页。

④　Дx00924："[治妇人无子，多年不产，取]白狗（脚）乳，内着产门中，行房，验。"

⑤　Дx00924："[凡人纯生女，怀胎六十日，取弓弦烧作灰，取清]酒服之，便回女为男。"

⑥　S.6177~2："治妇人无（无）子，取桑树孔中草，烧作灰，取井华水，服有子。"Дx00924："[治妇人无子，取桑树孔中草，烧作灰]，取井华水服，有验。"

阳和调，二气相感，阳施阴化，是以有娠。"明代武之望《济阴纲目》（1620）的附录"保生碎事"（济阴慈幼外编）引述："又曰：人禀阴阳之气以生，借父精母血以成其形。"汉译佛经中对胚胎的形成描述颇为详细。《道地经》（后汉安世高译）卷一的"五阴成败章"云："儿生宿行有二分。一分从父，一分从母。或时毛、发、舌、咽、脐、心、肝、脾、眼、尻、血从母。或爪甲、骨、大小便、脉、精、若余骨节从父。"[①]《修行道地经》（西晋竺法护译）卷一的"五阴成败品第五"，亦云："其小儿体而有二分。一分从父，一分从母。身诸发、毛、颊、眼、舌、喉、心、肝、脾、肾、肠、血，软者从母也。爪、齿、骨节、髓脑、筋脉，坚者从父也。"[②]印度生命吠陀典籍中对于胚胎来源的看法有所不同。《妙闻本集》的第三部"人体部"（Śarīra sthāna）第三章第33颂记载：

> 现在我们将描述胎儿身体的部位与原理，其各自来源于父亲的成分、母亲的因素、血清（rasaja）、我慢（ātmaja）、自性（sattvaja）以及先天的生理学条件（sātmayaja）。头发与身体的毛发、胡须、触须、骨头、指甲、牙齿、纹理、神经、动脉（dhamani）、精子、所有坚定的和坚硬的物质都来自父亲。肌肉、血液、脂肪、骨髓、心脏、肚脐、肝脏、脾脏、肠、肛（尻，guda），以及其他所有柔软的物质都来自母亲[③]。

《八支心要方本集》的第三部"人体部"第三章"人体各肢之分别"（Aṅgavibhāga Śarīram）第4~5颂云："柔软的诸如血液、肌肉、骨髓、直肠等，是从母而生（mātṛja）。那些静态的（固定的、坚硬的）诸如精子、动脉、骨头、头发等，则是从父而生（pitṛja）的。"[④]虽然生命吠陀与佛教医学关于胚胎来源的看法略有不同，但是它们基本上都反映了"软者从母、坚者从父"的遗传观念。

① 《大正新修大藏经》第15册，第234页下栏。

② 同上，第187页下栏。

③ Priya Vrat Sharma, ed. & trans., *Suśruta-saṃhitā, with English translation of text and Ḍalhana's commentary along with critical rotes.* Vol.ii, Varanasi: Chaukhambha Visvabharati, 1999. p.148. Cf. Kaviraj Kunjalal Bhishagratna, *Suśruta-saṃhitā: Text with English Translation,* vol.ii, Prologued & Edited by Dr. Laxmidhar Dwivedi, Varanasi: Chowkhamba Sanskrit Series Office, 1998, p.164.

④ K.R.Srikantha Murthy, trans., *Vāgbhaṭa's Aṣṭāñga Hṛdayam,* (Text, English Translation, Notes, Appendix and Indices), vol.iii, Varanasi: Krishnadas Academy, fifth edition 2001, p.392.

《庐山远公话》对受孕之后，胎儿的形状"犹如酥酪"这样的譬喻，来自印度佛经。《佛说五王经》指出："至三七日父母和合，便来受胎。一七日如薄酪，二七日如稠酪，三七日如凝酥。"①这样的譬喻也被其他中医典籍所用。明代朝鲜金礼蒙《医方类聚》卷四"五藏门"之"五藏论"，引"十月胎相"之文为："夫天地之精气，化万物之形。父之精气为魂，魂则黑；母之精气为魄，魄则白也。以分昼夜。一月怀其胎，如酪。二月成其果，而果李相似。三月有形象。"②而从马王堆出土汉代医书《胎产书》之后，中医典籍多用中土的常见譬喻"露珠"或"桃花"来形容之。南宋陈自明《妇人大全良方》卷十"胎教门"之"妊娠总论第一"云："又《五藏论》有称《耆婆》者，论一月如珠露，二月如桃花，三月男女分，四月形象具。五月筋骨成，六月毛发生，七月游其魂，儿能动左手，八月游其魄，儿能动右手，九月三转身，十月受气足。更有称张仲景者亦然。"③《济阴纲目》亦云："人始胎，一月如露珠，二月似桃花，三月男女分，四月形象具，五月五脏生，六月六腑成，七月关窍通，八月游其魂，九月三转身，十月受气足，始生。"

北齐徐之才《逐月养胎方》称："妊娠三月为定形。"孕胎三月，始分男女，在三个月之后才知道胎儿确切的性别④。隋代巢元方《诸病源候论》卷四十一《妇人妊娠病诸候上》"妊娠转女为男候"云："阴阳和调，二气相感，阳施阴化，是以有娠。而三阴所会，则多生女。但妊娠二月，名曰始藏，精气成于胞里。至于三月，名曰始胎，血脉不流，象形而变，未有定仪，见物而化。是始男女未分，故未满三月者，可服药方术而转之，令生男也。"⑤故中医典籍中列举了不少的"转女为男"的方术。晋代《葛氏方》称欲生男子，"觉有妊三月，溺雄鸡浴处"。《灵奇方》记载了"未满三月，取斧着妇人床下，即反成男"的方术。《千金要方》的"妇人方上·求子第一"有"治妇人始觉有妊，养胎并转女为男丹参丸方。""又方：取原蚕矢一枚，并井花水服之，日三。""又方：取

---

① 《大正新修大藏经》第14册，第796页中栏。

② （朝鲜）金礼蒙原辑，浙江省中医研究所、湖州中医院点校：《医方类聚》（点校本）第一分册，北京：人民卫生出版社，1981年，第81页。

③ （南宋）陈自明：《妇人大全良方》，《四库全书》本，第742册，上海：上海古籍出版社影印，1987年，第609页。

④ 日本丹波康赖《医心方》卷二十二引《产经》云："怀身三月，名曰始胎。当此之时，未有定仪，见物而化。"《产经》又云："妊身三月，未有定仪，见物而为化。"

⑤ 孙思邈《备急千金要方》卷二"妇人方上·求子第一"同。

弓弩弦一枚，绛囊盛带妇人左臂，一法以系腰下，满百日去之。""又方：取雄黄一两，绛囊盛带之，要女者带雌黄。""又方：以斧一柄，于产妇卧床下置之，仍系为（刃）向下，勿令人知。如不信者，待鸡抱卵时，依此置于窠下，一窠儿子尽为雄也。"又，《医心方》卷二十四"变女为男法第四"，分别引用了《病源论》、《产经》、《葛氏方》、《集验方》、《千金方》、《录验方》、《枕中方》、《灵奇方》等医书中17条具体的方术，其中有佩药法、卧药法、服药法、灸法等。其中所引《枕中方》云："治妇人欲得转女为男法：有身二月中，灸脐下三壮，即有男。"正如李贞德的研究所表明的，"方术转胎，历代医方一脉相承"，从《胎产书》、北齐徐之才《逐月养胎方》、隋代《产经》与《诸病源候论》皆如此，遵循"外象内成"（外像）之理念[1]。

敦煌出土的医学文献中，也记录了类似的转胎方法。P.2666V⁰《单药方》（或《单方》）云："凡人纯生女，怀胎六十日，取弓弦烧作灰，取清酒服之，回女为男。"[2]所谓怀胎六十日，正是在三个月的范围之内。食用弓弦灰，无疑本于《胎产书》的"置弧矢"，因为弧矢代表了男性的阳刚与力量。又，S.4433背面抄写的医方中有数种求子方，所列举的求子方术中，采用了不同的名称，分别为"疗无儿子方"、"妇人欲得多子法"、"治无子法"、"不男法"、"欲得男法"、"妊娠欲得男法"和"欲变为男（法）"等，其性质是基本一致的。其中所谓的"欲变为男"与"回女为男"一样，也是指将可能的女性胎儿"转定"为男性。其具体的方法是："欲变为男：妇人任（妊）娠，取鲤鱼二头食之，必生贵子不疑。一（又）云：牛心令智，牛肝，必生贵子。"[3]这说明六朝隋唐之际，所谓"转女为男"的观念在中医家那里基本上是认同的。这种"转女为男"的生理假说与印度佛教的"女身转男"观念乃至印度生命吠陀医学中的"转胎"

① 李贞德：《汉唐之间求子医方试探——兼论妇科滥觞与性别论述》，《历史语言研究所集刊》第68册第2分，1997年，第309~310页；另见氏著《女人的中国医疗史——汉唐之间的健康照顾与性别》，台北：三民书局，2008年，第11~69页。

② 上海古籍出版社、法国国家图书馆编：《法藏敦煌西域文献》第17册，上海：上海古籍出版社，2001年，第147页。

③ 中国社会科学院历史研究所等合编：《英藏敦煌文献（汉文佛经以外部份）》第6卷，成都：四川人民出版社，1992年，第73页。

学说有一定的关联①。

　　婴儿诞生之后三日，有"洗三"之习俗，以香汤药水洗浴之，以防疾病的感染，使母子安全度过第一个危险周期。婴儿满月，是家庭的又一次欢乐。S.2832《诸杂斋文范本》云："满月事：惟夫人清风溢路（露），桂竹陵霜；千贤夺星中之星，丽质莹荆山之玉。加以庆流香阁，吉降芳闺。感仙童之降灵，耀琼光之珍瑞；亲属欢片玉之浮辉，父母庆明珠而（如）在掌。"② P.3800中的"满月"文、P.3491中的"孩子满月文"、P.2587V中的"满月设斋愿文"、P.2497中的"严满月生日报愿同用也"和"孩子"等文词，说明敦煌存在满月设斋的礼俗，目的在于消除灾障③，使母子在最初一个月内，避免各种疾病的侵袭。

　　在儿童的成长过程中，游戏与体育是必要的生活内容，这也成了描绘敦煌儿童史的重要素材④。固然如此，但要描绘完整的敦煌儿童史，不能只看其欢乐的一面，而忽略其健康与医疗的环节。S.2832《诸杂斋文范本》所抄斋愿文中，就有这样的描写："男即三端备体，向（响）彻鸾台；女即为烈（位列）九嫔，生紫宫之阁。小娘子身随日长，双颊透出帘笼。然后公私上下，水乳和同；出入往来，善神视卫。拔折罗大将，驱疫气，去恶鬼于他方；蹄头赖咤，案八神而从后。"⑤且不说敦煌汉语医书中的儿科医方如何处置孩子的疾病⑥，单就描述父母恩重的系列文本中，就特别强调父母在哺育孩子时的"回干就湿"

---

　　① Chen Ming, "Zhuan Nü Wei Nan, Turning Female to Male: An Indian Influence on Chinese Gynaecology?" *Asian Medicine: Tradition and Modernity*, vol.1–No.2, 2005, E.J.Brill. pp.315–334. 另见陈明：《中古医疗与外来文化》，北京：北京大学出版社，2013年，第33~42页。

　　② 黄征、吴伟编校：《敦煌愿文集》，长沙：岳麓书社，1995年，第87页。

　　③ 有关敦煌写卷中的"满月礼"及源流探讨，参见王三庆：《从敦煌斋愿文献看佛教与中国民俗的融合》，台北：新文丰出版公司，2009年，第59~92页。

　　④ 路志峻：《论敦煌文献和壁画中的儿童游戏与体育》，《敦煌学辑刊》，2006年第4期，第85~88页。王义芝、胡朝阳：《敦煌古代儿童游戏初探》，《寻根》，2007年第3期，第62~71页。余欣：《重绘孩提时代——追寻儿童在中古敦煌历史上的踪迹（婴戏篇）》，《敦煌写本研究年报》第3号，2009年，第103~113页；收入氏著《博望鸣沙——中古写本研究与现代中国学术史之会通》，上海：上海古籍出版社，2012年，第307~321页。杨秀清：《敦煌石窟壁画中的古代儿童生活研究》（一），《敦煌学辑刊》，2013年第1期，第24~46页；（二），《敦煌学辑刊》，2013年第2期，第40~56页；（三），《敦煌学辑刊》，2013年第3期，第86~103页。宋广玲：《从考古资料看唐五代敦煌儿童的游戏活动》，《丝绸之路》，2013年第10期，第34~35页。

　　⑤ 同②，第93~94页。

　　⑥ 李应存、史正刚、魏迎春：《以佛书为主的敦煌遗书中的儿科医方概要》，《中医儿科杂志》，2006年第1期，第13~17页。

之恩。对"回干就湿"的描写，在在表现了孩童所受关爱的确切情形。P.2418《父母恩重经讲经文》云："只为小婴孩，洗浴（濯）无时节。更深上（尚）未眠，颠坠身羸劣。""经道：干处儿卧，湿处母眠。三年之中，饮母白血。若是九夏洗浣，稍似不难；最是三冬，异常辛苦。有人使唤，由（犹）可辛勤；若是无人，皆须自去。"①小儿初生，常伴惊怕，兼有恶气，医方中便以虎头骨煎汤治之。王焘《外台秘要方》卷三十五引《崔氏》云："又浴儿虎头骨汤，主辟除恶气，兼令儿不惊，不患诸疮疥方。虎头骨五大两，无头，身骨亦得，碎、苦参四两、白芷三两、右三味，切，以水一斗，煮为汤，纳猪胆汁少许，适寒温以浴儿，良。"《崔氏》之方，三味药中，以虎头骨为主。《医心方》卷廿五引《产经》亦云："小儿初生，以虎头骨渍汤中洗浴之，令儿无病。"P.2635的方子为"治小儿初生，煮虎头骨汁洗，令子无惊怕。恶□。"为了使小儿聪明智慧，敦煌方书中常采用一些具有巫术色彩的方法。P.2635有："治小儿，以初生月入学，聪明益智慧，令人尊贵大吉。""治小儿聪明多智，取七月七日瓜下土，着脐中，吉。"②"□□□〔治小儿〕无病，取八月一日土（去）脐中垢，长命饶子大吉。"③

一旦孩子生病，父母便陷入忧虑之中，恨不能够以自身相代。BD15245（新1445）《维摩诘讲经文·文殊问疾第二卷》云："婴儿忽然得病，慈亲忧念情深。孩儿病未痊除，父母亦乃抱病。"《故圆鉴大师二十四孝押座文》云："男女病来声喘喘，父娘啼得泪汪汪。"④ P.2418《父母恩重经讲经文》对此有详细的描述：

> 经道男女有病，父母亦病；子若病除，父母方差。父母憍怜，忽失保持，身染疾患，便使父心切切，母意惶惶。罢寝停餐，休生忘活。煎羹煮粥，无辞晓夜之劳；拜鬼看书，岂惮往来之倦。男女稍若病差，父母顿解愁心。
>
> 人家父母恩偏煞，于女男边倍怜爱。
>
> 日日交（教）招意不移，朝朝护惜心无退。

---

① 黄征、张涌泉校注：《敦煌变文校注》，北京：中华书局，1997年，第973页。

② P.2882中有一个同样的方子："七月七日，取田中瓜下土，着小儿脐中，令儿多智聪明。"

③ 另见P.2882："八月一日，去脐中土垢，令人无患。"P.2666有："八月一日旦起，去脐中垢，令人多智，至者无病。"

④ 同①，第1154页。

> 忽然男女病缠身，父母忧煎心欲碎。
>
> 念佛求神乞护持，寻医卜问希瘥差。
>
> 无睡眠，没光彩，煎炒心神形貌改。
>
> 直待儿身四体安，阿娘方觉心宽泰。
>
> 女男得病阿娘忧，未教终须血泪流。
>
> 茶饭不曾著次第，罢施红粉懒梳头。
>
> 寻医卜问无时歇，拜鬼求神更不休。
>
> 直待女男安健了，阿娘方始不忧愁。
>
> 思量人世事难裁，父母恩深不可背。
>
> 才见女男身病患，早忧性命掩泉台。
>
> 一头出药交（教）医疗，一伴邀僧为灭灾。
>
> 病交了便合行孝顺，却生五逆也唱将来①。

《父母恩重经讲经文》的内容源自对《佛说父母恩重经》经文的解说。P.3919《佛说父母恩重经》中就有"男女有病，父母病生；子若病除，父母方差"。父母对患病孩子的护理，恰如S.4571《维摩诘经讲经文》（一）中所说的"菩萨慈悲与药医，恰如父母忧怜病"。②S.4571也描述了父母对孩儿的关心：

> 第二，世界父母，忧其男女病。偈：
>
> 父母人间恩最深，忧男忧女不因循。
>
> 那堪疾瘵尪（尫）龟苦，岂谓缠疴惹患迍。
>
> 药饵未逢瘥减得，呻吟难止怨愁闻。
>
> 为于儿子心心切，恨不将身替病身③。

《佛说父母恩重经》是一部伪经，该经在丝绸之路有所流传。回鹘文写经中，有与该经相似的内容，可能是从汉文本《佛说父母恩重经》摘译过去的。其中也提及了"推干就湿"以及"男女有病，父母病生"的内容。特别是后者，回鹘文译本作：

> 为了给别人以帮助，

---

① 黄征、张涌泉校注：《敦煌变文校注》，北京：中华书局，1997年，第977页。

② 同上，第761页。

③ 同上，第760页。

你迅速地来回奔走。

带来一位具有魔法的医生，

紧紧抱住他的双足乞求怜悯①。

父母忧心病儿的情节，不仅在敦煌佛教文献中有，道教发愿讲经文中也有类似的内容。B.8469《道教布施发愿讲经文》云：

> 譬如何物？由（犹）如慈母，唯生一子，心中怜爱，欲似掌中明月宝珠。其儿头上卒患恶疮，非常臭秽。尔时阿娘烦恼，欲似猛火烧心，昼夜忧愁，不食不寝。于是觅得良药来，即欲与儿着此药。儿怕疮痛，便即走去，慈母心中烦怨，肝肠寸断，更无方计。遂将果子，远立唤儿，[□]（儿）即到来，口云："阿娘，如不与儿，□左手过与右手牵捉。"于是清泔净洗，即封药，儿虽啼哭，恶疮得差②。

对孩子生病请医的情形，敦煌壁画有形象的描绘，一般被称作《如病得医图》。此壁画见于敦煌盛唐第217窟南壁下方，系根据《法华经》的"药王菩萨本事品"中的"如母见子、如病得医"两句话而描绘的。丛春雨从"形象医学"的角度，对该幅壁画的内容有细致的描述。其中涉及对病儿的医疗过程，特转录如下：

> 这是一幅动中有静、静中有动的成功之作。画面中六个人的心理活动都通过面部表情及各不相同的眼神刻画得活灵活现：抱在怀中的病儿目光晦暗无神，面色萎黄不华，表明患儿病情较重；从抱患儿的中年妇女来看，愁眉紧锁，看着病中之儿心急如焚，子病及母，痛苦不堪；再看看盘腿落座的老奶奶，如坐针毡，心痛不忍。整个画面气氛显得非常沉重、紧张，仿佛从中可以听到病重患儿的急促呼吸声和嘶哑的干嚎声，真是无声之中胜有声。院中走动的少女看到请来了医生，愁眉稍展，脸上露出了希望的表情。而医德高尚的老中医快步入堂，正急病人所急，顾不得观赏奇石垂柳，正在默运神机，准备应诊救急。伴随老医生之后的医童手抱医具，紧随其身。总之，人物刻画得精细入微，表情含蓄令人细细观赏，再现了千

---

① （德）茨默著，桂林、杨富学译：《佛教与回鹘社会》，北京：民族出版社，2007年，第50~51页；第76~77页，注释139。

② 李小荣：《敦煌道教文学研究》，成都：巴蜀书社，2009年，第104~105页。

年以前唐代社会人们日常生活①。

丛春雨的这段解说，就好像是当代中医面对壁画，与千年前的医生与病人在进行对话。诚如所言，将此幅壁画视为唐代敦煌民间医事活动的形象刻画，当不为过。敦煌文献中还有救治患病的年长儿女的故事。敦煌本《欢喜国王缘》中记载，欢喜王看到有相夫人身边有一道气色，知道那是"死文"，预言她七日后将死。有相夫人回到娘家，"父母初闻说，悲号哭断肠"。"……便唤医师寻妙药，即求方术拟案（安）魂。""有相夫人辞王归舍，父母爱怜，即便检药寻医，拟延女命。"②有相夫人虽然已经是出嫁了的成年人，但此故事中，其父母在归家的女儿生病之后采取了各种措施以救治她，说明不管儿女的年龄如何，父母的关爱是一样的。

中唐时期，吐蕃曾经占领过敦煌一段较长的时间，在敦煌留下了较深的古代藏文化的痕迹和影响。生活在敦煌的吐蕃人在妇女及孩童患病时的医疗情况，可以透过出土的敦煌本古藏医文献略知一二③。P.t.1057《医疗术》（一）有一组治疗难产的方法：

> 女人分娩，胎儿附于胎盘时（指难产），可将麝尾和鹿尾置于刀刃上切断，同野牦牛角、羚羊角和山谷口的"甲搭"等涂于胯骨以上的软腰处，婴儿必定产下。
>
> 将丈夫或内弟妹夫等的腰带烧后掺入饮食内服下也见效。
>
> 或灌食酥油后，以湿皮子裹住腹部，使其乘坐于一平稳牛鞍上，由力大者从肩头往牛鞍挤压，可将胎儿挤出。
>
> 如无效，可骑一匹好马，在离家上下不远的地方蹓跶，然后从家里喊一声"敌人来了"，人马都受惊后，（胎儿）必定下来。
>
> 孩子出生后母亲坐月子时，应做好肉食放上佐料给她吃，可使母亲少得病，孩子也长得好。可内服各种生肌汤和麻疹药，多放些酥油块，服后有益。
>
> 女人怀孩子谓之"闹小人病"（闹喜），嗜睡，人消瘦，怕干活儿，

---

① 丛春雨：《敦煌中医药全书》，北京：中医古籍出版社，1994年，第43页。

② 黄征、张涌泉校注：《敦煌变文校注》，北京：中华书局，1997年，第1089~1090页。

③ 罗秉芬：《试论敦煌本古藏医文献研究的重要性》，《中国藏学》，1997年第4期，第112~119页。

心想喝酒，腰身粗大，行动缓慢。此时，应随其所欲，杀一只羊，将肉做好，缠腹一月，孩子就不可能有大病。快临产时，与男人同睡，（以后）孩子病少①。

又，P.t.1057《医疗术》（一）："小儿哪里生病没把握时，可将水獭肝和冰片用羊毛裹好，在水里浸泡一天，置于（小儿）口内，使其吮吸有效。"②虽然只有上列的几条药方，但不难看出，这些妇人和童子方有明显的吐蕃游牧民族文化特色。所使用的麝尾、鹿尾、野牦牛角、羚羊角、"甲搭"、腰带、酥油、肉食、生肌汤、麻疹药、羊肉，基本上是游牧民族的日常生活所用之物。让产妇乘坐牛鞍或好马来生孩子的方法，更是与敦煌汉医治疗难产的方法截然不同。P.3201王锡《上吐蕃赞普第一表》描述自己为了两地和好出使吐蕃之后的情况："更植□羸瘦，仍加冷疾。自到大蕃，不服水土。既无药饵，疾病尤甚。……臣既婴疾病，又的欲知到汉界……"③"既无药饵"不仅是吐蕃给王锡之类的内地官员留下的印象，也与单于游牧之地的情况颇为一致。

归义军时期，生活在敦煌的于阗人也常会遇到孩童生病的情况，他们是如何应对的呢？从佛经的题记中，可以看到他们除延医疗病之外，还会祷告神灵，祈请发愿。S.980《金光明最胜王经卷二题记》云：

> 辛未年二月四日，弟子皇太子暅为男弘忽染痫疾，非常困重。遂发愿写此《金光明最胜王经》。上告一切诸佛、诸大菩萨摩诃［萨］及太山府君、平等大王、五道大神、天曹地府、司命司禄、土府水官、行病鬼王、疫使、知文籍官院长、押门官、专使、可嗌官，并一切幽冥官典等。伏愿慈悲救护，愿弘疾苦早得痊平，增益寿命。所造前件功德，唯愿过去、未来、见在数生已来所有冤家债主、负财负命者，各愿领受功德、速得生天④。

此题记作者自称为"弟子皇太子暅"，基本上可以确定是指住在敦煌的于阗

---

① 罗秉芬主编：《敦煌本吐蕃医学文献精要》，北京：民族出版社，2002年，第20页。

② 同上，第18页。

③ 陈尚君：《全唐文补编》上册，北京：中华书局，2005年，第664~665页。

④ 黄征、吴伟编校：《敦煌愿文集》，长沙：岳麓书社，1995年，第920~921页。郝春文、金滢坤编著：《英藏敦煌社会历史文献释录》第四卷，北京：社会科学文献出版社，2006年，第458~459页。

太子①。辛未年，池田温认为可能是911年②，也有的学者推论为971年。如果前者不误，那么这位皇太子李暅很可能就是912年即位的于阗王李圣天。他为儿子李弘患痢疾而发愿抄写了《金光明最胜王经》（另见P.3668《金光明最胜王经卷九题记》）、《妙法莲华经》（日本龙谷大学图书馆藏《妙法莲华经卷六题记》）等几部佛经，向司疾病的"行病鬼王、疫使"等鬼神在内的神灵进行祷告。于阗文P.2027V是于阗公主的发愿文，也是为儿子患病而写的③。于阗文P.3510《从德太子发愿文（拟）》中也有祛除疾病的愿望："（第40小节）又愿诸王子、小娘子（公主）身体安泰，已躬永寿。诸臣仆效力至忠，亦愿其灾病俱消，福庆相资，永不分袂。（第41小节）又愿我自身从德太子灾祛孽除，瘰疾不作，破诸烦恼，永泰增寿。"④此外，P.2812《于阗宰相绘画功德记》云："已躬清吉，得贤圣而护持；患疾痊除，静四支而克顺。"可见除抄经或发愿之外，赞助绘画等方式也可以获取功德，以祛除疾病。

四、兄弟姊妹等亲属的疾病与医护

不论何时，人都是社会中的一员，与之最接近的成员不外乎是兄弟姊妹和内亲外戚。除前文所述之外，此处主要考察中古时期家庭内部成员的疾病与处置情形，而其中的主导因素莫过于情亲与药资。唐初四杰之一的卢照邻，青年俊逸，文采斐然，仕途顺畅，却不幸染风疾去官。卢照邻处太白山中，以服饵为事，得方士玄明膏为饵。卢照邻因为在父亲的葬礼上悲痛过度，不慎将药丹呕出，而导致疾病加重。卢照邻在《寄裴舍人遗衣药直书》中，描述了自己家庭的巨变，从咸亨年中（670~674）的人丁兴旺，良贱百口，到七八年间，就货用都尽。"余不幸遇斯疾，母兄哀怜，破产以供医药。""海内相识亦时致汤药，恩亦多矣。"可见，卢照邻的家人和朋友在他患病之后，提供了多方的照

---

① 井ノ口泰淳：《大谷探险队将来西域文化资料选》，京都：龙谷大学，1989年，第36页。

② 池田温：《中国古代写本识语集录》，东京：东京大学东泽文化研究所，1990年，第454~456页。

③ 段晴：《西域的胡语文书》，收入《敦煌与丝路文化学术讲座》第2辑，北京：北京图书馆出版社，2005年，第48页。

④ 张广达、荣新江：《于阗史丛考》（增订本），北京：中国人民大学出版社，2008年，第40页。

顾，以至于家庭到了破产的地步①。卢照邻服用玄明膏之类的丹药，需要上好的丹砂，由于居贫而不可得，只好用颜色微光净的马牙砂充用。丹砂不精，服之令人多咳，其效果自然不佳。卢照邻遍访而知一处有丹砂甚佳，但每两须钱二千文，三十二两则共需六万四千文。此时的卢照邻处于"空山卧疾，家业先贫，老母年尊，兄弟禄薄"的状态，面对这样的一笔天文数字无计可施，万般无奈之下，只好写了一篇《与洛阳名流朝士乞药直书》，遍呈朝中名流，公开求乞妙砂和药直②。卢照邻又拜访名医孙思邈，但沉痼挛废，不堪其苦，自投颍水，英年早逝。一代骚人，令后人长留叹息。卢照邻的疾病悲剧是因为沉痼难疗，药直高昂而只能自我了断。在其悲剧的背后，是老母与兄弟的"破产以供医药"的深情厚谊，为了家人的疾患而不顾一切的决断与奉献。唐张籍《赠任道人》诗云："长安多病无生计，药铺医人乱索钱。"唐代文人陆龟蒙《自怜赋并序》记载自己患病三年，"医甚庸而气益盛，药非良而价倍高"，需"解衣辍食"才能支付药资，到了"为穷且否"的地步③。

韩愈《故幽州节度判官赠给事中清河张君墓志铭》记载了张彻为弟弟张复治病的事迹：

> 君弟复，亦进士。佐汴宋，得疾，变易丧心，惊惑不常。君得闲即自视衣裤薄厚，节时其饮食，而匕箸进养之，禁其家无敢高语出声。医饵之药，其物多空青、雄黄诸奇怪物，剂钱至十数万。营治勤剧，皆自君手，不假之人。家贫，妻子常有饥色④。

张彻为了兄弟的疾病，花费达十数万之多，乃至贫穷到妻儿子女要经常饿肚子的地步，可见，其兄弟之情切⑤。同样的例子还有杜牧，他为了治疗弟弟杜

---

① （唐）卢照邻：《寄裴舍人遗衣药直书》，收入《文苑英华》卷六八四、《全唐文》卷一六六。另见《续修四库全书》第1636册，上海：上海古籍出版社，1994年影印版，第589页。

② （唐）卢照邻：《与洛阳名流朝士乞药直书》，收入《文苑英华》卷六八四。

③ （唐）陆龟蒙：《自怜赋并序》，《全唐文》卷八〇〇，另见《续修四库全书》第1647册，上海：上海古籍出版社，1994年影印版，第506页。

④ （唐）韩愈撰、马其昶校注，马茂元整理：《韩昌黎文集校注》，上海：上海古籍出版社，1986年，第547页。

⑤ 有关此墓志铭的研究，参见范家伟：《病药与药市——从韩愈〈幽州节度判官赠给事中清河张君墓志铭〉谈起》，《中古时期的医者与病者》，上海：复旦大学出版社，2010年，第266~287页。

颇（曾任镇海军幕府吏）的眼病，也是千方百计，好几次给朝中宰臣写信，公开要求到俸禄较高的湖州或杭州去任刺史，以便能有钱财支付其弟治病的开销。杜牧《樊川文集》卷十六所收《上宰相求湖州第二启》云：

> 某幼孤贫，安仁旧第，置于开元末。某有屋三十间。去元和末，酬偿息钱，为他人有，因此移去。八年中，凡十徙其居，奴婢寒饿，衰老者死，少壮者当面逃去，不能呵制。有一竖，恋恋悯叹，挈百卷书，随而养之，奔走困苦，无所容庇，归死延福私庙，支拄欹坏而处之。长兄以驴游丐于亲旧，某与弟颐食野蒿藿，寒无夜烛，默所记者，凡三周岁①。

杜牧是杜佑第三子杜从郁之子，因为家道中落，而生活艰困。好不容易，兄弟"遭遇知己，及第得官"，但好日子没过几年，杜颐患了眼疾，暗无所睹，先后花费巨资邀请同州眼医石公集、周师达等人，却最终无效。杜牧之所以上书宰相，就是为了实现对弟弟所说的"必祈大郡东来，谋汝医药衣食，庶几如志"。杜牧的《上宰相求杭州启》亦云：

> 某于京中唯安仁旧第三十间支屋而已。长兄憎，罢三原县令，闲居京城。弟颐，一举进士及第，有文章时名，不幸得瘤疾，坐废十三年矣。今与李氏孀妹，寓居淮南，并仰某微官以为饘命。某前任刺史七年，给弟妹衣食，有余兼及长兄，亦救不足②。

杜牧因为京官俸薄，为了兄弟姊妹的生计，特别是弟弟的瘤疾，而不得不三番五次上书宰相请求外放。这与唐人多以京官清要而不愿外放形成鲜明的对比。杜牧不得已的苦衷背后，实际上是患难与共的兄弟之情，以及长年瘤疾所带来的沉重经济负担。杜牧身居官位尚且如此窘迫，一般的民众之遭遇就可想而知了。《文苑英华》卷六〇八所收阙名撰《为赵侍郎乞归河中侍兄表》，记载赵侍郎的兄长赵薰，"先因风痹成疾，手足不理，于今累年，中间迎到上都"，赵侍郎"自躬亲方药"，为患病兄长尽心竭力，乃至上表乞归，以求照顾有加。有唐一代，兄弟患疾而竭力照护之故事，体现了家庭中兄亲弟睦的传统美德。《唐故洪州武宁县令于君夫人陇西李氏墓志铭并序》记载会昌三年（843）十月去世的李氏生病时的情形："夫人前年抱疾伏枕，昆弟甥侄远资医药。一无所

---

① 吴在庆：《杜牧集系年校注》第三册，北京：中华书局，2008年，第1008~1009页。
② 同上，第1018页。

顾,以五蕴皆空,愿度苦厄,尽施于浮图。"①可见,李氏的昆弟甥侄们为她提供了不少的医药资助,而她将所有的资助施舍给了佛寺。

一门之内皆兄弟,亲友之间的医护救治,涉及家庭伦理。唐玄宗在兄弟宁王李宪患病之时,派遣僧崇一去给他治病。或谓其不过是轻易之事。更有甚者,《全唐文》卷二八八所收录的张九龄《薛王有疾上忧变容发请宣付史馆状》记载,玄宗在兄弟薛王李业有疾的时候,非常忧虑,以致宿夕之间,容发遂变。玄宗在疲倦梦寐之际,竟然获得了神授的医方,以此医治好了薛王的疾病。这种急难之时的兄弟友爱之情,被写入史籍,流传世间。唐宪宗(806~820年在位)之女岐阳公主精心瞻护病姑,亲手为她煮粥饭。"姑凉国太夫人寝疾,比丧及葬,主奉养蚤夜不解带,亲自尝药,粥饭不经心手,一不以进。"②所谓上有其好,下必效之。这样的事情又怎会不对社会普通民众产生影响呢?《外台秘要方》编撰者王焘之类的儒士为了父母的健康而习医,学医有成之后,不仅为长辈治疗,也为其他家庭成员服务。刘禹锡《答道州薛郎中论方书书说》"行乎门内,疾辄良已。家之婴儿,未尝诣医门求治",就是很好的例证。敦煌文献中,也多处记载家庭中的兄亲照护之情状。P.3270、Дx1049中的《儿郎伟》祈祷语云:"兄供(恭)弟顺,姑嫂相爱相连(怜)。男女敬重,世代父子团缘(圆)。家长持钥开锁,火急出帛缠盘。"③甘博029《大般涅槃经后分卷册二》题记云:"久视元年(700)六月卅日,宁远将军守右武威卫晋州安信府左果毅上柱国邓守进在府写《涅槃》一部,为父母及身兄弟妻子等无诸灾鄣,诸佛护助,愿守进父子平安到家,共娘及弟并妻子等相见,报佛慈恩。"④Дx11697社人写《般若波罗蜜多心经》一卷题记:"弟子社人康国清为先亡神生净土,见存家眷无病长寿,书写受持,生生不绝。"⑤还有前文已经提及的北冈字84《观世音经》题记:"辛丑年(821)七月廿八日,学生童子唐文英为妹久患,写毕功(?)记。"抄写佛经的目的就在于能祈求功德,使家人能够无病长寿。向寺院布施,

---

① 吴钢主编:《全唐文补遗》第一辑,西安:三秦出版社,1994年,第332页。

② 周绍良、赵超主编:《唐代墓志汇编》下册,上海:上海古籍出版社,1992年,第2307页。参见李志生:《唐代妇女的馈食之责——基于阶层差异和社会性别视角的考察》,《唐研究》第十九卷,2013年,第557页。

③ 黄征、吴伟编校:《敦煌愿文集》,长沙:岳麓书社,1995年,第951页。

④ 甘肃藏敦煌文献编委会等编:《甘肃藏敦煌文献》第四册,兰州:甘肃人民出版社,1999年,第227页。

⑤ 郝春文:《中古时期社邑研究》,台北:新文丰出版公司,2006年,第467页。

也是敦煌的病患家属常常采用的措施。羽70《道场布施簿》："细布衫壹领，发五箭，米壹盘，施入铸钟，为父染患，今投道场，请为念诵，弟子无名疏。"

敦煌归义军时期的《氾府君图真赞》记载他在重病弥留之际对亲人的叮嘱，展示了家族内部之间的热切关怀与深厚情谊："奈何神灵不佑，疾染多时。累访良医，无能救济。自觉病源深重要，方便咨谏于慈亲；留嘱再三，莫念生子而不孝。执姊妹手，千万好事于娘娘；别妻子颜，此世难逢而再会。付嘱已毕，魄逐飞仙。"[①]S.5639+S.5640《亡文范本等》之（八）"贤兄"条，祝词为："伏愿寿深江汉，福耸丘山；障累不拽（曳）于祥门，福庆大集于高户。"世俗社会如此强调亲情，道教徒亦不例外。B.8458《道教布施发愿讲经文》云：

> 弟子合家男女，受（寿）年无病，得度三灾，免离九难之中，头头不痛，[□]（额）额不热，床[   ]病沉狱，[   ]常闻说法，莫闻苦声，得如斯愿，[   ]慈恩。弟子众等忏悔已后，愿罪郭消除，离苦解脱[②]。

这一段文字表达了道教弟子对"合家男女"的牵挂与祝愿，就是希望家庭成员能够健康无虞，消除苦难。

第二节　敦煌佛寺僧尼的疾病与医护

中古时期的佛寺僧尼，在医疗活动中承担过较为重要的社会角色[③]。比较显著的例子是，佛教徒在救治麻风病人时，能够身心投入，给予关爱。道宣《续高僧传》记载了数位高僧这样的事迹。如天台山瀑布寺释慧达："有陈之日，疠疫大行，百姓毙者殆其过半。达内兴慈施，于杨都大市建大药藏，须者便给，拯济弥隆。"[④]慧达法师为疠疫百姓在杨都设立大药藏，进行免费施药，救助了众多的普通患者。北齐的僧稠法师："后移止青罗山，受诸疠疾供养，情不惮

---

① 姜伯勤、项楚、荣新江：《敦煌邈真赞校录并研究》，（香港敦煌吐鲁番研究丛刊之三），台北：新文丰出版公司，1994年，第332页。

② 李小荣：《敦煌道教文学研究》，成都：巴蜀书社，2009年，第222页。

③ 陈明：《沙门黄散：唐代佛教医事与社会生活》，收入荣新江主编：《唐代宗教信仰与社会》，上海：上海辞书出版社，2003年，第252~295页。刘淑芬：《中古的佛教与社会》，"丁·寺院与养生"，上海：上海古籍出版社，2008年，第329~435页。

④ 《大正新修大藏经》第50册，第694页上栏。

其臭溃，甘之如荠。"①北周释静蔼在终南山避世峰："召彼疠徒，诲示至理。令其致供，日就噉之，虽属脓溃横流，对泣而无厌恶。由是息心之众，往结林中。授以义方，郁为学市。"②隋代道舜法师在泽州羊头山的"神农定药之所"，结宇修行。他游行聚落，"或医诸疠村，受于疠供。见有脓溃外流者，皆口就而噉之，情无余念。或洗其衣服，或净其心业，用为己任。情向欣然，初无频蹙。"③唐初益州福成寺的道积法师，遇到麻风病人也是关怀有加："诸有疠疾洞烂者，其气弥复郁勃，众咸掩鼻。而积与之供给，身心无贰。或同器食，或为补浣。时有问者，积云：'清净臭处，心憎爱也。吾岂一其神虑耶？寄此陶练耳。'皆慕其为行也，而患己不能及之。"④唐初丹阳智岩法师："后往石头城疠人坊住，为其说法。吮脓洗濯，无所不为。永徽五年（654）二月二十七日，终于疠所。颜色不变，伸屈如恒，室有异香经旬。"⑤慧达、僧稠、静蔼、道舜、道积、智岩这些法师⑥，都不是具有高深专业知识的僧医，没有高超的医术，他们只是凭着佛教的慈悲精神行事，对麻风病人没有另眼相看，或是亲自照料，或是为其讲经说法，同住无别。这在被家人或亲友"恶疾弃远"的麻风病人看来，无疑是难得的福音和宽慰。佛僧向世俗社会病人展示的是慈悲为怀的佛教精神，以及一些净化仪式的实施⑦。

一方面，佛寺僧尼或以佛教慈悲精神瞻护世俗病者，或在传法之时，以"医术经怀"直接为其开方授药，即于法开所说的"明六度以除四魔之病，调九候以疗风寒之疾"，双管齐下，以实现"自利利人"式的"自度度人"的大乘佛教宗旨。如王梵志的《见病须慈愍》一诗云："见病须慈愍，知方速医疗。若能行此行，大是不思议。"⑧另一方面，出家人也多是凡胎，谁也免不了生老病死的人生四苦。他们罹患疾病之时，又会得到如何的救护呢？能够为之实施救

---

① 《大正新修大藏经》第50册，第554页上栏。

② 同上，第626页上栏。

③ 同上，第577页上栏。

④ 同上，第687页下栏。

⑤ 同上，第602页下栏。

⑥ 有关僧稠、道舜、道积、智岩的事迹讨论，参见唐长孺：《读史释词》，"群厉"条，收入氏著《魏晋南北朝史论拾遗》，北京：中华书局，1983年，第274~276页。

⑦ 梁其姿著、朱慧颖译：《麻风：一种疾病的医疗社会史》，北京：商务印书馆，2013年，第85~86页。

⑧ 王梵志著、项楚校注：《王梵志诗校注》，上海：上海古籍出版社，1991年，第550页。

护的不外乎两个来源，其一，是佛教寺院内部所拥有的医疗资源，包括有一定医术的僧医或尼医；其二，是佛教团体之外的世俗社会向寺院提供的医疗供养。"病者受药，施者得福"，这一印度佛教的观念在中古中国颇得到实施①。在中医家的眼中，方外僧尼与一般的世俗病人虽同为肉身之体，但不无差异。日本龙谷大学藏敦煌写经陶隐居的《本草集注序录》（编号龙530）指出，在使用药物的时候，要注意到"男女老少，苦乐荣悴，乡壤风俗，并各不同"，并认同"褚澄疗寡妇、尼僧，异乎妻妾，此是达其性怀之所致也"。②褚澄能特别注意到患病尼僧与寡妇的特殊精神因素，说明其医道高明。陈自明《妇人大全良方》卷四中也同意褚澄的这一观点："其妇人脚气治之与丈夫不同者，以其气血不调、怀胎难产、崩伤之异，是以褚澄疗寡妇师尼与妻妾殊别，即其义也。"《四库全书总目提要》评价托名褚澄的《褚氏遗书》："其论寡妇、僧尼，必有异乎妻妾之疗，发前人所未发；而论吐血、便血饮寒凉百不一生，尤千古之龟鉴。"

六朝隋唐五代的敦煌是宗教隆兴之地，而以佛教为主。敦煌遍布大小佛寺多所，开凿石窟、造像布施、壁画写经、坐禅讲经等，各种佛教活动交织不断。敦煌佛寺有众多的僧尼，来来往往，其患病的情形也呈多样化。

（1）敦煌患文中所见僧尼的疾病书写

敦煌斋愿文类型的文献中，有一类是患文，主要针对病人而用，旨在祈祷神灵，祝愿患者早日康复③。北京大学图书馆藏BD192《诸文要集》的第72~78行，也是"患差"和"妇人患差"的内容④。敏春芳注意到"敦煌愿文中出现了大量的有关疾病的委婉词语"这一语言现象，归纳出相应的词语有"抱烦病"、"抱患疢"、"不适"、"不顺"、"不安"、"伏枕"、"寒热"、"劬劳"、"热恼"、"违和"、"地水乖违"、"地水相衣（违）"、"摄养乖违"、"四大假合"、"四大不顺"、

①　陈明：《"施者得福"——中古世俗社会对佛教僧团的医药供养》，《世界宗教研究》，2013年第2期，第37~48页。

②　上山大峻编：《敦煌写本〈本草集注序录〉〈比丘含注戒本〉》，京都：法藏馆，1997年。

③　有关敦煌患文的研究，可参见太史文（Stephen F. Teiser），"The Literary Style of Dunhuang Healing Liturgies（患文）"，《敦煌吐鲁番研究》第十四卷，2014年，第355~377页。Stephen F. Teiser, "The Most Common Healing Liturgy at Dunhuang: An Experiment in Textual Criticism"，收入东方学研究论集刊行会编：《东方学研究论集：高田时雄教授退职纪念论集》（日英文分册），京都：临川书店，2014年，第416~437页。

④　赵和平：《〈诸文要集〉性质初探》，收入《周绍良先生欣闻九秩庆寿文集》，北京：中华书局，1997年，275~281页。

"四大相违"、"四大顿乖"等，并认为这些词语有掩饰安慰、转移视向两种特殊的交际效果①。敦煌有几篇患文直接涉及僧尼，S.5561的《僧患文》云：

> ……时则有厶公奉为厶阇梨己躬染患诸（之）福会也。惟师乃戒珠内净，心镜圆明。……岂谓业风动性，水有逝流；往疾缠身，力微难进。每恐四蛇［之］毁箧（箧），二鼠之侵腾（藤）；雾露之躯，俄然变没。律师自云：生居末法，像名出家；戒行常亏，故违悮犯；经行精塔，坐卧金田；［佛］法僧财，贪求无足。如斯之（诸）罪，无量无边；由（犹）若恒沙，难可知数。今对消（清）众，忏谢宿愆；所有负财，领受功德。解怨舍结，发欢喜心；放舍患儿，还复如旧。惟愿以慈（兹）舍施功德，一一念诵胜因，尽用庄严患者即体：惟愿智火而烧业种，法雨而润道芽；苦雾卷而心镜开，垢累荡而身田净。慈悲法父，放爱月之灵光②；自在观音，施醍［醐］之妙药。视（示）现之疾，蠡若冰消；真实福田，俄然往矣。然后散露法界，普及有情，赖此胜因，齐登觉道。摩诃磐（般）若③。

又，S.6417的《僧患》云：

> ……患阇梨自云：生居王公，位处凡流；烦恼海深，无明云厚。心猿不系，腾五欲树；意马无羁，纵六尘境。……所有负财负命，领受功德。解怨舍结，发欢喜心；放舍患僧，还复如旧云云。药王、药上，受（授）与神方；观音、妙音，施其妙药。醍醐灌顶，万福云臻；智惠（慧）善芽，运运增［长］；心病云云④。

又，P.2854《患文》云：

> 今兹会者，则有敦煌贵族释子毫（豪）华某乙大德，为其己身微疾

---

① 敏春芳：《敦煌愿文词汇研究》，北京：民族出版社，2013年，第337~344页。
② "爱月"，应为"月爱"，指的是"月爱珠"、"月爱摩尼宝珠"。北图836（字99）的《患文》云："入十方界、拔一切苦、放月爱光、施甘露药者，其惟我释氏能仁焉。"（黄征、吴伟编校：《敦煌愿文集》，长沙：岳麓书社，1995年，第662页）道世《法苑珠林》卷十三："遂致恒星匿彩，月爱舒光。便使晨曦掩色，八音才吐。"（《大正新修大藏经》第53册，第382页中栏）
③ 黄征、吴伟编校：《敦煌愿文集》，长沙：岳麓书社，1995年，第692页。
④ 同上，第703页。

之福事也。惟上京甲族，神假其（奇）真。非岁探玄，清劫尘而入道；龆
年落彩，攀惠（慧）镜而明心。金镂（缕）换（焕）衣，光流佛刹。近瘿
（婴）厥疾，五情无视听之欢；虽靡增加，六府熊（罢）晨中之膳。于是虔
诚启愿，祈忏［谢］于千僧；注想倾陈，设坛（檀）那于即日。以兹舍施
功德，回向福因，尽用庄严其（某）阇梨即体：惟愿形同大地，历千载而
常安；命等须弥，跨万龄而不朽。八功德水，灌注身田；九横（稠）林，
摧残灭。然后散雳法界，普施苍生；赖此胜因，咸登乐果。摩诃般若，利
乐无边；时众虔诚，一切普诵①。

此段文字虽名为《患文》，但其内容确实是《僧患文》，与S.5561《僧患
文》的结构和语言基本相似。P.3172中的《尼患文》篇幅较长，远超一般的
患文。或谓"此文作于吐蕃统治敦煌时期，乃悉约乞利塞去罗任瓜州节度使时
教授为其尼姊患病而作。"②此文与当时的吐蕃政治形势亦有关系，作者乃借用
为尼姊患病而创作的契机，以此来表达对就任瓜州节度使的吐蕃人悉约乞利塞
去罗的祝愿。在作者看来，人生是"四大交错，八苦流行。风并（病）之疾势
增，寒热之症顷极。"命如葛藤，息似轻霜。因此，"又为姊师久患，近日似加，
药食虽投，未得痊损。同申一会，俱求允谐。谨舍衣资，用彰所愿。"③S.5561
的《尼患文》云："惟患尼……。遂乃火风不适，地水乖违；五情不安，四大无
顺。伏枕累席，莫能起居；药饵频施，全无袖（抽）搣（减）。谨将微尠，割舍
净财，投杖（仗）福门，希垂救厄。……总用庄严患者即体：惟愿药王、药上，
授与神方；观音、妙音，施其妙药。醍醐灌顶，法雨润身；万福云臻，千灾雾
倦（卷）。身病心病，即日消除；卧安觉安，身心轻利。"④这些患文无不描述了
僧尼在身患疾病之时的复杂心态。正如《全唐诗》卷五〇二中的姚合《病僧》
诗云："三年病不出，苔藓满藤鞋。倚壁看经坐，闻钟吃药斋。茶烟熏杀竹，檐
雨滴穿阶。无暇频相访，秋风寂寞怀。"

（2）敦煌佛寺的医事规制

印度佛寺有关医事的律制，主要见于汉译的几部佛教广律之中，即化地部
的《五分律·药法》、大众部的《摩诃僧祇律·明杂诵跋渠法》、昙无德部（法

---

① 黄征、吴伟编校：《敦煌愿文集》，长沙：岳麓书社，1995年，第669页。
② 同上，第686页。
③ 同上，第681页。
④ 同上，第69页。

藏部）的《四分律·药揵度》、萨婆多部（说一切有部）的《十诵律·医药法》，以及根本说一切有部的《根本说一切有部毗奈耶药事》。律藏中也有多处表明佛陀对医学的亲善态度，律藏的医疗方法涉及各科，且兼及咒术、卫生保健等方方面面，医药事与出家事、食事、衣事等的戒条常常交错在一起，密不可分。由于佛教各部派持律的差异①，几部广律对医药事的规定也存在许多差别。不过，佛教医事方面的戒律主要体现在以下三个方面：

其一，是将药物分为四大类型（时药、夜分药、七日药和尽形寿药），在不同的时间段使用不同的药物。药物储存和使用的规定也非常细致。各部派对医药事的细微规定多所歧异，主要表现在对更药和七日药的规定争议最多也最复杂，而且同一部派在这些方面对比丘和比丘尼的戒条也不一样。

其二，佛教强调对患病僧尼要善加照料，并对瞻病的态度与人员素质进行了详细的规定。在僧尼患病的情况下，僧团中的有些规定可以灵活处置，比如，生病者可以吃大蒜之类的五辛之物。对患病僧徒的临床护理和戒律方面的特殊照顾，体现了佛教慈悲为怀的精神。僧清江撰《唐故安国寺清源律师墓志》："律师讳清源，俗姓严氏，其先河南人。……每师亲有疾，视药祈福，则忘斋午。饮茶漱水，以遗永日。"②清源律师是唐中书侍郎严挺之的孙子、黄门侍郎严武的儿子，在洛阳安国寺出家，精持律仪。他为了僧团内外患病的师亲，视药祈福，竟然不吃斋饭只饮茶水。这样的行为可能对清源本人的身体造成了不好的影响，以至于他二十八岁就圆寂了。

其三，为了保证佛教徒潜心于修行，不以医术去染世俗、贪名利，《五分律》卷十四有规定："若比丘尼诵治病经方，波逸提；若比丘尼为人治病以为生业，波逸提。"③《摩诃僧祇律》卷三十八也规定："佛言：此是恶事，从今日后，不听作医师活命。……比丘作医师活命者，越毗尼罪。""比丘尼不得授俗人外道医方。"④《四分律》卷五十三规定："或为人咒病，或诵恶术，或诵好咒，或治背病，若为出汗，或行针治病，或治鼻，或治下部病，除断如是邪命妨道

---

① （唐）义净原著、王邦维校注：《南海寄归内法传校注》，校注前言第二章，北京：中华书局，2009年新版，第38~108页。

② 吴钢主编：《全唐文补遗·千唐志斋新藏专辑》，西安：三秦出版社，2006年，第258页。

③ 《大正新修大藏经》第22册，第95页上栏。

④ 同上，第531页上栏至中栏。

法。"①在中古时期，汉地佛教界既有于法开这样以医术弘教的医僧，也存在不少以医术谋取钱财或者结交权贵的不良现象。道世《法苑珠林》卷三十指出："故律云：非制而制，是制便断，如是渐渐令法速灭。数见朝贵门首，多有疗病僧尼，或有行医针灸求贪名利，……致使秽响盈路，污染俗情。……非直僧尼不依圣教，亦由白衣不识贤良。"②这是道世对当时佛教徒的种种不法行径进行的尖锐批评。

汉地僧人在对《四分律》等汉译律典进行注疏时，也涉及医药事。唐代道宣的《四分律删繁补阙行事钞》卷下二就有"四药受净篇"。汉地律疏讨论患病僧徒的戒条，比如时浆与非时浆、七日药的服用规定，除引用和讨论印度佛教的医药事的律条，重点陈述汉地僧团在执行医药事的过程中所出现的种种违规行为。宋代元照的《四分律行事钞资持记》的"释四药篇"与"释瞻病篇"等论述四类药："四药者，摄尽一切所食之物，对治新故二种之病，通名为药。受兼手口，俱该四药。"③又指责违犯医药事戒条的行为："今日多作茯苓丸，形如拳大，煮薯蓣汤，稠如糜粥，非时辄饮，妄谓持斋。"④

除《根本说一切有部毗奈耶药事》外，《五分律》、《摩诃僧祇律》、《四分律》和《十诵律》均有敦煌的抄本，这些律典属于僧团的内部文献，敦煌僧尼是可以阅读的，并由此而了解有关医事的相关规定。日本杏羽书屋藏《敦煌秘笈》中的羽324号残卷，为不知题戒律抄本，内有授药法：

> 授药法。药有四种。一时药：蒲阇尼食有五种，谓饭、麨、干饭、鱼、肉。往（佉）阇尼食，梵音，唐言枝叶花果细末食。净食有五种。一火净、方（二刀）净、三疮净。四鸟啄净。五不中种净。此中火净及子坏净德（听）并子食，余三去子食。是时药，谓从旦至中前食。若欲授者，先知食体，后知授。余药准此。二非时药：谓八种浆，梨、枣、蕤、蔗、蒲桃、密（蜜）、安石榴、菴罗果等汁作浆。若有疾缘，听清水滴净加以授，法等饮。无病不得饮也。三七日药：佛言：酥油、生酥、密（蜜）、石密（蜜），有因缘应加授法，听七日服。授法者，大德一心念：我比丘某甲今为热、风、冷病因缘，此七日药为欲宿服故，今于大德边授。三说。余二时药，若有病患因缘须服者，临事累，此准改授，文同上。四尽形药：佛言：一切咸苦辛不堪为食者，乃至灰土大小便等，若有病缘，听尽形

---

① 《大正新修大藏经》第22册，第963页中栏。
② 《大正新修大藏经》第53册，第506页上栏。
③ 《大正新修大藏经》第40册，第377页下栏。
④ 同上，第379页中栏。

服，亦须手授，加其口法得服也①。

此段授药法应该与中土对《四分律》及其戒本的注疏有关。敦煌出土的《律杂抄》、《四部律并论要用抄》、《律戒本疏》、《毗尼心》、《律抄第三卷手诀》等佛教戒律注疏中，多有涉及对僧团四种药物的分别及其使用的解释，而且其中的解释或多或少与中土的药物有关，其中也不乏反映敦煌僧尼情况的史料。S.3040《宗四分比丘随门要略行仪》在"受尽形药文"条下，就有如下的注释：

> 又此药有四种，谓时与非时、七日、尽形。若四药相和，从强作各而服。作服已，更勿令未受具者触之。随其限内，无间昼夜，一切时得服。若病差已，或无病服者，皆犯突吉罗。又，世有愚叟于非时分中，或饮奶酪、豉汁、枣汤，或饭浆等，及以石榴、梨、柰、蒲桃、赤柰等诸果，得便咀嚼，啤汁咽之。云教开听，实亦可伤之甚。菓等作浆，圣令捣押，分其汁滓，去滓留汁，取之澄清，然以净水添和，坏其本味。如是应法，方始开听。前任流心，诚为侮猛。又以干麨麦饭和苟杞已（仁？）等诸药捣之，或以酥蜜等和胡麻屑，用作非时药服。如是等例，随所食者，皆咽咽犯提。此乃愚坏妄思滥行此计，发戒存道者时，宜慎之尔②。

此处指出中土佛寺某些僧尼不遵守药事戒规，将属于时药的食物（奶酪、豉汁、枣汤、饭浆、水果、干麨麦饭、苟杞、酥蜜、胡麻屑等）故意混淆，当作非时药来服用，触犯了波逸提罪。这样的僧尼被称为"愚叟"，其行为是"愚坏妄思"。又比如，羽324提到灰土大小便等可以入药，这一说法与唐代南山律宗的道宣法师《四分律删补随机羯磨》卷下"衣药受净篇第四"中的内容相同："受尽形寿药法：佛言：一切醶苦酢辛不任为食者，有病因缘，听尽形服。乃至灰土、大小便等，亦手受加口法云。"③这一习俗是中土自有的，因为印度佛经中基本不见以大小便入药的记载。中土佛寺以大小便入药，甚至被称为"龙汤"（或"黄龙汤"），但这一颇不洁净的习俗受到曾在印度那烂陀寺留学多年的义净法师的猛烈抨击。义净《南海寄归内法传》卷三"除其弊药"云：

① 武田科学振兴财团杏雨书屋：《敦煌秘笈》影片册第四册，大阪：日本武田科学振兴财团，杏雨书屋，2011年，第471页。

② 部分录文参见于淑健：《敦煌佛典语词和俗字研究——以敦煌古佚和疑伪经为中心》，上海：上海古籍出版社，2012年，第203页。

③ 《大正新修大藏经》第40册，第502页下栏。

自有方处鄙俗久行，病发即服大便、小便，疾起便用猪粪、猫粪。或缸盛瓮贮，号曰"龙汤"，虽加美名，秽恶斯极。且如葱蒜许服，尚自遣在边房。七日净身，洗浴而进。身若未净，不入众中；不合绕塔，不应礼拜。以其臭秽，非病不听。……律开大便、小便，乃是犊粪、牛尿。西国极刑之俦，粪涂其体，驱摈野外，不处人流。除粪去秽之徒，行便击杖自异。若误冲着，即连衣遍洗。……呜呼！不肯施佳药，遂省用"龙汤"。虽复小利在心，宁知大亏圣教。

义净明确指出，在印度那些受极刑而遭粪便涂体的罪犯，以及除粪去秽的下等种姓，深受社会的歧视，不能享受普通公民的待遇。用人类的大小便入药在印度是不可思议的。印度常用犊粪和牛尿，入药所用多称为"牛五净"（Pañca-gavya），因为牛是深受印度人崇拜的动物。中土佛寺施用"龙汤"确实是"大亏圣教"的不良行为。道宣法师等人撰写的汉地律疏流行于敦煌[1]，其所阐述的医事规则无疑会在敦煌寺院产生影响。因此，类似"龙汤"这样的用法也可能曾在敦煌寺院出现过。P.2115V《张仲景五藏论》中的记载"下贱虽曰地浆，天行病饮者皆愈。黄龙汤出其厕内，时气病者能除"[2]，也可印证这一点。

（3）敦煌远游僧人病患的医护

中古时期，远游致病成为医家的一种基本认知[3]，除气候与风土变化导致身体的不适外，蛇蝎等山野动物乃至鬼魅的侵袭，也会使旅行者致病。刘禹锡《传信方》的"治蛇咬蝎螫方"记载："贞元十三年（797），有两僧流向南，到邓州，俱为蛇啮，令用此法救之，傅药了便发，更无他苦。"[4]僧人在途中被蛇所咬，因验方而获救。僧人在旅途中，也可能为所遇到的病人提供医疗。刘禹锡《传信方》的"疗蚯蚓咬方"，就记载了一则僧人医事："浙西军将张韶为此虫所啮，其形如患大风，眉鬓皆落，每夕则蚯蚓鸣于体中。有僧遇诸途，教用

---

① 有关敦煌的佛教戒律文献及其佛寺中的戒律行用，可参看湛如：《敦煌佛教律仪制度研究》，北京：中华书局，2003年。

② 马继兴、王淑民、陶广正、樊正伦辑校：《敦煌医药文献辑校》，南京：江苏古籍出版社，1998年，第63页。

③ 范家伟：《从医书看唐代行旅与疾病》，《唐研究》第七卷，2001年，第205~228页。

④ （唐）刘禹锡著、陶敏、陶红雨校注：《刘禹锡全集编年校注》下册，长沙：岳麓书社，2003年，第1423页。

此法，寻愈。"①

　　北京大学图书馆藏敦煌文献102号《佛说天地八阳神咒经》题记："甲戌年（914）七月三日，清信佛弟子兵马使李吉顺、兵马使康奴子二人，奉命充使甘州，久坐多时，发心写此《八阳神咒经》一卷。一为先亡父母，神生净土。二为吉顺等一行，无之（诸）灾彰（鄣），病患得差。愿早回戈（过），流传信士。"②李吉顺、康奴子是受曹氏归义军首领曹议金所派，出使在外。在西北地区，旅途中遭受疾病的风险无疑比在家要高出不少。S.4474《回向发愿范本等》云："则节度随军押衙虑恐火风不适，地水乖违；九横交驰，十缠偃逼；三途流浪，六道轮回。"③这也是描述军官对疾病的忧虑心态。李吉顺、康奴子身为领兵之人，随从不少，旅途中缺不了属下的照顾，而僧人之旅必不如官军之行，其所面临疾病侵袭的可能性更大。敦煌僧人要云游各地，尤其是敦煌和于阗两地的僧人往来密切，僧人在途难免三病两痛，需要得到治疗。P.3718~2《范和尚邈真赞》记载，长兴二年（931），从敦煌出使于阗的僧政范海印，受到于阗国王的"重供珍珫"，后突然生病，"鹊公来而无痊；数设神方，天仙降而未免"，不久就如"桂树萎凋"。所谓"鹊公"是指上古名医扁鹊，而"神方"与"天仙"表明在医疗过程中，除了医方之外，必然有祈祷神灵之类的宗教疗法。到达敦煌的于阗僧人面临病困时，也会得到敦煌僧人的照料。S.4711V《为于阗云游僧法因求住三界寺禅院状》云：

　　　　辄有小事，具状咨闻，将露轻言，尤怀进退。每见于阗僧法因，投拪云游国土，只似浮萍。今接（届）值初冬而冷气凌身，向寺宣而全无住处。幸望大师特开悲愍，广济黎民。悯悢千里之僧流，行住以同于一馆。伏睹三界寺内，禅院极宽。今若安置客人，后乃必有重答。语虽（下缺）④

①　（唐）刘禹锡著、陶敏、陶红雨校注：《刘禹锡全集编年校注》下册，长沙：岳麓书社，2003年，第1440页。
②　黄征、吴伟编校：《敦煌愿文集》，长沙：岳麓书社，1995年，第922页。
③　同上，第183页。类似的表述见于敦煌龙兴寺沙门照明撰《发愿功德赞文并序》："中□以风火不适，地水相逮（违）；九横交驰，十缠纵逼；三途流浪，六道轮回。是以同心启愿，减削资储；贸召良工，竖（树）兹少福。"（黄征、吴伟编校：《敦煌愿文集》，长沙：岳麓书社，1995年，第909页）
④　录文见张弓：《〈英藏敦煌文献〉第六卷叙录》，收入宋家钰、刘忠编：《英国收藏敦煌汉藏文献研究——纪念敦煌文献发现一百周年》，北京：中国社会科学出版社，2000年，第160页。

当法因初冬面临"冷气凌身"的困难时，敦煌某僧人就具状请求将其安置在三界寺禅院内。这也表明了归义军时期于阗和敦煌两地僧人在医疗照顾方面的紧密联系。

首都博物馆藏敦煌文献Y51《佛说无常经》题记："大宋开宝四年（971）二月八日，散此随年《无常三稽经》四十卷。施主奉宣往西天取经僧永进，因为病重，发愿书写。所有功德，先愿皇王万岁，郡主千秋，国泰人安，时丰岁稔。然愿夫人贵寿，福乐百年，管内僧俗并皆乐业。法界有情，俱成佛道。"中国国家图书馆BD15387（新1587）《佛说无常经》也有类似的题记："大宋开宝四年（971），散此随年《无常三稽经》四十卷。施主奉宣往西天取经僧永进，兼诵得此经。因为病重，发愿书写。先愿皇王万岁，郡主千秋，国泰人安，时丰岁稔。然愿夫人贵寿，福乐百年，管内僧俗并皆乐业。法界有情，俱成佛道。"二者当是同一批写经[①]。病重的求法僧永进发愿写经，在其患病之际，敦煌僧人无疑会提供相应的医疗救助。

（4）敦煌患病僧尼发愿写经

北图0878（收字52）《维摩诘经卷上比丘尼莲花心题记》（九世纪前）云："比丘尼莲花心为染患得痊，发愿写。"北图8257（字45）《阎罗王授记劝修七斋功德经》题记："安国寺患尼弟子妙福发心敬写此经，一七供养，一心供养。"

敦煌S.610《启颜录》中多收录有趣的故事："有一僧年老疹疾，恒共诸僧于佛堂中转经，即患气短口干，每须一盏热酒。"[②]他常让弟子给他温酒。此故事虽不见得是出自敦煌，但敦煌寺院的经济文献中表明僧团中确实有酒使用[③]。按照佛教律制，僧人本该禁酒，但用酒治病仍符合律制的规定。

（5）敦煌佛寺僧尼的医药供养

敦煌佛寺的僧尼与其在家亲属关系依然密切，这一点早已得到学界的认可，并被视为敦煌佛教世俗化的表现之一。敦煌僧尼患病之后，自然脱离不了与俗家的关联。P.3172中的"尼患文"云："又为姊师久患，近日似加，药食石虽

---

① 录文等参见荣新江、王素、余欣：《首都博物馆藏敦煌吐鲁番文献经眼录》，《首都博物馆丛刊》第21期，2007年，第128页。余欣：《博望鸣沙：中古写本研究与现代中国学术史之会通》，上海：上海古籍出版社，2012年，第139页。

② 郝春文编著：《英藏敦煌社会历史文献释录》第三卷，北京：社会科学文献出版社，2003年，第274页。

③ 郑炳林、魏迎春：《晚唐五代敦煌佛教教团僧尼违戒——以饮酒为中心的探讨》，《敦煌学辑刊》，2007年第4期，第25~40页。

投，未得痊损。同申一会，俱求允谐。谨舍衣资，用彰所愿。"①所谓"谨舍衣资"乃是指寺院中的僧尼将平时所得的"药值衣"施舍出来，以换取药资来为患病者治疗。汉译佛教律典中就有较为详细的关于"药值衣"的规定，敦煌寺院也是遵守了这一佛祖所制的律仪。"药值衣"基本上是僧尼平时从信众那里获取的，也就是说信众除了直接的医药供养之外，还通过其他方式来为僧尼的疾病提供供养。中国历史博物馆藏10世纪敦煌"伎术弟子"董文员所绘《观音天王供养像》，其题记云：

> 清信佛弟子董文员，先奉为/先亡父母神生净土，勿落三涂。次为长兄僧议渊染患，未蒙抽/感（撼），凭佛加威，乞祗救拔。敬画/大慈大悲救苦观世音菩萨，/及北方大圣毗沙门天王供养。时庚寅年（930）七月十五日题写②。

此条史料内涵丰富，颇堪注意者有三：其一，董文员在为父母祈福的同时，没有忘记已经出家的长兄僧议渊以及他的另一位兄弟僧议全，这说明出家人与在家亲属之间的关系颇为密切。从董文员的绘画来看，绘写大乘菩萨与天王的神像，可以作为对患病出家人供养的另一种方式。他之所以描绘观世音菩萨和毗沙门天王的像，乃是因为二者在印度佛教神谱书写中，均具有一定的救疾功能。S.5561《僧患文》亦云："慈悲法父，放月爱之灵光；自在观音，施醍醐之妙药。"

敦煌僧尼患病之后，也有本人直接向寺院施舍的现象。吐蕃占据敦煌时期的P.2583《申年比丘尼修德等施舍疏》中，有多件向寺院施舍的记录，施主为修德、真意、明谦、智性、慈心、明证等比丘尼，以及戒主戒倩，还有信奉佛教的弟子节儿论莽热、朱进兴、女弟子王氏、张什二，以及宰相上乞心儿、论勃颇藏等官员，其中大部分是因为自己患病而施舍的。如："右慈心舍施意者，为髫年入道，脱俗披缁，接以僧论，揽沾行末。近似（以）火风不适，地水乖违，瘿疾数旬，缠痾累月。频投药食，敬（竟）未痊除。二鼠将侵，四蛇逼恼。恐将危命，难可安存。……申年正月十五日比丘尼慈心谨疏。"③羽76R中记载了比丘僧法邻向寺院布施衣服和布匹的事情，其缘由是"为寄身深患，药食虽投，

---

① 黄征、吴伟编校：《敦煌愿文集》，长沙：岳麓书社，1995年，第681页。
② 张总：《阎罗王授记经缀补研考》，《敦煌吐鲁番研究》第五卷，2000年，第99页。
③ 录文见吴钢主编：《全唐文补遗》第九册，西安：三秦出版社，2007年，第33页。

未蒙痊损"①。《申年比丘尼修德等施舍疏》大约写于816年②，其中所记载的施舍物不仅有丝绢等纺织品、衣服、金银及金属器皿、麦等粮食，还有槐花、蒲桃、砂糖、头发等日常物品，甚至还有解毒药。P.2837V《辰年支刚刚等施入疏》中，记录了支刚刚、李小胡、张意子、雷志德各为慈母染患，无名为慈父患目，女弟子无名、王氏各为己身染患而施舍的。其他的施主还有康为、杜善和等。《辰年支刚刚等施入疏》中所记载的施舍物品则有粟、麦和米等粮食，布、裙子等衣服，以及胡粉、白杨树根、巴豆、龙骨，甚至还有诸杂药。P.3541《吐蕃占领敦煌时期无名疏》记载弟子无名为己身染患，疾病难愈而施舍了升麻、芍药等两种中药共二两③。这些物品代表了僧俗之间的经济往来④。

敦煌僧尼如果因为患病，而影响到与地方政府的往来，就会写信给对方加以说明。P.2066《上司空状》（拟题）就记载了福威比丘这样的情况："伏缘福威［　］患冷疾，近日发动转甚，行李不得，不获奔候起居。伏恐怪责，忧惧彷徨，□□战汗。伏望司空仁明照察，不赐罪责。谨具如前。谨录状上。牒件状如前，谨牒。咸通六年（865）二月［　］日，僧福威牒。"

敦煌僧尼在患病之后，由于不能参加日常的寺院公共活动，可以向僧团组织申请免除，不然，按照僧团的规制，其福田收入就会被扣除。P.3101《大中五年（851）尼智灯苑状并离烦判辞》：

> （前缺）尼智灯苑状上。右前件尼，虽沾僧士，体合增福于光，一则盈益军国，二乃自己福田，转诵之间，亦合无诉。今缘鸣尼病疾，恐减应管福田，寺□减通名数，格令罚喷严难，恐司所由亏□尚慈光普照，接病患之徒，特乞笔毫恩垂矜恤，请乞处分。牒件状如前，谨牒。
>
> 大中五年（851）十月一日患尼智灯苑谨牒。

患尼智灯苑因为疾病而向僧团请求处分，此文书之后收录了僧官离烦的判词："身在床枕，制不由人，转经福田，盖是王课，今若患疾，理合优矜，付寺

---

① 武田科学振兴财团杏雨书屋：《敦煌秘笈》影片册第一册，大阪：日本武田科学振兴财团杏雨书屋，2009年，第451页。

② 有关此申年的年份，学界有828、816、792年三种说法，尚未定论。参见王祥伟：《敦煌都司的设置考论》，《敦煌研究》，2013年第2期，第97页。

③ 录文见吴钢主编：《全唐文补遗》第九册，西安：三秦出版社，2007年，第43~44页。

④ 郝春文：《唐后期五代宋初敦煌僧尼的社会生活》，北京：中国社会科学出版社，1998年。

法律，疴缠不虚，勿得拘检，仍任公凭。一日，离烦。"从离烦的判词"今若患疾，理合优矜"来看，患病的僧尼可以得到一定的优待和照顾，即便是在面对"转经福田，盖是王课"这样的官府课役性质的活动时，也能避免经济上的损失①。这种对患病僧尼优待的精神，在多部汉译律典中都有体现，实际上，佛陀在建立早期佛教僧团的律制时就已经贯彻了这一理念。因此，敦煌佛教僧团也存在对患病僧尼的制度性照顾与护理，就不足为奇了。

中晚唐时期的敦煌僧尼在患病之后，有的提前安排身后之事。S.2199《尼灵惠唯书》云："尼灵惠唯书。咸通六年（865）十月廿三日，尼灵惠忽染疾病，日日渐加。恐身无常，遂告诸亲，一一分析，不是昏沉之语，并是醒睡之言。"灵惠没有房资，只有将家生婢子威娘留给侄女潘娘，由后者来承担葬送之事。

第三节　敦煌病患的社会网络与日常救助

一、敦煌社邑成员之间的医疗救助

敦煌出土了一大批社邑文书，为建构中古社会史提供了宝贵的素材②。敦煌邑人义社组织多样化，有亲情社、兄弟社、巷社、渠社、女人社和僧社等多种形态，是中古敦煌重要的基层社会组织之一③。敦煌僧尼出于世俗的目的，以个人身份参加民间社团，与俗人一样承担相关的经济以及社会服务的功能④。敦煌结社的基础是对生命是短暂和脆弱的认知，如S.543背《课邑文》云："诸邑人等，……知身四大，与水火而何坚；觉命悬丝，危同卵而何固。"结社的目的在于社人互相之间建立"危则相扶，难则相救"的兄弟般关系。S.6537V6~7《某甲等谨立社条》云："更有诸家横遭厄难，亦须众力助之不，得漫说异言，伏已便［须］济接。"⑤孟宪实归纳了敦煌民间结社的三项主要功能：丧葬互助、集体礼仪和共同消费、抗灾减灾⑥。他没有提及民间结社在救助社人疾病方面所

---

① 王祥伟：《晚唐五代宋初敦煌福田司初探》，《法音》，2010年第3期，第33~38页。
② 宁可、郝春文：《敦煌社邑文书辑校》，南京：江苏古籍出版社，1997年。
③ 郝春文：《中古时期社邑研究》，台北：新文丰出版公司，2006年。孟宪实：《敦煌民间结社研究》，北京：北京大学出版社，2009年。
④ 马德：《从敦煌看佛教的社会化》，《敦煌学辑刊》，2007年第4期，第114~124页。
⑤ 孟宪实：《敦煌民间结社研究》，北京：北京大学出版社，2009年，第146页。
⑥ 同上，第95~100页。

起的作用。从现存的敦煌社条来看，确实没有提及疾病救助的问题，但在所谓"横遭厄难"的叙述背后，实际上应该包含了疾病（特别是重大疾病）这一情形。国图BD9337（周字63）《社邑燃灯文》云："复持此福，次用庄严合邑诸公等，惟［愿］荡千灾，憎（增）万福，善业障（长），惠牙（芽）开，同种智之圆明，等法身之坚固。然后四方晏静，五稼丰登，疫疠消除，普天同乐。"①社邑燃灯活动的祝愿词中就有"疫疠消除"这样的消灾除病的内容。盛会莲在博士论文《唐五代社会救助》中，将结社的救助功能分为六类：丧葬互助、造舍及婚姻救助、出行救助、患病救助、行业性救助、社邑防范安全②。她注意到敦煌社邑文书中与社邑内部的医疗救助相关的两条史料③：

其一，吐蕃时期S.1475V3《申年五月廿一日社司转帖》云："五月廿三日，与武光晖起病奧（馂）脚，人各粟贰斗，并明日辰时于赵庭琳家纳。如违不纳，罚酒半瓮。五月廿一日，赵庭琳咨，磷。"④有关武光晖远行病损需要得到社邑救助的情况，在S.1475V4《申年五月社人王奴子等状》中有所记载：

> 社司状上。
>
> 右奴子等，先无兄第（弟）姊妹男女至亲及远行条件奧（馂）脚。今因李子荣斋，对社人商量，从武光晖远行及病损致酒。社人置条件：社内至亲兄第（弟）姊妹男女妇远行、回及亡逝，人各助借布一匹吊问。远行壹千里外，去日，缘公事送酒壹瓮；回日，奧（馂）脚置酒两瓮；如有私行，不在送限。请依此状为定。如后不依此状，求受重罪（罚）。请处分。如有重限出孝，内（纳）酒两瓮。
>
> 牒件状如前，谨牒。
>
> 申年五月　日社人王奴子等牒⑤。

武光晖奉公远行而导致生病，因此，社内成员为他举办起病馂脚（接风洗

---

① 郝春文：《中古时期社邑研究》，台北：新文丰出版公司，2006年，第457页。
② 盛会莲：《唐五代社会救助》，浙江大学博士学位论文，2005年。
③ 同上，第118~119页。
④ 郝春文、赵贞编著：《英藏敦煌社会历史文献释录》第七卷，社会科学文献出版社，2010年，第77页。
⑤ 同上，第79页。

尘的酒宴）①的活动。从武光晖的情况来看，吐蕃时期敦煌地区确实存在社内疾病救助的措施。其二，S.6300《宋丙子年（976）二月沙州乾元寺僧随愿共乡司判官李福绍结为弟兄凭》云：

> 丙子年二月十一日，乾元寺僧随愿共乡司判官李福绍结为弟兄，不得三心二意，便须一肚作个，或有一人，所作别心，对大佛刑罚。其弟兄所有病患之日，便［　］（须）看来，一人看端正，二乃兄弟名幸，有甚些些，□（不）□（得）倍（背）逆，便抑昔向同心，便欢悦之地。此师兄□（与？）弟，不凭文字，愿山河为誓，日月证盟，地转天回，执凭为验耳。
>
> 弟兄乾元寺白禅院大法师兼上座随愿（押）
> 弟子书手李福绍（押）②

僧随愿与乡司判官李福绍缔结契约，结拜兄弟，其主要目的就是希望病患之时能够互相照料。他俩虽然是两人缔约，与结社并无本质的区别。盛会莲还引用了《全唐诗》卷四六六所收湛贲《别慧山书堂》诗："卷帘晓望云平槛，下榻宵吟月半窗。病守未能依结社，更施何术去为邦。"以"病守未能依结社"来推测唐末五代时期的社邑救助情形。她还进一步认为，敦煌社邑的患病救助精神，影响到了宋代吕大钧的《吕氏乡约》和朱熹的《增损吕氏乡约》。《吕氏乡约》中的"患难相恤"条云："三曰疾病。小则遣人问之，稍甚则亲为博访医药。贫无资者，助其养疾之费。"③

除上述的这两条史料之外，还有几条相关的史料也值得特别注意。《丙申年四月廿日博望巷女人社社条稿》中，原文有删除的一句话"过去桥梁二万九"，余欣据此认为，这就是敦煌"走桥"、"走百病"、"游百病"习俗的反映。正如明代沈榜《宛署杂记》卷一七中所说的"走桥摸钉，祛百病"。敦煌"走桥"习俗可能源自四川地区有关武则天诞生的传说④。如果对"过去桥梁二万九"这句

---

① 蒋礼鸿：《蒋礼鸿集》第一卷《敦煌变文字义通释》，"软脚"条，北京：中华书局，2001年，第267~269页。

② 盛会莲：《唐五代社会救助》，浙江大学博士学位论文，2005年，第118页。

③ 同上，第118~119页。

④ 余欣：《唐宋敦煌妇女结社研究——以一件女人社社条文书考释为中心》，东京都立大学人文学部《人文学报》第325号，2002年，第177~200页。

话的理解不误的话①，那么，敦煌的女人社就有可能涉及与治病疗疾相关的活动。Дx2166《年次未详（十世纪）某社三官等麦粟破历》（拟）是一份记载某社支出的流水账单，其中提到："九月十二日，三官就悲田院破粟一斗。"很显然，这是敦煌某社支付给悲田院（病院）的公共开支记录，很有可能是当时某社内成员患病住在悲田院内②。敦煌有官方和佛寺设立的病坊，悲田院属于同类性质。因此，可以看出，敦煌归义军时期的社邑与从事疾病救护工作的悲田院或病坊之间存在一定的经济联系。Дx.11038《投社人状抄》中云："社长晚习周吻，未披成晓，彻半千善业，医方置神街，立向自差。"③所谓"医方置神街"很可能是指敦煌的社邑将医方公布于公共空间街道之上，为社邑成员的健康提供一些保障。魏晋六朝之际，医方多视为秘不示人之知识，而唐宋之际，将医方公之于众，已经成为国家医疗机构以及一些个体医者的共识。此外，日本《大谷文书集成》第三卷中，新疆库木吐拉千佛洞出土的第8047号文书《大历十六年（781）三月杨三娘举钱契》，记载了"大历十六年三月廿日，杨三娘为要钱用，遂于药方邑举钱壹仟文"这件事情，第8048号、8056号《唐大历十六年（781）六月米十四举钱契》也是向药方邑借债的契约④。陈国灿、刘安志认为药方邑是一种带有民间社邑性质的慈善组织，主要活动是治病救人，并以较低的利率向贫困者放贷⑤。敦煌现存史料中，虽然没有发现有药方邑这样的组织，但唐代龟兹地区的药方邑运行情况，起码可以为我们了解敦煌社邑与医药救助的关联提供侧面的资料。

---

① 敦煌文书中尚未发现有关敦煌"走桥"习俗的记载，将其与武则天的诞生传说相联系，也只是一种推测，尚待史料证明。不过，在敦煌解梦书写本中，可以发现有与桥相关的观念。郑炳林《敦煌写本解梦书校录研究》中，归纳了"桥"的相关梦相条目，比如："梦见上桥者，主长命（P.3908舟车桥市谷章）。梦见桥上，大吉（P.36858、S.2222市章）。梦见起桥者，必贵（S.620桥道门户篇）。梦见渡桥梁，大吉（S.2222、P.36858市章、S.620桥道门户篇）。"可见，桥梁在敦煌民众的观念中是主吉祥的。参见郑炳林：《敦煌写本解梦书校录研究》，北京：民族出版社，2004年，第350~351页。

② 孟宪实：《敦煌民间结社研究》，北京：北京大学出版社，2009年，第251~252页。

③ 郝春文：《中古时期社邑研究》，台北：新文丰出版公司，2006年，第466~467页。

④ 小田义久责任编集：《大谷文书集成》第三卷，京都：法藏馆，2003年，第220页，图版第25页。另见孟宪实：《敦煌民间结社研究》，北京：北京大学出版社，2009年，第380页。

⑤ 陈国灿、刘安志：《唐代安西都护府对龟兹的治理》，《历史研究》，2006年第1期，第34~48页。

二、敦煌友朋书札中的疾病慰问与药物寄赠

S.619背之七《字宝附赞碎金诗抄》中的《谷校书十五郎次韵》诗云："病来无力染花笺，独对孤灯夜不眠。"敦煌书仪涉及中古社会仪礼与士庶生活的多个方面[①]，在《朋友书仪》(S.5660等)、综合性书仪、"杂别纸"或"记室备要"等表状笺启类书仪这三类主要书仪中，也夹杂有朋友之间的疾病慰问。"天福五年（940）庚子岁二月十六日学士郎吴儒贤"抄写的P.3691《新集书仪》，是五代时期佚名作者编撰的一部小型综合类书仪集成，在"河西节度使掌书记儒林郎试太常寺协律郎张敖撰集"的《新集吉凶书仪》(P.2646、P.2556、P.3249等)基础上进行了增减，添加了《问发损书》等新内容。敦煌本《新集书仪》还有P.3425背、P.3581、S.0681、S.766等多个抄本，其中还抄有《朋友有疾相问书》，云：

> 朋友有疾相问书
>
> 自从别久，怪不知闻，相恋之情，不可言述。今者春临向晚，暄景甚繁，柳絮轻飞，桃花散锦。忽承痾疾，计以痊除。积善既深，向招余庆。善加将摄，以慰下情。厶乙属以公务多端，未遂奉谒，中心恨望，岂可喻陈。谨勒专使，以附下情。不宣。厶乙状上。
>
> 答书
>
> 执辞已久，得疾数旬；渴仰之情，不可言喻。属夏中炎热，暑气增繁，小有流屯，厄相缠及。自是不能摄理，更劳远有问书，深所愧仰，倍荷眷私。谨依（于）病中扶力还状不宣。厶乙状上[②]。

敦煌本《新集书仪》等书仪文献中的问疾，与唐代中原的相关书仪是一脉相承的[③]。日本正仓院藏《杜家立成杂书要略》，相传为奈良时期光明皇后（701~706年）手抄，是唐代传入日本的书仪著作，书名中的"立成"乃表示

---

① 周一良、赵和平：《唐五代书仪研究》，北京：中国社会科学出版社，1995年。赵和平：《敦煌表状笺启书仪辑校》，南京：江苏古籍出版社，1997年。吴丽娱：《唐礼撷遗——中古书仪研究》，北京：商务印书馆，2002年。赵和平：《赵和平敦煌书仪研究》，上海：上海古籍出版社，2011年。张小艳：《敦煌书仪语言研究》，北京：商务印书馆，2007年。

② 赵和平：《敦煌本〈朋友书仪〉与正仓院藏〈杜家立成杂书要略〉的比较研究》，收入《赵和平敦煌书仪研究》，上海：上海古籍出版社，2011年，第125页。

③ 杨莉：《敦煌书仪〈问疾书〉的语言表现》，《青海民族学院学报》，2009年第1期，第125~130页。

摘录诸书作为便览，如S.813中的《立成孔子马座卜占法》[①]。《杜家立成杂书要略》中也有两种完整的问疾书，其一：

> 问知故患书
>
> 仰承寒暑失候，安摄乖宜；想积福之家，故寻自愈。属有公限，未果造门，谨此代参，意知何述。
>
> 答
>
> 不闲将摄，遇此瘆疴，医疗无方，困于枕席。自量福薄，窹寐魂惊。追想泉门，实愁夜长，远蒙厚眷，访及残骸。倾荷之诚，不可备述。今细加将息，仍望渐除，脱堪杖策，即就当谢。

其二：

> 贺知故患损书
>
> 承弟风劳暂动，摄养多方；昨日已来，游堪游陟。未即参贺，且谢代申。寻望谙承，此不多述。
>
> 答
>
> 昨者初遭病苦，气力惙然。实为泉壤有期，陪宴无日。不悟上天神监（鉴），稍已渐除；一两日间，望堪杖策。冀近握手，还此无申[②]。

敦煌书仪文献中的问疾情形，还可以从吐鲁番的书仪中得到侧面的了解。中村不折旧藏吐鲁番出土《朋友书仪》中，也有两种与问疾相关的内容。其一，抄写了问疾和作为答书的《答问患重书》两部分，内容如下：

> （前缺）
>
> 汤药所及，久而不活，恐加骨髓，早愿善为医疗也。某□有公事，未得东西，不获乾门。非无返侧，故令奉问，愿报□听稍自由，驰往参谒。冀即相见，谨具代怀。不具。某乙谨谙。答问患重书摄养乖宜，□疗粗（？）衰。虽饵复药，席瘤不除。数日以来，渐加劣弱，食□□味，寝寐不安，虽欲自强，但觉惙々。忽蒙降问，暂得归眠。不见光议，不同

---

① 周一良、赵和平：《唐五代书仪研究》，北京：中国社会科学出版社，1995年，第103~105页。

② 赵和平：《敦煌本〈朋友书仪〉与正仓院藏〈杜家立成杂书要略〉的比较研究》，收入《赵和平敦煌书仪研究》，上海：上海古籍出版社，2011年，第138页。

如旧，时□如此，比复如何？追赏之余，当无损德。□见望延，持此代怀。□□修书，意何能述。脱因行便，希降柴扉，故□□情，愿侍□□。不具。某乙谘①。

其二，只抄写了问疾部分的《问知友深患书》，内容如下：

问知友深患书

数日已来，怪不相见，此之断绝，骇愕如何。不达未前，浪为□□。根（艮）早来询，方知深病，斗（？）用惊惶，忧之何极。一相（向）积善余庆，当渐得瘳。未审若为针疾（灸）也？古人云：病在能胜衰②

吴丽娱、陈丽萍详细考订了这件《朋友书仪》，就其中问疾的内容指出："《问知友身患书》及《答问患重书》组成的《问疾书》，也属于《月仪》或朋友类书仪变化后的一种亚型，与《杜家立成杂书要略》中的《问知故患书·答书》为同一性质。值得注意的是，此类书仪在后来的吉凶书仪和表状类书仪中以《问疾》、《问疾书》、《朋友有疾相问书》、《谢蒙问疾并赐药物状》、《问发损书》等的名目不断出现，可视作重要一类。"③杨莉在敦煌文献中找出了六种《问疾书》，分别出自杜友晋的《书镜仪》（S.329+S.361）、《新定书镜仪》，张敖的《新集诸家九族尊卑书仪》、《新集吉凶书仪》，作者不详的《刺史书仪》、《新集书仪》。相关的书仪题目有11种，分别为《问发损书》、《问马坠书》、《问遭官事书》、《问疾》、《问疾书》、《朋友有疾相问书》、《与稍尊问疾书》、《谢尊人问疾书》、《谢平怀问疾书》、《谢蒙问疾并赐药物状》、《慰停职书》④。

唐乡贡进士郁知言在咸通七年（866）之后撰写的《记室备要》共三卷，其敦煌本（P.3723）下卷的九十六首状启篇目中，有与疾病救护直接相关的"荐医人"、"送药方"、"送生药"三首篇目，以及与医疗卫生相关的"送口脂"、

---

① 磯部彰编：《台东区立书道博物馆所藏中村不折旧藏禹域墨书集成》卷中，东京：二玄社，2005年，第284~287页。

② 原卷中未抄完，之后抄录的为诗句。

③ 吴丽娱、陈丽萍：《中村不折旧藏吐鲁番出土〈朋友书仪〉研究——兼论唐代朋友书仪的版本与类型问题》，《西域研究》，2012年第4期，第87~104页。

④ 杨莉：《敦煌书仪〈问疾书〉的语言表现》，《青海民族学院学报》，2009年第1期，第125~130页。在S.766《新集书仪》中，《谢蒙问疾并赐药物状》写作"《谢问疾并蒙赐药物状》"。

"送衣香"等。虽然其中的"荐医人"等八十首内容已佚，但是，现存的篇目名称至少提供了书仪中的医药内容之概貌情形[1]。敦煌抄写的晚唐时期河北地区的一种吉凶书仪（P.4050等）中的问疾书，也描述了送药的内容：

［问疾书（拟）］

适承乖愈，未审如何？此心悒悒，笔不能喻。少选当即驰慰，未间尚多忧积。中秋毒熟，惟善摄理。先持某药往，强服为幸。

答书

不能摄理，致以某疾，渐加苦痛，寝膳都指（损）。若非情亲，谁为记意（忆）？幸甚，幸甚。药物依书领足，未敢即服，垂降趾，冀将愈疾。因还人不具，谨状。　月日准上[2]。

此外，书仪中还有赏赐物品的记载，其中有药物[3]。南宋周辉《清波杂志》卷十一云："大父有手札药方，乃用旧门状纸为策。"与"赐药"相对应的是"谢药"。敦煌本《新集书仪》中有"谢药同胜相亚之官"、"病差后谢节度使赐药"等条目。P.2646张敖《新集吉凶书仪》卷上的《谢蒙问疾并赐药物状》云："右厶乙自拙将理，去厶时忽染厶疾。……伏蒙官位恩造，特赐顾问，并赐药物状，无任感荷。"S.3399中收录了数种杂谢贺语，其中有"谢患痊"、"谢赐药"的内容：

谢患诠（痊）

厶乙自拙将治，微疾缠身，伏蒙司空宽假，以得医疗，下情无任战惧。厶乙卑微末品，宿见业生，致令四大乖违，六□□楚。特蒙司空神力，威念日了，却得痊除，累赐□□，□以百节，屝（陛）觉轻利。厶乙非但今世一身，万生感恩荣幸。

又谢

① 赵和平：《〈记室备要〉的初步研究》，原载《段文杰敦煌研究五十年纪念文集》，北京：世界图书出版公司，1996年。此据《赵和平敦煌书仪研究》，上海：上海古籍出版社，2011年，第246~247页。

② 赵和平：《晚唐时期河北地区的一种吉凶书仪的再研究》，原载《中华文史论丛》第62辑，2000年。此据《赵和平敦煌书仪研究》，上海：上海古籍出版社，2011年，第205页。

③ 周一良、赵和平：《唐五代书仪研究》，北京：中国社会科学出版社，1995年，第159~160页。

136

厶乙自拙将息，染疾数旬，伏蒙司空鸿慈，特赐宽假医疗，下情无任惶惧。

谢赐药

厶乙近染热疾，久卧床枕，伏蒙司空鸿恩，特赐药味，无任百生荣幸[①]。

从上述文字来看，此次药物是司空所赐的，当然是向司空表达感谢之意。

与敦煌书仪中的问疾、赠药与寄药行为相印证的是，唐诗中有颇多相似的记载[②]。张籍《张司业集》卷二的《寄菖蒲》诗云："石上生菖蒲，一寸十二节。仙人劝我食，令我头青面如雪。逢人寄君一绛囊，书中不得传此方。君能来作栖霞侣，与君同入丹玄乡。"[③]菖蒲是草部上品，久服聪明益智，常被视为仙家长生药物之一。又，卷七的《答开州韦使君寄车前子》诗云："开州午日车前子，作药人皆道有神。惭愧使君怜病眼，三千余里寄闲人。"车前子也是一种常见的中药，具有清肺化痰、治痰热咳嗽、湿热腹泻和湿热痢疾等方面的功效。唐代著名诗人白居易的诗歌中尤多疾病描写[④]，他常与多位诗友相互问疾并赠送药物，如《寄元九》、《得钱舍人书问眼疾》等诗。白居易曾给元稹寄送药物，《闻微之江陵卧病，以大通中散、碧腴垂云膏寄》诗云："已题一帖红消散，又封一合碧云英。凭人寄向江陵去，道路迢迢一月程。未必能治江上瘴，且图遥慰病中情。到时想得君拈得，枕上开看眼暂明。"元稹笔下则有此次寄药的回应，《元氏长庆集》卷十七的《予病瘴乐天寄通中散、碧腴垂云膏，仍题四韵，以慰远怀，开坼之间，因有酬答》诗云："紫河变炼红霞散，翠液煎研碧玉英。金籍真人天上合，盐车病骥辀前惊。愁肠欲转蛟龙

---

① 赵和平：《敦煌写本书仪中的口头用语诸问题初探》，原载《庆祝潘石禅先生九秩华诞敦煌学特刊》，台北：文津出版社，1996年。此据《赵和平敦煌书仪研究》，上海：上海古籍出版社，2011年，第328页。

② 范家伟：《诗中有药——唐诗中赠药、种药与采药》，收入氏著《中古时期的医者与病者》，上海：复旦大学出版社，2010年，第288~333页。

③ 《文渊阁四库全书》，第1078册；集部17，别集类，第18页。

④ 小高修司：《白居易（乐天）疾病考》，《日本医史学杂志》第49卷第4号，2003年，第615~636页；《白居易"风痹"考》，《白居易研究年报》第7辑，2006年，第169~188页。范家伟：《白居易病者形象的呈现》，收入氏著《中古时期的医者与病者》，上海：复旦大学出版社，2010年，第200~222页。

吼,醉眼初开日月明。唯有思君治不得,膏销雪尽意还生。"①"大通中散",又
名"红消散"、"红霞散"、"红雪通中散"。宋代《太平惠民和剂局方》卷六载
"红雪通中散"方的功效为"治烦热、黄疸、脚气、温瘴,解酒毒,消宿食,
开三焦,利五脏,爽精神,除毒热,破积滞,去脑闷,治眼昏、头痛、鼻塞、
口疮、重舌、肠痈、喉闭及伤寒、狂躁、胃烂、发斑等病",可谓神效②。"碧
腴垂云膏"或云"碧云英"、"碧玉英",唐宋医书中未见详载,唯明代朱橚
等编《普济方》卷三一四中有"治一切恶疮焮肿"的"大垂云膏"。从元白二
人的诗歌唱和来看,与碧腴垂云膏类似的膏方也是唐代社会的馈赠佳品之一。
除寄赠已经配制好的成药之外,唐诗中也有描述赠寄药苗的。姚合《病中辱
朱谏议惠甘菊药苗以诗赠》:"萧萧一亩宫,种菊十余丛。采摘和芳露,封题
寄病翁。熟宜茶鼎里,餐称石瓯中。香洁将何比,从来味不同。"当然,还有
寄送外来药物的。《全唐诗》卷二〇五中,包佶《抱疾谢李吏部赠诃梨勒叶》
诗云:"一叶生西徼,赍来上海查。岁时经水府,根本别天涯。方士真难见,
商胡则自夸。此香同异域,看色胜仙家。茗饮暂调气,梧丸喜伐邪。幸蒙祛
老疾,深愿驻韶华。"③诃梨勒就是敦煌常见的外来药物之一,被称作"具足有
六味"。

敦煌书仪中所描写的友人问疾赠药是不是实有其事呢?敦煌本《朋友书仪》
一卷本中有"巢下断金,王连分而两绝"的典故,其注释文字中有解说:"昔孙
通、赵延二人为友,值天大暑,通遇患,两脚联缩。延乃天灾,遂患双目。二
人俱患,不能东西。遂为独轮车,遣孙上坐,延乃推行。"④尽管后续的文字有
神话色彩,但从此段引文可见孙通与赵延两位患病的友人情谊颇深,互不离
弃。这应该是当时的社会实情的反映。当然,若朋友在旅途中遇到疾病,则往
往出现难以两全的局面。宋代《苏沈良方》卷七"治痈疽疮久不合方"条下记

---

① 《文渊阁四库全书》,1079册;集部18,别集类,第440页。亦见《全唐诗》卷
四一二。

② 宋张君房撰《云笈七籤》卷七十六"方药"的"灵宝还魂丹方并序",患风疾之病
人可先以红雪或通中散茶下半丸灵宝还魂丹,或风涩过甚,则用一丸。宋代《太平惠民和剂
局方》卷一也记载:"凡治风病及扑伤肢节,不问轻重、年月浅深,先以茶清调下红雪通中散
一二钱,须臾以热茶投,令宣泻一两行。"

③ 商胡操纵香药业情形,参见谢海平:《唐代留华外国人生活考述》,第二编第三章
"商业",台北:台北商务印书馆,1978年。

④ 录文见王三庆、黄亮文:《朋友书仪一卷研究》,《敦煌学》第25辑,2004年,第60页。

载了唐代洛阳人吕西华的故事[①]。吕西华孤贫无家，但很好学，五次参加秀才考试，均名落孙山。一次，他与朋友张元伯到王屋山中去游玩，也没有告诉别的人。途中，吕西华背上生疽，脓血流遍身上，伤口溃烂，甚至可以看见筋骨。吕西华对张元伯说："我快要死了。你把我扶到溪水边，我就在那里听天由命吧。"张元伯无奈之下只好照办。吕西华躺在水边，风餐露宿了好几天。吕西华后来遇到一位胡僧而得救。此故事中，张元伯放弃患恶病的吕西华，是六朝隋唐"恶疾弃远"这一社会习俗的体现。

三、敦煌佛寺内外医事的经济往来

在敦煌，佛寺不仅仅是宗教修行之地，也是僧尼与社会联系的纽带或者平台。不论是僧尼、在家信徒，还是非佛教的世俗人士，抑或其他宗教的信徒，在患病之后，不少会与寺院产生经济方面的往来联系。其一是寺院的经济物品用于寺内或者寺外病人的救助活动。如P.2049背《同光三年（925）正月沙州净土寺直岁保护手下诸色入破历算会牒》："油叁胜，布萨戒师道师及炒药食用。"S.1519（1）《某寺直岁诸色斛斗破历》："十二月八日面伍升、油半升，祭拜吴和尚及灵药食用。"S.1519（2）：《辛亥年（891/951）十二月七日后某寺直岁法胜所破油面历》："油半升、酥半升，八日灵药食用。"S.6981《年代不明诸色斛斗破历》："面壹石壹斗，油八升，麦八斗，粟陆斗，看僧统去病用。"敦煌僧尼从慈悲的角度，对世俗人士也展现了较深厚的生命关怀。陈大为、李并成、王祥伟等学者根据对敦煌佛寺开支账目的分析，注意到唐末五代时期敦煌寺仓还经常支出粮油，给寺奴及其家属治病。主要的史料如下：

P.3875背《丙子年（916/976）修造及诸处伐木油面粟等破历》："油半升，与富子□□将疮用"。

P.3234《净土寺破历》："义员阿娘将病，油半升。"

P.3234V《行像社聚物历》："义员阿娘将病，油贰半升。"

P.3234V（9）《癸卯年（943）正月一日已后净土寺直岁沙弥广进面破历》："面叁斗，支与义员妇产用。……面叁斗、油壹升，义员妇产与用。"

---

① 胡道静：《〈苏沈内翰良方〉楚蜀判——分析本书每个方、论所属的作者："沈方"抑为"苏方"》，《社会科学战线》，1980年第3期，第195~209页。李淑慧：《〈苏沈良方〉作者区分新考》，《中医文献杂志》，2010年第3期，第15~19页；2010年第4期，第19~21页。

P.2032背《后晋时期净土寺诸色入破历算会稿》:"面三斗,油一升,义员新妇产时与用。"

S.4642(1~8V)《某寺诸色斛斗入破历算会牒》:"油壹胜,员住将病用。……面五斗,员住妻将病用。"

S.6981背(7)《某寺诸色斛斗破历》:"油壹升,愿子精病发时用。".

S.1519(1)《某寺直岁诸色斛斗破历》:"十一月一日油壹升、面叁斗,张破勿新妇平安将用。"

S.1519(2):《辛亥年(891/951)十二月七日后某寺直岁法胜所破油面历》:"又面叁斗、油壹升,孔盈德新妇产与用。"

P.2032V2《净土寺食物等品入破历》:"面叁斗、粗[面]叁斗、油壹升,恩子[妇]产时与用。"

S.6330:"油叁升,段老宿得病用。"

P.3364《某寺面油破历》:"贰升,付留德新妇将产用。"

张弓认为:"寺院为寺奴本人及其妻、母治病支给粮油,也体现中古寺院对保护寺有劳动力的重视。"[①]陈大为进而指出,寺院的这些支出,"既是对产妇的生活救助,又包涵有贺喜的意思,反映了中古时期敦煌的社会民俗。"[②]

其二是寺外的病人为了祈求疾病的早日康复或者其他原因,而向寺院施舍金钱或者物品。前述吐蕃时期的P.2583《申年比丘尼修德等施舍疏》、P.2837V《辰年支刚刚等施入疏》、P.3541《吐蕃占领敦煌时期无名疏》等残卷中,记载了不少寺外病人的施舍情况。羽70《道场布施簿》记载:"布壹匹,镜壹面,施入铸钟,一为过往父母,二为己身染患,今投道场,请为念诵,弟子无名疏。"[③]S.1522A背(3)《某寺九月廿九日施舍疏抄》中,弟子无名"缘染患"施舍"紫□□,充乳药。"所谓"充乳药"就是提供等值的购买乳药的财物,而乳

---

① 张弓:《汉唐佛寺文化史》下卷,北京:中国社会科学出版社,1997年,第1036页。

② 陈大为:《唐后期五代宋初敦煌僧寺研究》,上海师范大学博士学位论文,2008年4月,第217页。另见李并成、王祥伟:《中晚唐五代宋初敦煌佛教的生命关怀考论》,收入《敦煌佛教与禅宗学术讨论会文集》,西安:三秦出版社,2007年,第37~53页。

③ 武田科学振兴财团杏雨书屋:《敦煌秘笈》影片册第一册,大阪:日本武田科学振兴财团杏雨书屋,2009年,第412页。

药是当时企求长生者的至爱之物①。不过，也应该认识到，"充乳药"有时候只是一个借口，并不是"充乳药"的那些财物都确实用来购买乳药了。此外，敦煌地方政府的官方组织也存在向寺院圆寂僧人的丧事或者患病的官员提供经济资助。S.1366《庚辰（980）至壬午年（982）归义军衙内面油破历》记载了两条相关的史料，即"于阗罗阇梨身故助葬细供十分，胡［饼］五十枚，用面四斗四升，油八合"。"支行荣（营）钵令将病面六斗、油一升"②。

在敦煌之外的其他地区，也不乏病人向寺院施舍的情况。《唐故洪州武宁县令于君夫人陇西李氏墓铭》云：

> 夫人前年抱疾伏枕，昆弟甥侄远资医药。一无所顾，以五蕴皆空，愿度苦厄，尽施于浮图。人心传其教亦有冀也。呜呼！降年不永，虽善报难忱，而命乃在天，历运有数。以会昌三年（843）冬十月十七日，终于立德里第，享年六十四③。

这位于夫人将亲属们所捐赠的医药全部施舍给了"浮图"（寺院），她施舍的目的不是为自己求得康复，而是觉悟到了"五蕴皆空"的身体与生命认知，所以放弃继续医治，"愿度苦厄"，以求达到寂静涅槃的最高境界。

余　论

敦煌《八相变》云："生老病死相煎逼，积财千万总成空。"又有："病儿道：世间病患之时，不谏（拣）贵贱。"无论贫富，人们都难免经历生老病死。敦煌的患者因身份和家境的不同，在生病之后的遭遇也就不可能一样。高级地方官员或者高级别的僧官们会得到更多的照顾。P.2974《为宰相病患开道场文》（拟）

---

① 武则天曾派人送物给惠能禅师"充乳药"。《历代法宝记》："则天至景龙元年（707）十一月，又使内侍将军薛简至曹溪能禅师所，宣口敕云：将上代信袈裟奉上诜禅师，将受持供养。今别将摩纳袈裟一领，及绢五百匹充乳药供养。"（《大正新修大藏经》第51册，第184页中栏）又，《大唐故大德赠司空大辨正广智不空三藏行状》：大历"八年（773）春，赐大师绢二百匹，充乳药。"（《大正新修大藏经》第50册，第293页下栏）又，《四明尊者教行录》卷七的《与义寂第三书》云："今赐乳药绢二十匹，茶二百角，至可收领。"

② 郝春文、金滢坤编著：《英藏敦煌社会历史文献释录》第五卷，北京：社会科学文献出版社，2006年，第416~417页。

③ 吴钢主编：《全唐文补遗》第一辑，西安：三秦出版社，1994年，第332页。

云："故得谋臣图仕，入转元筹；塞表尘清，峰飙（烽飚）不举。更复游心至教，专意福门；转诵金言，赛酬往愿。"①P.2850《燃灯祈愿文》（拟）云："其意恳愿者，奉为厶官染患，经今累旬，药饵虽施，不蒙瘳减；谨得寡尠，投仗雄门；伏乞济危，希垂拔厄之福会也。"②S.4537《患文》（拟）云："时则有我河西节度使太保奉为己躬患病，乞祈（减）损之所建也。……伏用庄严我太保患病即体：惟愿四百四病，藉此云消；五盖十缠，因兹断灭。"③因此，自河西节度使以下的官员们在患病时，会有部众为其举办道场斋会、燃灯祈愿等活动。颇有些资产乃至仆从的一般家庭或者稍为富裕的僧尼，在患病之时，则会采取其他的社会措施。其一，放良。即将家中的奴婢解除主奴契约关系，让其自由回到自己的家中。S.343背（7）《应用文样抄》中有遗书、放良书和放妻书等写作范本。其中的《放良书》提到家奴的部分："今者家长病患，某乙宿缘庆会，过生我家，效力年深，放汝出离。"④患病的主人通过放良的方式，获取功德，期望以此来解除病苦。其二，收养过继。孤苦的老年人则希望收养别人的孩子，来获得老病时的照顾或医护。《清泰二年（935）正月一日敦煌乡张富深养男契》云："忽至疾病，老头甚处得人侍养？所以寻思空本，情意不安。五亲商量，养外孙进成为男。"⑤张富深将外孙进成过继的目的就是因为面临"忽至疾病"。其三，施舍不动产。S.6829《戌年（806）八月氾元光施舍房舍入乾元寺牒并判》记载了氾元光因染患而施舍房屋给寺院之事："从今年四月已来染患，见加困劣，无常将逼。谨将前件房舍施入乾元佛典。恐后无凭，请乞判命，请处分。"⑥因为疾患，病者或其亲属出于解脱病苦的目的，而采取种种措施，从而将自己与佛道等宗教连接在一起，也为宗教的社会化起到了催化的作用。

---

① 黄征、吴伟编校《敦煌愿文集》，长沙：岳麓书社，1995年，第678页。

② 同上，第280页。

③ 同上，第672页。

④ 郝春文编著：《英藏敦煌社会历史文献释录》第二卷，北京：社会科学文献出版社，2003年，第162页。姜伯勤：《敦煌社会文书导论》，台北：新文丰出版公司，1992年，第153~154页。

⑤ 余欣：《博望鸣沙：中古写本研究与现代中国学术史之会通》，上海：上海古籍出版社，2012年，第229页。

⑥ 余欣：《敦煌的博物学世界》，兰州：甘肃教育出版社，2013年，第409~410页。

第三章
四百四病——敦煌的身体认知与疾病观

第一节 "一脉不调，百病俱起"：敦煌的身体观与生命认知

身体不仅是个体的物质载体，也是个人思想的容器。在不同的医学体系中，人们对身体的认知，不仅是构建各自医学理论的基础，也是社会多向度的思想与文化的汇聚点之一。近年来，学界对身体的研究日新月异，与身体相关的诸多元素——感觉、感性、欲望、欲爱、性感、性欲甚至情色，都得到了比较深入的探究。要探究中古敦煌医学文化，对身体观的分析自然是必不可少的。

一、"四大成身"与"五藏六腑"：身体的物质构成

敦煌本《张仲景五藏论》阐述了中医的身体、疾病与药物性能的基本理论①。P.2115V《张仲景五藏论》原卷题作"五藏论一卷，张仲景撰"，其中包含了两种基本的身体观念。其一是本土中医的身体论述。卷中记作："天有五星，地有五岳，运有五行，人有五藏。所以肺（肝）为将军，脾为大夫，心为帝王，肝肺为丞相，肾为列女。"又云："天地之内，人最为贵。头圆法天，足方法地。天有四时，人有四肢；天有五行，人有五藏；天有六律，人有六腑；天有七星，人有七孔；天有八风，人有八节；天有十二时，人有十二经脉；天有二十四气，人有二十四捕（俞）；天有三百六十日，人有三百六十骨节。天有昼夜，人有睡眠；天有雷电，人有嗔怒；天有日月，人有眼目。地有泉水，人有血脉；地

---

① 有关敦煌本《张仲景五藏论》的研究，参见范家伟：《张仲景〈五藏论〉研究》，《中国文化研究所学报》第四十五期，2005年，第23~46页。又，范家伟：《张仲景与张仲景〈五藏论〉研究》，收入氏著《中古时期的医者与病者》，上海：复旦大学出版社，2010年，第23~50页。

有九洲，人有九窍；地有山岩，人有骨齿；地有草木，人有毛发。"①P.3655《明堂五藏论》原卷首题作"明堂五藏论壹卷"，其中亦提到人体"内有五藏，以像五行；合于六腑，以应六律。"《张仲景五藏论》与《明堂五藏论》均以"五藏"题名，上引的文句都是典型的中医身体叙述，认为人体（小宇宙）与天地（大宇宙）存在对应关系，是天人合一观念的反映。其医学源头是《黄帝内经》中反复强调的"（人）与天地相应，与四时相副，人参天地"（《灵枢·刺节真邪》）、"人与天地相参也"（《灵枢·岁露》、《灵枢·经水》）、"与天地如一"（《素问·脉要精微论》）等观念。五脏（藏）六腑是人体内部的主要器官。P.2115中的《平脉略例》（乙本）云："五脏者，肝、心、肾、脾、肺是也。六腑者，小肠、大肠、胆、胃、膀胱、三焦是也。六腑者，阳也。五脏者，阴也。阳病易治，阴病难治。"②敦煌本《孔子备问书》（P.2581、P.2594）中对五脏六腑的解释有所不同。"何谓五藏（脏）？肝、脾、肾、肺、胆，名之五藏（脏）也。何谓六府？水、火、金、木、谷，此是也。"③在印度生命吠陀或者佛教医学典籍中，较少使用五藏（五脏）、六府（六腑）这类的集合名词，而常将单个的内脏器官并列使用，而且在印度医学中，也没有与中医"三焦"对应的概念或者人体器官。

其二，"四大五荫"。P.2115V《张仲景五藏论》云："四大五荫，假合成身。一大不调，百病俱起。"④又，P.2854《亡文》云："夫三界并是虚幻，四大假合成身；五蕴念念相□（生），六识刹那不住。"⑤P.2058/P.3566《患文》云："惟患者乃四大假合，□（疾）瘴缠身；百节酸疼，六情恍惚。须（虽）服人间药饵，奇圣神方，种种疗治，不蒙痊愈。"⑥类似的文字见于P.2854中的一段《患文》："公乃四大假合，痛恼缠身；百节酸疼，六情恍惚。虽服人间药饵，世上医王，

① 上海古籍出版社、法国国家图书馆编：《法国国家图书馆藏敦煌西域文献》第6册，上海：上海古籍出版社，1998年，第28页。另见马继兴、王淑民、陶广正、樊正伦辑校：《敦煌医药文献辑校》，收入《敦煌文献分类录校丛刊》，南京：江苏古籍出版社，1998年，第56~58页。

② 马继兴、王淑民、陶广正、樊正伦辑校：《敦煌医药文献辑校》，收入《敦煌文献分类录校丛刊》，南京：江苏古籍出版社，1998年，第67页。

③ 郑阿财、朱凤玉：《敦煌蒙书研究》，兰州：甘肃教育出版社，2002年，第205页。

④ 上海古籍出版社、法国国家图书馆编：《法国国家图书馆藏敦煌西域文献》第6册，上海：上海古籍出版社，1998年，第28页。

⑤ 黄征、吴伟编校：《敦煌愿文集》，长沙：岳麓书社，1995年，第714页。

⑥ 同上，第664页。

种种疗治，不蒙痊损。"① 所谓"四大"，是指构成人体的四种基本元素——地、火、水、风。S.796 中的杂写有："四大者，谓地水火风，和合成身。地者，骨肉刑。"这段杂写虽未抄完，但无疑是对四大含义做出的解释。S.343 背之六《斋仪抄》云："况蠢蠢四生，集火风而为命；怆（茫）怆（茫）六趣，积地水以成躯。浮约（幻）影于干城，保危形于朽宅。假八万劫，讵免沉沦；时但一刹那，终归磨灭者。"② 此段文字亦见于 S.2832《愿文等模板》之中③。P.3562V 抄有道教斋文范本多篇，亦云："由是知四大而虚假，各保道心；守五蕴之不坚，崇兹胜业。"此外，敦煌本 P.2718《茶酒论》原卷尾题"茶酒论，开宝三年重岁正月十四日知术院弟子阎海真自手书记"，该卷中"人生四大，地火水风"的引述相当简略。敦煌本《王梵志诗》中有一首《一身元无别》，用风与火为喻，巧妙地阐释了身体与四大之间的关系："一身元无别，四大聚会同。直似风吹火，还如火逐风。火强风炽疾，风疾火愈烘。火风俱气尽，星散总成空。"④

在敦煌文献中，还有对"四大"内涵的不同解说。敦煌本《孔子备问书》是一种蒙书，对"四大"共有两处解释。"何名四大？天地合为一大，水火合为二大，风雨合为三大，人佛相感为四大也。""何谓四道［四］大？手、口、身、心谓之四道。地、水、火、风谓之四大。"⑤ 第一种实际上是从宇宙的自然现象以及人佛关系的角度来解释的。第二种不仅有常见的四大，还将之与比较少见的"四道"术语并列。敦煌本《千字文注》中的"盖此身发，四大五常"条目下注释为："盖者语之端，八尺之身总名。四大五常者，仁义礼智信。《孝经》曰：'人怀五常之性，常者恒也。在天为五星，在地为五常。'四大者即肉为地大，血为水

---

① 黄征、吴伟编校：《敦煌愿文集》，长沙：岳麓书社，1995 年，第 671 页。又，北图 6854（地 62），见《敦煌愿文集》，第 676 页。

② 郝春文编著：《英藏敦煌社会历史文献释录》第二卷，北京：社会科学文献出版社，2003 年，第 157 页。另见赵鑫晔：《敦煌愿文段落及术语考辨》，《东亚文献研究》第 1 辑，2007 年，第 99~113 页。

③ S.2832《愿文等范本》中所收的"女人患"，云："熟（孰）谓风水相交，便起波涛之疾；地火违越，已成伏枕之痾。惶惶满家，求药盈路；子忧生于白发，女侍损于红颜。复伤同气之心，每叹亲罗之念。不逢鹡鸰，冀托金师；愿投法水之津，濯洗危身之患。"（黄征、吴伟编校《敦煌愿文集》，长沙：岳麓书社，1995 年，第 74~75 页）

④ 项楚：《王梵志诗校注》上册，上海：上海古籍出版社，1991 年，第 261 页。

⑤ 郑阿财、朱凤玉：《敦煌蒙书研究》，兰州：甘肃教育出版社，2002 年，第 209 页；第 210~211 页。

大，暖气为火大，冷气为风大。此置四大。"①此处将肉、血、暖气和冷气对应于四大，尤其是冷暖之气的说法颇为特别，与佛经中的四大解说不同，而与中医的气论不无关联。与四大之说并列的五荫、五蕴、六识、六情，都是佛教的术语，用来描述身体的构成。对身体的构成要素，P.3357《大乘中宗见解》有"九九物成身"的观点，实际上也是指人体由四大、五蕴组成。其具体的问答如下：

> 问：众生［几］物成身？答：九九物成身。问：何者九物？答：四大、五蕴是为九物。问：何者四大？答：地、水、火、风，是名四大。问：四大有［几］种？答：有两种。问：何者［两种］？答：一者外四大，二者内四大。问：何者外四大？答：地水火风，是名外四大。问：何者［内］四大？答：骨肉坚硬以为地大；血髓津［润］是名水大；体之温暖以为火大；出［息］入息以为风大。问：何者空识二大？答：空大者虚通分也；识大［者］了别（分）心［也］。问：此四大，因内四大感得外四大？因外四大感得内四大？答：因内感外。问：［何］者因内感外？答：内有骨肉坚硬［妄］想感得外地大……问：［何者是五蕴］？答：色、受、想、行、识，是名五蕴。［问］：何者是名色蕴？……问：何者是十八界？答：六根、六尘、六识，是十八界。问：何者是六根？答：眼、耳、鼻、［舌、身］、意，是为六根……②

《大乘中宗见解》的内、外四大之说，基本上是佛教惯有的理念。这样的问答内容及形式对敦煌民间通俗的《孔子备问书》之类的蒙书也有较大的影响。而敦煌的中医著作并没有全盘袭用佛经中的观点。P.3655《明堂五藏论》的开篇云："夫万形之内，以人为贵；立身之道，以孝为先。纳阴阳而所生，成乾坤而所长。所以四大假合，五谷咨身，立形躯于世间，看《明堂》而医疗。只如明堂二字，其义不轻。明者，命也；堂者，躯也。此是轩辕之所造、岐伯之论。"③这是将中医的"阴阳"和印度佛教的"四大"观连接起来，是试图将两种不同哲学背景的医学理论融合在一起。

---

① 郑阿财、朱凤玉：《敦煌蒙书研究》，兰州：甘肃教育出版社，2002年，第34页。

② 同上，第225页。

③ 上海古籍出版社、法国国家图书馆编：《法国国家图书馆藏敦煌文献》第26册，上海：上海古籍出版社，2002年，第242页。另见马继兴、王淑民、陶广正、樊正伦辑校：《敦煌医药文献辑校》，收入《敦煌文献分类录校丛刊》，南京：江苏古籍出版社，1998年，第129页。

不过，敦煌中医文献中，并没有像汉译佛经那样，对四大（地水火风）与人体内的器官或组织之间的关联进行解释。《六度集经》（托名三国吴康居国沙门康僧会译）卷七云："道人深观别身四大，地水火风。发毛骨齿，皮肉五藏，斯即地也。目泪涕唾，脓血汗肪，髓脑小便，斯即水也。内身温热主消食者，斯即火也。喘息呼吸，斯即风也。"①西晋三藏竺法护译《修行道地经》卷四的"行空品"指出："当观身本六事合成。何谓为六？一曰地，二曰水，三曰火，四曰风，五曰空，六曰神。"②该经又对地、水、火、风的含义进行了更详细的解说。"何谓身地？身中坚者，发毛、爪齿、垢浊、骨肉、皮革、筋连、五脏、肠胃、屎秽不净。诸所坚者是谓身地。"③"何谓内水？身中诸软，湿腻、肪膏、血脉、髓脑、涕泪、涎唾、肝胆、小便之属，身中诸湿，是谓内水。"④"何谓内火？身中温暖、诸热烦满，其存命识消饮食者，身中诸温，此为内火。"⑤"何谓内风？身所受气上下往来，横起胁间、脊、背、腰风，通诸百脉骨间之风，掣缩其筋力风；急暴诸风兴作动发，则断人命，此谓内风。"⑥虽然敦煌中医文献中没有详细叙述四大的情况，但王焘《外台秘要方》卷二十一"叙眼生起"所引西域胡僧传译给谢道人的《天竺经论眼》有与印度佛经中相同的观点：

> 谢道人曰：夫眼者，六神之主也，身者，四大所成也。地水火风，阴阳气候，以成人身八尺之体。骨肉肌肤，块然而处，是地大也。血泪膏涕，津润之处，是水大也。生气温暖，是火大也。举动行来，屈伸俛仰，喘息视瞑，是风大也。四种假合，以成人身，父母精血，寔斯增长而精成者也⑦。

二、"一大不调，百一病生"与"一脉不调，百病俱起"：身体的失衡与疾病

P.2125《张仲景五藏论》云："四大五荫，假合成身，一大不调，百病俱起。"这符合佛教所说的观点，即一切疾病都是从四大假合的身体所生的。佛

---

① 《大正新修大藏经》第3册，第41页上栏。
② 《大正新修大藏经》第15册，第206页上栏。
③ 同上，第206页上栏。
④ 同上，第206页下栏。
⑤ 同上，第207页上栏。
⑥ 同上，第207页中栏。
⑦ （唐）王焘撰、高文铸校注：《外台秘要方》，北京：华夏出版社，1993年，第390页。

教进一步认为一切众生的身体，都是由地、火、水、风四大元素假合而成的，并不是一个真实的实体，所以容易导致疾病①。《六度集经》卷三云："理家又曰：夫身，地水火风矣。强为地，软为水，热为火，息为风。命尽神去，四大各离，无能保全，故云非身矣。"②吴月氏优婆塞支谦译《佛说维摩诘经》卷上云："是身无主为如地，是身非身为如火，是身非命为如风，是身非人为如水，是身非有，四大为家。"③《维摩诘经》见存有三个汉译本和一个梵文本，其梵文本此处依次列举了"地（pṛthivī）"、"水（ap）"、"火（tejaḥ）"、"风（vāyu）"、"空（ākāśa）"五大元素。梵本《维摩诘经》中的一句"asaṃbhūto'yaṃ kāyo mahābhūtānāmālayaḥ（是身不实，[是]四大的处所）"④，清楚地表明了佛教最核心的身体观，"四大为家"中的"四大"对应的梵语词就是mahābhūta–。因为身体是四大元素假合而成，所以，它也就被佛教徒视为不净之体。敦煌本《维摩诘经讲经文》（一）云："弟（第）三，自体不净，为四大变成为假食。《资（智）论》云：地水火风质，能变成不净。倾海洗此身，不能令香洁。"⑤唐代罽宾国三藏般若译《大方广佛华严经》卷十一〈入不思议解脱境界普贤行愿品〉云："善男子！一切众生因四大种，和合为身，从四大身，能生四病：所谓身病、心病、客病及俱有病。"⑥

除承袭印度佛教中的"一大不调，百一病生"之观点外，敦煌文献中还有"一脉不调"之类的说法。敦煌本《庐山远公话》在解释"病苦"时提到："病苦者，四大之处何曾有实。众缘假合，地水火风。一脉不调，是病俱起。"P.2675《新集备急灸经》抄自一个在长安东市刻印的刻本，首题"《新集

---

① 王俊中：《中国中古佛教医学几点论题刍议——以"四大"和"病因说"为主》，《古今论衡》第八期，2002年，第131~143页。收入王俊中：《东亚汉藏佛教史研究》，台北：东大图书公司，2003年，第20~40页。

② 《大正新修大藏经》第3册，第16页上栏。

③ 《大正新修大藏经》第14册，第521页中栏。

④ 参见日本大正大学综合佛教研究所梵语佛典研究会编：《梵文〈维摩经〉——ポタラ宫所藏写本に基づく校訂》（*Vimalakīrtinirdeśa: A Sanskrit Edition Based upon the Manuscript Newly Found at the Potala Palace*），东京：大正大学出版会（Taisho University Press, Tokyo），2006年，第18页。另见大正大学综合佛教研究所梵语佛典研究会编：《梵藏汉对照〈维摩经〉》（*Vimalakīrtinirdeśa: Transliterated Sanskrit Text Collated with Tibetan and Chinese Translations*），东京：大正大学出版会（Taisho University Press, Tokyo），2004年，第66~69页。

⑤ 黄征、张涌泉校注：《敦煌变文校注》，北京：中华书局，2007年，第753页。

⑥ 《大正新修大藏经》第10册，第711页上栏。

备急灸经》一卷 京中李家于东市印"。其开篇云：

> 《灸经》云：四大成身，一脉不调，百病皆起。或居偏远，州县路遥；或隔山河，村坊草野。小小灾疾，药耳（饵）难求，性命之忧，如何所治。今略诸家灸法，用济不愚。兼及年、月、日等人神并诸家杂忌，用之，请审详，神俭（验）无比[①]。

《新集备急灸经》引用了《灸经》中的"四大成身，一脉不调，百病皆起"之说。若与印度佛教医学理论中的常见语句"四大成身，一大不调，百病皆起"相比较，可见《灸经》将"一大"改成了"一脉"。《灸经》属于针灸文献，以论述人体的经络为主，因此，其作者就将"一大"想当然地改成了"一脉"。又，同样的观点见于敦煌本《维摩诘经讲经文》（三）："人若无疾无恼，身心强盛，气力劲直。若或有病，故是身力衰羸。人有四百四病，皆属四大主持，若或一脉不调，百一病起。缘地火水风，假立其体，诸邪相伏。"[②]与"一脉不调，百一病起"相关联的说法，还有S.548背《太子成道经》所论述的"地火水风，四大［成］［身］，一大不调，则百脉病起，此名病儿"。[③]

"一脉不调"中蕴涵了比较典型的中医观念。孙思邈早在《备急千金要方》卷一"序例"之"诊候第四"中，就将"一大不调"改成了"一气不调"。即：

> 经说：地水火风，和合成人。凡人火气不调，举身蒸热；风气不调，全身强直，诸毛孔闭塞；水气不调，身体浮肿，气满喘粗；土气不调，四肢不举，言无音声。火去则身冷，风止则气绝，水竭则无血，土散则身裂。……凡四气合德，四神安和；一气不调，百一病生。四神动作，四百四病，同时俱发。又云：一百一病，不治自愈；一百一病，须治而愈；一百一病，难治难愈；一百一病，真死不治[④]。

敦煌本《悉达太子修道因缘》也采用类似孙思邈《备急千金要方》的"一

---

① 上海古籍出版社、法国国家图书馆编：《法国国家图书馆藏敦煌西域文献》，第17册，上海：上海古籍出版社，2001年，第196页。

② 黄征、张涌泉校注：《敦煌变文校注》，北京：中华书局，1997年，第833页。

③ 郝春文编著：《英藏敦煌社会历史文献释录》第三卷，北京：社会科学文献出版社，2003年，第193页。

④ （唐）孙思邈原著、高文柱主编：《药王千金方》，北京：华夏出版社，2004年，第19页。

气不调"之说，文云："地火水风，百气不条（调），起卧力微，是名病儿。"①
《悉达太子修道因缘》的"百气不调"就是"一气不调，百一病生"的意思。至
于敦煌本《悉达太子修道因缘》的作者是否借用了孙思邈的词汇，尚未有史料
来证明。不过，无论是"一脉不调"、"百脉病起"，还是"一气不调"、"百气不
调"，都是对"一大不调"的改写，包含了本土中医固有的对疾病的认知。中医
典籍及敦煌的文献中，所存在的将"一大不调"转换为"一脉不调"或"一气
不调"的现象，固然反映了某些中医家（或者中土的佛教信徒）对印度佛教医
学理论某种程度上的认同和接受，同时也说明他们的接受不是全盘的照搬，而
是以模仿或者改造的方式，在外来文化的外壳中，有意识地填充（或者"加上"
了）本地文化的核心因素。正是通过从"一大"到"一脉"或"一气"这样的
转换，中医将传统的病因说与佛教的病因理论嫁接在一起。这种转换的内在原
因还是对本土文化的不弃不离。

三、二鼠四蛇：生命本质的脆弱与虚幻

敦煌文献中多处记载了对人体生命的认知，通常认为个体的生命是非常脆
弱的，因为生命所依赖的物质载体是假合而空虚不实的，即形躯的本质是虚幻
的。P.3211《王梵志诗》中的《狼多羊数少》一诗云："你从何处来？脓血相和
出。身如水上泡，暂时还却没。魂魄游空虚，盲人入暗窟。"此诗宣称脓血相和
的身体就是水上的泡泡不能持久。又，王梵志的《身是五阴城》诗云："身是五
阴城，周回无里数。上下九穴门，脓流皆臭淤。湛然脓血间，安置八万户。余
有四千家，出没同居住。壤壤相噉食，贴贴无言语。总在粪尿中，不解相蛆妒。
身行城即移，身卧城稳住。身死城破坏，百姓无安处。"②敦煌讲经文也宣扬身
体的不净观。《维摩诘经讲经文》（三）云："我等凡夫，内心不净，杂恶充满，
三十六物，共成此身。"③《维摩诘经讲经文》（一）引《大智度论》，认为人体有
五种不净，即种子不净、住处不净、自体不净、外相不净、究竟不净。种子不
净是指"内即诸叶（业）烦恼，外种父母遗体"。住处不净是指"在母腹中"。
自体不净是指"为四大变成为假食"。外相不净是指"九孔常流"出各种污秽。

---

① 黄征、张涌泉校注：《敦煌变文校注》，北京：中华书局，1997年，第472页。
② 王梵志著、项楚校注：《王梵志诗校注》，上海：上海古籍出版社，1991年，第594页。
③ 同①，第836页。

究竟不净是指"终归败坏"①。《大智度论》卷十九中的五种不净分别为生处不净、种子不净、自性不净、自相不净、究竟不净②。《维摩诘经讲经文》(一)对五种不净的解释虽然要比《大智度论》简略得多,但其实质所指的含义基本相同。

身体的虚幻与不净基本上是源自印度佛教的观念。浙敦195(浙博170)《根本说一切有部毗奈耶杂事》卷第十二云:"难陀!身如痈箭,众病所成。无暂时停,念念不住。体是无常,苦空无我。恒近于死,败坏之法,不可保爱。"③ S.663《印沙佛文》云:"[知]四大而无注(住),晓五蕴而皆空。"④ 敦煌文献中将生命比喻为脆弱的草藤,无法长久支持生命的延续。写于吐蕃统治敦煌时期的 P.3172 之二《尼患文》即云:"但以四大交错,八苦流行;风并(病)之疾势增,寒热之症顷极。虑其藤命不久,怯其息脆轻霜。故能罄舍房资,仁其法药。"⑤ S.427《禅门十二时》诗亦云:"喁(隅)中巳,所恨流浪俱生死,法船虽达涅槃城,二鼠四蛇从后至。人身犹如水上泡,无常煞鬼忽然至,三日病卧死临头,善恶之业终难避。"⑥

在敦煌文献中,四大的譬喻用法为"四蛇"。S.343《斋仪》中的"愿文"云:"知[泡]幻之不坚,悟浮生之难保。每惊二鼠,常衢(惧)四蛇。是知红颜[易]念念之间,白发变须臾之际。"⑦ P.3262《建佛堂门楼文》:"知绝患(泡幻)而不坚,悟浮生而难驻。每警二鼠,恒其(惧)四蛇。"⑧ P.2341《佛文》:"然今施主知四蛇而同箧,悟三界之无常;造二鼠之侵腾(藤),识六尘之非救

① 黄征、张涌泉校注:《敦煌变文校注》,北京:中华书局,1997年,第753页。

② 《大正新修大藏经》第25册,第198页下栏至第199页上栏。

③ 黄征、张崇依:《浙藏敦煌文献校录整理》下册,上海:上海古籍出版社,2012年,第637~638页。另见《大正新修大藏经》第24册,第257页中栏。又,韩春平从题记的角度,对浙敦195(浙博170)《根本说一切有部毗奈耶杂事》作为敦煌文献的定性提出质疑。参见韩春平:《浙博藏〈根本说一切有部毗奈耶杂事〉献疑》,《敦煌学辑刊》,2013年第1期,第63~66页。

④ 其他《印沙佛文》也多有此句,参见王三庆、王雅仪:《敦煌文献印沙佛文的整理研究》,《敦煌学》第26辑,2005年,第45~74页。又,国图 BD17 背(地17背)《社斋文》有类似的句子:"即知四大而无主,识五蕴之皆空。"P3678 背面"斋仪"中的"社邑"部分、P2058 背面斋文文集中的"社斋文"均有此句。

⑤ 黄征、吴伟编校:《敦煌愿文集》,长沙:岳麓书社,1995年,第681页。

⑥ 郝春文编著:《英藏敦煌社会历史文献释录》第二卷,北京:社会科学文献出版社,2003年,第313页。

⑦ 同上,第136页。

⑧ 吴钢主编:《全唐文补遗》第九辑,西安:三秦出版社,1994年,第192页。

（久）；愍（愍）苍生之沉疾，冯（凭）法力以蠲除；嗟疫气之恒流，仰威光而殄灭。"①P.3718 所收《刘庆力邈真赞》云："龄当六九，遇染疴缠，诸蛇不顺，针药难痊。"其题记为："于时天成三年（928）戊子岁三月八日题记。"P.2313《亡文等句段集抄》之六"愿亡人"："愿三毒诸殃，消若春冰；四蛇之结，荡如秋雾。""是以两鼠催年，恒思啮葛；四蛇捉（促）命，本自难留。"②又，S.5561《僧患文》："每恐四蛇［之］毁怯（箧），二鼠之侵腾（藤）；雾露之躯，俄然变没。"③P.3718 所收《马灵信邈真赞》云："四蛇不顺，二鼠侵煎。膏肓凑染，会散难蠲。"④《阎子悦邈真赞》云："龄当八九，风疾才牵。四蛇不顺于斯晨，二鼠暗吞于宝体。"⑤《张良真写真赞》云："四蛇不顺于胸怀，二鼠闇吞于己体。"⑥《范海印写真赞》云："四蛇不顺，二鼠侵牵。风灯不久，逝暎难延。"⑦在张灵俊的笔下，"四蛇"与"二鼠"作为一个固定的譬喻程序，被用来描述马灵信、阎子悦、张良真、范海印这些病人患病后难以救治的无奈状态。而别人为张灵俊本人所写的邈真赞也有类似的譬喻："时乃年逾耳顺，萦疾仍加，四大不顺于躬怀，枕疾俄经于岁月。病颜转炽，去世非遥。……年余七九，风疾侵缠。四蛇不允，二鼠交煎。"⑧唐代墓志中也有二鼠、四蛇的譬喻。《唐代墓志铭汇编附考》第七册所收《杨元墓志》亦云："不谓居住易往，气序遄流，叹二鼠之相诬（噬），伤四蛇之先侵。"⑨

"二鼠"、"四蛇"的譬喻含义，见于姚秦三藏法师鸠摩罗什译《众经撰杂譬

① 吴钢主编：《全唐文补遗》第九辑，西安：三秦出版社，1994年，第195页。黄征、吴伟编校：《敦煌愿文集》，长沙：岳麓书社，1995年，第441页。

② 黄征、吴伟编校：《敦煌愿文集》，长沙：岳麓书社，1995年，第259~260页。又，王三庆整理的敦煌本《诸杂斋文》中也有"遂所（使）威力解骨，被二鼠之侵年；毒火荧（萦）躯，为四蛇［之］促命"的类似表述。参见王三庆：《敦煌佛教斋愿文本研究》，台北：新文丰出版公司，2009年，第258页。

③ 黄征、吴伟编校：《敦煌愿文集》，长沙：岳麓书社，1995年，第692页。

④ 姜伯勤、项楚、荣新江：《敦煌邈真赞校录并研究》，台北：新文丰出版公司，1994年，第261页。

⑤ 同上，第269页。

⑥ 同上，第273页。

⑦ 同上，第277页。又，《张安信邈真赞》云："何期二鼠忽临，四蛇将逼。"（同书，第323页）

⑧ 吴钢主编：《全唐文补遗》第九辑，西安：三秦出版社，1994年，第323页。

⑨ 曾良：《隋唐出土墓志文字研究及整理》，济南：齐鲁书社，2004年，第197页。

喻》（比丘道略集）卷上的第八个故事、宋天竺三藏求那跋陀罗译《宾头卢突罗阇为优陀延王说法经》、后秦释僧肇选《注维摩诘经》卷第二、胡吉藏撰《维摩经义疏》卷第二"方便品"，以及大唐三藏法师义净译《佛说譬喻经》。《佛说譬喻经》——列举了故事中的譬喻含义："象喻无常；井喻生死；险岸树根喻命；黑白二鼠，以喻昼夜。啮树根者，喻念念灭。其四毒蛇，喻于四大。"[①]黑白二鼠故事中的这一譬喻的阐释主要涉及佛教的身体观和人生观。

　　黑白二鼠的譬喻故事，不仅见于多种古代印度文献之中，而且还广为流传。山上忆良曾随遣唐使入唐，他的《大宰帅大伴卿报凶问歌》中有"二鼠竞走，而度目之鸟旦飞；四蛇争侵，而过隙之驹夕走"，用来譬喻时光之无情流逝[②]。阿拉伯名著《凯里来和迪木奈》源自印度民间故事集《五卷书》，前者的"白尔泽维篇"也有这个譬喻故事[③]。《凯里来和迪木奈》的多个插图本中也有该故事的细密画[④]。甚至19世纪俄国大文豪列夫·托尔斯泰在《忏悔录》中，也使用了此黑白二鼠譬喻[⑤]，可见印度的这一譬喻故事早已广被世界[⑥]。

　　敦煌的《禅门十二时》诗、《患文》、《斋仪》、《建佛堂门楼文》、《佛文》、《邈真赞》（《写真赞》）、《亡文》乃至中原的墓志等不同类型的诗文中，都频繁出现了"二鼠"、"四蛇"这样的词语，正说明中古时期受印度佛教熏洗的人们已经认识到人的生命就像被两只老鼠正在啮咬的树根或者藤蔓，随时都有被咬断的可能。这样的生命脆弱观念对人们的日常生活乃至医疗观都难免产生一些影响。正如P.2718《王梵志诗》中的《请看汉武帝》一诗所云：

　　　　请看汉武帝，请看秦始皇。
　　　　年年合仙药，处处求医方。
　　　　结构千秋殿，经营万寿堂。

---

　　① 《大正新修大藏经》第4册，第801页中栏。

　　② 王晓平：《东亚愿文考》，《敦煌研究》，2002年第5期，第95~100页。此见第99页。

　　③ （阿拉伯）伊本·穆格法著、李唯中译：《凯里来和迪木奈》，天津：天津古籍出版社，2004年，第62~65页。

　　④ Cf. Bernard O'Kane, *Early Persian Painting: Kalila and Dimna Manuscripts of the Late Fourteenth Century*, I.B.Tauris, 2003.

　　⑤ 列夫·托尔斯泰著、冯增义译：《忏悔录》，收入《列夫·托尔斯泰文集》第十五卷（《政论·宗教论著》），北京：人民文学出版社，1987年，第18页。

　　⑥ 参见陈明：《佛教譬喻"二鼠侵藤"在古代欧亚的文本流变》（待刊稿）。

百年有一倒，自去遣谁当？①

王梵志也认为人体不会永恒不朽，从根本上否定了人长生不老的可能性，因此，"合仙药"与"求医方"只能带来一时的人体健康，而不可能解决人类生病而不死的永恒难题。S.3827《维摩诘经讲经文》亦云："人身病，似枯树，苦恼灾危成积聚。看看即是落黄泉，何处令人能久住。直须认取速行行，不请无端恋意情。且要健时为利益，莫交病卧善心生。"②

四、敦煌字书中的人体词语与身体认知

敦煌童蒙读物有多种，其中识字类的蒙书又可分为综合类（《千字文》、《新合六字千文》、《开蒙要训》、《百家姓》），杂字类（《俗务要名林》、《杂集时用要字》），俗字类（《碎金》、《白家碎金》）和习字类（《上大夫》）四种③。这些通俗的识字教材中，有介绍人体各种器官与疾病的词语，为儿童们提供了最基本的人体词。长期流行于敦煌的《开蒙要训》（P.2578等四十来件写卷）中没有分门别类，与《千字文》一样采用四字句的方式，所归纳的人体词有："鬓髻发鬟，须鬒髭鬓。头额颊颐，齿舌唇口。眉眼鼻耳，颈项臂肘。腰臀胸腋，腕抓指拇。髀膊腿胜，跟踝脚手。胁肋脊背，腓腨膝后。脾肾肠肚，肺肝心部。髓脑筋骨，瘦瘠羸丑。"④《开蒙要训》列举的实际是单音词，俄藏Дx.02822《杂集时用要字》中也有对身体的实际描写词语，即"身体部第八"，其人体词有："顶脑、胸前、口唇、牙齿、弱鼻、眉毛、眼眶、咽喉、腮颌、耳坠、髭鬓、指头、五脏、心肺、肝肚、腰膝、皮肤、脾胃、肾藏、拳手、颡额、六腑、爪甲、肩臂、胫骨、胯臀、手腕、心腑"⑤。Дx.02822《杂集时用要字》采用的几乎全是双音词，也与中古汉语双音词的发展趋势相吻合。与《开蒙要训》一样，此处所列举的身体各部位与器官的名称基本上是外在的，对内脏的器官列举只是普通的，没有体现出什么解

---

① 王梵志著、项楚校注：《王梵志诗校注》，上海：上海古籍出版社，1991年，第322页。

② 录文参见于淑健：《敦煌佛典语词和俗字研究——以敦煌古佚和疑伪经为中心》，上海：上海古籍出版社，2012年，第140页。

③ 郑阿财、朱凤玉：《敦煌蒙书研究》，兰州：甘肃教育出版社，2002年。又，郑阿财、朱凤玉：《开蒙养正：敦煌的学校教育》，兰州：甘肃教育出版社，2007年。

④ 郑阿财、朱凤玉：《敦煌蒙书研究》，兰州：甘肃教育出版社，2002年，第59页。另见张新朋：《敦煌写本〈开蒙要训〉研究》，北京：中国社会科学出版社，2013年。

⑤ 李应存、李金田、史正刚：《俄藏敦煌文献Дx.02822 "蒙学字书"中之医药知识》，《甘肃中医学院学报》，2006年第4期，第40页。

剖学知识方面的信息。"人体词语所代表的概念是人类认知世界的元概念，在词汇系统中占据着基础和核心地位"①，因此，敦煌识字教材中的这些人体词，不仅代表了当时人们对自身身体的认识，也透露出了对于自身之外的世界的认知②。

与汉译佛经中细致列举佛陀的三十二相、八十种好一样，敦煌写本相书中也多标示身体部位③。敦煌相书对人体的描述，有独特的身体符号体系，包括了不同部位的黑痣名称。P.3492V《身面靥子图》（拟）的开篇即指出"人身前后两畔总有七十四部"，这些部位可分为正面、背面和侧面三个面向，其名称包括天柱、左右仓、左右库、左右荒野、清源、逸堂、玉府、劳原、赤门、地基等，这些名称基本上都带有一定的象征意义。而常见的人体部位名称则有足踵、脚趺、歧骨、项后垣、两胛、脊梁骨、穷骨、踹肠、臑肉等④。相书还描述了龟背、瘰偻等有疾变的人体现象。敦煌相书中有"人身前后两畔总有七十四部"，这样的分部之说，代表了术数知识范畴内的一种分类。敦煌相书对面部三亭（三停）、五官六府、玉枕等头面部位以及势源、四大海、两福地等和躯干部位的描写与划分较为细致，其中还蕴含了中国传统文化中的天人相应的观念，相书有关身体词语的丰富内涵超过其他类型的术数文献中的叙述⑤。

第二节　四百四病：敦煌文献中的疾病类型分析

一、疾病的成因

敦煌文献中关于疾病的成因有多种说法，来源于不同的宗教或者民俗观念，至少有以下四种观点。

1. "四大乖和"

国家图书馆藏敦煌写卷BD15245（新1445）《维摩诘讲经文》（二）指出："是身无主为如地，是身无我为如火，是身无寿为如风，是身无人为如水，是

---

① 黄碧蓉：《人体词语语义研究》，序言，上海：复旦大学出版社，2010年。

② 参见李慧贤：《从汉语史的角度看人体词语的特点》，《内蒙古师范大学学报》，2010年第4期，第136~138页。

③ 王晶波：《敦煌相术与佛教占相异同论》，《敦煌学辑刊》，2003年第1期，第69~76页。

④ 郑炳林、王晶波：《敦煌写本相书校录研究》，北京：民族出版社，2004年，第149~150页。

⑤ 王晶波：《敦煌写本相书研究》，北京：民族出版社，2009年，第126~193页。

身不实，四大为家。"①印度佛教认为，构成人体的四大元素如果能够保持平衡，人就不会生病。反之，如果某一元素失去平衡，人体就会陷入疾病的状态。这与中医的阴阳平衡观有一个相同点，就是平衡。印度生命吠陀医学也坚持平衡观，同样强调若构成人体的风、痰、胆汁三种体液维持平衡，则人无疾病之虞。胡吉藏撰《维摩经义疏》卷四中的〈菩萨品第四〉亦指出：

> 又问：地大、水大、火大、风大，于此四大，何大之病？身心本是四大之所合成，身心可无，而四大或有，四百四病，因四大起，今是何大之病？罗什云：外道但说三大病，不说地大，佛法具明四大起病。故一大不调，百一病总。四大合论，则有四百四病②。

所谓"外道但说三大病"，指的就是印度生命吠陀医学所说的三种体液失衡导致疾病："风"对应的是"风"，痰"对应的是"水"，"胆汁"对应的是"火"。由"四大成身"而延伸出来的疾病成因，就是P.2718、Дх.10736《王梵志诗》中的"四大乖和起"诗所云："四大乖和起，诸方请疗医。长病煎汤药，求神觅好师。"③S.4472中有关圆鉴大师灵辩的《左街僧录与缘人遗书》在描述其生病时，也用"谁为（谓）无常病恼，电影疾侵，调四大以乖方，治三瞧（焦）而无据。……岂料膏肓难差（瘥），落照其昏。二暑（竖）催而针药无征，五行离而符医失度"来形容④。因此，"四大乖和"或"四大乖方"就是印度佛教"四大说"在疾病成因方面的论述。BD15245（新1445）《维摩诘讲经文》对此有详细的论述：

> 白语：居士此疾，莫是风黄痰饮，四大乖和，便（使）无边之苦烦愁生，遣一室内呻吟沥沥。吃何汤药，稍得安和？遣谁人主持患身，如何知其病本？我蒙圣主处分，得故问来。大觉丁宁，专来丈室。今日幸垂指示，

---

① 李文洁、林世田：《新发现的〈维摩诘讲经文·文殊问疾第二卷〉校录研究》，《敦煌研究》，2007年第3期，第68~72页。

② 《大正新修大藏经》第38册，第957页中栏。另见汤用彤：《汤用彤全集》，第2册，石家庄：河北人民出版社，2000年，第401页。

③ （唐）王梵志著、项楚校注：《王梵志诗校注》，上海：上海古籍出版社，1991年，第469页。

④ 徐俊：《敦煌诗集残卷辑考》，北京：中华书局，2000年，第615页。

强起宣陈，令我等知此病因，使人天疑心息断^①。

此段中的"风黄痰饮"和"四大乖和"，就是印度生命吠陀医学和佛教医学的两种病因学说的并列。

2. 业报致病

S.2497《温室经疏》中有："预有是身，谁能无患？继沾有识，谁不畏苦？"印度佛教认为人们今生的痛苦大小是由前世的业行所造成的，病苦也是一样。Dx02033《佛说孛经一卷》云："或寿不寿，多病少病，丑陋端正，贫富贵贱，贤愚不均。至有盲聋瘖痖，跛蹇癃残，百病皆由宿命行恶所致。"S.2512《药师经疏》亦云："病苦者，三毒诸殃遍满世界，四大痛恼偏集阎浮。但业有高低，报亦轻重；或晨旦清强而片时病集，遂使连年抱膺，历岁瘿缠。……如此诸病，实为大苦。"^②不同的人前世的业行高低不同，则今生的病报也有轻重之别。

业报致病之说，透过在敦煌盛行的佛教，而传入民众的心目之中。BD15076（新1276）《入楞伽经卷二》尾题："夫至妙冲玄，则言辞莫表；惠深理固，则凝然常寂。淡泊夷（戒）净（净），随缘敢（慜）化。凡夫想识，岂能穷达。推寻圣典，崇善为先。是以比丘建晖既住（往）不因殖（植因），禀形女秽，罹罗病疾，抱难当今。仰惟此苦，无由可拔迹，即减割衣资，为七世父母，先死后亡，敬写《入楞伽》一部，《胜鬘》一部，《无量寿》一部，《仁王》一部，《方广》一部，《药师》二部。因此微善，使得离女身，后成男子。法界众生，一时成佛。大代大魏永平二年（509）八月四日比丘建晖敬写讫，流通供养。"日本书道博物馆藏《大般涅槃经》卷十六也是这位"比丘尼建晖为七世师长父母"所造。建晖写经的原因是因为感觉到自己前世未植善业而今生为女秽之身，饱受病疾折磨，因此要写数种佛经，以求达到来世转女体为男身的目的。又，P.2805《摩利支天经》的题记中写道："天福六年（941）辛丑岁十月十三日，清信女弟子小娘子曹氏敬写《般若心经》一卷、《续命经》一卷、《延寿命经》一卷、《摩利支天经》一卷，奉为己躬患难，今经数晨，药饵频施，不蒙抽减，今遭卧疾，始悟前非。伏乞大圣济难拔危。鉴照写经功德，望仗厄难消除。死家债主领资（兹）福分（份），往生西方，满其心愿，永充供养。"此题记中

---

① 李文洁、林世田：《新发现的〈维摩诘讲经文·文殊问疾第二卷〉校录研究》，《敦煌研究》，2007年第3期，第68~72页。

② 于淑健：《敦煌佛典语词和俗字研究——以敦煌古佚和疑伪经为中心》，上海：上海古籍出版社，2012年，第243页。

的"今遭卧疾，始悟前非"，就是指造成当今疾病的根源是"前非"，亦即前生的不正当的业行。

善业导致善报，恶业导致恶报，这种因果报应之说，在敦煌的病因学说中占有一席之地①。S.343的《患文》中另有"莫为酬（仇）对，放舍患儿"之句，即认为病者患疾是因怨仇所致，而怨仇也是业报的形式之一。

除前生的业报之外，还有今生的"现世报"。特别是那些违背佛教的恶行，会导致当下的多种病报。敦煌本《救疾经》（亦名《救护众生恶疾经》）中就列举了多种亵渎或者毁坏佛寺器物等非法行为导致的恶病报应：

> 或有人偷劫经像之物，知如故为，使人恶病。或举持金银铜铁，或有暗取三宝之物及以钱粟绢帛之物，径年有如不还，能使人恶病。或人咒誓烧佛形像，推拟佛身，或烧煮圣容，点灭经句，或将内人僧伽蓝内宿，或将内人入佛塔里，共内人言语信要，或共内人共相贪模，或身生往及如此之事，能使人恶病。如此之事，久久当病，不至三年。或有人暗取他人斋米供斋之，调知而故取，能使人恶病②。

敦煌本《还冤记》（P.3126、S.5915）中有多个南北朝故事叙述事主受害及其对伤害者的报复，疾病导致的死亡也是报复的一种。比如，姚秦时期姚苌掘符永固墓并鞭尸，后姚苌生病，梦见鬼兵的报复，"忽然惊寤，即患阴肿，令医刺之，流血如梦"。宋高祖时的刘毅由于枉杀牛牧寺僧人，而遭天帝惩罚，"因遂得病，不食，日弥羸瘦"。还有一则因病受害而报应的故事：

> 宋济豫章王萧嶷亡后，忽现形于沈文季，曰："我病未应死，皇太子加膏中十一种药，我遂不差。汤中复加药一种，使我利（痢）不断。吾已诉天帝，帝许还东郊（邸），当判此事。"更怀中出青纸文书示文季，云："与卿少旧，为呈主上也。"俄而失所。文季惧，不敢传，少时文惠太子卒薨③。

文惠太子在萧嶷所服的膏药中添加了十一种药，又在他的汤药中增加了

---

① 赵青山：《写经题记所反映的古人病患观念——以敦煌写经为中心》，《敦煌写本研究年报》第5号，2011年，第245~255页。

② 《大正新修大藏经》第85册，第1362页上栏。

③ 杨宝玉：《敦煌本佛教灵验记校注并研究》，兰州：甘肃人民出版社，2009年，第300~311页。

一种，导致对方下痢不断而死，最终自己也得到了天帝的惩罚而死去。这些都是敦煌之外地区的传说故事，而S.381中的《龙兴寺毗沙门天王灵验记》记载了敦煌本地的一则故事，即"本寺大德僧日进附口抄"。故事记载："大蕃岁次辛巳（801），润（闰）二月十五日，因寒食，在城官寮（僚）百姓就龙兴寺设乐。寺卿张闰子家人圆满至其日暮间至寺看设乐，遂见天王头上一鸽，把一小石，打鸽不著，误打神额上，指甲许破。其夜至家，卧未睡，朦胧见一金蛇突圆满眼上过，便惊觉，怕惧，遍体流汗，两眼急痛，黑暗如漆，即知是神为害。"[1]圆满到佛寺志心忏谢，念佛诵咒，灯花行道之后，"圆满两目豁然，依前明朗，一无障碍。"该《龙兴寺毗沙门天王灵验记》抄写于860~873年，表现了9世纪敦煌人对于佛教神像的尊崇心态，以及损坏神像并遭病报的心理。[2]

杀生是印度宗教中的大罪，非杀则是印度多种宗教的共同选择。佛教也将杀戒列在所有戒律条文的第一位。由杀生而招致病报，被佛教视为必然的命运。S.3287《忏悔灭罪金光明经传》利用小说的形式来宣传杀生必遭报应以及忏悔则可灭罪的观念，其开篇记载："昔温州治中张居道，沧州景城县人。未莅职日，因适女事，屠宰诸命，牛、羊、猪、鸡、鹅、鸭之类；未逾一旬，卒得重病，绝音不语，因尔便死。唯心尚暖，家人不即葬之。"[3]张居道因为屠宰牲畜而遭重病报应，魂灵入冥遭遇刑案，回阳之后，广造《金光明经》，断肉止煞，以忏悔灭罪而得重生。《忏悔灭罪金光明经传》指出对杀生者的报应方式有多种，其中之一为："世人卒死，及羸病连年累月，眠中唱痛，狂言妄语，并是众生执注，文案一定，方始命断。"[4]所谓"羸病连年累月，眠中唱痛，狂言妄

① 杨宝玉：《敦煌本佛教灵验记校注并研究》，兰州：甘肃人民出版社，2009年，第356~360页。

② 有关《龙兴寺毗沙门天王灵验记》的研究，可参见郑阿财：《论敦煌写本〈龙兴寺毗沙门天王灵验记〉与唐五代的毗沙门信仰》，收入《第三届中国唐代文化学术研讨会论文集》，台北：台湾政治大学中国文学系编印，1997年，第427~442页。又，郑阿财：《〈龙兴寺毗沙门天王灵验记〉与敦煌地区的毗沙门信仰》，收入《周绍良先生欣开九秩庆寿文集》，北平：中华书局，1997年，第253~264页；该文又以《敦煌写本〈龙兴寺毗沙门天王灵验记〉研究》为题，收入氏著《见证与宣传——敦煌佛教灵验记研究》，台北：新文丰出版公司，2010年，第163~181页。

③ 郑阿财《敦煌灵验记与唐代入冥小说——以〈忏悔灭罪金光明经冥报传〉为主》，收入氏著《见证与宣传——敦煌佛教灵验记研究》，台北：新文丰出版公司，2010年，第263~288页。

④ 同①，第321~330页。

语"，就是对遭受病报者的形象描述。

敦煌道经中也透露了疾病与前世恶行之间的关联。S.107《太上洞玄灵宝升玄内教经》云：

> 设遇疾病，当自思责，由我前世行恶所致。或残害物命，捶挞众生，食啖其肉，以为美乐。见诸疾病危厄，无有慈愍救活之心。或薄贱病人，憎恶见之，自以强健，无病患虑。由此罪故，今获此病。人所恶见，治护难差。作此念已，便思自尅责，深自改悔，发大誓愿，使我于今以去，体解真正，弃耶（邪）伪法，恒履正见，保守善心，不堕恶道。仙道成就，离诸病痛，无有今日诸恶苦恼。当以法药，救诸世间疾病苦患。惟愿尤冥，宽宥罪负，救其既往，赐以更生，大造之恩。此是学道之人，遇困病苦，应作此念。作此念者，必蒙冥佑[①]。

导致今生病苦的前世恶行包括了对普通人的残害以及对病患者的薄贱与憎恶，《太上洞玄灵宝升玄内教经》更要求遇到病苦的学道之人不仅要忏悔前世恶行，更要履行道教的正见，弃邪从道，才能获得冥佑，解除病苦。

3. 贪痴患病

印度佛教认为，贪、嗔、痴就是人心中的三毒，其梵语词为 tri-doṣa。而印度生命吠陀医学也把风、痰、胆汁三种体液称作 tri-doṣa。tri-doṣa 一词，在敦煌吐鲁番文书中译作"三俱"[②]。S.526《致某和尚书》云："恒将惠药，每启智光，以除三毒之疾源。"S.646 中的《假读百车经》诗云："假读百车经，心乱恒无定，分别说是非，吾我三毒盛，如蛇出窟游，恒与万物竞，虽然读药方，终归不差病。"[③] 这基本上是将三毒视为"疾源"。BD15245（新1445）《维摩诘讲经文》中特别提到了疾病的根本就在于"贪"，而不是"四大不调"或者五脏六腑的增损。《维摩诘讲经文》在论述疾病之因时云：

> 是时居士启白文殊：我病因由，本从痴有。为众生贪爱，鎮（错）处

---

① 郝春文编著：《英藏敦煌社会历史文献释录》第一卷，北京：科学出版社，2001年，第177页。

② 陈明：《"八术"与"三俱"：敦煌吐鲁番文书中的印度"生命吠陀"医学理论》，《自然科学史研究》，2003年第1期，第26~41页。

③ 郝春文编著：《英藏敦煌社会历史文献释录》第三卷，北京：社会科学文献出版社，2003年，第460页。另见徐俊：《敦煌诗集残卷辑考》，北京：中华书局，2000年，第845页。

循环，流于六道之中，未省将心觉悟。长居三界，似游大（火）宅之坑；恋爱六尘，岂观身之不久。汨没生死，长处漂流。近魔近邪，逐凶逐党。见斯徒类，我病万（方）生。不干四大之缠痾，岂关五腑之增损。我之病本，实为贪生①。

维摩诘居士在向文殊菩萨解释自己的病因时，提出了病本正是内心的愚痴与贪爱，而不是身体的物质疾病。与《维摩诘讲经文》类似的说法，见于日本中村不折003《法句譬喻经》卷三中的一个故事：

> 彼时国王名波斯匿，为人憍慢，放恣情欲，目惑于色，耳乱于声，鼻著馨香，口恣五味，身受细滑；食饮极美，初无厌足，食遂[进]多，恒苦饥处（虚），厨膳而愚痴（不废），以食为常。身体肥盛，乘舆不胜；卧起呼吸，但苦短气；气闭息绝，经时惊觉；坐卧呻吟，恒苦身重，不能转侧，以身为患。……佛告大王："人有五事，令人常肥：一者数食，二者喜眠，三者憍乐，四者无愁，五者无事。是为五事喜令人肥。若欲不肥，减食粗燥，然后乃瘦。"②

波斯匿王变得肥胖的根本原因就是"放恣情欲"或"憍乐"，这正是"贪"的表现。

4. 鬼魅致病

P.3468中的《驱傩二首》云："万乘之国，城池廓落。人物差殊，鬼神杂错。……瘦病之鬼，眼如大洛。窃盗之鬼，缘棚上阁。悖逆之鬼，无头有脚。咬蛇之鬼，唇口略绰。过（遇）箭之鬼，精神卓朔。万般千种，一呼百诺。……作岁杆（旱）者与棒，行瘴气者与药。"③鬼神与人类有着密不可分的关联。所谓"瘦病之鬼"与"行瘴气者"，都是能给人类带来疾病的鬼魅。鬼魂致病既是中土上古时期就有的传统观念，也是印度生命吠陀的病因说之一。印度生命吠陀的医学"八支"（或"八术"）之中，就有"论鬼瘴"这一分支。义净在《南海寄归内法传》卷三解释："鬼瘴谓是邪魅。"大唐总持寺沙门智通译《千眼千臂观世音菩萨陀罗尼神咒经》卷上记载："昔有罽宾国疫疾流行，人得病者不

---

① 李文洁、林世田：《新发现的〈维摩诘讲经文·文殊问疾第二卷〉校录研究》，《敦煌研究》，2007年第3期，第68~72页。

② 《大正新修大藏经》第4册，第598页上栏。

③ 黄征、吴伟编校：《敦煌愿文集》，长沙：岳麓书社，1995年，第954页。

过一二日并死。有婆罗门真帝将此法行，疫病应时即得消灭，行病鬼王出离国境，知有验矣。"①在唐代的佛经中，开始出现了"行病鬼王"的译名。唐宋时期，"行病鬼王"的传说依托观音信仰进行传播②。敦煌写经题记中，能专职带来疾病的鬼神代表也是"行病鬼王"或是"疫使"。S.980《金光明最胜王经卷二》题记云：

> 辛未年（911？）二月四日，弟子皇太子暅为男弘忽染痫疾，非常困重，遂发愿写此《金光明最胜王经》。上告一切诸佛、诸大菩萨摩诃［萨］及太山府君、平等大王、五道大神、天曹地府、司命司禄、土府水官、行病鬼王、疫使、知文籍官院长、押门官、专使、可嗤官，并一切幽冥官典等。伏愿慈悲救护，愿弘疾苦早得痊平，增益寿命。所造前件功德，唯愿过去、未来、见在数生已来所有冤家债主、负财负命者，各愿领受功德、速得生天③。

这是于阗的皇太子李暅为儿子李弘因患严重的痫疾而抄写唐代义净翻译的《金光明最胜王经》，来求取功德，所祷告的能够致病的鬼神就有"行病鬼王"和"疫使"。此段题记的写法属于敦煌写经题记的套语格式之一，因为P.3135《四分戒》一卷是索清儿在乙卯年（956）四月十五日为自己"忽染热疾"而抄写的，其题记除时间、抄写人、疾病名、佛经名不同之外，与S.980的题记几乎完全相同④。"行病鬼王"和"疫使"被放置在敦煌写经题记愿文的套话格式之中，正表明10世纪敦煌的人们非常熟悉"行病鬼王"和"疫使"这样的概念及其所指。李暅抄写了一批《金光明最胜王经》，有的题记比较简要，未提及

① 《大正新修大藏经》第20册，第87页上栏。
② 吴怡洁：《行病之灾——唐宋之际的行病鬼王信仰》，《唐研究》第十二卷，2006年，第245~265页。
③ 另见P.3668的同样题记。黄征、吴伟编校：《敦煌愿文集》，长沙：岳麓书社，1995年，第920~921页。郝春文、金滢坤编著：《英藏敦煌社会历史文献释录》第四卷，北京：社会科学文献出版社，2006年，第458~459页。
④ P.3135《四分戒》题记："乙卯年四月十五日，弟子索清儿为己身忽染热疾，非常困重，遂发愿写此《四分戒》一卷。上为一切诸佛、诸大菩萨摩诃萨及太山府君、平等大王、五道大神、天曹地府、司命司禄、土府水官、行病鬼王、疫使、知文籍官院长、押门官、专使、可嗤官，并一切幽冥官典等，伏愿慈悲救护，愿疾苦早得痊平，增益寿命。所造前件功德，唯愿过去、未来、见在、数世以来所有冤家债主、负财负命者，各领受功德、速得生天。"（黄征、吴伟编校：《敦煌愿文集》，长沙：岳麓书社，1995年，第915页）

"行病鬼王"和"疫使"。另一批未载发愿人题名与抄写年代的《金光明最胜王经》题记中也有与 S.980 的题记愿文相似的内容。S.6884《金光明最胜王经卷第二》的题记云：

> 敬写《金光明最胜王经》一部十卷。右以上写经功德，并用庄严太山府君、平等大王、五道大神、天曹地府、伺（司）命伺（司）禄、土府水官、行病鬼王并役（疫）使、府君、诸郎君及善知识、胡使禄公、使者、检部历官、舅母、关官、保人可韩及新三使、风伯雨师等，伏愿哀垂，纳受功德，乞延年益寿①。

从题记所祷告的神灵以及世俗人士的名录来看，此批《金光明最胜王经》似乎不是李暅抄写的。为了解除病苦，祈愿延年益寿，敦煌的人们需要抄写佛经，或塑造佛像，或者举办各种道场活动，借助观音菩萨等的神力来驱除行病鬼王。S.1746《金刚般若波罗蜜经》尾题："弟子令狐为龙王、行病鬼王、怨家债主，敬造像二区（躯），写《金刚般若》一百部、《法华》一部，于灵安寺寿禅师院内洁净写。"②S.1147《结坛散食回向发愿文》描述弟子某甲自结坛散食、诵咒转经、焚香燃灯，举办三日三夜的仪式，所启请的神鬼对象包括阎摩罗王、察命司录、太山府君、五道大神、善恶童子、行病鬼王等③，通过领受道场的福分而减少神鬼们的作祟，由此获取人间的安宁与健康。P.2058V（14～10）《水则道场文》云："四王护世，挥宝杵以摧魔。大圣观音，垂悲愿而拔济。怨家债主，舍结济生。行病鬼王，摄心罢怒。"P.3574《行香除疫愿文》亦云："四王护世，挥宝杵摧魔。大圣观音，慈悲愿而拔济。怨家债主，舍结济生。行病诸王，摄心罢怒。"人们认识到对鬼魅所导致的疾病，需要采取的是驱鬼的方法，而不仅仅是一般的药术。P.3468 中的《进（达）夜朝胡祠（词）》云："四门皆有鬼，擒之不遗一。今有静中央，[责罚] 功已毕。更有十二属，亦解为凶吉。

① 黄征、吴伟编校：《敦煌愿文集》，长沙：岳麓书社，1995年，第939页。
② 郝春文、赵贞编著：《英藏敦煌社会历史文献释录》第七卷，北京：社会科学文献出版社，2010年，第581页。
③ 郝春文、金滢坤编著：《英藏敦煌社会历史文献释录》第五卷，北京：社会科学文献出版社，2006年，第134～138页。

自从［人定亥，直至］黄昏戌。何用钉桃符，不须求药术。"①

　　敦煌文献中的鬼魅致病之说，细分起来，至少有三种来源。其一，是中医上古以来的传统观念。其二，是道教的鬼神观。其三，是印度佛教（尤其是密教）的鬼神之说。刘永明在《敦煌占卜文书中的鬼神信仰研究》一文中，较为详细地梳理了敦煌各类占卜文书（包括发病书、六十甲子历、具注历日、五兆卜法、逆刺占、灵棋卜法等）中的鬼神信仰体系②。尤其是"咸通三年（862）壬午岁五月写"的P.2856《发病书》中的"推得病日法"和"推得病时法"，描述了鬼神为祟的丰富内容。比如"子日"的相关内容为：

　　　　子日，病者不死，子者神后，南斗之子，男轻女重，主生人命，故知不死。病者为人黑色，头痛热，来去有时，脚沉重，五藏不通，心腹胀满，呕吐。祟在死鬼，从外来得之。在舍星死鬼、女子鬼、身疮盘，亦不产妇污秽③。

　　陈于柱整理的敦煌吐鲁番《发病书》残卷，为理解中古术数文化背景中的医疗社会史及其相关疾病观提供了重要的新素材④。敦煌的《发病书》阐述疾病的占卜与宗教治疗的方术，与道教信仰有密切的关系。《发病书》中作祟致病的鬼神呈多样化，其道教特征与民间宗教信仰相互混融⑤，表现出与印度佛经中完全不同的鬼神谱系。S.2081《太上灵宝老子化胡妙经》中的天尊指出，在"不可教化"的世俗社会，"以是天谴百部使者，行九十种病，头痛、寒热、疫疾，及霍乱、转筋、腹痛、赤下、痈肿、恶疮，及官司刀兵、恶贼所

---

①　黄征、吴伟编校：《敦煌愿文集》，第953页。长沙：岳麓书社，1995年，又，P.2569的《儿郎伟》云："圣人福禄重，万古难侔疋。剪孽贼不残，驱傩鬼无一。东方有一鬼，不许春时出。南方有一鬼，两眼赤如日。西方有一鬼，便使秋天卒。北方有一鬼，浑身黑如漆。四门皆有鬼，擒之不遗一。今有定中殃（央），责罚功已毕。自从人定亥，直至黄昏戌。何用打桃符，不须求药术。"（黄征、吴伟编校：《敦煌愿文集》，长沙：岳麓书社，1995年，第946页）
②　刘永明：《敦煌占卜文书中的鬼神信仰研究》，《敦煌写本研究年报》第5号，2011年，第15~63页。
③　同上，第17页。
④　陈于柱：《敦煌吐鲁番出土发病书整理研究》，北京：科学出版社，2016年。
⑤　刘永明：《敦煌道教的世俗化之路——敦煌〈发病书〉研究》，《敦煌学辑刊》，2006年第1期，第69~86页。

煞、水火愤（燔）烧（烧）溺水、死罪系狱、自煞灭尽"。①可见，敦煌道经认为人间的疾病与苦难，都是由于世人的人心转恶从而受到天尊派遣的神使的惩罚。P.3356+S.1728《道要灵祇神鬼品经》中也描述了多种神鬼致病的情形："有八十万赤尾鬼，名［多］阿（河），一头三尾，身长九尺，两手持水，令人寒热，行九十种病，病煞恶人。""复有三万白头鬼，鬼名千轮。千轮身长三丈，面黑头白，万万为群，当下三万九千种病。"②

二、敦煌文献中的疾病定义以及"病苦"的描述

1. 病的定义

不同的文化语境，对疾病的定义也不相同。佛教宣扬人生八苦，生老病死首当其冲。S.2512《药师经疏》云："及其生也，则众苦所集。或病苦痛切，昼夜无闻；或恩爱别离，怨憎合会；成（或）所求不得，烦琬懊恼；或衣食不充，兹兹晓夕。"③ 在印度佛教和印度的生命吠陀医学观念的双重影响下，敦煌文献在解释疾病的定义时，便将此两种观念编织在一起，因此，需要细细地分辨。P.3198AV⁰《生老病死义》云："病者，风黄冷热淡（痰）、杂病等，四大增损不调，百一病生。"

2. "病苦"的描述

受佛教文化影响而衍生的敦煌变文，其作者在解释属于人生八苦的"生老病死"时，常会涉及"病苦"的描述。可以说，疾病观的解说多见于敦煌佛教讲经文。S.2073《庐山远公话》中对人生四苦进行了论述，其中"病苦"的解释如下：

> 相公是夜乃为夫人说其"病苦"。夫人又闻（问）："何名为病苦？""病苦"者，四大之处，何曾有实。众缘假合，地水火风，一脉不调，是病俱起。忽然困重著床，魂魄不安，五神俱失。［唇］干舌缩，脑痛头疼，百骨节之间，由（犹）如锯解。晓夜受苦，无有休期。求生不得，

---

① 郝春文等编著：《英藏敦煌社会历史文献释录》第十卷，北京：社会科学文献出版社，2013年，第401~402页。

② 郝春文、赵贞编著：《英藏敦煌社会历史文献释录》第七卷，北京：社会科学文献出版社，2010年，第554~555页。

③ 于淑健：《敦煌佛典语词和俗字研究——以敦煌古佚和疑伪经为中心》，上海：上海古籍出版社，2012年，第169页。

求死不得。世间妙术，只治有命之人，毕（必）死如何救得？能疗药不能瘥损，累日连霄（宵），受诸大苦。假使祈（耆）婆浓药，鸲鹊行针，死病到来，无能勉（免）得。世人狂（枉）受邪言，未病病在床，便冤（怨）神鬼。烧钱解禁，狂（枉）杀众生。如是之人，堕于地狱。大限不过百岁，其中七十早希；三人同受百岁，能得几时？人生在世，若有妙术，合有千岁之人，何不用意三思，狂（枉）受师人诳赫（吓）。此即名为"病苦"①。

在描述佛陀当太子时出四门游观，遇见生、老、病、死的场景中，常常有对"病儿"或者"病苦"的解释。北图8437（云24）《八相变》中对"病儿"的描述："太子又问：'何名病儿？'其人道：'人生世间，地水火风，成其四大。一大不调，百一病起，此名病儿。'又问：'病者唯公一个，为复尽皆如然？'病儿道：'殿下禄重官高，病患亦复如是。'"这是论述病患的普遍性。正如其下文所说的"世间病患之时，不谏（拣）贵贱"。②又，S.548背《太子成道经》也有对"病儿"的描述："'何名病儿？''地火水风，四大[成][身]，一大不调，则百脉病起，此名病儿。''则公一个病，但是诸人亦复如然？''殿下尊高，并亦如是！'"③敦煌本《悉达太子修道因缘》对"病儿"的描述也基本相同："太子问曰：'何名病儿？'其人云：'地火水风，百气不条（调），起卧力微，是名病儿。'太子又问：'则公一人？但是世人亦复如是？'其病人云：'价铙（假饶）殿下应有尊高，神将有其（期）！'"④

又，敦煌本《维摩诘经讲经文》（三）对病患的症状进行了细致的描述：

人若无疾无恼，身心强盛，气力劲直。若或有病，故是身力衰羸。人有四百四病，皆属四大主持，若或一脉不调，百一病起。缘地火水风，假立其体，诸邪相伏。今日脉陈，头疼口苦，唱死唱生，腹胀喉干，称怨乞命，四支（肢）不举，两眼无光，坐卧人扶，饮食小味，唇謇耳返，齿黑爪青，身生紫靥，语话非常，见鬼见神，乍寒乍热。有时似如汤火，有时

---

① 郝春文等编著：《英藏敦煌社会历史文献释录》第十卷，北京：社会科学文献出版社，2013年，第265页。其中的"祈"，不必改为"耆"字，因为"祈婆"与"耆婆"一样，可作为印度佛教大医 Jīvaka 的音译名。另见黄征、张涌泉校注《敦煌变文校注》，北京：中华书局，1997年，第260页。

② 黄征、张涌泉校注：《敦煌变文校注》，北京：中华书局，1997年，第511页。

③ 同上，第438页。

④ 同上，第472页。

冰铁何殊。肠胃内恰似车鸣，筋骨中也似刀搅。浑家怕怖，满坐惊张。一时拍臆搥胸，忙乱浇茶酹酒，医□□□脉候，直是□□□者，又道年灾过……①。

三、"四百四病"：疾病的数目与类型

浙敦195（浙博170）《根本说一切有部毗奈耶杂事》卷十二云："如是生成长大，身有众病。所谓头、目、耳、鼻、舌、齿、咽喉、胸腹、手足疥癞、癫狂、水肿、欬嗽、风黄、热癊、众多疟病、支节痛苦。难陀！人身有如是病苦。复有百一风病、百一黄病、百一痰癊病、百一总集病，总有四百四病，从内而生。"②杏雨书屋藏羽650R题名为《修正观法门治病患第九、证果第十》，实际上是隋天台智顗述《修习止观坐禅法要》（《童蒙止观》，亦名《小止观》）的"治病第九"和"证果第十"部分，但文字略有不同，其对四百四病的描述如下：

> 病发虽复多途，略出不过二种：一四大增损病。二五藏生病。四大中病发者，地大增者，则肿结沉重，身体枯瘠，如是等百一患生。若水大增者，则淡（痰）阴胀满，食饮不消，腹痛下痢等百一患生。若火大增者，即煎寒［壮］热，支节皆痛，口爽（气），大小行不通利等百一患生。若风大增者，则身体虚悬，战掉疼痛，肺闷胀急，呕吐味逆气急，如是等百一患生。故③经云："一大不调④，百一病起。四大不调，四百四病，一时俱动。"四大病发，各有相貌，当于坐（坐）时及梦中察之⑤。

S.2512《药师经疏》中在阐述病苦时，描述了多种疾病的症状：

> 病苦者，三毒诸殃遍满世界，四大痛恼偏集阎浮。但业有高低，报亦

---

① 黄征、张涌泉校注：《敦煌变文校注》，北京：中华书局，1997年，第833页。
② 黄征、张崇依：《浙藏敦煌文献校录整理》下册，上海：上海古籍出版社，2012年，第637~638页。另见《大正新修大藏经》第24册，第257页中栏。
③ 原卷写作"百一患故生"，词序有误。
④ 原卷在"调"前，多写了一个"谓"字。
⑤ 武田科学振兴财团杏雨书屋：《敦煌秘笈》影片第八册，大阪：日本武田科学振兴财团杏雨书屋2012年，第447页。

轻重。或晨旦清强①而片时病集，遂使连年抱廨，历岁瘿缠。或虫穿骨畏（胃），白节相通。脓流皮外，四支参穴。成腹大如鼓，头尖若锥。叫声彻路，臭气填门。或手足臃卷，或腰背胊瘘，举步如山，身臂如铁。或冬温夏疫，乍热乍寒，命危似电，气喘如截。或值诸毒，筋离肉断，求生不得，求死无缘。或焦否寒，五藏被离，历岁饮脓，连年吐血。或疮廓（疠）②竞生，雍疽争出，项羸似绖，面肿如囊。或眼里血流，两耳脓出。天地虽广，熟看不见。雷震破山，了然不觉。手床濡褥，不得安眠。口异餐糜，恒常骨立。或颠狂错乱，意识昏痴。入水如归，赴火宁觉。或口闭如钳，舌强如石。摇头作语，动眼为言。或脑里一蛇，除而复出，心中二鬼，针而更生，如此病苦不可思议。虽餐天妙饍，无异铁丸。地上甘蔗，剧如铜汁。善神不佑，恶鬼竞逼。床□焕火，欲眠不得，廨非炉炭，愿坐无因。如此诸病，实为大苦③。

这些疾病的症状包括了患者的外貌、身体与心中的感觉等。羽650R中所谓的四大所发的四百四病之各种相貌应当在梦中察之说，隐含了疾病与梦相的关联。有关疾病与梦相二者之间的联系，在印度古代文化典籍中就有不少的描述。印度史诗《罗摩衍那》"阿逾陀篇"中，十车王临死时，他在远方的儿子婆罗多做了一些噩梦，那些梦象都是十车王的死亡凶兆。"他浑身都涂满了油，／好象是在油里沉没。"（2.63.10）"匆忙地乘着驴拉的车，／面向南方奔向前"。（2.63.14）。"因为谁要在梦里，／乘着驴拉的车奔向前，／为他焚尸的木堆上的烟，／不久一定就会出现。"（2.63.16）④印度7世纪的医书《医理精华》（Siddhasāra）第一章"医学理论"指出，不同气质的人所梦见的东西也不一样。风质的人睡觉时梦见自己在天上飞。胆汁质的人在睡觉时会看见火光。黏液质的人在睡觉时梦见水和发白的东西。第四章"死亡的预兆"则讨论了垂死病人梦境的凶兆与吉兆。"要是谁在晚上梦见自己浑身涂满了油，而且骑着野猪、水牛、鬣狮、驴子或骆驼往南方去，那么，这就不妙了。要是谁［梦见］

---

① 于淑健：《敦煌佛典语词和俗字研究——以敦煌古佚和疑伪经为中心》，上海：上海古籍出版社，2012年，第243~244页。

② 同上，第122页。

③ 同上，第309页。另见《大正新修大藏经》第85册，第308页上栏。

④ 季羡林译：《罗摩衍那》"阿逾陀篇"，北京：人民文学出版社，1981年，第392~393页。

一个人一边哭一边被引向南方，又被一个披头散发的①、穿黑衣或红衣的妇女缠住，那么，这是不妙的。要是谁［在梦中］遇见鬼魂、异教僧人同他一起喝着蜜和油，或者遇见一个浑身涂泥的跳舞的家伙，那就不吉祥了。要是谁［梦见］他从山岩等［高处］坠落，以及他被绑住并遭到［别人的］殴打，［又梦见他］被一群乌鸦啄食，以及群星陨落，那就不好了。要是谁［梦见］爬上了供养柱、甄叔迦树的树梢、蚂蚁山、无患子树，还得到了油、棉花、榨油的残渣、铁，这是不幸的。在梦中，戴着红色花环、穿红衣，举行婚礼；或者被水冲走，［吃着］煮过了的肉。这都不是人们所希望的。要是谁梦见了［上述的］东西，或者诸如此类的事情，那么，没病的人将受病的折磨，而有病的人将死去。［若梦见］天神、婆罗门、旗帜、雨伞、公牛、莲花、国王、白花、白衣、纯净的水、向上燃烧的火焰、活着的朋友、好心人、受爱戴的人、盛装严饰的少女，［这些都是吉祥的］。［若梦见］骑着公牛，登上山峰；或［自己］在有乳汁或果子的树丛中漫步；发现镜子、新鲜的肉、花环；而且［安然］度过大水；那么，没病的人会发现很健康，而有病的人也会很快康复。"②东汉安世高译《道地经》的"五种成败章"、西晋三藏竺法护译《修行道地经》卷一的"五阴成败品"、《金光明最胜王经》卷九的"除病品"等佛经中，均论述了梦相所反映的疾病吉凶。同样的观念也被佛教的密教文献所吸收。《陀罗尼集经》卷八〈金刚阿蜜哩多军荼利菩萨自在神力咒印品〉中有两处描述了咒师在病人家遣使来迎时的反映。"若病人家遣使问师，师作此印诵咒卧时，梦中若见佛及菩萨金刚天等，其病得差，咒师即去。若见驴马等，及裸形人如外道等，其人即死，咒师莫去。若见铜椀铁等物者，其病不差，咒师莫去。"③敦煌梦书中，同样列举了有关疾病的梦相。比如，P.3908中的"水火盗贼章"："梦见恶人牵，主疾病。"S.620中的"龙蛇篇"："梦见蛇入床下，重病。""梦见蛇出宅者，忧疾病，一云移徙。"郑炳林还归纳了人梦见不同的疾病，所代表的不同含义。敦煌梦书中也把疾病之梦解释为会给做梦者带来好运。S.620中的"食会沐浴篇"："梦见病人吐食，必瘥。"P.3908中的"生死疾病章"："梦见邻舍有疾，吉庆。"④

敦煌文献中关于疾病的名称有许多种。S.705《开蒙要训》是"大中五年

---

① 敦煌出土梦文书P.3281云："梦见披发，为人所谋"。
② 陈明：《印度梵文医典〈医理精华〉研究》，北京：中华书局，2002年，第356~357页。
③ 《大正新修大藏经》第18册，第854页下。
④ 郑炳林：《敦煌写本解梦书校录研究》，北京：民族出版社，2004年，第349页。

（851）辛未三月廿三日学生宋文献诵，安文德写"，其中有："病患疾疹，痛痒疼躯。癫秃胗黯，癣疥瘑疽。疮痍瘫疠，肿燋肌肤。脓血臭污，铍灸瘫（疗）除。痎瘶欬嗽，嚊（嚏）唾呵嘘。癃残挛跛，矬矮侏儒。癫痫赣蠢，痴呆顽愚。"① 又，S.617《俗务要名林》的"疾部"残存四个词语："黡：面上有黑子，于琰反。吃：语难，居乞反。瞤（瞤）：目动也，□□反。□：目连瞤，□□反。"② 这些与疾病有关的词语，是提供给当时的儿童学习所用，因此，它们可以算是最基础的也最流行的词语，也反映了中医疾病术语的实际使用状况。

敦煌文献的众多疾病名称，大致可以做如下的分说：

1. 风黄之疾与风疾八十种

敦煌本《佛说阿弥陀经讲经文》（二）指出："言有情内火者，四大调适，无热病疮肿烦恼之火，及以淫欲热恼之火。有情虽具四大，不同此国有增有减，咸恼乱众生也。……有情内风者，无卅六般风黄之疾。言无情外风者，无团风、黑风、黄风等吹山拔树之风也。"③ 卅六般风黄之疾应该是包含了多种的疾病。前文所引P.3718中的《马灵信邈真赞》等赞文中，患者所罹患的多数是风疾，而中古时期的文献中，风疾的含义是非常复杂的，涉及风痹、伤风、半身不遂、中风偏瘫、疯病、邪风之疾、精神失常，乃至麻风病等。《旧唐书》卷一九一载张文仲《撰疗风气方奏》："风有一百二十四种，气有八十种。大抵医药虽同，人性各异。庸医不达药之行使，冬夏失节，因此杀人。唯脚气、头风、上气，常须服药不绝。自余则随其发动，临时消息之。但有风气之人，春末夏初及秋暮，要得通泄，即不困剧。"残药方P.3596中有："疗十二种风、七种冷、五劳七伤、心痛、痓、忤、四种癖、咳嗽、短气方。"P.3378《杂疗病药方》残卷中有："疗人一切百种风病：秦艽一两、牛乳二升，煎取一升，下诃黎勒一，服之瘥。"所谓"十二种风"或"一切百种风病"，均是泛指。敦煌民众中也不乏风疾患者。9~10世纪归义军时期抄写的BD14576（新0776）《金刚般若波罗蜜经》尾题云："弟子押衙杨英德为常患风疾，敬写《金刚般若波罗蜜经》一卷，

① 郝春文编著：《英藏敦煌社会历史文献释录》第三卷，北京：社会科学文献出版社，2003年，第514页。另见郑阿财、朱凤玉：《敦煌蒙书研究》，兰州：甘肃教育出版社，2002年，第59页。

② 郝春文编著：《英藏敦煌社会历史文献释录》第三卷，北京：社会科学文献出版社，2003年，第378页。

③ 黄征、张涌泉校注：《敦煌变文校注》，北京：中华书局，1997年，第686~687页。

愿患消散。"杨英德因为长期受风疾的折磨，而抄写佛经以求得疾患消除。

2. 痔病

《佛说疗痔经》是义净于景龙四年（710）在大荐福寺翻经院的译本[①]，一名《佛说疗痔病经》。该经内容被佛祖重说于义净译《根本说一切有部尼陀那》卷二[②]，二者的行文略有出入。《佛说痔病经》被日本丹波康赖引用于《医心方》卷七之中。该经有一个敦煌抄本，即S.5973。S.5973《佛说疗痔经》中有十几种痔名。"所谓风痔、热痔、癊痔、三合痔、血痔、腹中痔、鼻内痔、齿痔、舌痔、[眼痔]、耳痔、顶痔、手足痔、脊背痔、粪痔、遍身支（肢）节所生诸痔，如是痔瘘。"[③]这些痔病虽然不见得是敦煌地区实有的疾病，但是该经的抄本为我们了解印度和西域的痔病认知提供了基础的资料。S.76《食疗本草》中有："韭子平，右主治五种痔，去三虫，杀鬼毒、恶疰。"[④]此处的五种痔，即隋代巢元方《诸病源候论》卷三十四"痔病诸候"所说的"牡痔、牝痔、脉痔、肠痔、血痔"五种，其形成的原因是："诸痔皆由伤风，房室不慎，醉饱合阴阳，致劳扰血气，而经脉流溢，渗漏肠间，冲发下部。"[⑤]P.3378《杂疗病药方》残卷中有："疗五种痔病：取槐子捣如弹丸许，内下部，二七日瘥。如大枣许。"S.6084残药方中只保留了"五痔方"的名目。这两件文书中的五种痔病很可能就是《诸病源候论》中的五种痔病。

3.《新菩萨经》与《劝善经》中的死病

敦煌文献中有一批不是源自印度的疑伪经，反映了当时中土的一些思想

---

① 《大正新修大藏经》第55册，第567页下栏。

② 《开元释教录》卷十三："《疗痔病经》一卷：亦云《痔瘘》。大唐三藏义净译（新编入录）。右此《疗痔病经》,《根本说一切有部尼陀那》第二卷中亦有此咒，或有编为重译。今谓不然。彼云：'告诸比丘：此《痔病经》我于余处已曾宣说，而所为复，别处亦不同。'此是重说，非重译也。"（《大正新修大藏经》第55册，第618页中栏）《根本说一切有部尼陀那》卷二的原文为："尔时世尊告诸比丘曰：此《痔病经》我于余处已曾宣说，今为汝等更复说之。"（《大正新修大藏经》第24册，第420页中栏）这说明智升对二部佛经之间的关系有清晰的认识。

③ 马继兴、王淑民、陶广正、樊正伦辑校:《敦煌医药文献辑校》，南京：江苏古籍出版社，1998年，第784页。

④ 郝春文编著:《英藏敦煌社会历史文献释录》第一卷，北京：科学出版社，2001年，第51页。

⑤ （隋）巢元方著、丁光迪校注:《诸病源候论校注》下册，北京：人民卫生出版社，2013年重印本，第656页。

观念，其中也包含了对当地的疾病书写。敦煌疑伪经中的《劝善经》、《新菩萨经》、《救诸众生苦难经》、《救疾经》(《救疾病经》)、《续命经》等经文，描述了唐五代时期的疫病观念以及应对疫病的宗教方法①。这些疑伪经也成为民众面临病痛时的救助对象。P.4563《救疾病经》末题："开皇十五年（595）九月一日，清信弟子谈永和敬造《救疾病经》百卷，愿一切众生，藉此之因，所有疾者，并蒙除差，六道四生，并同斯福。"上博50《救护众生恶疾经》之题记："武德六年（623）四月廿七日，清信佛弟子索行善敬造，愿阎浮提中，所有幽厄疾病者，藉此福田悉除差（瘥），普及六道苍生，灭（咸）同斯庆。"②P.3115《佛说续命经一卷》末题："天复元年（901）五月十六日，母泛辰、女弘相病患，资福喜命，计写《续命经》一本，灵图寺律师法晏写记。"③

特别是从8世纪初开始至少流行了两百多年的《劝善经》和《新菩萨经》，列举了多种死病。《劝善经》有多种敦煌写本，经中有七种死病，S.912《劝善经》写于"贞元十九年（803）正月廿三日"，文云："今年大熟，无人收刈。有数种病死：弟（第）一疟病死，弟（第）二天行病死，弟（第）三赤白痢 [病] 死，弟（第）四赤眼 [病] 死，弟（第）五 [女] 人产生 [病] 死，弟（第）六水痢 [病] 死，弟（第）七风病死。今劝众生，写此经一本，免一门难；写两本，免六亲 [难]。"④S.1349中接连抄写了两份《劝善经》，亦分别题作"贞元十九年（803）甲申岁正月廿三日"和"贞元十九 [年]（803）甲申岁正月廿三日出文"。⑤从抄写的日期来看，S.1349与S.912是同一天所抄，说明该经较为通行。

① 圆空：《〈新菩萨经〉、〈劝善经〉、〈救诸众生苦难经〉校录及其流传背景之探讨》，《敦煌研究》，1992年第1期，第51~62页。于赓哲：《〈新菩萨经〉、〈劝善经〉背后的疾病恐慌——试论唐五代主要疾病种类》，《南开学报》，2006年第5期，第62~70页。该文改题为《唐代主要疾病考——以敦煌写本〈新菩萨经〉、〈劝善经〉为探索渠道》，收入于赓哲：《唐代疾病、医疗史初探》，北京：中国社会科学出版社，2011年，第1~20页。张秀清：《〈新菩萨经〉、〈劝善经〉、〈救诸众生苦难经〉的纪年分布考察——以敦煌写经为例》，《黑龙江史志》，2010年第18期，第61~63页。

② 上海古籍出版社、上海博物馆主编：《上海博物馆藏敦煌吐鲁番文献》，上海：上海古籍出版社，1993年，第57页。

③ 有关《续命经》的研究，参见李小荣：《〈佛说续命经〉研究》，《敦煌研究》，2010年第5期，第71~78页。

④ 郝春文、金滢坤编著：《英藏敦煌社会历史文献释录》第四卷，北京：社科文献出版社，2006年，第381~382页。

⑤ 同上，第394~395页。

《新菩萨经》的内容模式与《劝善经》基本相同。敦煌本《新菩萨经》有三种版本，涉及疾病的情况如下：

S.622《新菩萨经》（甲本）①的题记为："长安四年（704）五月十五日"。列举了六种死病：第一患死，第二卒死，第三产生死，第四不持斋死，第五肚肠热死，第六自绞死。其中的"不持斋死"并不是一种具体的疾病，而是指不遵守佛教戒律斋仪的行为所导致的死亡。

《新菩萨经》（乙本）也列举了六种死病：第一病死，第二卒死，第三赤眼死，第四肿死，第五产［生］死，第六患腹死。其中的"病死"与甲本中的"患死"一样，不是实指某种具体的疾病，而是虚指。

S.1592《新菩萨经》（丙本）的首题名为"《新菩萨经》一卷"，而尾题为"《新菩萨劝善经》一卷亥年五月五日写了"。该经列举了十种死病："今年大热，无人收苅。有数种病死：第一虐病死。第二天行病死。第三卒死。第四肿病死。第五产生病死。第六患腹病死。第七血痢病死。第八黄病死。第九水溺死，第十患眼［病］死。［今］劝诸众生写［此］［经］一本，免一身［难］。"②S.1669接连抄写了两份《新菩萨经一卷》，其中的十种病名写法与S.1592略有不同，即："第一虐病死。第二天行病死。第三卒死。第四肿病死。第五产生病死。第六患腹死。第七血瘫死。第八风黄病死。第九水李（溺）死，第十患眼［病］死。"③

于赓哲认同日本那波利贞的观点，《劝善经》和《新菩萨经》中预言的这些死病代表了唐代"庶民大多所患的疾病"，他还详细地讨论了这些疾病的种类，并认为唐五代北方地区的主要疾病大致为传染病④、心脑血管疾病、消化系统疾病、泌尿系统疾病、难产及其他围产期疾病、皮肤化脓性疾病、新陈代谢疾病等⑤。在敦煌的故事文学中，常描述人物所患的疾病，基本上也属于上述范畴。浙敦026（浙博001）《黄仕强传》中的黄仕强"先患痃癖，连年累月，极自困

① 有的学者将S.622定名为《劝善经》。
② 郝春文、赵贞编著：《英藏敦煌社会历史文献释录》第七卷，北京：社科文献出版社，2010年，第301页。
③ 同上，第461~462页。
④ 何婷立：《隋唐五代时期常见的传染病及其治疗》，《商丘职业技术学院学报》，2008年第4期，第104~105页。
⑤ 于赓哲：《唐代疾病、医疗史初探》，北京：中国社会科学出版社，2011年，第1~20页。

顿，去永徽三年（652）十一月忽然身死"。①痃癖就是指腹中滞积不消之类的疾病。

对于"产生死"、"产生病死"这类所谓的"难产及其他围产期疾病"，从敦煌的医方残卷中还可看得更清楚，比如，P.3930医方残卷中，有数个治疗妇女生产的药方，包括"治女人难产方"、"治女人产后得热疾方"、"治倒产方"、"治胎衣在腹死不出方"、"治产难及胎衣不出方"、"治胎衣不出方"、"治产后腹痛方"、"治产后淤血在齐（脐）下不出、妨痛方"、"治乳肪（房）方"、"治产后小便不通方"、"治产后卒得欲死方"、"治产后儿藏（脏）反出不入方"、"治产中风流肿浴汤方"、"治产后风虚瘦弱、不能立、无力、短气方"、"治［产］后虚羸、喘息不调、或寒或热，名为肾劳方"、"治血闷方"、"治女人产后干呕方"、"治产后风虚、口禁不能言、背不着床方"、"治产后在辱（褥）赤白痢方"、"治产后虚弱、肠中百病方"等治疗妇产科诸疾病的药方②。这些医方所治疗的主要就是妇女的难产及其他围产期疾病。又如，P.2666中的单方主治的妇产科疾病主要有妇人月水不止、不用男女、产后腹中痛、妊娠三日觉、两三日产不出、子死腹中及衣不出、妇人产后血不止、人女带下、产妇小便不通、产衣经宿不阴、数失男女、胎在腹中死、难产、产后腹中痛、妇人无子、产后疼痛不止、腹中子死不出等③。《劝善经》和《新菩萨经》并不是一种只在佛教寺院中存在的文本，而是在社会上有一定的实用性，生病的人们抄写此经来祛除病苦，以获得健康。S.1066《新菩萨经》题记为："文诠为病患，故写此经一卷。"④ S.3417《救诸众生苦难经》、《新菩萨经》一卷题记："乾德五年（967）岁次丁卯七月廿一日，因为疾病，再写此经记耳。"

---

① 黄征、张崇依:《浙藏敦煌文献校录整理》上册，上海：上海古籍出版社，2012年，第205~206页。

② 马继兴、王淑民、陶广正、樊正伦辑校:《敦煌医药文献辑校》，南京：江苏古籍出版社，1998年，第381~396页。

③ 同上，第246~253页。

④ 郝春文、金滢坤编著:《英藏敦煌社会历史文献释录》第五卷，北京：社会科学文献出版社，2006年，第54页。

4. P.2666中的疾病名

要了解中古敦煌的疾病情况，还有必要考察敦煌的医方残卷。这些医方所治疗的疾病应该与敦煌当地的疾病有一定的关联性。比如，P.2666中的单方除主治妇产科疾病之外，所治疗的儿科病症名称则有小儿霍乱吐乳欲死、小儿重舌、小儿舌上疮、小儿惊啼、小儿夜啼等。P.2666中主治的内外科病症则有鬼魇死、蛊毒、恶疰入心欲死、目翳、心痛欲死、急黄、疸黄、急疳、赤白痢、脚转筋及入腹、一切恶肿疼痛不可忍、积年上气、蛊水遍身洪肿、偏风、冷痹、癫狂、时气、反花疮、火烧疮、恶疰、疔疮、狂狗咬、失音不语、吃鱼骨被卡、人心痛、湿痒、患一切风、被蛇咬、患痢、小便不通、腹胀、恶疮、舌肿、秃人、洗疮、头风、眼中冷泪出不止、盗汗、痔病、疟病、患咽等[①]。

5. 佛教寺院拒绝的疾病

根据佛教的戒律，俗人在出家受戒时需要向僧团报告自己的身体与疾病情况。对于那些患严重疾病者，僧团不能接受其出家。甘图007《四分律删补随机羯磨》卷上："丈夫有如是病：癞、痈疽、白癞、乾痟、癫狂。汝无如此诸病不？""女人有如是诸病：癞、痈疽、白癞、乾痟、癫狂、二根、二道合、道小、常漏大小便、涕唾常流出。汝有如此病不？"在佛教徒的眼中，癞病、痈疽、白癞、乾痟、癫狂等都是严重的疾病。乾痟即消渴病，相当于今天所说的糖尿病[②]。后秦三藏鸠摩罗什译《十住经》卷二〈难胜地〉也提及了此病，云："是人利益众生故，世间所有经书伎艺、文章算数、名性经书、治病医方。所谓治乾消（痟）病、小儿病、鬼著病、蛊毒病、癫病等。"[③]

综上可见，敦煌文献中所涉及的疾病名称是相当繁复的，基本没有陈述出一个清晰的分类，而给读者留下一个随意列举疾病名称的印象。这样的列举虽谈不上有次序明细，但至少反映出敦煌时人对疾病名称的初步了解。这也可视为中古时期对人类疾病总体认知的一个组成部分。

---

① 马继兴、王淑民、陶广正、樊正伦辑校：《敦煌医药文献辑校》，南京：江苏古籍出版社，1998年，第246~253页。

② 于淑健：《敦煌佛典语词和俗字研究——以敦煌古佚和疑伪经为中心》，上海：上海古籍出版社，2012年，第176~177页。

③ 《大正新修大藏经》第10册，第512页下栏。

第三节　敦煌的宗教与术数文献中的疾病书写

一、敦煌密教文献中的疾病书写

除了戒律文本之外，汉译佛经中涉及疾病与治疗内容比较多的，实际上是密教文献。《佛说疗痔病经》（唐代义净译）、《观世音菩萨秘密藏如意轮陀罗尼神咒经》（唐于阗三藏实叉难陀译）、《除一切疾病陀罗尼经》（不空译）、《能净一切眼疾病陀罗尼经》（不空译）、《护诸童子陀罗尼经》（菩提留支译）、《迦叶仙人说医女人经》（北宋法贤译）、《啰嚩拏说救疗小儿疾病经》（法贤译）等，属于比较典型的医学著作。《请观世音菩萨消伏毒害陀罗尼咒经》（东晋天竺居士竺难提/晋言法喜译）、《佛说咒小儿经》、《佛说咒目经》、《佛说咒时气病经》、《佛说咒齿经》等是单用咒语医疗的佛经。此外，带有较强密教色彩的大乘佛经《金光明最胜王经》（义净译）中还有涉及医学知识的"除病品"、"流水长者子品"等章节。敦煌出土的密教文献不仅有源自印度和西域的汉译文本，以及对汉译文本的选录与摘抄，也包括了中土的疑伪经。其中对疾病的书写是值得关注的。

1. 童子病

S.0988《佛说护诸童子陀罗尼经》，另有 S.0988（《佛说护诸童子陀罗尼咒经》一卷）、S.6334（《佛说护诸童子陀罗尼经咒》）、S.6986、Дх.02091、北图冈字44、大谷4421、北图出字78等写卷。这是比较典型的密教医学写经。

P.3835Vh 抄录了破伤方、小儿夜啼方、牙痛方等，都是咒语一类。

S.2615V1《大部禁方》，起自"龙树菩萨九天玄女咒"（先用香盘，然后受气）然后是"受气法"、三种"破伤方"、"小儿衣（夜）啼方"，至"牙疼方"，其后有各式符印。从"端午日"、"江南"、"急急如律令"、"九天玄女"等语来看，此处的禁方虽未使用中药，仍是杂用密教咒语与方术的中土人士所作。

2. 蛇毒与中毒

敦研010B《佛说祝毒经》约抄写于汉晋之际[①]，是一件比较简短的敦煌逸经[②]，未涉及使用药物，主要用咒语来祛除毒蛇和毒之危害。北7679中有"治

---

①　杨森:《敦研0010号〈佛说祝毒经〉书法风格——从北朝经生体书法谈起》,《敦煌研究》, 1995年第1期, 第168~171页。

②　苏晋仁:《敦煌逸经〈祝毒经〉考》,《中国史研究》, 1986年第1期, 第69~73页。

百病诸毒陀罗尼"等。祛除毒蛇之毒的密教经典主要是《孔雀明王经》系列的文本。

3. 痖病

S.2392《佛说陀罗尼集经》（大唐天竺三藏阿地瞿多译）卷第九，前后残缺，现存"乌枢沙摩身印咒第二"至"乌枢沙摩大身咒第十九"的内容。其中有不少治疗鬼神病、冷病、气痖、鬼痖等疾病的医方。

4. 妇人产难

北7679（出78）号敦煌卷子所抄录的实际上是《陀罗尼杂集》的内容，并非全抄，而是有所挑选（涉及卷一、卷四、卷五、卷六），可拟名为"《陀罗尼杂集》选抄"或"《陀罗尼杂集》略抄"。北7679中有"佛说止女人患血至困陀罗尼"等。

B.7456（列2）同样是对《陀罗尼杂集》的再摘抄，包括了卷一的"七佛所说大神咒"等。与医疗相关的内容有卷五的"佛说妇人产难陀罗尼"、"观世音说治五舌塞喉陀罗尼"、"尼乾天所说产生难陀罗尼咒"、"恶疮鬼咒"、"咒疥蛊"等。其中偶尔也有医方。

S.6978《观世音冶头痛咒》云："书华（桦）皮着纸上，书咒文，烧作灰，使妇人水中服之。"北7456中抄录了与《七佛八菩萨大陀罗尼神咒经》中相同的内容："书桦皮若纸上，书咒文，烧作灰，使妇人和水中服之，即便生。"其法亦同《陀罗尼杂集》卷五和卷八的"尼乾［陀］天所说产生难陀罗尼咒"云："书桦皮若纸上。书咒文，烧作灰。使妇人［和］水中服之，即得分身。"S.2392《佛说陀罗尼集经》卷第九，其中有治疗妇人产难等疾病的医方。P.2900正面抄写了汉文《药师经》，题记："上元二年（761）十一月廿七日，弟子女人索八娘为难月，愿无诸苦恼，分难平安。"P.2900背面八行是佛教梵文书写的《佛名经》。《药师经》敬拜救人病苦的药师菩萨，因此，颇受女人的欢迎而用于难月祈福。敦煌莫高窟宋代第454窟北壁《佛顶尊胜陀罗尼经变》的一则榜题："若有女人怀孕，受持《佛顶尊胜陀罗尼》即生。"可见，在敦煌人看来，《佛顶尊胜陀罗尼》有支持女性顺生的功能。

5. 眼病

P.2665V3《陀罗尼杂集·四天王所说大神咒略抄》，抄录了"蔽人目"、"眼上白浣"、"腰脚痛"、"耳聋"、"青盲"、"阇钝"诸鬼名，以及相应的咒语和几种药方。P.2665V3中有几个武周新字，可作为判定其抄写年代上限的依据。

P.2665V3抄录的很可能是《七佛八菩萨所说大陀罗尼神咒经》。北7679中有"观世音菩萨说除一切眼痛阿（陀）罗尼"等。

S.5741+S.0232即《观世音不空羂索心王神咒》残卷。S.5741现存的小标题有"观世音不空羂索心王神咒和眼药法第十一"、"观世音不空羂索心王神咒疗除一切灾患护持清净法十二"。S.5741的"和眼药法第十一"，与《不空羂索陀罗尼经》（北天竺婆罗门大首领李无谄译）的"不空羂索明主咒王成就安善那药品第十一"、《不空羂索陀罗尼自在王咒经》（唐天竺三藏宝思惟译）卷中的"成就眼药分第十一"的内容相似，均为治疗眼病的药方。

S.2498《洗眼符难产符等》："凡欲书符及印，身行用法，皆与朱砂验酢研之，书画并吞，取井华水，如急待，用军荼利小心咒，即廿一遍，咒水下符。"

在密教写卷中常夹杂有医方，比如，S.5598正面为《大悲启请》，背面抄录了"佛说加句灵验尊胜陀罗尼神妙章句真言曰"、"毗沙门天王奉宣和尚神州补心丸方"。此"毗沙门天王奉宣和尚神州补心丸方"用于阗盛行的毗沙门天王和长安的道宣和尚来做导引，将一个出自中医手笔的"补心丸方"——使用了干地黄、杜仲、芒参、丹参、茯苓、茯神等中药——加入到一个密教色彩的框架之中。这就说明，敦煌密教医方不全是译自印度（或中亚），同样有来自中医的内容。

敦博071V中抄录的《观世音菩萨说伏膏咒印药法别卷》，只有五行（含首题），通篇为咒语，未出现所对治的病症及所用的药物，属于广义的密教医学内容。

二、敦煌道教文献中的疾病书写

与佛教认为世人的身体虚幻不实的观点相反，道教认为人的肉身可以永恒不朽。S.1113《失题道教类书》引《玄妙内篇经》云："若能循无为，一切无愆负。恢（淡）怕（泊）念至道，口身泰清府。出入紫微宫，玄老为交友。列名上三天，六物可常有。万岁为一日，松乔何足寿。仙度升无极，练易故身体。身坚殊金刚，不复忧老死。天地有变改，我身无终朽。出上卷。"[1]道教认为只要按照道教的法则进行修炼，身体就能够到达金刚不坏的地步。不过，没有经受过修炼的凡人身体，自然免不了疾病的侵扰。S.107《太上洞玄灵宝升玄内教经》

---

① 郝春文、金滢坤编著：《英藏敦煌社会历史文献释录》第五卷，北京：社会科学文献出版社，2006年，第112页。

云："人身之急，莫过疾病。至急病时，迎医买药，其望贱得。""至急病时，举家博（搏）颊，望得全济。"①对道教追求长生不老的金刚之躯，佛教徒自然是不以为然的。王梵志的《玉髓长生术》一诗就指出："玉髓长生术，金刚不坏身。诸伤生死苦，谁免涅槃因。精魂归寂灭，骨肉化灰尘。释老犹自去，何况迷愚人。"②可以说，王梵志是彻底否定了长生术的作用，认为人体终归是要寂灭的。

道教与中医药及养生的关系非常密切，《隋书·经籍志》列举道教的内容非常丰富："又有诸服饵、辟谷、金丹、玉浆、云英、蠲除滓秽之法，不可殚记。"中古时期的道教徒学习医术蔚然成风，他们甚至被当代学者称为"疾病终结者"③。敦煌的道教文献可以说是中国道教史上最重要的史料，其中保留了中古时期敦煌地区道教活动及其发展的真实记载。不过，敦煌的道经并非全部是在当地抄写的，有一些是在外地抄好后再流传到敦煌的。P.2457《阅紫录仪三年一说》就是在河南府大弘道观抄写的道经，颇具官方活动色彩。其末题："开元廿三年（735）太岁乙亥九月丙辰朔十七日丁巳，于河南府大弘道观敕随驾修祈禳保护功德院，奉为开元神武皇帝写一切经，用斯福力，保国宁民，经生许子颙写；修功德院法师蔡茂宗初校，京景龙观上座李崇一再校，使京景龙观上座丁政观三校。"

敦煌道经中有关道教医学的内容颇为丰富，有S.076《食疗本草》、P.3960V《黑帝要略方》、S.2438A《太清神仙服食经方》（拟）、P.3093V《道教炼丹服食法诀》（拟）、P.3043《胎息行气绝穀仙方》（拟）、S.4433V《房中养生治病药方》（拟）、P.3749《道教服药吞符秘法》（拟）、S.6030《陵阳子说黄金秘法》（拟）等写卷④。值得注意的是敦煌还有P.2666、P.2882、P.3144、P.3596等一批写卷，

---

① 郝春文编著：《英藏敦煌社会历史文献释录》第一卷，北京：科学出版社，2001年，第175页。

② 王梵志著、项楚校注：《王梵志诗校注》，上海：上海古籍出版社，1991年，第297页。

③ 林富士：《疾病终结者——中国早期的道教医学》，台北：三民书局，2001年；《中国中古时期的宗教与医疗》，台北：联经出版事业股份有限公司，2008年。另，盖建民《道教医学》，北京：宗教文化出版社，2001年。

④ 王卡：《敦煌道教文献研究——综述·目录·索引》，北京：中国社会科学出版社，2004年。另见李应存、史正刚：《敦煌佛儒道相关医书释要》，北京：民族出版社，2006年，第185~314页。

一面抄写道经或道教活动文书，另一面抄写医药学内容①。虽然不能将其全部视为道士（或道教信徒）的作品或者抄写之作，但这样的写卷结构还是能够透露出中古道教与医学之间确实存在不容忽视的关联性。敦煌道经赞同道教徒从事医事活动。S.1351《太极左仙公请问经》中引《太极智慧经》的上篇，列举了道士的种种正确行为，第一种就是"救疾治病"，其他的还有"施惠穷困，拔度厄难，卹死护生"等②。《太上洞玄灵宝上品戒经》中有"十愿"："五者值遇病人，愿施汤药。"P.3775《太上洞玄灵宝业报因缘经》卷五《发愿品第十一》中的第五愿也是"永为良药，救治病身，内外熏修，六根清静"。《灵宝领教济度金书》卷十一有"晚朝十愿"："九愿积疾新痾，旋即痊愈。"因此，用医术来救济世人是道教徒所坚持的原则之一。敦煌道经亦常描写善医者。《太玄真一本际经》卷四云："有善医者晓了方术，授以良药，祛其内病。又金錍决其眼膜，郭翳消除，眼瞳明净，能见宝林华果枝叶。"③S.6836《叶净能诗》记载唐开元年间的叶净能是一位医术高超的道士。他不仅治好了康太清的女儿的野狐精魅之病，还有符箓之能，甚至皇帝都称赞叶净能"世上无二"。"道教精修，清虚玄志。练（炼）九转神丹，得长生不死。伏（服）之一粒，较量无比。元始太一神符（府）印，能运动天地：要五曹唤来共语，呼五岳随手驱使。"④叶净能路过华州华阴时，就从华岳庙神的手中将张令的妻子救回人间。叶净能取"雄黄及二尺白练绢，画道符吹向空中"，迫使华岳庙神放人。张令夫妻为表感恩，除奉献二十匹绢之外，还愿意委身为奴。叶净能加以拒绝，其理由是："道之法门，不将致物为念，不求色欲之心，不贪荣贵，唯救世间人疾病，即是法门。"⑤叶净能的故事虽是唐代传奇小说笔法，不能视为真实，但其所述的观念确实是当时道教推崇的"法门"，并无虚构之词。S.4472有五代时期著名俗讲僧云辩（？－951）的《右街僧录圆鉴大师云辩进十慈悲偈》，这十首偈颂中的《道流》之诗云："道流若也起慈悲，仙鹤灵龟步步随。未省和合伤命药，不曾吟咏讽人诗。书符（符）专觅邪魔救，炼药常寻病士医。一行好心无退改，因兹满国号天

---

① 李应存、史正刚：《敦煌佛儒道相关医书释要》，北京：民族出版社，2006年，第57~156页。

② 郝春文、金滢坤编著《英藏敦煌社会历史文献释录》第五卷，北京：社会科学文献出版社，2006年，第402页。

③ 叶贵良：《敦煌本〈太玄真一本际经〉辑校》，成都：巴蜀书社，2010年，第128页。

④ 黄征、张涌泉校注：《敦煌变文校注》，北京：中华书局，1997年，第341页。

⑤ 同上，第333~334页。

师。"①可见在佛教徒的眼中，炼药医病也被视为是道士的慈悲善行之一。S.4472中还有僧云辩的《山人》诗，云："山人若也起慈悲，长日长时念困危。瞵重病人由（犹）出药，至贫穷者也来医。令知病本交将息，说与年灾交保持。如此用心招吉庆，不劳香火祝神祇。"②"山人"与"道流"在治病救人方面有相似的情怀。

敦煌道教文献中也认为鬼神能够给人间散播疾病。S.986+P.2432+P.2753《道要灵祇神鬼品经》云："东方青炁鬼主，姓刘名元达，领万鬼行恶病。南方赤炁鬼主，姓张名元伯，领万鬼行热毒之病。西方白炁鬼主，姓赵名公明，领万鬼行注炁之病。北方黑炁鬼主，姓钟名士季，［领］万鬼行下痢之病。中央黄炁鬼主，姓史名文业，领万鬼行恶疮肿病。右五方鬼主，案此文书，随病呼鬼名，病即差矣，灾祸皆消。"③这五个方位的鬼主，分别统领不同数量的恶鬼，传播不同的疾病。从所列举的疾病名称来看，"恶病"泛指严重的疾病或瘟疫。"热毒之病"可能指高烧与丹毒等内热所引发的疾病。"注炁之病"或谓是肺结核。"下痢之病"指的是急性的痢疾。"恶疮肿病"是指痈疽等严重的皮肤溃烂或各种肿瘤。要想消除这些疾病，就必须先采取各种道教的措施才行。其具体的措施包括修斋行香、抄写道经、诵读道仙的名字以及供奉祭祀疫病的鬼神等。S.482《元阳上卷超度济难经品第一》云："若有苦厄病痛者，便当读此七仙真人名字，诸恶蛊道悉皆消灭，无得侵近者。"④又，P.3235Va所抄为《太玄真一本际经》卷第二，其题记云：

> 弟子　比缘染患，沉痼积时，针灸不瘳，药石无损，爰发弘愿，委命慈尊，遂蒙大圣匡扶，宿疾除愈。谨抽妙宝，割舍净财，敬写《本际经》一部，愿以是功德，资益弟子九玄七祖、内外亲姻，长辞地狱之酸，永受天堂之乐。傍周动植，爰及幽明，同会胜因，俱沾此福⑤。

---

① 徐俊：《敦煌诗集残卷辑考》，北京：中华书局，2000年，第613页。

② 同上，第613页。

③ 郝春文、金滢坤编著：《英藏敦煌社会历史文献释录》第四卷，北京：社会科学文献出版社，2006年，第462~477页。

④ 郝春文编著：《英藏敦煌社会历史文献释录》第二卷，北京：社会科学文献出版社，2003年，第412页。

⑤ 王卡：《敦煌道教文献研究——综述·目录·索引》，北京：社会科学出版社，2004年，第37页。

值得注意的是，此抄经是写好了而准备出售的，暂时未填写名字。这说明抄写道经在当时可能已经成了一种"生意"，病人花钱购买此写经，再添上患者的名字，以此功德来求得除愈宿疾。如P.2366A《洞渊神咒经》卷十所云："门门经台，疫病奔走，病者自差，官事散解。"S.318《洞渊神咒经·斩鬼品第七》云："若有疫病、官事者，[转]此经，十方大神，自来救之耳。"①

1. 传染性的瘟病与疰病

中古医籍、早期的镇墓文和道教文献中，都有关于注（疰）病的不同言说，相互构成该疾病历史的整体图景②。道教文献关于传染病的解说内容甚多，《抱朴子·仙药》记载上党的赵瞿患上癞病之后，传染给了子孙后代，即"子孙转相注易"。《太上洞神洞渊神咒治病口章》中也有"五方注鬼"之说。道教的瘟病之说有"天瘟"和"鬼瘟"两种。S.986+P.2432+P.2753《道要灵祇神鬼品经》引《太上女青鬼律》，列举了五凶瘟鬼、五方瘟鬼、十二月瘟鬼、十二时支干瘟鬼的名字③。这说明了道教的瘟鬼非常之多。P.2359《太上洞玄灵宝净土生神经》一卷："御寇神王，常制断妖精，驱除温疠，守护境土，消殄耶（邪）魔。"P.2457《阅紫录仪三年一说》："五方符庙，六天故炁，县官口舌，五温疫毒。""温疠"与"五温疫毒"就是指各种瘟疫。P.3144V医方残卷中有："疗鬼疰方：右先以墨笔围所痛处，于围内书作：'腊离[　]蚀鬼疰，人不知，急急如律令。'若未全瘥，洗却更书，永瘥。"④

2. 产病

S.986+P.2432+P.2753《道要灵祇神鬼品经》："又云：有大雷鬼，名九昌，领八万小鬼，手捉赤棒，来入中国，煞其恶人，行卅六种病，病煞[恶]人。""叶华载　辟炁途付　右二鬼是女人月水之鬼，常贪阴阳血味。女人月水来，日夕存之，呼名，鬼不敢害人。鬼长三尺，上下青衣。""语忘　敬遗唯鼻反　右此二鬼主女临产。女子产生时，不可不呼此鬼名，呼即不害人。鬼长三寸

---

① 郝春文编著：《英藏敦煌社会历史文献释录》第一卷，北京：社会科学出版社，2001年，第463~474页。

② 陈昊：《汉唐间墓葬文书中的注（疰）病书写》，《唐研究》第十二卷，2006年，第267~304页。

③ 郝春文、金滢坤编著：《英藏敦煌社会历史文献释录》第四卷，北京：社会科学文献出版社，2006年，第462~477页。

④ 马继兴、王淑民、陶广正、樊正伦辑校：《敦煌医药文献辑校》，南京：江苏古籍出版社，1998年，第320页。

三分，上下乌衣。"①产病是由鬼主所主导，要想消除产病则必然祈祷这些鬼主，以及采取念诵道经等行为。P.2387《太上业报因缘经》卷六："复有女子临产不分，命垂且夕，诵念此经，吾遣救苦真人乘八轮云舆为其开度，即得平安。"②此外，B.8469《道教布施发愿讲经文》中则描述了儿子头上因卒患恶疮而非常臭秽时，慈母心忧如焚，觅得良药，治愈儿子恶疮的情形。

3. 下痢与下血

S.930《洞渊神咒经誓魔第六》描述了多种鬼王与鬼兵将疾病传入人间所造成的种种悲惨的情形。大头头庐率领的黑足鬼："飞来人上，令人急病，病苦身黄，寒热下利（痢）赤黑，面目焦青，乍来乍去，不用饮食，饮食便吐，吐血溺赤，头痛筋（筋）挛，手脚不拘。"以赤都为首的白下鬼："游逸天下，行七十八种疾病，病不可治也。令人狂走，妄语下利（痢），雍（臃）肿下血，血出而死，烋息不定。"鬼王蒙恬和王翦所率领的赤鬼："仍行天下，令人烋病下利（痢），身重董，面目朣（臃）肿，头痛匈（胸）满，吐下不安，小儿惊啼，官事口舌，死人刑狱，千病万痛，贫穷厄悴，生子不立，田蚕不收，万愿不果。"③蒙恬和王翦本是历史上的真实人物，乃战国后期秦国的大将，后来居然被描述成道经中的鬼王。这些鬼王所导致的疾病均包括了下痢。此外，S.318《洞渊神咒经·斩鬼品第七》列举了每一年份的恶鬼与所行疾病，其中也有专门提及下痢的。"道言：若壬午年，已有三万七千赤鸟，行三万九千种病，病煞人（恶）恶（人）。复有八十二种病，病不（下）利（痢）恶人。……若遣染此疾病，时时请三洞法师转经行道者，卅可得差耳。"又，"道言：甲午之岁，有八千万小陵鬼，鬼名赤头，各各自将八十万人，下九十种病，病人煞民，令人朣肿疸病。"④S.318《洞渊神咒经·斩鬼品第七》还记载："道言：自今辛巳、壬午年，已有九十六种煞鬼，鬼来煞人，村村有四六万黄疸鬼。鬼来入人村中，令人吐血下痢，霍乱卒死，心痛身著黄病。咽喉塞痛，以致死亡。"大鬼王邓艾、王莽等"各各有兵马百万，为天下人作祟，祟痛，煞人年命，年年日月，

---

① 郝春文、金滢坤编著：《英藏敦煌社会历史文献释录》第四卷，北京：社会科学文献出版社，2006年，第462~477页。

② 叶贵良：《敦煌道经写本与词汇研究》，成都：巴蜀书社，2007年，第289页。

③ 同①，第392~400页。

④ 郝春文编著：《英藏敦煌社会历史文献释录》第一卷，北京：科学出版社，2001年，第463~474页。

行千万种病，或四支（肢）沉重，寒热敕（赤）色下痢，臃肿腹黑，头目悉痛，匈（胸）背懊熟。或有黄疸、咳声，咽喉不通，一切万病，煞人无度矣。"①可见，《洞渊神咒经》是列举疾病最多的道经之一。

4. 癫痫与狂病

S.784《天尊说禁诫经》云："见世水火刀兵，柤械牢狱，考楚万端，恶风邪鬼，颠闲（癫痫）狂病，眉须随落，遍身洪烂，举体生疮，手挛脚跛，虎狼毒虫，怨家债主，种种来对。"②癫痫与狂病则属于精神方面的疾病。道教医学也是主张结合身心治疗的。敦煌道经还强调学习与诵读道经的重要性。敦煌本《太上洞玄灵宝无量度人上品妙经》云："说经一遍，诸天大圣同时称善，是时一国男女聋病，耳界（皆）开听；说经二遍，盲者目明；[说经三遍，瘖者能]言；[说经]四遍，跛痾[积滞，皆能起行]；[说经五]遍，久病痼疾，一时复形；[说经六遍，发白反黑]，落齿更生；说经七遍，老者反壮，[少者皆强]；[说]经八遍，妇人怀任（妊），鸟兽含胎，已生未[生，皆得]生成；说经九遍，地藏发泄，金玉露形；说经十遍，枯骨更生，皆起成人。"③BD7620（皇20/北8469）《道教布施发愿讲经文》（拟）是敦煌归义军时期的道教讲经文抄本，云："贫道今日广设音乐，招集施主得至道场，闻说天尊大乘经法，用智慧药，采无为风，调法音汤，洗身心臭秽，破无明障翳，治烦恼重病，使五欲得净，六惠开明，与施主等结万劫因缘。"④

除诵经之外，还有上章、吁气、驱鬼等去病的手段。上章之法不仅为道教徒所用，还被儒生出身的官员们效法。《旧唐书》卷一八九下记载："左金吾卫将军杜元倓诵婆罗门咒……中书舍人卢藏用效道士上章。"⑤S.170《失名道经》简要提及了行气的手段："无病，三吁之；有病，九呼之。"在得病之后，还要

---

① 郝春文编著：《英藏敦煌社会历史文献释录》第一卷，北京：科学出版社，2001年，，第463~474页。

② 郝春文、金滢坤编著：《英藏敦煌社会历史文献释录》第四卷，北京：社会科学文献出版社，2006年，第141页。

③ 叶贵良：《敦煌本〈太上洞玄灵宝无量度人上品妙经〉辑校》，成都：四川大学出版社，2012年，第12页。又，浙敦附02（温博01）《太上洞玄灵宝无量度人上品妙经》录文参见黄征、张崇依：《浙藏敦煌文献校录整理》下册，上海：上海古籍出版社，2012年，第652~660页。

④ 王卡：《敦煌道教文献研究——综述·目录·索引》，北京：中国社会科学出版社，2004年，第38页、第234页。

⑤ 《旧唐书》，北京：中华书局点校本，第4970页。

祭祀各路的神灵。S.203《度仙灵录仪》云："右一人前以某年月日得疾病，诣祭酒李乙，自保积治。甲从死得生，自跪得令，给使无恨。祭酒所在之诣积如干年，甲改恶，暮（慕）乐长生之道。修义给使有功勤，令求迁，请上仙或上灵十将军吏兵，请给谨状。"[①] 或者采取举办道教斋仪或者斋会的方式，以求获得"神汤妙药"。P.3562V属于道教杂斋文类，或拟名为《道教斋醮度亡祈愿文集》[②]，其中的"病差文"就描述了这样的方式：

> 病差文：盖闻天尊立教，开化十方；太上传经，津梁三界；能令四生六道，去暗入明；抱识含灵，舍凡成圣。伟哉巨泽，无德而称！然今谨有斋主某公，秉操清贞，含和纯直，顷（顾）缘摄理，进退勤劳，致五藏失宜，六府（腑）郁结；仰赖天尊垂荫，真圣匡扶；更舍净财，建造功德经像若干，临时言之，并以周圆。谨因此斋，以申表庆。于是屈仙侣，就住居，建清斋，益鸿愿。以兹盛福，不可思议！总用资熏，所惠弟子：唯愿天降灵药，又赐神汤；洗涤沉痾，驱除鬼魅；早蒙平复，速得康强！又持此善，庄严斋主：合门大小，唯愿道牙（芽）增长，灾厄永除！智惠（慧）庄严，恒离凡（九）障，灵椿比寿。取《邑文》尾，读之了。[③]

此位斋主某公是操劳过度而生病的，而"五藏失宜"、"六腑郁结"正是中医对于疾病成因的普通陈述。

三、敦煌术数文献中的疾病书写

医巫并行或医巫兼行是上古以来的中医传统，尽管扁鹊在著名的"六不治"律条中就指出了"信巫不信医"的危险，推动"信医不信巫"的新观念，但医巫的角色混淆，一直处于似分而未分的境地。在医药无效的情况下，寻找巫术

① 郝春文编著：《英藏敦煌社会历史文献释录》第一卷，北京：科学出版社，2001年，第311页。

② 马德：《敦煌文书〈道家杂斋文范集〉及有关问题述略》，《道家文化研究》第13辑，北京：三联书店，1998年，第226~248页。有关P.3562V的新近研究，参见刘永明：《P.3562V〈道教斋醮度亡祈愿文集〉与唐代的敦煌道教》（一），《敦煌学辑刊》，2013年第4期，第10~26页。

③ 录文参见李小荣：《敦煌道教文学研究》，成都：巴蜀书社，2009年，第165页；刘永明《P.3562V〈道教斋醮度亡祈愿文集〉与唐代的敦煌道教》（一），《敦煌学辑刊》，2013年第4期，第22页。

或宗教上的帮助，往往成为病者或者病人家属的必然选择。如P.3716/S.5752
《丑妇赋》所云："厌蛊家问法，符书上趁师。人家有此怪疹，亦实枉食枉衣，
则须糠火发遣，不得稽迟。"即便是孙思邈这样的医学大家，也强调习医者除学
习医药学经典之外，还要熟悉阴阳禄命、相法、五兆卜法、《周易》六壬、五
行休旺与七曜天文等相关知识。敦煌出土的术数文献除推演日常吉凶之外，还
兼有占病、疗病等多重的社会功能①。陈于柱指出，敦煌实用的禄命书《推人九
天宫法/九天行年灾厄法》中，所关注的禄命内容主要有生命健康、官事狱讼、
家庭婚姻、财富兴生、规避冤仇、官禄仕宦、出门远行、心理与舍怪等日常生
活的诸多方面，而对生命健康的关注包括病病、寿命长短、生儿育女等②。陈于
柱《区域社会史视野下的敦煌禄命书研究》一书着重强调了术数知识与活动在
敦煌地区医事中所扮演的重要角色，他分析了敦煌术数系统中的医患书写情况，
归纳其中所反映出的病因观主要有三个方面：神鬼作祟、动土修造触犯禁忌、
吊丧问病；主要的疗疾手法则包括：符咒呼名、五行相厌、人形代厄，以及提
供疗疾方位、医师、用药、灸针等医疗选择与建议③。

1.《发病书》中的疾病种类

P.2856与P.3024V构成敦煌《发病书》的主要内容，涉及占卜某年月日时
的得病轻重以及何时病愈。P.2856《发病书》的题记为："咸通三年（862）壬
午岁五月写《发病书》记。"《发病书》直接以"病"命名的章节有：推得病日
法、推初得病日鬼法、推得病时法、推十二衹得病法、推五子日病法、推十干
病法等。

P.2856《发病书》中的"推初得病日鬼法"按十二地支日分述当日的鬼
名、传播的疾病名称以及治病道符的使用方法。如："子日病者，鬼名天贼，四
头一足而行，吐舌。使人四支（肢）不举，五藏不流，水肿，大腹，半身不随
（遂），令人暴死。以其形厌之即吉。此符朱书之，病人吞之，并书著门户上，

---

① Marc Kalinowski, ed., *Divination et société dans la Chine medievale: Étude des manu-
scrits de Dunhuang de la Bibliothèque nationale de France et de la British Library,* Bibliothèque
nationale de France, 2003. 另参见黄正建：《敦煌占卜文书与唐五代占卜研究》，北京：学苑出
版社，2001年，第136~146页。

② 陈于柱：《敦煌写本禄命书〈推人九天宫法/九天行年灾厄法〉研究》，《敦煌学辑
刊》，2009年第2期，第20~27页。

③ 陈于柱：《区域社会史视野下的敦煌禄命书研究》，北京：民族出版社，2012年，第
173~208页。

急急如律令。"S.6216 所述内容与之大致相同。S.1468 之一的《推初得病日鬼法》云："戌日病者，……人苦腰背病者，□□□重，心下恍惚，口干重。"亥日病"此是注煞病，欲连及仲子。""又曰：亥日病咽喉肿，气臭，体烦楚。"[①]刘永明、陈于柱总结了《发病书》中的主要疾病种类有头痛、四肢烦疼不宁、吐逆不食、饮食不下、心腹胀满、咽喉不利、短气、腰背痛、胸肋痛、乍寒乍热、目痛耳聋、狂癫、半身不遂、生疮见血、精神恍惚、口中狂言、睡眠不安、心腹热闷、孔穴不利、五脏不通、水肿、浮肿、股中急、大小便难、狂癫、耳聋、下部闭塞、噎寒等三十多种疾病[②]。

敦煌写本相书中，也描述了一些疾病。P.3390《面部气色吉凶法》根据人的面部气色来判断疾病：

> 凡人面有本色忽变，本金色白，忽赤色，则客色来。木色青，忽白，客色来。水色黑，忽黄，客色也。火色赤，忽黑，客色也。土色黄，忽青色，客色至。此皆是五藏有疾，府有绝气，不重病亡，即非意死。
>
> 《候病人法》：病人肾病，面唇俱肿，脾白，戊己日死。肝病，皮肉白，脾白，庚辛日死。肺病，颊赤目肿，心赤，丙丁日死。脾病，唇青，肝色青，甲乙日死。心病，目黑，肾色黑，壬癸日死[③]。

P.3390 所列举的五脏之病及其在病人外貌方面的症状，但未涉及其他疾病。这种根据面部气色来占病吉凶的方法，在《神相全编》中有《诀病生死》等多种相应的相法[④]。被认为是敦煌张氏归义军初期抄写的宅经 P.2615a《诸杂推五行阴阳等宅图经》在描述家宅修造不当所对应的疾病时，提到了"癃患"、"腹病见血"、"癫病"、"癫子"、"小儿头上生疮小发"、"体上生疮"、"腹痛"、"瘟病"、"淋病"、"癫狂病人"、"上气病"等身心诸疾，也提及了"茉姜（？）

---

① 郝春文、赵贞编著：《英藏敦煌社会历史文献释录》第七卷，北京：社会科学文献出版社，2010年，第19~22页。

② 刘永明：《敦煌道教的世俗化之路——敦煌〈发病书〉研究》，《敦煌学辑刊》，2006年第1期，第78页。陈于柱：《区域社会史视野下的敦煌禄命书研究》，北京：民族出版社，2012年，第174~176页。

③ 郑炳林、王晶波：《敦煌写本相书校录研究》，北京：民族出版社，2004年，第192页。

④ 同上，第185页，注释7。

者百［木］之贤，种之井上除瘟病吉"等去病的措施①。在敦煌术数文献中，《发病书》列举的疾病种类是最多的，包括内外科、精神等多个方面，基本上可以视为当时敦煌民众常见的疾病谱录。不过，与敦煌医籍、佛道文献中的疾病书写相比，敦煌《发病书》和禄命书中的疾病种类基本上是男女共有的疾病，而没有涉及妇女生产时所伴随的种种病症，换句话来说，《发病书》和禄命书中的疾病书写是出于男性的视角，尽管敦煌术数文献中提及了女人的治病，却没有具体的女性疾病的描写。可以说，敦煌术数文献的疾病书写没有敦煌医籍、佛道文献中那么明显的性别色彩。

2. 医疗与民俗

S.1396《七曜日并十二时推命书》云："此日生儿，宜敦（吃）少酥，父母宜须吃。宜以黑布盖儿头，讫，取此布少烧熏儿鼻，大吉，长命亦（宜）养。"②

P.2666医方残卷中提到了一年的三个时间点的习俗。其一，二月社日。"二月社日，取酒二升，着屋梁上，家宜田蚕，财钱横至，大吉。"又，"二月社日，取酒和饭，堂上坐食之，合家无口舌，孝顺宜大［ ］。"③其二，五月五日。"五月五日，埋米一升，在于大门里入地一尺，不被虫食，五谷万倍，大吉。""五月五日于中庭烧牛角，合家富贵。"S.799抄有一句诗："五月五日天中节，一切恶事尽消灭。"其三，八月一日。"八月一日旦起，去齐（脐）中垢，令人多智，智者无病。"④

后　论

S.6631Vj《九相观诗一本》"病患相第五"云："伤叹老将至，悲病忽假［口］。力羸魂悄悄，气弱识沉沉。幽卧无人问，梵居羡鸟音。神游形不及，伏

---

① 陈于柱：《敦煌写本宅经校录研究》，北京：民族出版社，2007年，第237~276页。另见金身佳编著：《敦煌写本宅经葬书校注》，北京：民族出版社，2007年，第44~108页。

② 郝春文、赵贞编著：《英藏敦煌社会历史文献释录》第六卷，北京：社会科学文献出版社，2009年，第85页。

③ 马继兴、王淑民、陶广正、樊正伦辑校：《敦煌医药文献辑校》，南京：江苏古籍出版社，1998年，第251~252页。

④ 同上，第246~253页。

枕（枕）日哀吟。始悔平生罪，悬愁业镜临。信知秤善恶，何不早归心。"① "光化四年（901）九月十五日灵图寺法圣"抄写的 P.4597 中有《九想观》，系出自晚唐五代敦煌的僧侣之手，歌咏人生的"生老病死"四相，其中的"病苦想"则云："四支（肢）沉重染缠痾，日夜尪羸苦渐多，百味目前俱不入，业合如斯知奈何。"上博48（41379）为包背装册子本，抄写了佛赞、真言和佛经多种，第35种为《九想观》一卷，其中的"第六观 病在床"描述了病苦的情形，颇具特色：

> 第六观 病在床。想中困苦断人肠。
>
> 百骨节头一时痛，黄昏魂魄胆飞扬。
>
> 左随右转如山重，昔时气力阿谁将。
>
> 百味饮食将来吃，口苦嫌甘不肯尝。
>
> 丈夫今日到如此，黄金白玉用何将。
>
> 纵使神农多本莫（草），唯遗老病断承望。
>
> 路逢狂象来相趁，怕急将身入井藏。
>
> 井下四蛇催命促，攀枝二鼠咬藤伤。
>
> 此是众生命尽处，君知者，审思量。
>
> 吾我只今何处在，千金究竟是无常。
>
> 如来上床靴履别，况凡夫，得久长②。

上博本《九想观》的"病在床"，不仅刻画了患者的身节骨痛、饮食无味的惨状，其中引用了敦煌写本中常见的四蛇二鼠譬喻，也表达了强烈的生命无常感。佛教通俗文艺中所叙述的这些病相与唐代墓志中的疾病抒写不无相似之处，都给了读者难以言说的病苦感③。

羽628连续抄写了两篇《佛说延寿命经》，后附两则字迹不同、年代也不同的题记。第一则为官员题记："显德二年（955）乙卯岁四月十五日，弟子都头

---

① 徐俊:《敦煌诗集残卷辑考》，北京：中华书局，2000年，第902~903页。参见郑阿财:《敦煌写本〈九想观〉诗歌新探》，《普门学报》，第12期，2002年。该文收入郑阿财:《敦煌佛教文献与文学研究》，上海：上海古籍出版社，2011年，第276~304页。

② 上海古籍出版社、上海博物馆编:《上海博物馆藏敦煌吐鲁番文献》第2册，上海：上海古籍出版社，1993年，第43页。

③ 陈昊:《石之低语——墓志所见晚唐洛阳豫西的疾疫、饥荒与伤痛叙述》，《唐研究》第十九卷，2013年，第331~360页。

知四大口银青光禄大夫检校右散骑常侍兼御史大夫上柱国骑都慰（尉）贾彦俊因染微疾，写斯《延寿命经》，附此福因。伏愿身心轻利，然后延年益寿，庆集灾消，长幼阖门，同霑喜乐，发心持念记耳。"另一则题记为："太平兴国伍年（980）庚辰岁八月卅日，显德寺法律善明敬发无上胜心，集得《延寿命经》一卷，一心持念，不得心散，日日专心读诵，为后因果报，同霑喜乐。伏愿身心轻利，早成佛道，莫落三途，乘生净土，长寿快乐。"①除官员因为染病而写此经之外，寺院僧人也持念此经，以求长寿快乐。

敦煌研究院藏D0218《俗家弟子诵经录》残卷保存了晚唐五代敦煌民间佛教俗家弟子（包括女性）组织读诵佛经的活动纪录，或许敦煌当地存在"诵经邑"或"金刚经社"之类的社邑组织。他们所诵读的佛经就包括了《救护身命经》和《救病苦厄经》②。五代时敦煌高僧道真于"长兴五年（934）岁次甲午六月十五日"整理的敦研345号《三界寺藏内经论目录》中也有《救护身命经》、《护诸童子经》等经名③。这些都进一步证明了晚唐五代敦煌地区确实流行一批旨在救人疾病度过苦厄的中土疑伪佛经，也反映了敦煌地区佛教对民众健康的关注以及逐步向世俗社会生活的侧重。

敦煌药方中，除P.3378《杂疗病药方》残卷中的"百种风病"、"九种心痛"、"五种痔病"之外，还有残药方S.1467~2中的"头中廿种病"；残药方P.3596中的"十二种风"、"七种冷"、"五劳七伤"、"四种癣"、"五绝"；残药方S.6084中的"五痔"、"五淋"；《备急单验药方》中的"三种黄"（急黄、疸黄、内黄）。这些疾病的类称虽然多数没有列举具体的病名，但反映了中古医家对这些疾病的细致区分，这也是中医学进步的表现。

---

① 参见日本武田科学振兴财团杏雨书屋：《敦煌秘笈》影片册八，大阪：武田科学振兴财团杏雨书屋，2012年，第313~316页。

② 张先堂：《一件珍贵的唐五代敦煌俗家弟子诵经录——敦煌研究院藏D0218号残卷新探》，《敦煌研究》，2013年第6期，第40~49页。

③ 甘肃藏敦煌文献编委会主编：《甘肃藏敦煌文献》第二卷，兰州：甘肃人民出版社，1999年，第111页。

第四章

生生之具——敦煌的医疗资源及其使用

　　自古至今，治病救人，药物之用，不可胜计。药之为药，与时代流变、人生百态，息息相关①。中医用药，雅称中药，中药历史，源远流长。中药之大观，蔚为本草，对药物的品、性、味、毒、效等详细论述，尤以植物类药居多，动物与矿物类药为辅。从朝廷的医政机构到民间的医疗者，或集团协作，或单枪匹马，投身于撰写本草典籍，遂使本草之书，世代相继，繁简相杂，汗牛充栋②。历代中医，无论国手，抑或走方郎中，唯能熟知药性，灵活运用，辨证施治者，方称杏林高手。印度生命吠陀医籍中，亦将药物与医生、病人和瞻病者（护理人员），合称为医疗的"四足"（四种分支），四者缺一不可。《八支心要方本集》指出："药物应该适用于多种处方，具足好的功能（在味道及其他方面），是极好的和相宜的。"《医理精华》则要求："草药要生长在好的土地上，味道壮，长势好，而且在最佳时机内采摘。"敦煌出土文献与石窟壁画等图像史料，所书写或描述的医药方剂与医疗场景不少，其中维护生命健康的资源与器具，无疑值得深入关注。

第一节　玉门矾石：敦煌的土贡与道地药材

　　自古至今，敦煌并非物产特别丰富之地，不过，其地也不乏土特产。今人所谓的"敦煌八大怪"就归纳了几种颇具特色的风物：香水梨要放黑卖、风

---

① 郑金生：《药林外史》，台北：东大图书公司，2005年。

② 冈西为人：《中国医书本草考》，大阪：前田书店，1974年；《本草概说》，大阪：创元社，1977年。中国文化研究会编纂：《中国本草全书》（共400册），北京：华夏出版社，2002年。郑金生主编：《中华大典·医药卫生典·药学分典》（共10册），成都：巴蜀书社，2013年。

干馍馍掰开晒、浆水面条解暑快、驴肉黄面门外拽、三九锁阳人参赛、酒枣新鲜放不坏、罗布麻茶人人爱、榆钱也是一道菜。其中的三九锁阳、酒枣、罗布麻茶亦具医疗之效。清代道光十一年（1831）刊《敦煌县志》卷七"杂类志"中，在"物产"下列出的"药物"类有11种：甘草、菟丝子、白蒺藜、黄花、地丁、麻黄、枸杞、莱菔子、白芥子、催生草、透骨草①。清代《玉门县志》记载土产有白蘑菇、黑蘑菇、盐，未列出药物。中古时期，敦煌及其周边地区又有哪些药物出产呢？不妨先从敦煌当地的土贡谈起。

1. 唐代的土贡药物与敦煌及周边地区的土贡

唐代由地方向朝廷进贡有一整套的制度，各地的常贡物品包括纺织品、食品、药材等，多种多样，这些贡物也具有衣用、食用、药用等方面的实用性②。张仁玺曾经统计过，唐代土贡的药物主要有：蚺蛇胆、麝香、鹿角胶、青鹿角、阿胶、牛黄、人参、茯苓、茯神、荆芥、赤芍药、甘草、柏子仁、瓜楼根、蛇床子、防风、肉苁蓉、枸杞子、贝母、杜仲、五加皮、当归、黄连、牡丹皮、姜活、朱砂等③。据余欣的研究，唐宋时期敦煌的土贡情况主要见于敦博076《天宝十道录》、P.3547《沙州上都进奏院上本使状》、P.4368《权知归义军节度兵马留后守沙州长史曹仁贵状》以及相关文书、S.4398《天福十四年（949）五月新授归义军节度观察留后曹元忠献硇砂牒》等文书，主要的贡物则有棋子、玉、羚羊角、硇砂、牦牛尾等④。其中硇砂是西戎的特产，慧琳《一切经音义》卷一〇〇解释惠超《往五天竺国传》下卷的"凶沙（硇砂）"一词即云："凶沙：上挠交反。白色石药也，镀金作用，似白矾而软也。"⑤P.3930医方残卷的几个"治胎衣不出方"中，有一个药方"硇砂二分，末，和酒服之立出"。

杜佑《通典》卷六记载了唐代西北地区的土贡物品名目，其中有"安西都

---

① （清）苏履吉修、曾诚纂：《甘肃省敦煌县志（全）》（《中国方志丛书·华北地方·第三五一号》），台北：成文出版社有限公司，1970年，第369~370页。

② 黄正建：《试论唐代前期皇帝消费的某些侧面——以〈通典〉卷六所记常贡为中心》，《唐研究》第六卷，2000年，第173~212页。另见日比野丈夫：《新唐书地理志の土贡について》，《东方学报》第17册，1949年，第83~99页。

③ 张仁玺：《唐代土贡考略》，《山东师大学报》，1992年第3期，第40~43、46页。

④ 余欣：《唐宋时期敦煌土贡考》，高田时雄编集：《敦煌写本研究年报》第4号，京都大学人文科学研究所，2010年，第81~100页；收入氏著：《中古异相：写本时代的学术、信仰与社会》，上海：上海古籍出版社，2011年，第267~293页。

⑤ 《大正新修大藏经》第54册，第927页下栏。

护府贡硇砂五十斤、绯毡五领。北庭都护府贡阴牙角五只、速藿角十只、阿魏截根二十斤。交河郡贡㲲布十端，今西州。晋昌郡贡草豉子、野马皮、黄矾、绛矾、胡桐泪，今瓜州。西平郡贡牸羊角十只，今鄯州。陇西郡贡麝香十颗、秦胶，今渭州。燉煌郡贡棋子二十具、石膏，今沙州。酒泉郡贡肉苁蓉二十斤、柏脉二十斤、野马皮两张，今肃州。金城郡贡麝香十颗……张掖郡贡野马皮十张、枸杞子六斗、叶二十斤，今甘州。伊吾郡贡阴牙角五只、胡桐泪二十五斤、今伊州。"①西北之地所供的硇砂、阴牙角、速藿角、阿魏截根、草豉子、黄矾、绛矾、胡桐泪、麝香、秦胶、石膏、肉苁蓉、枸杞子、枸杞叶，都是本草典籍中的常见之物。孙思邈《备急千金要方》卷廿六"食治"云："枸杞叶，味苦、平、涩、无毒。补虚羸，益精髓。谚云：去家千里，勿食萝摩、枸杞。此则言强阳道、资阴气速疾也。"②《通典》的这些记载，在敦煌遗书地志残卷中也有所反映。P.5034《沙州地志》引《汉书·西域传》记载鄯善国出产柽柳、胡桐［泪］、白草，人随畜牧，逐水草而居③。P.2522《贞元十道录》记载其他地区的土贡药物有麝香、当归、牦毛（牛）尾、羌活、石蜜、升麻、大黄、白蜜等多种。P.2511《诸道山河地名要略第二》中的土贡药物则有：甘草、龙骨、持生石（特生草）、柏子人、蒲萄、人参、麝香、麻黄、苦参、草薢、黄芩、大黄、芍药、藜芦、秦胶、钟乳等。此外，敦煌博物馆藏敦博58号《地志》残卷中，涉及敦煌相近地域与贡物对应的情况如下：

> 张掖，甘。贡：苟杞、野马皮。
>
> 酒泉，肃。贡：安山砺石、柏香根、肉苁蓉。
>
> 伊吾，伊。贡：胡［桐］津（律）、相卦、阴牙角。
>
> 金［城］，兰。贡：麸金、麝香。
>
> ［合川，叠］。贡：麝香。

---

① （唐）杜佑撰、王文锦等点校：《通典》，北京：中华书局，1982年，第118~120页。

② （唐）孙思邈原著、高文柱主编：《药王千金方》，北京：华夏出版社，2004年，第451~452页。该书中实际收录了高文柱、沈澍农合作校注的《备急千金要方校注》和《千金翼方校注》，以下引文均以该书封面所题名的《药王千金方》为准，不一一分别注出。特此说明，请读者体察。

③ 郑炳林：《敦煌地理文书汇辑校注》，兰州：甘肃教育出版社，1989年，第46页。胡桐能入药的是胡桐泪，又称胡桐律，即梧桐树分泌的树胶。《宋史·高昌传》载伊州"又生胡桐树，经雨即生胡桐律。"又，宋代钱易《南部新书》辛集"胡桐泪"："胡桐泪出楼兰国。其树为虫所蚀，沫下流出者，名为胡桐泪，言似眼泪也。以汁涂眼，今呼为胡桐律，讹也。"（［宋］钱易著、黄寿成点校：《南部新书》，北京：中华书局，2002年，第127页）

　　　　北庭。贡：阴牙［角］、束霍角。

　　　　延安，延。贡：麝香、蜡烛。

　　　　灵武，灵，府。贡：鹿角胶，

　　　　安化，庆，府。贡：麝香。

　　　　咸宁，丹。贡：龙须席、蜡烛、麝香。

　　　　五原，盐。贡：盐①。

　　可见，地志文书是记载道地药材的珍贵史料。S.2593《沙州图经卷第一》描述沙州为古瓜州之地："其地平川，多沙卤。人以耕稼为业。草木略与东华夏同，其木无椅、桐、梓、漆、栝柏。"②该地属凉州都督府管辖，气候干燥，没有瘴气。敦煌所出的几种物产如下：

　　（1）野谷

　　P.2005、P.2695《沙州都督府图经》记载了唐垂拱四年（688）沙州武兴川出产一种"野谷"："其苗藜高二尺已上，四散似蓬，其子如葵子，色黄赤，似葵子，肥而有脂，炒之作麨，甘而不热，收得数百石，以充军粮。"③这种偶尔生长而可以充作粮食的野谷，被当作是当地的一种祥瑞现象。

　　（2）池盐

　　P.2005《沙州都督府图经》（卷第三）记有三所盐池水，其中的"东盐池水"："右，在州东五十里，东西二百步，南北三里。其盐在水中，自为块片，人就水里漉出、曝干，并是颗盐。其味淡于河东盐（东），印形相似。""西盐池水"："右，俗号沙泉盐。在州北一百一十七里，总有四陂，每陂二亩已下。时人于水中漉出，大者有马牙。其味极美，其色如雪，取者既众，用之无穷。""北盐池水"："右，在州西北卅五里，东西九里，南北四里。其盐不如西池，与州东盐味同。"④又，S.788《沙州志》（《沙州图经》）也记载了三处盐池，即："东盐池，县

---

　　① 郑炳林：《敦煌地理文书汇辑校注》，兰州：甘肃教育出版社，1989年，第151~166页。另见赵健雄：《敦煌遗书地志残卷中土贡药物浅析》，《甘肃中医》，1990年第1期，第27~29页。

　　② 郑炳林：《敦煌地理文书汇辑校注》，兰州：甘肃教育出版社，1989年，第1页。

　　③ 同上，第17~18页。

　　④ 李正宇：《古本敦煌乡土志八种笺证》，台北：新文丰出版公司，1998年。此据该书的新刊本，甘肃人民出版社，2009年，第48~49页。郑炳林：《敦煌地理文书汇辑校注》，兰州：甘肃教育出版社，1989年，第9页。

东五十里，盐出水中，自为块，人就水漉出曝干，并是颗盐，味唉（淡）于河东者，印刑（形）相类。西盐池，县西北一百一十七里，俗号沙泉盐者，类马牙，其味美，又红色。欠宕泉。北盐池，县西北卅五里，盐味不胜西池。"① 又，S.367《沙州伊州地志》云："陆地盐池，池周回十里，北去县六十里。碛中无水，陆地出盐，月满味甘，月亏即苦，积久采取，竟无减损。"②

中古中医以盐入药，颇为常见，而且中亚与我国西北地区盐的运输、使用与贸易，同中外文化交流也颇有关联③。《册府元龟》卷九七一记载，天宝五载（746）闰十月，突骑施、石、史、米、罽宾国，献红盐、黑盐、白戎盐、余甘子、质汗、千金藤等物。天宝十二载五月，火寻国献白生石蜜、黑盐。《新唐书》卷二二一下，天宝十载，火寻国君稍施芬遣使者朝，献黑盐。高昌国也曾遣使贡盐。《太平广记》卷八一引《梁四公记》中记载了几种交河出产的神奇之物："高昌国遣使贡盐二颗，颗如大斗，状白似玉。干蒲桃、刺蜜、冻酒、白麦面。王公士庶皆不之识。帝以其自万里绝域而来献，数年方达。"④ 在古代印度僧团，盐不仅是维持生命必不可少的食用品，也属于一生可用的尽寿药。佛经中列举的盐药有数种，《四分律》卷四十二云："尔时比丘病，须盐为药，佛言：听服。是中盐者，明盐、黑盐、丸盐、楼魔盐、支头鞞鞞盐、卤盐、灰盐、新陀婆盐、施庐鞞盐、海盐。若比丘有病因缘，尽形寿听服。"⑤《四分律》卷五十九云："有五种盐：青盐、黑盐、毗荼盐、岚婆盐、支都毗盐，是为五。复有五种盐：土盐、灰盐、赤盐、石盐、海盐，是为五。"⑥ 大谷1052号药方残片中，有"乌盐"一味药物。大谷4363号的药方残片中有"辛头"一名，此即"辛头盐"，对应梵文为Sindhu-lavaṇa，汉译有"新陀婆盐"、"先陀婆盐"、"忻

① 李正宇：《古本敦煌乡土志八种笺证》，兰州：甘肃人民出版社，2009年，第217页。郑炳林：《敦煌地理文书汇辑校注》，兰州：甘肃教育出版社，1989年，第56页。

② 郑炳林：《敦煌地理文书汇辑校注》，兰州：甘肃教育出版社，1989年，第67页。

③ 侯海洋：《中古时期药用盐的输入与传播》，《西域研究》，2012年第2期，第104~111页。

④ （北宋）李昉等编、汪绍楹点校：《太平广记》第2册，北京：中华书局，1961年，第519页。另参见柴剑虹：《"桂林"、"武城"考》，收入氏著：《敦煌吐鲁番学论稿》，杭州：浙江教育出版社，2000年，第284~287页。冯其庸先生在为该书撰写的"序二——《敦煌吐鲁番学论稿》书后"中，根据自己的亲身考察经历，推测高昌国的贡盐可能来自产盐的艾丁湖，参见该书序言部分的第5页。

⑤ 《大正新修大藏经》第22册，第867页中栏。

⑥ 同上，第1006页上栏。参见陈明：《印度梵文医典〈医理精华〉研究》（修订版），北京：商务印书馆，2014年，第188~200页。

都盐"等，乃是信德地区的印度河（新陶水）所产岩盐①。《水经注》卷一引郭义恭《广志》曰："甘水也，在西域之东，名曰新陶水，山在天竺国西，水甘，故曰甘水。有石盐，白如水精，大段则破而用之。"②新陀婆盐的使用，亦多见于佛教眼方之中。"若患眼时，取先陀婆盐研之为末。咒七遍已，少置眼中，其痛便止。"③又，青盐还用于印度密教医方之中。北宋天息灾译《大方广菩萨藏文殊师利根本仪轨经》卷八："若患气病及泻痢，青盐或红盐或别盐加持七遍，然吃此盐，彼病立差。"④

李吉甫《元和郡县图志》卷四〇也提及了敦煌的盐池："盐池，在县东四十七里。池中盐常自生，百姓仰给也。"⑤敦煌地区既然出产池盐，那么，盐作为药用也是正常的。P.2666《单药方残卷》中就有一个用盐药的眼药方："治人眼中冷泪出不止，取盐末以蜜和小豆许，封眼角，即差。"类似的药方见于Дx00924："[治人眼中冷泪出]不止，[取]盐末以蜜和小豆许，封眼角，[即差]。"又，P.3960《黑帝要略方》残卷有治人阴疮的两个药方，也使用了盐药。

（3）同心梨

P.2005《沙州都督府图经》的"甘祥瑞"中有一种"同心梨"，出自《后凉录》："吕光麟庆（嘉）元年（316）敦煌献同心梨。"⑥所谓的"同心梨"，可能类似于流传至今的"敦煌八大怪"之一的香水梨。

（4）好瓜

郑炳林在解释S.2593《沙州图经卷第一》中的"古瓜州地"时，引用了

---

① 《大唐西域记》卷十一记载信度国："多出赤盐，色如赤石，白盐、黑盐及白石盐等，异域远方以之为药。"（玄奘、辨机原著，季羡林等校注：《大唐西域记校注》，北京：中华书局，1985年，第928页）又，《大唐大慈恩寺三藏法师传》卷四亦载西印度境的信度国："土出金、银、鍮石、牛、羊、骡驼、赤盐、白盐、黑盐等，余处取以为药。"（[唐]慧立、彦悰原著，孙毓棠、谢方点校《大慈恩寺三藏法师传》，北京：中华书局，2000年重版，第94页）

② （北魏）郦道元著、陈桥驿校证：《水经注校证》，北京：中华书局，2007年，第3~4页。又，陈桥驿：《水经注〉记载的南亚地理》，《南亚研究》，1983年第4期，第53~58页。

③ 《曼殊室利菩萨咒藏中一字咒王经》卷一，《大正新修大藏经》第20册，第781页中栏。

④ 《大正新修大藏经》第20册，第865页中。有关中土青盐的使用，参见张秉旺：《什么是"青盐"？》，《红楼梦学刊》，2014年第2辑，第343~346页。

⑤ （唐）李吉甫撰、贺次君点校：《元和郡县图志》下卷，北京：中华书局，1983年，第1026页。

⑥ 李正宇：《古本敦煌乡土志八种笺证》，兰州：甘肃人民出版社，2009年，第55页。郑炳林：《敦煌地理文书汇辑校注》，兰州：甘肃教育出版社，1989年，第16页。

P.3211的"敦煌境生好瓜，四面尽慕捺兰，万姓坚牢"。[1]此句话本出自P.3211之残片11，《法藏敦煌西域文献》中的拟名为《敦煌境在好川原诗》[2]。细察写卷照片，其中并没有提到"好瓜"。不过，敦煌的古地名"瓜州"之得名，确实与当地出产好瓜有关。根据郑炳林整理的资料，《汉书·地理志》记载敦煌："杜林以为古瓜州地，生美瓜。"颜注曰："其地今犹出大瓜，长者狐入瓜中食之，首尾不出。"《续汉书·郡国志》亦云："敦煌，古瓜州，生美瓜。"李吉甫《元和郡县图志》卷四〇中的"瓜州"条云："按隋瓜州，即今沙州也。大业三年（607）改瓜州为敦煌郡。武德五年（622）改瓜州，别于晋昌置瓜州。地出美瓜，故取名焉。"[3]敦煌五代时期写本《寿昌县地境》："故书云旧瓜州即沙州是也。其州宜种美瓜，故号瓜州。"[4]敦煌出美瓜之事，还被写进了传奇小说中。《太平广记》卷二七六的"阴贵人"条，收录了王子年《拾遗记》中的一个故事。"汉明帝阴贵人，梦食瓜甚美，帝使求诸方国。时敦煌献异瓜种，名穹隆。父老云，有道士从蓬莱得此种，食之不饥。"[5]敦煌本《俗务要名林》的"果子部"中有李、柑、橙、枣、梨、石榴、木瓜、葡萄、甘蔗、瓜等果名。S.6208《杂集时用要字》中的"果子部"则未提及瓜名。S.076R《食疗本草》残卷中有木瓜、甜瓜、越瓜、胡瓜等，其中："木瓜，温。右主治霍乱、澼痢、风气。又：顽痹人若吐逆下、病转筋不止者，取枝叶煮汤，饮之愈，亦去风气，消痰。每欲霍乱时，但呼其名字，亦不可多食，损齿。又：脐下绞痛，可以木瓜一片，桑叶七枚炙，大枣三个中破，以水二大升，煮取半大升，顿服之，即［瘥］。"[6]

---

① 郑炳林：《敦煌地理文书汇辑校注》，兰州：甘肃教育出版社，1989年，第3页。

② 参见上海古籍出版社、法国国家图书馆编：《法藏敦煌西域文献》第22册，上海：上海古籍出版社，2002年，第170页。

③ （唐）李吉甫撰、贺次君点校：《元和郡县图志》下卷，北京：中华书局，1983年，第1027页。

④ 郑炳林：《敦煌地理文书汇辑校注》，兰州：甘肃教育出版社，1989年，第60页。

⑤ （北宋）李昉等编、汪绍楹点校：《太平广记》第6册，北京：中华书局，2003年重印，第2175页。《拾遗记》卷六"后汉"条的记载要详细一些："明帝阴贵人梦食瓜甚美。帝使求诸方国。时敦煌献异瓜种，恒山献巨桃核。瓜名'穹隆'，长三尺，而形屈曲，味美如饴。父老云：'昔道士从蓬莱山得此瓜，云是崆峒灵瓜，四劫一实。西王母遗于此地，世代遐绝，其实颇在。'"（晋）王嘉撰、（梁）萧绮录，齐治平校注：《拾遗记》，北京：中华书局，1981年，第141页。

⑥ 王淑民编著：《英藏敦煌医学文献图影与注疏》，北京：人民卫生出版社，2012年，第190页。

孙思邈《备急千金要方》卷二六"食治"亦云："越瓜，味甘，平，无毒。不可多食。益肠胃。胡瓜，味甘，寒，有毒。不可多食，动寒热，多疟病，积瘀血热。"①《备急千金要方》卷六上的"主口香去臭方"，有"又方"："甜瓜子作末，蜜和。每日空心洗漱讫，含一丸如枣核大，亦敷齿。"②有关敦煌等地的水果，P.3672《致沙州宋僧政等状》中还提及有"西地瓤桃三课，同一袋子"。③

（5）蒲桃/葡萄

敦煌虽不如吐鲁番以盛产葡萄而闻名，但也有葡萄的种植。S.367《沙州伊州地志》载："蒲桃城，南去石城镇四里。康艳典所筑，种蒲桃此城中，因号蒲桃城。"④《寿昌县地境》亦云："蒲萄城，康艳典筑，在石城北四里。种蒲萄于城中，甚美，因号蒲萄城也。"⑤康艳典属于粟特系统的商人，其筑城与引种葡萄均体现了粟特商人聚落生活的特点。葡萄的药用，如《备急千金要方》卷二六"食治"所云："蒲桃，味甘、辛，平，无毒。主筋骨湿痹，益气，倍力，强志，令人肥健，耐饥，忍风寒；久食轻身，不老延年。治肠间水，调中。可作酒，常饮益人。逐水，利小便。"⑥ S.076R《食疗本草》亦云："蒲桃（葡萄），平。右益脏气，强志，疗肠间宿水，调中。案《经》：不问土地，但取藤收之酿酒，皆得美好。其子不宜多食，令人心卒烦闷，犹如火燎，亦发黄病。凡热疾后不可食之。眼［闇］，骨热，久成麻疖病。又方：其根可煮取浓汁饮之。［治］呕哕及霍乱后恶心。又方：女人有娠，往往子上冲心，细细饮之即止，其子便下，胎安好。"⑦孙思邈《千金翼方》卷一亦云："葡萄：味甘，平，无毒，主筋骨湿痹，益气，倍力，强志。令人肥健，耐饥，忍风寒。久食轻身，不老延年。可作酒，逐水，利小便，生陇西五原敦煌山谷。"⑧这说明敦煌的葡萄有良好的药用价值。

---

① （唐）孙思邈原著、高文柱主编：《药王千金方》，北京：华夏出版社，2004年，第452页。

② 同上，第125页。

③ 陈尚君：《全唐文补编》，北京：中华书局，2005年，第1503页。

④ 李正宇：《古本敦煌乡土志八种笺证》，兰州：甘肃人民出版社，2009年，第241~242页。

⑤ 同上，第329页。

⑥ 同①，第450页。

⑦ 王淑民编著：《英藏敦煌医学文献图影与注疏》，北京：人民卫生出版社，2012年，第192页。

⑧ 同①，第593页。

2. 敦煌及周边的道地药材

历代本草著作中，多重视药材的道地性。敦煌本《张仲景五藏论》中就引用了《本草》中所说的6种道地药材："蓝田玉屑，镇压精神。中台麝香，善除妖魅。河内牛膝，疗膝冷而去腰疼。上蔡防风，愈头风而抽肋痛。晋地龙骨，绝甘利而去头疼。太山茯苓，发阴阳而延年益寿。"① 敦煌医方残卷中，也常用到一些道地药材。P.2882医方残卷中的"四时常服三等丸方"提到了几种药物的产地：阆乡的地骨白皮、江宁的生干地黄、河内的牛膝、高州的枳壳、华山的覆盆子、原州的黄芪、潞州的菟丝子、润州的蒺藜子等道地药材。此方另见于P.3596医方残卷中的两处方剂。P.3596中用青州枣、P.3201中用汉中防己、S.5435中使用西州枣二升、萧州艾叶、沙糖等入药。孙思邈《千金翼方》卷一列举了河西道地区出产的道地药材，共有伊州的伏翼葵子、瓜州的甘草、西州的蒲桃、沙州的石膏等4种。孙思邈《备急千金要方》卷二六"食治"中，引用了胡居士（胡道洽）对"芸薹"的药物性能的认识："芸薹：味辛，寒，无毒。主腰脚痹。若旧患腰脚痛者，不可食，必加剧。又治油肿丹毒。益胡臭，解禁咒之辈。出《五明经》。其子主梦中泄精，与鬼交者。胡居士云：世人呼为寒菜，甚辣。胡臭人食之，病加剧。陇西氐羌中多种食之。"又，"蓝菜：味甘，平，无毒。久食大益肾，填髓脑，利五藏，调六腑。胡居士云：河东陇西羌胡多种食之，汉地鲜有。其叶长大厚，煮食甘美。经冬不死，春亦有英，其花黄，生角结子。子：甚治人多睡。"② 这说明陇西的氐、羌胡等少数民族种食芸薹和蓝菜，这两种也可能是敦煌民众能用到的药物。不过，在现存的敦煌文献中，有关芸薹和蓝菜在敦煌的使用情况不多见。敦煌的道地药材有如下数种：

（1）陇西白芷

孙思邈《备急千金要方》卷十三的"令白发还黑方"，使用了陇西白芷。该方为："令白发还黑方：乌麻九蒸九曝，末之，以枣膏丸，久服之佳。又方：陇西白芷、旋复花、秦椒各一升、桂心一尺，右四味，治下筛。以井花水服方寸匕，日三，三十日白发还黑。禁房室。"③ 王焘《外台秘要方》卷三二中也引用了

① 王淑民编著：《英藏敦煌医学文献图影与注疏》，北京：人民卫生出版社，2012年，第170~171页。

② （唐）孙思邈原著、高文柱主编：《药王千金方》，北京：华夏出版社，2004年，第454~455页。

③ 同上，第249页。

此方。

（2）陇西当归

《外台秘要方》卷三一的"古今诸家膏方四首"引了"崔氏陈元膏"，使用"当归三两，一方陇西者"。也就是说，另一个本子中使用的是陇西当归。

（3）陇西黄耆

孙思邈《备急千金要方》卷一在阐述中药处方时说："虚而小便赤，加黄芩；虚而客热，加地骨皮、白水黄耆；虚而冷，用陇西黄耆，虚而痰，复有气，加生姜、半夏、枳实。"[1]可见，陇西黄耆也是当地的一味道地药材。

（4）陇西硝石

《黄帝九鼎神丹经诀》卷八云："按：硝石，味苦、辛，寒，无毒。其五脏积热，腹中止热、止烦满、消渴、利小便，久服轻身。天地至神之石，一名芒硝，出益州山谷及武都、陇西、西羌，采无时节。"[2] P.3930医方残卷的"治眼中翳方"："黄蘗、黄连、没食〔子〕、硝石各一分，已上细末，着吹鼻中，即瘥。"此方中的没食子（一名没石子）是西域外来的药材，而硝石很可能是当地的产物。

（5）敦煌矾石

道教典籍中，北宋张君房编《云笈七籤》卷七一的"金丹"，引"造六一泥法"，指出："又矾有种类不同，所出之处各异。并州与嵩岳出者为良，自外者不堪入用。"又提到"矾石宜取敦煌，轻手捣之，以马尾萝下筛之迄，置铁铛中，以猛火熬令汁尽，又捣筛令细。"[3]唐代楚泽先生编炼丹著作《太清石壁记》卷下云："矾石有五种，有黄、白、青、黑、赤色者，但世人唯用黄、白矾二种，自外不堪多用。黄色，但是敦煌出者皆好。白矾，出吴地者良。其余不知。"[4]与敦煌矾石相近的是玉门矾石。P.2882残卷背面抄写了唐代医方，其中有一个"染髭及发方法"，录文如下：

---

① （唐）孙思邈原著、高文柱主编：《药王千金方》，北京：华夏出版社，2004年，第20页。

② 《道藏》，第18册，文物出版社、上海书店、天津古籍出版社，1988年，第820页。韩吉绍校释：《黄帝九鼎神丹经诀校释》，北京：中华书局，2015年，第130页。

③ （宋）张君房编、李永晟点校：《云笈七籤》（三），北京：中华书局，2003年，第1571~1572页。

④ 《道藏》，第18册，文物出版社、上海书店、天津古籍出版社，1988年，第775页。

染髭及发方法：

针沙破（及）铁汁并得，并醋浸，合铁力（加）入醋，腹（暖）热即醋色赤黑。冬月并近火，春即日裹（曝），时时搅之。

玉门矾石一钱对，火烧，合乳，沸即收着盏中，以醋半合，须（倾）着石上，其石即自消散，便和为汁。

阿愚濡潭泥一两　没石子一分已上两味和，于铛中干熬，热即软黑，恰似煮菜。二种待干后，然捣作未（末），生绢细罗取。

右，拑里诤（净）洗头发及髭须，勿令腻其髭。又更别着藻豆重洗，令涩。待干后，然取铛子净洗，勿令腻。即以一升铁汁内铛中，着一两合白面和调，如煮面胡（糊），三、五沸即熟，熨涂髭须上。即取故油片，火上暖令软，便裹髭须及发，经一宿。早起□□暖水洗一回，至夜间欲卧时，即取黄矾汁轻刷髭发上。其余残汁还于小铛里着。又更添一升醋，即取阿遇濡浑泥、没石子末内（纳）裹（里），许又（久），又着白面一两合和搅之，还似煮面糊，熟即依前涂暖油片，裹一宿。早起即用暖水净洗手。其髭发黑色如柒（漆）。经廿日，须根底微白，依前更染一回，再染得一载。发经一染，三载得黑，大效。①

该药方详细交代了用药的过程。它使用了两种外来的药物：阿愚濡潭泥（一作阿遇濡浑泥）、没石子。该方中的主药有针沙（针砂）和玉门矾石。玉门矾石，即黄矾②。因此，该药方很可能就是敦煌本地的方子，并添加了阿愚濡潭泥、没石子两味外来药物。根据王进玉的研究，历代文献中涉及的敦煌和河西地区的矾石有多种，包括黄矾、绿矾、绛矾、金星矾等③。这些矾石大多可入药，也多被中古炼丹家们所喜用。P.3596中有"匿齿口臭"方："烧矾石末，麝

---

① 录文参见马继兴、王淑民、陶广正、樊正伦辑校：《敦煌医药文献辑校》（南京：江苏古籍出版社，1998年，第304~306页），有改动。有关P.2882字词的校订，参见陈峭、沈澍农：《敦煌医药文献P.2882补校与评议》，《南京中医药大学学报》，2013年第3期，第155~159页。又，彭馨：《敦煌医药卷子P.2882校读补遗》，《敦煌学研究》，2007年第1期，第235~244页。范崇峰：《敦煌医药卷子P.2882V校补》，《中华医史杂志》，2007年第1期，第30~33页。

② 王进玉：《敦煌矾石考》，《上海中医药杂志》，1998年第12期，第30~31页。

③ 王进玉：《敦煌学和科技史》，兰州：甘肃教育出版社，2011年，第191~213页。

香，七日皆（揩）齿即瘥。"①S.4329中用于美容的"面膏方"，所用的四味主药中就有"生矾石一分"。P.3093收录多种道教炼丹方，使用了白矾、绿矾、金线黄矾等多种矾石。

（6）敦煌雄黄

《名医别录》曰："雄黄生武都山谷、敦煌山之阳。采无时。"《抱朴子》亦云："雄黄当得武都山所出者，纯而无杂，其赤如鸡冠，光明晔晔者，乃可用耳。"《本草经集注》称："好者作鸡冠色，不臭而坚实。若黯黑而虚软者不好也。武都、氐羌是为仇池。宕昌（在甘肃）亦有，与仇池正同而小劣。"《新修本草》曰："宕昌、武都者为佳，块方数寸，明澈如鸡冠，或以为枕，服之辟恶。"②孙思邈《千金翼方》卷二"本草上"云："雄黄：味苦甘，平，寒，大温，有毒。主寒热鼠瘘，恶疮疽痔，死肌。疗疥虫䘌疮，目痛，鼻中息肉，及绝筋，破骨，百节中大风，积聚癖气，中恶，腹痛，鬼疰，杀精物恶鬼，邪气，百虫毒，胜五兵。杀诸蛇虺毒，解藜芦毒。悦泽人面。炼食之，轻身神仙；饵服之，皆飞入人脑中，胜鬼神，延年益寿，保中不饥。得铜可作金，一名黄食石，生武都山谷、燉煌山之阳，采无时。"③

《黄帝九鼎神丹经诀》卷一四的"雄黄出处"云："臣按：雄黄生武都山谷、燉煌山阳，采无时。好者作鸡冠色，不臭而坚实也。若暗黑及虚者，不好也。敦煌在凉州西数千里。古以为药最要奇难得也，昔与赤金同价，今圣朝一统寰宇，九域无虞。地不藏珍，山不秘宝。武都崇岫，一旦山崩，雄黄曜日，令驮运而至京者，不得雇脚之直，瓦石同价。此盖时明主圣，契道全真，福祥大药，不求而自至。其色浊赤者不佳，唯赤彻者为上。"④宋代苏颂的《本草图经》还记载了甘肃阶州山中出产的雄黄："今阶州山中有之。形块如丹砂，明澈不夹

① 有关P.3596中的文字校证，参见沈澍农：《敦煌医药文献P.3596若干文字问题考证》，《南京中医药大学学报》，2003年第2期，第101~105页；《敦煌医药文献P.3596校正》，《敦煌研究》，2004年第2期，第77~83页。又，安丽容、贾清妍：《敦煌医药文献P.3596校补》，《兰台世界》，2016年第15期，第8~10页。

② （唐）苏敬等撰、尚志钧辑校：《新修本草》（辑复本第二版），合肥：安徽科学技术出版社，2005年，第59页。

③ （唐）孙思邈原著、高文柱主编：《药王千金方》，北京：华夏出版社，2004年，第561页。

④ 《道藏》，第18册，文物出版社、上海书店、天津古籍出版社，1988年，第837页。韩吉绍校释：《黄帝九鼎神丹经诀校释》，北京：中华书局，2015年，第203页。

石，其色如鸡冠者为真。"又曰："又阶州接西戎界，出一种水窟雄黄，生于山岩中有水泉流处，其石名青烟石、白鲜石。雄黄出其中，其块大者如胡桃，小者如粟豆，上有孔窍，其色深红而微紫，体极轻虚，而功用胜于常雄黄，丹灶家尤所贵重。"[①]后代的《图经衍义本草》、《本草纲目》等均有关于敦煌所产雄黄的记载。中古的丹灶家们（炼丹术士）多喜好用西戎的雄黄，且认为南方所产的雄黄"不及西来者真好"。雄黄被看作是长生之药，在敦煌医书中不乏使用。S.5795的辟谷方就使用了雄黄、硝石和矾石等入药，即得不饥之效。S.2438中的"去三尸方"，用雄黄、雌黄来配制使用，可得五百年长寿。

（7）敦煌石膏

除硝石、矾石、雄黄之外，敦煌所出的矿物类药还有石膏。《千金翼方》卷一中的"玉石部中品"引《名医别录》叙述了石膏的性能与产地："石膏：味辛甘，微寒，大寒，无毒。主中风寒热，心下逆气惊喘，口干舌焦，不能息，腹中坚痛，除邪鬼，产乳，金疮。除时气，头痛，身热，三焦大热，皮肤热，肠胃中膈气，解肌发汗，止消渴、烦逆、腹胀、暴气喘息、咽热，亦可作浴汤。一名细石。细理白泽者良，黄者令人淋。生齐山山谷及齐卢山、鲁蒙山，采无时。"[②]而该书卷一的"药出州土第三"则记载唐初河东道的汾州、河西道的沙州两个地方出产石膏。

《千金翼方》卷一五"补益"中有一个"翟平薯蓣丸"，该方的内容为："补诸虚劳损方：薯蓣、牛膝、菟丝子、泽泻、干地黄、茯苓、巴戟天、赤石脂、山茱萸、杜仲炙，各二两、苁蓉四两、五味子一两半，右一十二味，捣筛为末，炼蜜和丸如梧子，酒服二十丸，日一夜一。瘦者加敦煌石膏二两，健忘加远志二两，少津液加柏子仁二两。慎食蒜、醋、陈、臭等物。"[③]这是一个比较有代表性的使用了敦煌石膏的药方。《外台秘要方》卷一七的"虚劳羸瘦方五首"也引用《崔氏》（即唐初医家崔知悌的《崔氏纂要方》）中的"疗虚羸无比，薯蓣丸方"，但略有不同，方名中没有了"翟平"的名字："若欲求肥大，加敦煌石膏

---

① （宋）苏颂撰、尚志钧辑校：《本草图经》，合肥：安徽科学技术出版社，1994年。尚志钧辑校本很早就以油印本的形式流传。《本草图经》另有一种辑本，即胡乃长、王致谱辑注：《本草图经》，福州：福建科学技术出版社，1987年。两种辑本的关联比较，参见包锡生：《评两种〈本草图经〉辑本》，《中药材》，1991年第12期，第47~48页。

② （唐）孙思邈原著、高文柱主编：《药王千金方》，北京：华夏出版社，2004年，第561页。

③ 同上，第717页。

二两。若失性健忘，加远志一两。少津液，加柏子人一两。一月许，即充足。"①
P.3596中辑录了唐代医家崔知悌的"邪气啼泣或歌哭方"，使用了石膏二两。很
可能P.3596中入药的石膏，就与敦煌石膏存在一定的关联性。P.3930抄录的医
方中，有几个使用了石膏的药方。"治面热卒赤肿方"用石膏水磨涂。"热疮肿"
也用"石膏水磨涂之"。S.1467~2残药方中的"安神定志方"中用丹雄鸡和五
两石膏等多味药材进行配制。

敦煌所出的这几种道地药材，多见于传世的中医典籍以及道教炼丹著作之
中，而在残存的敦煌医药文书中，并未有多少药方使用这些药物。即便如同五
代时期抄写的S.5435残医方中的"服硫黄苏方"，使用了"舶上硫黄一两、石
膏"等药，但并未指明该石膏就是来自敦煌的石膏。

第二节 敦煌本草、食疗与蒙学文献所见药材名称

中医本草著作有一个逐步发展的过程，《神农本草经》将药物分为上、中、
下三品，记载的药物种类有三百六十五种，而《本草经集注》则有双部之数，
列七百三十种药名。敦煌文书中混杂的一组来自吐鲁番的医方残片，也记载了
药物的种类。其内容如下：

Дх09178v：

① ［目黄。食即欲呕逆，唇干］口腹疮。

② ［气胀四肢重，意相并悼］藏（惶）。不用（欲）闻

③ ［人语，脾渴即须］浆。此为脾不足，［急疗］不（可）为

④ ［良］。问曰：病在何处，何时服药？

⑤ ［答曰：病］在胸隔已（以）上，先吃食后

⑥ ［服药］；在心腹已（以）下者，先服药后

Дх09178：

⑦ ［吃食；在］四支（肢）者，空腹服药。知病即

---

① （唐）王焘撰、高文铸校注：《外台秘要方》，北京：华夏出版社，1993年，第324页。

⑧［改。问曰：］医方内有三种枉死？答曰：

⑨［一者，有病］不肯服药，一死；二者，信巫

⑩［不信医，二死；三］者，轻身薄命，［不能将慎，］三死。

⑪［问曰］：□□□□，何也？答曰：十

⑫［黍为一铢，六铢为一分，四分为一两］，十六两［为一斤］。

Дx09882（2~2）：

①寻觅药草，都计七百卅种。上药［一百

②廿］种，为君，主养命以应天，无毒，多服

③［久服］不伤人。中药一百廿种，为臣，［主］养姓（性）

④［以］应人，无毒、有毒，［斟酌其宜］。下药一百廿五种，为左（佐），

⑤使，主养病以应地，多毒，不可久服。三

⑥品药都计三百［六］十五种。有√更（更有）三百六

Дx09882（2~1）：

⑦十五种，有名无［实］。□□以后，劫初采生

⑧身上老病死现也。采生业，增上力，男

⑨［女神］形一一具全。阳名曰福悕，阴名

⑩［曰天蒸］。□此二阴阳元气，气于子地。男

⑪阳从子左行，女阴从子右行，二俱至

⑫于巳。男年三十，女年廿，然后行［嫁娶］[①]。

Дx09882（2~2）列出了三品药物（上药、中药、下药）的数目，出处就是陶弘景《本草经集注》的"序录"部分。日本龙谷大学藏敦煌本（龙530号）《本草集注序录》残卷中指出："上药一百二十种为君，主养命以应天，无毒，多服久服不伤人。欲轻身益气，不老延年者，本上经。中药一百二十种为

---

①　陈明：《俄藏敦煌文书中的一组吐鲁番医学残卷》，《敦煌研究》，2002年第3期，第100~108页；收入氏著：《殊方异药：出土文书与西域医学》，第九章"诸医方髓——俄藏敦煌文书中的一组吐鲁番医学残卷"，北京：北京大学出版社，2005年，第157~167页。

臣，主养性以应人，无毒、有毒斟酌其宜。欲遏病补虚羸者，本中经。下药一百二十五种为佐使，主知病以应地，多毒，不可久服。欲除寒热邪气，破积聚，愈疾者，本下经。三品合三百六十五种，法三百六十五度，度应一日，以成一岁，倍其数，合七百三十名。"① 与Дх09882（2~2）内容相关的另一件残片为Дх18165R，其录文如下：

Дх18165V：

① （前残）▭▭▭▭
② ▭至寅，男子生于寅，寅为木，阳也。
③ ▭十月。女子之于行，生申，申为金，［阴］也。从此以后，
④ ［仁义礼］智信五常法即现也。神农皇帝
⑤ ▭种种医论，^{因此流行}至今未绝时林。五浊后，
（后残）

Дх18165R：

① ▭皆悉不现，因此之时，日月现前，神
② ▭一切众生羊头山内寻觅五谷藋时，
③ ▭种病即现。皇（黄）帝起慈悲心说此
④ ▭［寻］觅草药，都计七百卅种。上药
⑤ ［一百卅种，为君，主］养命以应天，无毒，多服［久服不］
⑥ ［伤人］▭▭▭▭
（后残）

Дх18165R中关于七百卅种药物以及"上药"的性能，与Дх09882（2~2）一样，要么来自《本草经集注》，要么二者与《本草经集注》有同样的知识来源。不过，所谓七百卅种药草只是一个概数，具体的药物名称及其性能的描述则见于本草、食疗、药方书等文书之中。

随着中医药的发展，唐初时期，更多的药物进入本草谱录之中。唐代官方编辑的《新修本草》中，有药物850种。孙思邈在《千金翼方》卷一中，征

---

① 另见尚志钧、尚元胜辑校：《本草经集注（辑校本）》，北京：人民卫生出版社，1994年。

引"有天竺大医耆婆云：天下物类，皆是灵药，万物之中，无一物而非药者，斯乃大医也"之说，"述录药名品，欲令学徒知无物之非药耳。"①《千金翼方》卷一的"药名第二"，收录"六百八十种皆今时见用药"。其"药出州土第三"收录一百三十州所出的五百一十九种药物。《千金翼方》卷二至卷四的"本草"部分，共辑录药物871种，包括玉石部（22+29+31种）、草部（40+38+37+39+35+68种）、木部（27+29+45种）、人兽部（56种）、虫鱼部（71种）、果部（25种）、菜部（37种）、米谷（28种）、有名未用（196种）、唐本退（20种）。盛唐时期，陈藏器编撰《本草拾遗》，旨在补充前代本草之不足，拾遗药物达692种②。五代时期的"土生波斯"李珣著《海药本草》，专门收录域外药物，现能辑录的药物亦超过百余种③。万物皆药之说，使中医本草谱录日渐扩展。

所谓天竺大医耆婆的"无物非药"之说，实际来自汉译佛经中的耆婆故事，见于《四分律》、《佛说㮈女耆婆经》（异译本《佛说柰女祇域因缘经》④）等，耆婆的故事与形象在敦煌、吐鲁番地区流传颇广⑤，因此，在敦煌文献中，也有"无物非药"论述的痕迹。P.2115V《张仲景五藏论》即云："下贱虽曰地浆，天行病饮者兼愈。黄龙汤出其厕内，时气病者能除。贫者虽号小方，不及君臣取写，有处出处，有灵有验；有贵有贱，有高有下。诤（净）秽百草山中药。"⑥"诤（净）秽百草山中药"一句，在S.5614F《张仲景五藏论》写本中作"净秽山中药"⑦，实与"万物皆药"秉承同样的理念。"无物非药"之说在中土

---

① （唐）孙思邈原著、高文柱主编：《药王千金方》，北京：华夏出版社，2004年，第550页。

② （唐）陈藏器著、尚志钧辑释：《本草拾遗辑释》，合肥：安徽科学技术出版社，2002年。

③ （五代）李珣著、尚志钧辑校：《海药本草》（辑校本），北京：人民卫生出版社，1997年。

④ 有关《佛说柰女祇域因缘经》中的外科手术，参见勾利军：《〈奈女祇域因缘经〉中三例外科手术析》，《史学月刊》，2014年第6期，第133~135页。

⑤ 陈明：《耆婆的形象演变及其在敦煌吐鲁番地区的影响》，国家图书馆善本特藏部编：《文津学志》第一辑，北京：国家图书馆出版社，2003年，第138~164页。陈明：《敦煌出土胡语医典〈耆婆书〉研究》，台北：新文丰出版公司，2005年。

⑥ 上海古籍出版社、法国国家图书馆编：《法藏敦煌西域文献》第6册，上海：上海古籍出版社，1998年，第27~30页。

⑦ 王淑民编著：《英藏敦煌医学文献图影与注疏》，北京：人民卫生出版社，2012年，第172页。

也早有痕迹，《本草经集注》中就有"天地间物，莫不为天地间用"之说。这说明孙思邈、陈藏器的著作以及《张仲景五藏论》中的这些"泛药论"的片段论述，在中医典籍中有些许的根基，也很可能来自汉译佛经中的那些故事，很容易被人看作是印度的泛药论思想在中医著作中产生的影响。不过，笔者认为这种影响若视为中印医家在某种程度上的契合更好。

1. 本草文献所见的药材

如前文所述，敦煌出土的本草文献有四种，即《本草经集注》（龙530、Ch.1036v）、《新修本草》（BD12242/临2371+羽040R、P.3714、S.4534/1+S.9434V、S.4534/2、P.3822）、《食疗本草》（S.76）、未名《本草》残卷（S.5968）。其中，《新修本草》写本P.3714现存30种药物，即桔梗、甘遂、葶苈、芫花、泽漆、大戟、旋覆花、钩吻、藜芦、赭魁、及巳、乌头、天雄、附子、侧子、羊踯躅、茵芋、射干、鸢尾、贯众、半夏、由跋根、虎掌、莨菪子、蜀漆、恒山、青葙子、牙子、白敛等。S.4534/1+S.9434V中现存药物4种，即属于果部上品的栗、樱桃、梅实、枇杷叶。S.4534/2中现存药物34种，即属于菜部下品的蕺、葫、蒜、堇汁、芸苔，和属于米部上中下三品子目的28种药物，其中还有对胡麻的性能描述。P.3822抄写了属于菜部中品的葱实、苦瓠、水苏、紫苏、蓼实、荏子、苜蓿、芥等8种。P.3822是别具一格的贝叶形写本，其形制与抄写的内容，或许与敦煌当地寺院的菜蔬种植等日常生活有关[①]。

S.5968中虽然没有描述药物的性能，但其中提到的药名有葶苈、滑石、杜子、辛荑、菊花、蜀椒、五菊、大黄、蝭母、麻黄、菌桂、筋根[②]。上述的药物描述，包括药名、性味、毒性有无、功能主治、采摘时节，以及与相关药物的关联或比较等内容。比如，S.4534/2中有："蒜，味辛、温、无毒。归脾肾。主霍乱，腹中不安。消穀，理胃，温中。除邪痹毒，五月五日采之。"[③]S.4663+P.3393等敦煌本《杂抄》中云："何名五辛？葱、蒜、韭、芹、茴（苣）。"蒜可入药，孙思邈《备急千金要方》卷第十七"肺脏"中有"大蒜煎"方：

---

① 岩本笃志：《唐代の医药书と敦煌文献》（立正大学文学部学术丛书01），东京：角川学芸出版社，2015年，第169~190页。

② 王淑民编著：《英藏敦煌医学文献图影与注疏》，北京：人民卫生出版社，2012年，第196~197页。

③ 同上，第186~187页。

大蒜煎　治痃癖积聚，冷癖痰饮，心腹胀满，上气咳嗽，刺风，风癫偏风，半身不随，腰疼膝冷，气息否塞，百病方：

蒜六斤四两，去皮，切；水四斗，煮取一斗，去滓、酥一升，纳蒜汁中、牛乳二升、荜拨、胡椒、干姜各三两、石蜜、阿魏、戎盐各二两、石上昌蒲、木香各一两、干蒲桃四两。

右十二味，末之，合纳蒜汁中，以铜器微火煎取一斗。空腹酒下一两，五日以上稍加至三两，二十日觉四体安和，更加至六两。此治一切冷气，甚良①。

这个可治百病的"大蒜煎"方，有很浓郁的外来色彩。该方使用的12味药中，三辛药（荜拨、胡椒、干姜）、石蜜、阿魏、戎盐是很明显的外来药，而酥、牛乳、乾蒲桃也是西域地区常用的入药之物，只有蒜、石上昌蒲、木香可算得上中医常用之药。蒜，在敦煌医方中的应用不多见，但在西域交流要道库车出土的梵文医学卷子《鲍威尔写本》中，却记载了大蒜的神奇故事以及大蒜的多个药方②。

2.《张仲景五藏论》所引《本草》书中的药名

范家伟注意到《张仲景五藏论》以药物和针灸作为两大治疗基石，他认为药性论的源头可追溯到天竺大医"妙娴药性"的耆婆童子那里，并将针灸之法归于黄帝的创造，是托名在"张仲景"名下。《张仲景五藏论》中的这一学术思路，透露出的是一种有别于中国传统本草的新谱系③。《张仲景五藏论》以简洁晓畅而易于记诵的语言，归纳了常用本草的性能，其中包括灵瑞之草、钟乳、犀角、牛黄、蓝田玉屑、中台麝香、河内牛膝、上蔡防风、晋地龙骨、太山茯苓、甘草、大黄、半夏、当归、白芷、泽泻、茱萸、远志、人参、鸡子、越桃、水萍、营实、雄黄、龙齿、菊花、石斛、麻花、蔷薇、蟹黄、通草、石胆、秦胶、干漆、丹砂、升麻、矾石、杜仲、桂心、石英、杏仁、菟丝、朴硝、防葵、

---

① （唐）孙思邈原著、高文柱主编：《药王千金方》，北京：华夏出版社，2004年，第305页。

② 陈明：《殊方异药：出土文书与西域医学》，北京：北京大学出版社，2005年，第242~245页。

③ 范家伟：《张仲景〈五藏论〉研究》，《中国文化研究所学报》第45期，2005年，第23~46页；《张仲景与张仲景〈五藏论〉研究》，载氏著：《中古时期的医者与病者》，上海：复旦大学出版社，2010年，第23~50页。

狼毒、黄芩、菌茹、石南、甘菊、五加皮、牡丹、鬼箭、神屋、干葛、木瓜、黄连、黄蘗、茵芋、萌藋、麻黄、竹叶、恒山、鳖甲、蛇蜕、绿丹、雄黄、木兰、莽草、藜芦、黄连、栀子、桃花、芎䓖、枳实、紫菀、款冬、虻虫、水蛭、白术、槟榔、菖蒲、蛇床、滑石、仙灵脾、天鼠、蓖麻、人粪、荜拨、羚羊角、青羊肝、石脂、白芨、知母、空青、孔公孽、密陀僧、蜂房、腐肠、甘遂、蕤仁、紫菱、地髓、木笔、蒲黄、连翘、地胆、斑猫、松脂、牵牛、大枣、桃仁、石南、昆布、硝石、鳖头、地浆、黄龙汤等数十种"有灵有验、有贵有贱、有高有下"的药物。这些药物绝大部分属于中医的常用之药，没有明显的外来色彩，该名单为构建中古敦煌文献中的药名谱录提供了重要的史料。

3. 食疗文献所见的药材

从文本性质来看，食疗类本草也是本草文献中的一种。唐代同州刺史孟诜所撰《食疗本草》，是一部非常重要的食治本草专著，对唐以前用于食疗的药物以及日常生活中的多种食治验方进行了系统的总结。唐开元年间兼通医术的道士张鼎对该书进行了补订，使其更为完善。敦煌所出 S.76《食疗本草》残卷也采用朱墨分书的方法，在药名（朱书）之下，墨书分述该药的某种药性（温、平、寒、冷）、主治功效、服食宜忌、单方验方，部分药物还记述了采集、修治、地域差别及生活用途等。比如，"石蜜寒　右［主］［治］心腹胀热、口干渴。波斯者良。注少许于目中，除去热膜，明目。蜀川者为次。今东吴亦有，并不如波斯。此皆是煎甘蔗汁及牛膝汁，煎则细白耳。又：和枣肉及巨胜人（仁）作末为丸，每食后含一丸，如李核大，咽之津，润肺气，助五藏津。"又，"沙糖寒：右功体与石蜜同也。多食令人心痛，养三虫，消肌肉，损牙齿，发疳匿，不可多服之。又，不可与鲫鱼同食，成疳虫。又，不可共笋食之，笋不消成瘕病，心腹痛，重不能行履。"[①]沙糖的使用，见于 S.5435 残药方中的"疗咳嗽久远未校（效）方：右取沙糖二两，如无，使寒食饧代之"。

石蜜不仅是唐代中印物质文化交流的代表物品之一，也涉及中国与波斯文化交流，季羡林先生对此进行了非常深入的研究。他从敦煌 P.3303《西天五印

---

① S.76《食疗本草》的录文，参见郝春文编著：《英藏敦煌社会历史文献释录》第一卷，北京：科学出版社，2001年，第50~61页。王淑民编著：《英藏敦煌医学文献图影与注疏》，北京：人民卫生出版社，2012年，第195页。另参见郑金生、张同君译注：《食疗本草译注》，上海：上海古籍出版社，2007年，第68~69页。

度用甘蔗造糖法》残卷中的"煞割令"（śarkarā，石蜜）一词的解读开始[1]，积数年之功而成一部足以垂范后世的巨著《蔗糖史》[2]。季羡林先生也注意到沙糖在中古时期的药用，但主要是基于西域出土的胡语文献的考察[3]。在敦煌汉语医学残卷中，石蜜也有多种用法。P.3930医方残卷中的"治眼风赤痒方"："又方：黄丹和石蜜水调，涂眼即瘥。"P.3930的"治上气气断方"："羊肺中着桂心、砂糖、甘草，乳灌之，熟煮，食之即瘥。""治上气咳嗽方：砂糖 好甜酥各一两，羖羊乳一升，熟煎相和服之□五升即瘥。"P.2662~2医方残卷中的"通丈夫。麸一升，水三升浸，绞取汁、石蜜、砂糖相和□□"；P.2662~2的"紫苏煎 治肺病上气咳嗽或吐脓血方"，使用了"石蜜五两"。"紫苏煎"一方中，石蜜用来补益血气，调理身心。P.2665所抄写的佛经《七佛八菩萨所说大陀罗尼神咒经》卷4："清盲，鬼名。……用胡椒、安石榴子、细辛、苦参、姜末、小豆、麻子各一铢末，和石蜜浆、葡萄浆，日咒七遍，乃至七日，用作饼，大如钱许，用搭眼上，以水从头后喉（噗）之。"[4] P.2837V《吐蕃申年（816年）等沙州诸人施舍疏十二件》，内有"沙唐（糖）伍两"、"沙唐（糖）一两"的记载，这说明敦煌地区确实有沙糖实物在流通。

吐鲁番阿斯塔那506号墓出土文书中有"唐人写疗眼方"（73TAM506：4/43），残存两行文字如下：

① ▭一铢 白石蜜一铢 甲伤少多已上三色研 决明子十颗
② ▭眼上运忌冷水 忌光 忌酢 忌酪

---

① 季羡林：《一张有关印度制糖法传入中国的敦煌残卷》，《历史研究》，1982年第1期，第124~136页；《对〈一张有关印度制糖法传入中国的残卷〉的一点补充》，《历史研究》，1982年第3期，第93~94页。

② 季羡林：《蔗糖史》，北京：中国海关出版社，2009年。该书分为国内编和国外编两个部分，有多个版本。季羡林：《中华蔗糖史——文化交流的轨迹》，北京：经济日报出版社，1997年；《季羡林文集》第9卷、第10卷《糖史》，南昌：江西教育出版社，1998年；《季羡林全集》第18卷、第19卷《糖史》，北京：外语教学与研究出版社，2010年。又，该书的英译本：Jin Xianlin, *A History of Sugar,* tr. by Jeff Crosby, Beijing: New Star Press, 2013.

③ 季羡林：《新疆的甘蔗种植和沙糖应用》，《文物》，1998年第2期，第39~45、63页；《新疆的甘蔗种植和沙糖应用》，《敦煌吐鲁番研究》第3卷，北京：北京大学出版社，1998年，第1~12页。这是两篇同名而内容不同的论文，值得注意。

④ P.2665被定为佛教医方残卷，实际上是抄写的佛经，即《七佛所说神咒经》卷第四（晋代译，失三藏名，今附东晋录）。

该方用白石蜜、决明子、甲伤来治疗眼病。"甲伤"，疑为甲煎香。所谓"甲伤少多"就是指用"少许的甲伤"。[①] 从忌酢、忌酪两种禁忌来看，该方与西域、中亚的民族生活习惯有关，可能是吐鲁番本地所配制和使用的医方。大谷3532药方书残片中也有"筛以石蜜□"字样，但过于残缺，所治病症不明。吐鲁番出土的物价文书残片中，记载了石蜜等物品的价格。大谷3056号："石蜜壹两，上直钱拾陆文，次拾伍*文*，[下]……"。大谷3062号："流蜜壹合，[上直钱]……"。大谷3091号："砂糖壹两，上直钱拾贰文，次拾文，[下]……"。大谷3094号："砂糖壹两，上直钱拾参文，次拾贰文，下拾文。"大谷3416号："生石蜜壹两，上直钱参拾文，[次]……"。从这五件残片中，可知有流蜜、砂糖、石蜜、生石蜜四种物品，均分"上、次、下"三等，以质论价，价格最贵的是生石蜜。若将阿斯塔那506号墓的残片与大谷3416号物价文书残片综合起来考察，则不难推知吐鲁番地区石蜜的使用与流通。生石蜜除了食用和药用之外，还用于一些带巫方色彩的法术仪轨甚至求子方术之中。义净译《曼殊室利菩萨咒藏中一字咒王经》云："或复女人断绪无子，经三五年或复多年，或被他禁咒，或由厌祷，或因诸病，或他所恼，或遭毒药，遇此恶缘，遂无子息者，应取少许孔雀尾，安陈酥中，箭之数沸，研令相得。投少石蜜，量如枣许。咒二十七遍，服之令尽。于后七日中，日日常以石蜜和乳，每咒七遍饮之。女身清净诸病皆差，即便有娠。"[②] 大唐天竺三藏菩提流志译《不空羂索神变真言经》卷一〈母陀罗尼真言序品〉云："若为毒药、刀杖、破疮、咽喉肿病、疔肿、恶疮，真言毕拨末、牛乳、石蜜而令服，涂即得除愈。"[③] 又，不空译《佛说金毗罗童子威德经》云："又法，若令人转老作少者，取生石蜜和药涂面及涂发，即如三十五男女相似。"[④] 这些都是石蜜在印度密教仪轨中的使用。

4. 童蒙读物与字书中所见的药材

敦煌出土了一批童蒙读物，包括识字类（综合类、杂字类、俗字类、习字类）、知识类（综合知识类、历史知识类、习文知识类）、德行类（一般类、家

---

① 黑维强：《敦煌、吐鲁番文献词语方言考补遗》，《汉语史研究集刊》第14辑，2011年，第353~354页。

② 《大正新修大藏经》第20册，第781页下栏。

③ 同上，第231页下栏。该条方术另见于《佛说不空羂索陀罗尼仪轨经》。

④ 《大正新修大藏经》第21册，第370页上栏。

训类、格言诗类），乃是当时敦煌教育面貌的基本反映①。综合识字类蒙书、综合知识类蒙书中，往往对瓜果或医药的解释。敦煌本《开蒙要训》是一部流行的童蒙字书，与《千字文》性质一样，汇聚了当时常用的 1 400 字，涉及日常生活的多个方面，其中列举了有关草木瓜果的词语，包括柑橘、槟榔、茱萸、椒姜、蔓菁、萝卜、兰香等物品②。敦煌本 S.4663+P.3393 等《杂抄》一卷（一名《珠玉抄》，二名《益智文》，三名《随身宝》并序）中有："何名五味？辛、恬（甜）、酸、咸、苦。何名五辛？葱、蒜、韭、芹、茴（苣）。……何名五果？胡桃、石榴、栗子、鸡头、菱角。"③ 羽663R残片云："何谓五果？胡桃、石榴、栗子、鸡头、楞角。"④羽663R所抄录的这部不知名类书，与《随身宝》之类性质相同。

（1）《俗务要名林》

敦煌本通俗字书《俗务要名林》记录了一批当时的日常生活用语⑤，现存有 S.617、P.2609 和 P.5001 等写卷。该书按部类收集词语，主要部类有田农部、养蚕及机杼部、女工部、彩帛及绢布部、珍宝部、香部、彩色部、数部、度部、量部、秤部、市部、菜子部、菜蔬部、酒部、肉食部、饮食部、聚会部、杂畜部、兽部、鸟部、虫部、鱼鳖部、木部、竹部、草部、舟部、车部、戎仗部、水部、药部、手部等。S.617《俗务要名林》中的"香部"、"果子部"、"菜蔬部"有药名。"香部"列举了九种香，即牛头栴檀香、熏陆香、沉水香、篯香、零陵香、藿香、甲煎香、丁子香、兰泽香。"果子部"中有果、李、奈、柑橘、橙、枣、樗枣、栗、桃、梨、林檎、枇杷、梅、杏、椑、柿、石榴、乌教、椶栌、木瓜、樱桃、葡萄、菱、莲、荷、藕、乌芘、甘蔗、瓠子、芋子、瓜、

---

① 郑阿财、朱凤玉：《敦煌蒙书研究》，兰州：甘肃教育出版社，2002年，第9~164页。另见郑阿财、朱凤玉：《开蒙养正——敦煌的学校教育》，兰州：甘肃教育出版社，2007年，第14~98页。

② 有关敦煌本《开蒙要训》的研究，参见张新朋：《敦煌写本〈开蒙要训〉研究》，北京：中国社会科学出版社，2013年。

③ 同①《敦煌蒙书研究》，第169~177页。

④ 日本武田科学振兴财团杏雨书屋编：《敦煌秘笈》影片册八，大阪：日本武田科学振兴财团杏雨书屋，2012年，第510~511页。

⑤ 有关《俗务要名林》的词语释义，参见张小艳：《敦煌写本〈俗务要名林〉字词笺释》（一），《语言研究集刊》第五辑，2008年，第300~310页；《敦煌写本〈俗务要名林〉字词笺释》（二），《语言研究集刊》第七辑，2010年，第261~283页。另见张小艳：《敦煌社会经济文献词语论考》，上海：上海人民出版社，2013年。

青瓜、黄䫆、胡䫆、瓟、㼪。菜蔬部有椒、荜茇、芥、蔓菁、菘、葵、韭、蒜、薤、葫、胡荽、萝葡、兰香、香菜、蓼子、香苏、襄柯、苜蓿、芸苔、莼、荠、莴苣、芹、苋、枸杞、薇、蕨、葫葸、藜蓼（藿）、扁豆、䝁豆、芙①。其中有一种典型的外来之物荜茇（pippalī），既是药物，也是可以作为佐料的食物调味品。P.2609尾题"《俗务要名林》一卷"，其前半部分的"果子部"、"菜蔬部"等与S.617基本相同。其后文的"药部"残存有钟乳、"人参：草药也，下疏林反"、"甘草：上古南反"等三个条目。《俗务要名林》中的九种香药，有来自域外的牛头栴檀香（candana）、熏陆香、沉水香。这些香药在印度不仅有熏衣、润手等庄严身体和卫生之效，还多用于治病祛疾的药方之中。《撰集百缘经》卷三的"化生王子成辟支佛缘"故事中，良医以六两牛头栴檀香涂抹患者，治愈其恶疮。马鸣菩萨造、后秦鸠摩罗什译《大庄严论经》卷十三的故事中，牛头栴檀香也被用来治疗患者的冷疾。

（2）《类书习字》

P.3644《类书习字》中记录了一段杂货铺的吆喝词，形象生动，其后列举了多种时用药物之名称："乞铺上新铺货，要者相问不须过，交开市易任平章，卖物之人但且坐。乞铺上且有橘皮、胡桃穰（瓤），栀子、高良姜，陆路诃梨勒，大腹及槟榔。亦有莳萝、荜拨，芜荑、大黄，油麻、椒蒜，阿苗藕弗香，甜干枣，醋齿石榴；绢帽子，罗幞头；白矾、皂矾、紫草、苏芳。秒糖吃时牙齿美，饧糖咬时舌头甜。……朱砂、麝香、金青、石绿、黄丹、紫矿、苏芳、雄黄、槐子、没苏子、苟杞子、胡枣子。药名：胡椒、汉椒、胡姜、口处、荜茇、香附子、秒糖、石蜜、石盐、诃梨勒、阿么勒、枇梨勒、芭豆、白槟榔、独活落（煎）②、桂心、昌蒲根、干姜、大黄、郁金根。"③ P.3644隐含了当时的一幅商业图景。店家"新铺货"名单中居然有陆路诃梨勒、荜茇这类的域外之物，说明其身处某个经济或文化交流的要冲。P.3644的"药名"部分，也有荜茇、石蜜、诃梨勒、阿摩勒、枇梨勒、郁金根（haridra）这几种中古常见的外来药物，这与敦煌作为华戎交汇之地的地域文化性格正好吻合。

---

① 郝春文编著:《英藏敦煌社会历史文献释录》第三卷，北京：社会科学文献出版社，2003年，第368~378页。

② "独活落"，不辞。P.3391为"独活煎"，据此而改。

③ 上海古籍出版社、法国国家图书馆编:《法藏敦煌西域文献》第26册，上海：上海古籍出版社，2002年，第201页。

（3）《杂集时用要字》

杂字类蒙书《杂集时用要字》有 S.610、S.3227、S.6208 和 P.3391 等几个敦煌写本。S.610 首题"《杂集时用要字》壹仟叁佰言"，分"二仪部"、"衣服部"、"音乐部"等。S.3227 中残存有"□器部"、"靴器部"、"农器部"、"车部"、"冠帻部"、"鞍辔部"、"门窗部"、"舍屋部"、"屏鄣部"、"花钗部"、"彩色部"。S.6208 则存有"□部"、"饮食部"、"姜笋部"、"果子部"、"席部"、"布部"、"七事部"、"酒部"等①。S.610 与 S.3227 中没有药物名，而 S.6208 中的"饮食部"有干（五）味子、砂糖、石蜜、胡椒、筚拨、胡揖子、马荐（芹）子；"果子部"有梨柿、石榴、胡桃、林檎、楄梓、菱角、蒲菊、甘蔗、荷莲、藕根等，"酒部"有胡酒、葡萄酒等，多可入药。比如，马芹子，苏敬《新修本草》菜部卷十八指出"马芹子，味甘、辛，温，无毒。主心腹胀满，下气，消食。调味用之，香似橘皮，而无苦味。"②孟诜《食疗本草》中对马芹子的记载为："和酱食诸味良。根及叶不堪食。卒心痛：子作末，醋服。"③又，义净译《金光明最胜王经》卷七的"大辩才天女品"中有一个用 32 味香药的洗浴方，其中有一味香药，即"马芹叶婆儞"。④慧琳《一切经音义》卷二十九对此词的解释为："马芹：近斤反，子似莳罗子。"⑤可见，佛教学者把"叶婆儞"当成了中土的马芹，又用莳罗子来做比较。五代李珣《海药本草》的"莳萝"条云："谨按《广州记》云：生波斯国。马芹子即黑色而重，莳萝子即褐色而轻。主膈气、消食、温胃、善滋食味。多食无损，即不可与阿魏同合，夺其味尔。"⑥《尔雅》释马芹为"胡芹"，《通志》释为"野茴香"。马芹子在敦煌有实用的记载。S5927Va《戌年（？）某寺诸色斛斗入破历算会残卷》："马芹子贰胜半，草豉壹胜，充解斋用。"马芹子、草豉同时作为食用的原料，"是解斋时的特殊食品，是敦煌僧人在解斋时做药膳的原料之一"。⑦又，羽042R《药方》中有一个"又疗人风冷

---

① 郑阿财、朱凤玉：《敦煌蒙书研究》，兰州：甘肃教育出版社，2002 年，第 101 页。

② （唐）苏敬等撰，尚志钧辑校：《新修本草》（辑复本第二版），合肥：安徽科学技术出版社，2005 年，第 274 页。

③ 郑金生、张同君译注：《食疗本草译注》，上海：上海古籍出版社，2007 年，第 228 页。

④ 《大正新修大藏经》第 16 册，第 435 页上栏。

⑤ 《大正新修大藏经》第 54 册，第 502 页上栏。

⑥ （五代）李珣著、尚志钧辑校：《海药本草》（辑校本），北京：人民卫生出版社，1997 年，第 30 页。

⑦ 高启安：《唐五代敦煌饮食文化研究》，北京：民族出版社，2004 年，第 39、41 页。

腰冷不定亦有疼痛者，须服索边丸"方："索边两分、安悉香两分、阿√西魏一分、黑塩一分、胡姜两分、荜拨两分、桂心两分、骨咄斋（犀）一分、火炭子两分、西马近（芹）子两分、诃利勒半分，都和合捣筛，细罗，取密（蜜）和为丸，丸如豆子，一服一钱半。若欲写（泻）利者，须加牵牛子、[阇]磨咄。"这个药方中有多种音译的外来药物名称，此方也有可能是一个域外的医方，其中的"西马近子"很可能意指西域（西方）的马芹子①。这也与《金光明最胜王经》以及《海药本草》的上述说法有吻合之处。北大D162背《辰年正月十五日道场施物疏》中，记载836年女弟子无名为慈母舍化，供奉"芹子一升、槟榔一颗……施入修造"。② P.3391中也有马芹子一名，说明该药名在敦煌等地比较常见，而且该物品是实用的。

　　10世纪上半期抄写的敦煌字书残卷P.3391，也被称作《杂集时用要字》。其"菜蔬"类目之下，有萝葡、蔓菁、胡葱、兰香、诸军达③、茄子、沙葱、葡荷、灰调、驼调、汉瓜、蛇瓜、胡瓜、葫芦、冬瓜、椒蒿、阿魏等。其"杂药"类目之下，则有桂心、橘皮、当归、防风、芎劳、牛膝、桔梗、大黄、黄连、甘草、通草、白术、[桔]更（梗）、贝母、鳖甲、虎掌、零羊角、[肉]苁蓉、诃梨勒、[毗]梨勒、阿磨勒、郁金根、生地黄、勺药、麦门冬、丹石、腽讷齐（肭脐）、香附子、昌蒲、玄参、蘘兰、马芹子、没石子、白石密（蜜）、石榴黄、流密（蜜）、砂糖、毕拨、白矾、黄矾、硇砂、朱砂、人参、茯苓、千金藤、马兰子、猪胆、熊胆、蓬俄[术]、独活（胡桐）泪、阿魏根、盧药、只汗、独活煎、槟榔人（仁）、青木香、牵牛子、厚朴、郁[金]香、丁香、乳头香、安悉香、龙脑香、高良姜、鼠粘子、蒺藜子、紫雪、石膏、金霜散、延

---

①　陈明：《中古医疗与外来文化》，北京：北京大学出版社，2013年，第524~536页。

②　北京大学图书馆、上海古籍出版社编：《北京大学图书馆藏敦煌文献》第2册，上海：上海古籍出版社，1995年，第157页。

③　余欣：《中古时代的菜蔬与外来文明：诸君达的伊朗渊源》，《复旦大学学报》，2013年第6期，第71~77页。又，南宋嘉泰二年（1202）所刻北宋禅僧宗赜于崇宁二年（1103）重编的《（重雕补注）禅苑清规》卷四云："初春种莴苣、蔓菁、莙荙。寒食前茄子、瓠子、黄瓜、决明、葵菜、兰香。五月半种萝卜。六月半种秋黄瓜。七月半种薹子、菠薐。"（《大日本续藏经》第63册，第533页中栏）。可见，北宋时期的禅宗寺院中，莙荙就已经是一种广泛种植的普通蔬菜。

胡索、铜末、青黛、犀角、千年枣、苟杞、巴豆、班茅、奴垣子等数十种①。
P.3391中所列的大部分是中药，也有诃梨勒、毗梨勒、阿磨勒、毕拨（即荜茇、荜拨）、白石蜜、阿魏根等数种外来药。P.3391将阿魏根作为药物，而将阿魏与其他蔬菜名词放在一起，可见，敦煌当地也将阿魏作为食物的调味品。

　　P.3391所列举的外来药中尤其值得注意的两种是蘆药、只汗。蘆药，见于陈藏器《本草拾遗》："蘆药：味咸，温，无毒。主折伤内损血瘀，生肤止痛，主产后血病，治五藏，除邪气，补虚损，乳及水煮服之，亦捣碎傅伤折处。生胡国，似干茅，黄赤色。"②王焘《外台秘要方》卷二十九的"《近效》疗堕马内损方"就使用了蘆药："取蘆药一小两，捣为末，牛乳一盏，煎五、六沸，和服。李谏议云：蘆药以羊肉汁和服，一日内不用吃菜，极效。（出第一卷中）"③同卷"许仁则疗吐血及堕损方三首"中列举了蘆药、石蜜、延胡索、赤泥药等11种治内损药。《外台秘要方》是唐代王焘于天宝十一载（752）编撰的一部大型医学方书，共四十卷。王焘博采了前代以及当时的大量医籍，"括囊遗阙，稽考隐秘"，因此，《外台秘要方》保存了大量佚散的史料，无论是在医药学还是文献学上均有不可估量的价值。《外台秘要方》所引的《近效方》，又名《近效极要方》，大约成书于705~713年，其作者是唐代官场中的一位儒医，收录了来自多位官宦的药方④。《近效方》中还辑录了当时行用的数个外来方剂，如"《近效》婆罗门僧疗大风疾，并压丹石热毒、热风、手脚不随方"、"本是婆罗门方"的《近效》莲子草膏等⑤。《本草拾遗》大约是唐玄宗开元二十七年（739）成书的，略早于752年撰成的《外台秘要方》，因此，《近效方》所记录的蘆药治伤损方，应该就是开元年间的一个外来方。

　　P.3391中的"只汗"是外来药名"质汗"的另一种音译。质汗之名最早见于孙思邈《备急千金要方》卷二五"备急"中的"治金疮大散方"，云："此药

　　① 录文参见张涌泉主编、审订：《敦煌经部文献合集》第8册，张涌泉撰：《小学类字书之属》，北京：中华书局，2006年，第4166~4181页。部分文字据法国国家图书馆网站提供的写本照片有所改动。

　　② （唐）陈藏器著、尚志钧辑释：《本草拾遗辑释》，合肥：安徽科学技术出版社，2002年，第89页。另见《证类本草》卷八。

　　③ （唐）王焘撰、高文铸校注：《外台秘要方》，北京：华夏出版社，1993年，第554页。

　　④ 高文铸：《〈外台秘要方〉引用书目文献考略》，（唐）王焘撰、高文铸校注：《外台秘要方》，北京：华夏出版社，1993年，第993~994页。

　　⑤ 陈明：《中古医疗与外来文化》，北京：北京大学出版社，2013年，第252~260页。

大验，平时无事，宜多合之，以备仓卒。金疮之要，无出于此，虽突厥［白］、质汗、黄末未能及之。"① 在本草著作中，质汗首载《本草拾遗》，宋代《开宝本草》列为正品。陈藏器叙述其药性为："质汗，味甘、温、无毒。主金疮伤折、瘀血内损，补筋肉、消恶血，下血气，妇人产后诸血结，腹痛内冷，不下食，并酒消服之，亦敷病处。出西蕃，如凝血，蕃人煎甘草、松泪、柽乳、地黄并热血成之。蕃人试药，取儿断一足，以药内口中，以足踢之，当时能走者，至良。"② 具体使用质汗的药方较为少见。王焘《外台秘要方》卷二十九中的"从高堕下瘀血及折伤内损方十八首"，引用了《近效方》中的一条药方：

> 《近效》土质汗，疗折伤内损，有瘀血，每天阴则疼痛；兼疗产妇产后诸疾，神效方：《开宝本草》云：质汗主金疮伤折、瘀血内损，补筋肉，消恶血，下血，妇人产后诸血，并酒消服之，亦傅病处。出西蕃，如凝血。蕃人煎甘草、松泪、柽乳、地黄并热血成之。今以益母成煎，故谓之土质汗也。
>
> 三月采益母草一重担，一名夏枯草。
>
> 右一味，拣择去诸杂草及干叶，以清水净洗，于箔上摊晒，令水尽，则用手捩断，可长五寸以来，勿用刀切，即置镬中。量水两石以来，令草水深三、二寸，则纵火令煎，候益母草糜烂，水又减耗，三分减二分以上，则滤去草，取五、六斗汁泻入盆中。澄之半日以下，以绵滤取清汁，盆中滓淀并尽弃之。其清汁于小釜中慢火煎取一斗以来，如稀饧。每取梨许大，暖酒和服之。日再服，和羹粥吃并得。如远行，不能将稀煎去，即更炼令稠硬，停作小丸，服之，七日内则疼痛渐瘳，二七日平复。或有产妇恶露不尽及血运，一两即差。其药兼疗风，益心力，无所忌。郑长史处，吏部李郎中服之得力③。

质汗主要是从中亚向中原王朝进贡的。宋代王溥《唐会要》（961年成

① （唐）孙思邈：《备急千金要方》（江户医学影北宋本），北京：人民卫生出版社，1955年，第460页。另参见李景荣等：《备急千金要方校释》，北京：人民卫生出版社，1997年，第886页。高文柱主编：《药王千金方》，北京：华夏出版社，2004年，第445页。

② （唐）陈藏器著、尚志钧辑释：《〈本草拾遗〉辑释》，合肥：安徽科学技术出版社，2003年，第114~115页。

③ （唐）王焘：《外台秘要方》（日本江户影宋精写本）（三），收入曹洪欣主编：《海外回归中医古籍善本集粹》，第11册，2006年，第2183~2184页。另见高文铸校注本：《外台秘要方》，北京：华夏出版社，1993年，第553页。

书）卷一〇〇记载，开元十七年（729）六月，北天竺国王三藏沙门僧密多献质汗等药。《唐会要》卷九九记载开元十八年，吐火罗国遣使献红颇梨、碧颇梨、生马脑、金精及质汗等药。而《册府元龟》卷九七一载，开元二十九年二月，吐火罗遣使献红颇梨、碧颇梨、生马脑、生金精及质汗等药。《册府元龟》卷九七一载，天宝五载（746）闰十月，突骑施、石、史、米、罽宾国献红盐、黑盐、白戎盐、余甘子、质汗、千金藤等物。质汗在西域有实物流通，大谷3436号物价文书残片中保留了质汗的名称[1]。P.3391中的"只汗"（质汗）之名，亦印证了质汗在敦煌、吐鲁番等地的实际使用。虽然，卢药、质汗在中医典籍中使用相当稀见，但是P.3391的字书性质，再一次说明外来药物的盛名在西北边陲甚至超过了在中原腹地。

（4）Дx.02822：敦煌字书的延伸版

在俄藏黑水城文献中，也有一种蒙学字书，编号为Дx.02822。该残卷可以视为敦煌字书的延伸版，换句话说，该残卷与敦煌出土的几种杂字类蒙书关系密切，因此，它也被拟名为《杂集时要用字》或《蒙学字书》。Дx.02822被学者认为是西夏后期的作品，写于12世纪末至13世纪初，或大致在西夏仁宗天盛年间（1149~1170）[2]。Дx.02822残卷抄有"汉人姓氏"、"番姓名"、"衣物部"、"斛□部"、"果子部"、"农田部"、"诸匠部"、"身体部"、"音乐部"、"药物部"、"器用物部"、"屋舍部"、"论语部"、"禽兽部"、"礼乐部"、"颜色部"、"官位部"、"司分部"、"地分部"、"亲戚长幼部"等20个方面的词语。马德推测这件西夏时期的残卷可能出自敦煌莫高窟北区石窟[3]。

Дx.02822中的医药知识涉及"斛□部第四"、"果子部第五"、"身体部第八"和"药物部第十"的词语[4]，而药物名主要出自"果子部"和"药物部"。

---

① 陈明：《中古医疗与外来文化》，北京：北京大学出版社，2013年，第179~186页。

② 史金波：《西夏汉文本〈杂字〉初探》，载白滨等编：《中国民族史研究》（二），北京：中央民族学院出版社，1989年，第167~185页。朱凤玉：《俄藏敦煌写本〈杂字〉研究》，《新国学》第2卷，2000年，第305~325页。孙星群：《西夏汉文本〈杂字〉"音乐部"之剖析》，《音乐研究》，1991年第4期，第87~95页。许文芳、韦宝畏：《俄藏黑水城2822号文书〈杂集时要用字〉研究》，《社科纵横》，2005年第6期，第174页。

③ 马德：《敦煌新本Дx.02822〈杂集时要用字〉刍议》，《兰州学刊》，2006年第1期，第38~41、46页。

④ 李应存、李金田、史正刚：《俄藏敦煌文献Дx02822"蒙学字书"中之医药知识》，《甘肃中医学院学报》，2006年第4期，第38~42页。另见李应存、李金田、史正刚：《俄罗斯藏敦煌医药文献释要》，兰州：甘肃科学技术出版社，2008年。

"果子部"收录的词语有："梨果、石榴、柿子、林檎、榛子、橘子、杏仁、李子、榛子、木瓜、葫桃、茄瓠、笋蕨、蔓菁、萝蒲、荆芥、茵陈、蓼子、薄荷、兰香、苦苣、葱蒜、乌枚（梅）、杏梅、桃梅、南枣、芸苔、饧果、越瓜、春瓜、冬瓜、南瓜、青蒿、桃条、梨梅、杏煎、絧纥瓜、大石瓜"，将近四十种水果。或谓其"从侧面反映了西夏的民族饮食习惯和农业发展状况"。①新出的果名是絧纥瓜、大石瓜。大石瓜很可能是指与大食（阿拉伯）地区有关的一种瓜果，即西瓜。絧纥瓜则是指来自回纥（回鹘）地区的一种香瓜。

"药物部第十"收录的药物名称有："龙眼、荔枝、豆蔻、槟榔、柴楜、鳖甲、当归、茱萸、蛇皮、远志、生姜、地榆、牛膝、丁香、鱼苏、赤干、硇砂、阿魏、玄黄（胡）、芍药、硫磺、木香、牛黄、沉香、檀香、茅香、麝香、乳香、马芹、人参、苁蓉、缩砂、细辛、荏豆、虎骨、龙脑、黄蓍、黄芩、黄芩、枳壳、蝉壳、芭豆、木贼、鱼骨、麻黄、甘菊、菊花、茯苓、葫椒、桂枝、川芎、虎睛、蛮姜、茼（蔄）草、沙苑、犀角、紫硬（梗）、泽兰、知母、益智、梧桐、天麻、白木、麻仁、九（丸）散、干蝎、虾麻（蟆）、防风、桂心、特丹、乌头、三楞、郁金、朴硝、厚朴、官桂、紫苑、蒺□、獭肝、黄莲、甘草、莙莨、独活、地黄、肉桂、苁蓉、蛤蚧、白芷、苦参、石膏、绿伊、苍术、杜仲、半夏、甘松、乌蛇、黛青、粉刺、虎丹、升麻、本草、贝母。麦门冬、麒麟竭、郁李仁、威灵仙、寒水石、穿山甲、马朋（明）退、赤石子、没石子、车前子、狗杞子、白花蛇、破故纸、黄（葫）卢芭、黑牵牛、陈橘皮、［乌］贼鱼骨、桑白皮、野丈人、天胶木、禹余良（粮）、蒻实子、孔公孽、马牙硝、露蜂坊、晚蚕沙、旋萱花、五味子、夜明沙、大鹏沙、白头公、自然铜、白药子、牛蒡叶、栀子仁、枇杷叶、白芥子、安息香、连翘子、疑（款）冬花、行百步、王不留行。"②此外，"颜色部第十六"中的苏木、皂矾、雄黄、雌黄、铜绿等物也可入药。上述的药名存在抄错的现象，这说明该部分不是专业的从医者所抄，很可能是官方组织人员抄写的。这些抄写人员或许并不太熟悉这些药名③。

---

① 王晶：《俄藏敦煌文献 Дx.02822〈杂集时要用字〉果子部浅析》，《和田师范专科学校学报》，2008年第1期，第130~131页。

② 俄罗斯科学院东方研究所圣彼得堡分所等编：《俄藏敦煌文献》第10册，上海：上海古籍出版社，1998年，第58~67页。相关录文与研究参见黄皓：《俄敦二八二二号写卷〈杂集时用要字〉研究》，浙江大学硕士学位论文，2008年5月。

③ 王使臻：《俄藏文献 Дx.02822"字书"的来源及相关问题》，《西夏学》第五辑，2010年，第116~125页。

Дx.02822中所载药物绝大部分是中药。贼鱼骨，即乌贼鱼骨。乌贼鱼骨，可以用于治疗眼病。孙思邈《备急千金要方》卷六有一条药方"疗目赤及瞖方"："乌贼骨、铅丹大小等分，右二味合研细，和白蜜如泥，蒸之半食久，冷，着眼四眦，日一。"《食疗本草》解释了乌贼鱼骨的药性与使用："主小儿、大人下痢，炙令黄，去皮细研成粉，粥中调服之良。其骨能销目中一切浮瞖。细研和蜜点之。又，骨末治眼中热泪。又，点马眼热泪甚良。久食之，主绝嗣无子，益精。其鱼腹中有墨一片，堪用书字。"① 《外台秘要方》卷二十一中也有多个用乌贼鱼骨治眼病的药方。其中，引《近效方》的"敕赐源乾曜疗赤眼方：生石蜜、朱砂光明者、石盐、芒硝、盐碌、石决明去粗皮，细研，各六分，蕤仁三百颗、黄连宣州者、细辛各一两、乌贼鱼骨长二寸，去甲，右十味，捣筛细研，欲着时少少取白蜜和，置眼两大角中，如绿豆许大，仍不避风日，唯破及枯除此并差。万金不传，忌猪肉、生菜。"② 乌贼鱼骨治眼，也见于汉译佛经之中。唐于阗三藏实叉难陀译《观世音菩萨秘密藏如意轮陀罗尼神咒经》的"观世音心轮眼药品第五"中，有一个疗效神奇的眼药方：

> 时观世音菩萨怜悯众生故，说眼药法，令一切人见皆生爱乐欢喜。慢室迦拘竖、红莲花、青莲花、海水末或乌贼鱼末、牛黄、郁金香、汉郁金、毕拨、胡椒、干姜，并等分，捣细筛讫。前药有一两，即着射香、龙脑香半两细研。观世音像前和合。其前三咒，各诵一千八遍，于一切众生边皆起慈悲心。着此药置观世音菩萨足下，然后触着。即得用铜筋点药着眼头。治眼头一切病：瞖障、白晕、流泪、赤膜、清盲、头痛。每日一度着此药置眼中，一切眼病皆得除差③。

印度生命吠陀医籍中也有类似的治眼方。大谷4363"治眼方"残片中有一药物，名为"沙摩路多"。该词应是梵语Samudra phena的不完整音译名，指的就是俗称"海水沫"的乌贼鱼骨。乌贼鱼骨用于治眼，在古代不同时空的医学体系中有所表现，为理解东西方多种医学文化知识的互动提供了一个较好的例证④。

---

① 郑金生、张同君译注：《食疗本草译注》，上海：上海古籍出版社，2007年，第143页。

② （唐）王焘撰、高文铸等校注：《外台秘要方》，北京：华夏出版社，1993年，第394页。

③ 《大正新修大藏经》第20册，第199页上至中。

④ 陈明：《作为眼药的乌贼鱼骨与东西方药物知识的流动——从"沙摩路多"的词源谈起》，《西域研究》，2009年第1期，第108~121页。

Дх.19064是一个大型复方的残片,现存的药物有十八味:鹿茸、沉香、官桂、附子、肉苁容(蓉)、[高]良姜、川练子、厚朴、木香、肉豆蔻、川椒、破故纸、茴香、桂心、巴戟、牛膝、乌药、五味子、当归、荜澄茄、丁香。其中的肉豆蔻、破故纸可以称得上是外来药物。Дх.02822中也有阿魏、胡椒、没石子、安息香、破故纸、麒麟竭等几种外来药。其中的破故纸,又名补骨脂、婆固脂、补骨鸱、胡韭子等。该药在《新修本草》、《本草拾遗》中均未收录。南唐王绍颜的《续传信方》记载,元和七年(812)南海诃陵国舶主李摩诃向担任广州刺史的郑絪献补骨脂药方。《续传信方》久佚,此事赖苏颂撰《图经本草》引述而存留:

> 补骨脂,生广南诸州及波斯国,今岭外山坂间多有之,不及蕃舶者佳。茎高三四尺,叶似薄荷,花微紫色,实如麻子,圆扁而黑,九月采。或云胡韭子也。胡人呼若婆固脂,故名破故纸。今人多以胡桃合服。此法出于唐郑相国自叙云:予为海南节度,年七十有五,越地卑湿,伤于内外,众疾俱作,阳气衰绝,服乳石补益之药,百端不应。元和七年,有诃陵国舶主李摩诃知予病状,遂传此方并药。予初疑而未服,摩诃稽颡固请,遂服之。经七八日而觉应验,自尔常服,其功神验。十年(815)二月罢郡归京,录方传之;破故纸十两,……此物本自外蕃随海舶而来,非中华所有,蕃人呼为补骨鸱,语讹为破故纸也。《续传信方》载其事,其义颇详,故并录之①。

唐诗中,还有一首佚名的《和剂方补骨脂丸方诗》吟咏了此药的效用。"三年时节向边隅,人信方知药力殊。夺得春光来在手,青娥休笑白髭须。"可见,该药被当作超过中土乳石之类的补益之药,其效能受到广为称赞。唐慎微《证类本草》卷九叙述补骨脂的性能为:"味辛,大温,无毒,主五劳七伤,风虚冷,骨髓伤败,肾冷精流及妇人血气堕胎。一名破故纸。生广南诸州及波斯国,树高三四尺,叶小似薄荷,其舶上来者最佳。"②

Дх.02822中的"麒麟竭",有"骐驎竭"等多种写法。李珣《海药本草》记载:"谨按《南越志》云:是紫矿树之脂也。其味甘、温、无毒。主打伤折

---

① 冯汉镛辑:《古方书辑佚》,北京:人民卫生出版社,1993年,第124页。

② (宋)唐慎微撰、尚志钧校点:《证类本草》卷九,北京:华夏出版社,1993年,第263页。

损，一切疼痛，补虚及血气搅刺，内伤血聚，并宜酒服。欲验真伪，但嚼之不烂如蜡者上也。"①苏颂《本草图经》中的"骐驎竭"条云："旧不载所出州土，今出南蕃诸国及广州，木高数丈，叶似樱桃而有三角。其脂液从木中流出，滴下如胶饴状，久而坚凝，乃成竭，赤作血色，故亦谓之血竭。真竭微咸而甘，作栀子气味，旧说与紫矿大都相类，而别是一物，功力亦殊。"这是一种树脂药。在炼丹文献中，还有一种名为"麒麟蝎"的石药。陈少微《大洞炼真宝经九还金丹妙诀》"修金合药品第三"，对麒麟蝎、空青、曾青、玄英、石盐、马牙硝、北亭砂、石胆、大鹏砂、赤戎盐、石硫磺等多种石药的性能进行了辨析。"麒麟蝎，此药出于西胡，禀萤惑之星生于石阳之阴，结成质，色如紫矿，形若烂石，共功于汞，能添益阳精，去阴滞气，匀添其深，亦有大功。真者于火中烧之，有赤汁涌流，久而灰，不易本色者，是其元也。"②可见，"麒麟蝎"与"麒麟竭"看似相仿，实则不同。

除上述的本草、食疗和蒙学字书类的文献外，敦煌抄写的汉译佛经、敦煌变文及佛教经律的注疏中，也偶尔会提及一些药物名称或者对音译药名的解释。"开元廿七年（739）弟子王崇艺写"的P.2291，尾题《千手千眼陀罗尼经》西天竺伽梵达摩译"。P.2291中抄录的药名译注有："拙具罗者，安息香也"、"弭哩吒那：死猫儿头骨也"、"劫布罗：龙脑香也"、"摩那屎罗：雄黄也"、"阿波末利伽草：牛膝草也"、"君柱鲁香：杜噜香，熏陆香也"、"瞿摩夷：乌牛屎也"、"骨鲁末遮：骨噜末遮，白马尿也"、"骨鲁怛佉：新驴粪也"、"奢弥叶：苟杞叶也"、"阿唎瑟迦柴：木串（患）子也"、"胡嚧遮那：牛黄也"。又，S.6208《维摩诘经讲经文》（三）中就有"新罗阿魏，福建干姜"之说③。俄Φ365《妙法莲花经讲经文》（二）对原经中的兜娄婆、毕力迦、沉水、胶香等香药名进行了解释："兜娄者，即草香。毕力迦者，此云丁香。沉，即沉水，胶，即胶香。"④又，浙敦067（即浙博042）《俱舍论颂疏》论本第二九云："《杂阿笈摩》中，为婆罗门婆抱梨说。婆抱梨，此云枣。父母怜子，目此枣名

---

① （五代）李珣著、尚志钧辑校：《海药本草》（辑校本），北京：人民卫生出版社，1997年，第10页。

② 《道藏》，第19册，文物出版社、上海书店、天津古籍出版社，1988年，第23页。张君房编、李永晟点校：《云笈七籤》卷六八，北京：中华书局，2003年，第1505页。

③ 黄征、张涌泉校注：《敦煌变文校注》，北京：中华书局，1997年，第836页。

④ 同上，第723页。

也。"① 这些药名的注释基本上是对外来药物的音译名词进行解释，有些可与中土之物直接对应，而有些是以中土常见之物去比拟域外药物，不见得二者是可以对等的同一物种。这些敦煌文献中注释的数目虽然不多，但为读者提供了对域外文化理解的一种途径，在文化交流史上同样具有重要的意义。

收录药物名称的敦煌卷子多种多样，除上述的本草、药方、宗教和童蒙读物等卷子之外，文学类的卷子中也偶尔夹杂一些药名。最有代表性的是《伍子胥变文》（S.328、S.6331、P.2794、P.3213），伍子胥的妻子吟诵的谐音药名诗中，共有50多味药物，包括五加、细辛、禹余粮、当归、独活、高良姜、芥、泽泻、茯苓、槟榔、远志、柴胡、芒消、甘遂、蒌蒿、石胆、桃仁、茱萸、茫草、射干、莨菪、赤石脂、青葙子、决明、卷柏、厚朴、羊踯躅、麦门冬、肉苁蓉、龙齿、狼牙、桔梗、枳壳、藿香、蜈蚣、贝母、金牙、栀子、刘寄奴、徐长卿、蘘荷、寒水石、独活、悬肠草、断续、恒山、石膏、巴戟、柴胡、款冬、钟乳、半夏、郁金、芎䓖等②。从这首药名诗中，我们也不难看出这些药物属于汉唐时期的常用药。

敦煌吐鲁番出土的医学、宗教以及其他各类文献中所记载的药名，目前尚未有完整的统计数据。据王亚丽的初步统计，"敦煌写本医籍中的名物词、药名最多，据统计有1728个"。其中既有同药异名（即同一药物有不同的写法或名称）的现象，也有药名在宗教意义方面的别称，甚至有不少名称古怪且不知其底细的药名。比如，青龙实中仁（杏仁）、玄中津（生天门冬子）、栲梨（楷子）、柳脉（柳根）等③，这些药名的实际所指以及宗教或文化方面的含义均值得更进一步研究。

第三节　敦煌吐鲁番地区的药材贸易流通与使用

隋唐五代时期，药肆或药行规模不等，基本遍及各州县。地处交通要道的

---

① 黄征、张崇依：《浙藏敦煌文献校录整理》下册，上海：上海古籍出版社，2012年，第205~206页。

② 刘瑞明：《〈伍子胥变文〉的药名散文新校释》，《敦煌研究》，2016年第4期，第70~73页。

③ 王亚丽：《文献鲜见敦煌写本医籍中的几则药名》，《西部中医药》，2015年第8期，第26~28页。另参见王亚丽：《敦煌写本医籍语言研究》，北京：中央民族大学出版社，2017年。

城市则有药市，生意兴隆①。长安的西市和东市都是药材贸易的集散地，还有专门的饮子店铺。五代王仁裕《玉堂闲话》中提供了形象的记载："长安完盛日，有一家于西市卖饮子，用寻常之药，不过数味，亦不闲方脉，无问是何疾苦，百文售一服，千种之疾，入口而愈。常于宽宅中置大锅镬，日夜剉斫煎煮，给之不暇。人无远近，皆来取之，门市骈罗，喧阗京国。至有赍金守门，五七日间未获给付者，获利甚极。时田令孜有疾，海内医工召遍，至于国师待诏了无其征。忽见亲知白田曰：西市饮子何妨试之？令孜曰：可。……既服之，其病立愈。田亦只知病愈，不知药之所来，遂偿药家甚厚。饮子之家声价转高，此盖福医也。近年，邺都有张福医者亦然，积货甚广，以此有名，为蕃王挈归塞外矣。"②此饮子家热闹喧腾，价高药贵之情状跃然纸上。柳宗元在《宋清传》一文中，将声誉良好的宋清塑造成长安西市药商中善于做生意的代表人物："宋清，长安西部药市人也。居善药。有自山泽来者，必归宋清氏，清优主之。长安医工得清药辅其方，辄易雠，咸誉清。疾病疕疡者，亦皆乐就清求药，冀速已，清皆乐然响应，虽不持钱者，皆与善药，积券如山，未尝诣取直。"③又，李肇《唐国史补》卷中亦记载宋清的高尚品行："宋清买药于长安西市。朝官出入移贬，清辄卖药迎送之。贫士请药，常多折券，人有急难，倾财救之。岁计所入，利亦百倍。长安言：'人有义声，卖药宋清。'"④对于药商宋清，宋代陶谷《清异录》卷下的"三匀煎"条另有描述："长安宋清，以鬻药致富。尝以香剂遗中朝，箺坤题识器曰：三匀煎，焚之富贵清妙，其法止龙脑、麝末、精沈等耳。"宋清在不同书写者的笔下，呈现出书写者强烈的道德判断和读者设定⑤。这些药商（或药铺的从业人员）结交社会各个阶层，在商业、经济乃至政治生活的多个层面中，相互之间形成错综复杂的关系。

---

① 侯酉娟、万芳：《唐代药市考察》，《时珍国医国药》，2010年第12期，第3373~3374页。朱丽娟：《论唐代的药材贸易——以药市为中心》，陕西师范大学硕士学位论文，2012年5月。周左锋：《论唐代药肆和宫廷药材消费》，南京师范大学硕士学位论文，2012年5月。

② （北宋）李昉等编、汪绍楹点校：《太平广记》卷二一九，北京：中华书局，2003年重印，第1679~1680页。

③ （唐）柳宗元：《柳宗元集》卷一七，北京：中华书局，1979年，第471~472页。

④ 上海古籍出版社编：《唐五代笔记小说大观》上册，上海：上海古籍出版社，2000年，第186页。

⑤ 陈昊：《书写的权力与生活的世界——唐代士人笔下医者之诸面相》，《中国社会历史评论》第14卷，2013年，第51~64页。

高彦休《唐阙史》卷下"丞相兰陵公晚遇"条记载："丞相兰陵崔公，清誉俭德，时所推服。尝统戎于番禺，有酌泉投香之誉。以是夷估辐辏，至于长安宝货药肆，咸丰衍于南方之物，由从人情归美。"①法藏集《华严经传记》卷五记载了调露二年（680）居士康阿禄山游地府死而复生的故事："尝时见东市药行人阿容师。师去调露元年患死。为生时煮鸡子，与七百人入镬汤地狱……又往东市卖药阿家。以容师之言，具告行证……到永隆元年（680）八月，庄严周毕，请大德沙门庆经设供。禄山尔日亦在会中。"②这虽然是一则神游冥府的离奇故事，但"东市药行"和"东市卖药阿家"这样的背景有一定的社会真实性③。圆仁《入唐求法巡礼行记》卷四记载："[会昌三年（843）六月]廿七日夜三更，东市失火。烧东市曹门以西十二行四千余家，官私钱物金银绢药等总烧尽。"又，同卷记载会昌五年正月，道士求仙用药，"敕令于市药行觅，尽称无"④。可见，从初唐到晚唐，虽然历经了安史之乱的破坏，长安东市的药行一直存在。

洛阳龙门石窟药方洞南上方的香行佛龛题记，记载了永昌元年（689）北市香行名录，说明唐初洛阳北市有由胡汉商人共同组成的香药贸易行。《太平广记》卷一九四"昆仑奴"故事，则表明中唐时期胡人在洛阳卖药仍是很普通的事情⑤。《太平广记》卷二八《郗鉴》记载，天宝五载（746），魏郡（邺城）有人专门求购长生药，"市药数十斤，皆养生辟谷之物也。而其药有难求未备者，日日于市邸谒胡商觅之"⑥。魏郡的药商向胡商求购香药，不会是当地独有的现象。

扬州药市的规模或不在长安之下。《唐大和上东征传》中，天宝二年，鉴真法师东渡日本之前，就在扬州"备办海粮"，购买的药物有："麝香廿[脐]，沈

① （唐）高彦休著、阳羡生校点：《唐阙史》，收入上海古籍出版社编：《唐五代笔记小说大观》下册，上海：上海古籍出版社，2000年，第1358页。

② 《大正新修大藏经》第51册，第171~172页。

③ 周左锋：《唐代长安药肆管窥》，《南京中医药大学学报》，2011年第4期，第198~201页。又，周左锋：《唐代药肆初探》，《唐史论丛》第16辑，2013年，第29~51页。

④ （日）圆仁著、白化文等校注：《入唐求法巡礼行记校注》，石家庄：花山文艺出版社，1992年，第425页、第456页。

⑤ （北宋）李昉等编、汪绍楹点校：《太平广记》，北京：中华书局，2003年，第1452~1454页。

⑥ 同上，第182页。

香、甲香、甘松香、龙脑香、瞻唐香、安息香、栈香、零陵香、青木香、熏陆香都有六百余斤。又有毕钵、诃梨勒、胡椒、阿魏、石蜜、蔗糖等五百余斤，蜂蜜十斛，甘庶八十束。"① 天宝七载，鉴真又"造舟，买香药，备办百物，一如天宝二载所备"。② 扬州既然能提供如此大宗的外来药材交易，那么，该地的中药材贸易额度之大是不难想象的。唐代诗僧皎然的《买药歌送杨山人》一诗中所描写的"扬州喧喧卖药市"，也印证了这一点。

作为海上丝绸之路的重要港口城市，广州同样有规模不小的药物贸易。《唐大和上东征传》就描绘了8世纪中期在广州海湾中停泊商船的盛况："江中有婆罗门、波斯、昆仑等舶，不知其数，并载香药、珍宝，积载如山。"③

1. 敦煌寺院的药物储存与使用

中古时期的一些佛教寺院中常常存储药物，这一现象是随着印度佛教的传入才出现的。根据义净译《根本说一切有部毗奈耶药事》卷一的记载，佛陀允许患病的僧人使用四类药物（即时药、更药、七日药、尽寿药），当僧人病好之后，佛陀要求将所剩下的药物收藏好，以备其他患病僧人之需。"若无人求者，当送病坊，病坊好为藏贮。若有须者，于彼处取，守持而服。不依教者，得越法罪。"④ 所谓的"病坊"与印度典籍中记载的"药藏"是类似的社会救济与福利机构，都是佛教慈悲救度观念的产物。印度最早的官方"药藏"应该是阿育王时代所设立的。《善见律毗婆沙》卷二的"阿育王品"中记载了设立药藏的过程："尔时阿育王登位九年，有比丘拘多子（Kontiputta），名帝须（Tissa），病困剧，持钵乞药，得酥（Sappi）一撮。其病增长，命将欲断，向诸比丘言：'三界中慎勿懈怠。'语已，飞腾虚空，于虚空中而坐，即化作火，自焚烧身，入于涅槃。是时，阿育王闻人宣传，为作供养，王念言：'我国中比丘，求药而不能得。'王于四城门边起作药藏（Pokkharaṇī），付药满藏中。时，波吒利弗国四方城门边，有四千客堂（Sabhā），堂日得钱五千，以供王用。尔时，王以钱一千供大德泥瞿陀，一千供养塔像华香直，取一千供给法堂，一千供诸律师，一千

---

① 《大正新修大藏经》第51册，第989页。参见真人元开著、汪向荣校注：《唐大和上东征传》，北京：中华书局，1979年，第47~48页。

② 真人元开著、汪向荣校注：《唐大和上东征传》，北京：中华书局，1979年，第62页。安藤更生：《鉴真大和上传の研究》，东京：平凡社，1960年，第125~134页。

③ 真人元开著、汪向荣校注：《唐大和上东征传》，北京：中华书局，1979年，第74页。

④ 《大正新修大藏经》第24册，第2页上栏。

供众僧。四城门边药藏，日一万以用买药直。"① 阿育王所设立的药藏制度，对后世有一定的影响，印度不少的国王们常在城市设立"福德功德舍"，为贫穷病患之人提供救助②。《大宝积经》卷八〇记载了一个简短的佛本生故事："又作国王名福德／于诸聚落街巷中／积满医药及饮食／拟施一切诸众生。"③

本着慈悲喜舍的精神，中土寺院的僧众们也遵循"病者受药，施者得福"的观念，向社会大众提供医药方面的救助④，甚至在寺院中设立专门的药藏。南朝梁代慧皎《高僧传》卷一一中记载了一位出自敦煌的高僧法颖在江南始造药藏的事迹："释法颖，姓索，敦煌人。十三出家，为法香弟子，住凉州公府寺。与同学法力俱以律藏知名。颖伏膺已后，学无再请，记在一闻，研精律部，博涉经论。元嘉末，下都止新亭寺。孝武南下，改治此寺。以颖学业兼明，敕为都邑僧正。后辞任，还多宝寺。常习定闲房，亦时开律席。及齐高即位，复敕为僧主。资给事事，有倍常科。颖以从来信施，造经像及药藏，镇于长干。齐建元四年（482）卒，春秋六十有七。"⑤ 法颖将自己所得的全部布施，用来建造佛教经像以及药藏，此事颇有影响。早在梁代释僧佑撰十四卷本《法苑杂缘原始集》的目录中，第十二卷就有《灵根寺颖律师始造药藏记第九》一文⑥。道宣《续高僧传》卷二九中的释慧达之传记，同样记载了他为疾病大流行困境中的百姓提供救助的事迹："释慧达，姓王，家于襄阳。幼年在道，缮修成务。或登山临水，或邑落游行。但据形胜之所，皆厝心寺宇。或补缉残废，为释门之所宅也。后居天台之瀑布寺，修禅系业。又北游武当山，如前摄静。有陈之日，疠疫大行，百姓毙者殆其过半。达内兴慈施，于杨都大市建大药藏，须者便给，

① 《大正新修大藏经》第24册，第682页上栏。

② 陈明：《印度古代医药福利事业考》，《南亚研究》，1998年第2期，第69~75页。

③ 《大正新修大藏经》第11册，第462页上栏。此则本生另见北宋施护译《佛说护国尊者所问大乘经》卷二。有关该经的研究，Cf. Daniel Boucher, *Bodhisattvas of the Forest and the Formation of the Mahāyāna: A Study and Translation of the Rāṣṭrapālaparipṛcchā-sūtra*, Hawai'i: University of Hawai'i Press, 2008.

④ 陈明：《沙门黄散：唐代佛教医事与社会生活》，载荣新江主编：《唐代宗教信仰与社会》，上海：上海辞书出版社，2003年，第252~295页。刘淑芬：《唐、宋寺院中的丸药、乳药和药酒》，收入氏著：《中古的佛教与社会》，上海：上海古籍出版社，2008年，第398~435页。付爽、勾利军：《略论唐代佛教对鳏寡孤独三疾人群的救助》，《河南师范大学学报》，2011年第6期，第133~137页。

⑤ 《大正新修大藏经》第50册，第402页上栏。

⑥ 僧佑《出三藏记集》卷十二，《大正新修大藏经》第55册，第93页上栏。

拯济弥隆。"①

　　高僧法颖是出自敦煌的索姓大族。他到江南长干（南京）建造药藏，或许与其在敦煌的见闻有关，因为5世纪的敦煌寺院出现存在药藏的现象，并不是什么特别奇怪的事情。到了8、9世纪之后，敦煌寺院收藏药物更是司空见惯之事。P.2613《唐咸通十四年（873）正月四日沙州某寺交割常住物等点检历》记载的多样物品中，龙兴寺就有"杂药壹裹子，（在印子下）。"正因为当时敦煌寺院中有精通医学的高僧，他们为了救治患病的僧尼以及社会大众，就会在平时收集药草，以备急需。S.5901《某僧乞请某大德赐药草状》列出了一份药草清单，如下：

　　①某上闻大德，卑僧有少乞赐，莫违重情，欲拟和合药草，亏
　　②阙颇多，幸望尊意乞焉。橘皮、桂心、附子、香白芷、茱萸、干姜、
　　③芍药、高良姜、草豆蔻、芎藭、人参、胡椒、诃利勒、麻黄、地黄、
　　④细辛、黄蘗、天麻、牛膝、天南星、牵牛子、茯苓、槟榔、毕拨、黄连、
　　⑤上件药物乞赐少多矣②。

　　从这份多达25味药材的清单中，不难发现，该位大德（高僧）精通药性，且收藏的药材品种极为丰富。他或许是寺院中主管药材收藏的专门人才，因此，本寺（更可能是外寺）需要"和合药草"的僧人才会向他求助，希望从他这里获取所欠缺的药材。而求药之举有时也被视为是一种修行的譬喻，比如，S.526《致某和尚书》云："恒将惠药，每启智光，以除三毒之疾源。"

　　敦煌寺院众多，大小不一，有的大寺院附设病坊，自然是要存储药物。有些寺院规模不大，即便没有专门的药藏，但也不会缺乏在寺中保留一些药材。换言之，药材在敦煌各寺院之间流通应是常态，用外来或者当地药材作为礼物，也不乏其例。在杜佑《通典》卷六中，草豉子是晋昌郡（瓜州）的土贡之一。S.4677中收录了敦煌僧人的一些书信，其中，敦煌僧人杨法律在《致僧兄戒满状》（题拟）中，致敬问候对方后，还提到："今于当寺僧承智手上且充丹信，

---

　　① 《大正新修大藏经》第50册，第694页上栏。
　　② 中国社会科学院历史研究所等合编：《英藏敦煌文献》（汉文佛经以外部分）第9卷，成都：四川人民出版社，1994年，第206页。

草豉子壹袋，到日收取。莫责轻微。"敦煌僧人智果所写的一封书信《致僧录和尚启》（题拟）中，则说道："今当镇僧庆净手上付草豉子一袋子，今日人往，空［　　　］谨状"。① 在这两封信中，草豉子都是作为送给对方的礼物。P.4638中收录的《清泰四年（937）都僧统龙辩等牒》中也列举了僧官们向归义军地方政府进献了"草豉一斗、麦酒一瓮"。② 草豉子是敦煌当地饮食常用的香料，可做饼食等③。S.6084中的一个残药方，又提到"宜食草豉子半□"，④ 可见，草豉子在敦煌也有作为药用的。

2. 敦煌和吐鲁番地区的药材贸易

敦煌吐鲁番地区均是丝绸之路的交通要道，中外商贸往来频繁，东西流通的物品很多，药物（尤其是既可用于宗教仪轨也可用于日常生活的香药）也是其中的重要组成部分。在敦煌和吐鲁番出土的文书中，最能代表中古时期的西域贸易情形的是出自麴氏高昌时代的《高昌内藏奏得称价钱帐》。《高昌内藏奏得称价钱帐》是麴氏政权向在高昌境内进行贸易活动的商胡征收的商税记录⑤，现存共4件残片。其内容根据《吐鲁番出土文书》（壹）的录文整理如下：

（一）（73TAM514:2/1-2/4）

①起正月一日，曹迦钵买银二斤，与何卑尸屈，二人边得钱二文。即日，曹易婆

②买银二斤五两，与康炎毗，二人边得钱二文。次二日，翟陁头买金九两半，与

---

① 陈尚君辑校：《全唐文补编》中册，北京：中华书局，2005年，第1504页。
② 郑炳林：《晚唐五代敦煌寺院香料的科征与消费——读〈吐蕃占领敦煌时期乾元寺科香贴〉札记》，《敦煌学辑刊》，2011年第2期，第1~12页。
③ 高启安推测，"敦煌文献中出现的'草豉'常被作为礼物赠送，或在特殊场合食用，可知非敦煌生产"。他引用李时珍《本草纲目》的解释，"生巴西诸国，草似韭状，豉出花中，彼人食之"，进而推测："笔者认为'草'者，即是今天的'斯亚旦'，可用作造胡饼及烧饼的添加物料，它也可充作药用，但主要用来食用。"参见高启安：《唐五代敦煌的"饮食胡风"》，《民族研究》，2002年第3期，第67页，注释1。
④ 马继兴、王淑民、陶广正、樊正伦辑校：《敦煌医药文献辑校》，南京：江苏古籍出版社，1998年，第435页。
⑤ 朱雷：《麴氏高昌王国的"称价钱"——麴朝税制零拾》，《魏晋南北朝隋唐史数据》第4辑，武汉：武汉大学出版社，1982年，第17~24页。

③□显佑，二人边得［钱］［　　］［文］。次三日，何阿陵遮买银五斤二两，与安婆□

④［二人边得］钱五文。即日，翟萨畔买香五百七十二斤，鍮石叁拾

⑤［文］。次五日，康夜虔买乐（药）一百肆拾四斤，与宁佑意，二人［边］

⑥［得钱］［　　］颠买糸（丝）五十斤，金十两，与康莫毗多，二人边得钱七文半。

⑦［　　］五斤，与［　　］［二人边］得钱七十文。次八

⑧［日］［　　］二人边得钱肆拾二文。

⑨　　　　　　　都合得钱一百肆拾柒文。

⑩［　　］岁正月十五日内藏　奏

⑪起正月□□日安□□买卤（硇）沙一百七十二斤，与康炎，二人边得［钱］［　文］

⑫□□日，康不里昴买香二百五十二斤，与康婆何畔陁，二人边［得钱］

⑬□□［文］。次廿二日，曹破延买卤（硇）沙五十斤、同（铜）四十一斤，与安那宁畔

⑭［二人边得钱］［　文］。［　　］［日］，［　　］［斤，与］何炎陁，二人边得

⑮［　　］［钱］［　　］文。

⑯［　　］价钱。

⑰［　　］到廿九日，无称价钱。

⑱［　　］［日］，翟陁头买银八斤一两，与阿何伦遮，二人边

⑲［得钱］［　　］［文］。［　　］伦遮买金八两半，与供勤大官，二人边得钱二

⑳［　　］斤，与安破毗多，二人边得钱十四文。

㉑　　　　　　［都合］得钱贰拾肆文。

㉒［　　］七十一斤，与何炎蜜畔陁，

㉓［二人边得钱］［　　］。即日，康乌提畔陁买郁金根八十七斤，［与车］不吕多，二人

㉔边得钱一文。次廿四日，曹遮信买金九两，与何刀，二人边得钱二

文。即日，□

㉕射蜜畔阤买香三百六十二斤，囱（硇）沙二百一斤，与康炎颠，二人边［得］

㉖钱十五文。次廿五日，白妹买囱（硇）沙十一斤，与康阿揽牛延，二人边［得钱］□［文］。

㉗　　　　都合得钱贰拾柒文。

㉘起四月五［日］，康□□买银二斤一两，与何刀胡迦，二人边得钱

㉙［二］文。即日，康□希迦买糸（丝）十斤，与康显颠，二人边得钱一文。

㉚［　］，［二］人边得钱十七文。即

㉛［日］，［　］，［二人边得］钱一文。

㉜　　　　都合得钱贰拾壹文。

㉝［　］顺买银二斤，与何破延，二人边得钱二文。次

㉞［　日］，［　　］买香八百斤，石蜜卅一斤，［与］［　　］

㉟□，二人边得钱［廿］［二］文。［即］日，何刀买糸（丝）八十斤，［与］［白］迦门贼，二人边得钱八文。

㊱　　　　都合得钱三拾贰文。

㊲起五月二日，车不吕多买糸（丝）六十斤，与白迦门贼，二人边得钱三文。次十二日，车

㊳不［吕多买］□□□十斤，与［白］迦门贼，二人边得钱一文半。

㊴　　　　都合得钱肆文半。

㊵起五月十六日至到卅日，无称价钱。

㊶起六月五日，康妹买囱（硇）沙二百五十一斤，与石莫□□，［二人边得］钱六文。次十

㊷［　］阤买香一百七十二斤，与何灸，二人边得钱四文。

㊸　　　　都合得钱拾文。

㊹起六月十六日至到廿九日，无称价钱。

㊺起七月一日至到十五日，无称价钱。

㊻起七月十六日，康虎典［　　］

㊼次廿二日，曹天夜罗买［　］，［二人边］

㊽得钱八文。次廿五日，安破［　　］

(49)　　　　都合得钱拾伍文半。
(50)起八月四日，康毕迦之买金四两，与车不吕多，二人边得钱［半文］。
(51)［　　］［买］香九十二斤与康炎延，二人边［得钱拾］二文。
(52)　　　　都合得钱贰文半。
(53)起八月十六日至到卅日，无称价钱。
(54)起九月五日，曹直［　　］
(55)破伦之，二人边得［钱］［　　］
(56)都合得钱贰拾［　　文］。
(57)起九月十六日至到卅日，无称价钱。

（二）（73TM514:2/10）

①起九月十六日至到廿九日，无称价钱。
②起十月一日至到十五日，无称价钱。
③［起十月十九］日，康那宁材买金［　　］，与曹诺提
④□□，二人边得钱肆文。
⑤起十一月一日至到十五日，无称价钱。
⑥　　　　　　竺
⑦　　　　　　张
⑧　　　　　　安

（三）（73TM514:2/11）

①起十二月廿七日，康牛何畔阤买香陆百伍拾□斤，卤（硇）沙
②贰百壹斤，与康莫至，二人边得钱贰拾壹文。次
③有尼屈量香伍拾二斤，得钱壹文。［　　］

（四）（73TAM514:2/8）：

［前缺］
①［　］日，安符夜门延买香叁拾三斤，与安

②符夜门遮，二人边得钱捌文。

③　　　　　都合得钱拾贰文。

④　　　　竺

⑤　　　　张

⑥　　　　安①

　　除朱雷之外，姜伯勤、吴震等先后对《高昌内藏奏得称价钱帐》做过详细的研究②。唐代众多胡商中，以粟特系商人最为有名，丝路贸易占据份额最大③。这件文书正好记录了粟特九姓胡人进行金、银、香药等大宗贵重商品的交易情况。经初步统计，该账目中提到有关的药物情况为：药144斤、石蜜31斤、郁金根87斤、香药2 982斤（572+252+362+800+172+92++650+33+52）、硇沙626斤（172+50+241+11+251+201）。粟特商人以逐利而闻名于丝绸之路，他们的商贸活动为促进丝绸之路的繁荣做出了巨大的贡献。他们在丝绸之路建立聚落，以此为基点，在临近地区或城市之间进行贸易，促进商业、文化和宗教等多方面的交流④。尽管和丝绸之路上的其他商队一样，粟特商队也不是大规模的超长途的商业贸易，但是，他们在丝绸之路的"贸易接力"活动中发挥了相当大的作用⑤。

　　贞观十四年（640），高昌国被侯君集率领的唐军攻克，从此吐鲁番地区归入大唐的版图。盛唐时期，吐鲁番地区的外来贸易盛况并未有所减低。在药物买卖方面，由多件残文书拼成的《天宝二年交河郡市估案》提供了非常丰富的信息。胡如雷指出："《市估案》所罗列的药物特别多，兹将其名称可辨明者列举如下：茯苓、茱萸、决明子、庵闾子、蜀柒、猪苓、贯众、大戟、茵芋、前

---

　　①　唐长孺主编：《吐鲁番出土文书》（壹），北京：文物出版社，1996年，第450~453页。文字略有补正。

　　②　姜伯勤：《敦煌吐鲁番文书与丝绸之路》，北京：文物出版社，1994年，第138~140页。吴震：《阿斯塔那—哈拉和卓古墓群考古资料中所见的胡人》，《敦煌吐鲁番研究》第四卷，北京：北京大学出版社，1999年，第245~264页。

　　③　Étienne de la Vaissière, *Sogdian Traders: A History*, translated by James Ward, Leiden and Boston: E.J.Brill, 2005, pp.119~157. 汉译本：（法）魏义天著、王睿译：《粟特商人史》，桂林：广西师范大学出版社，2012年。

　　④　参见荣新江：《中古中国与粟特文明》，北京：生活·读书·新知三联书店，2014年。

　　⑤　Valerie Hansen, *Silk Road: A New History*, The Oxford University Press, 2012. 汉译本：（美）芮乐伟·韩森著、张湛译：《丝绸之路新史》，北京：北京联合出版公司，2015年。

胡、细辛、代赭、昆布、白芷、知母、兔（菟）丝子、亭历（葶苈）子、蛇床子、薏苡人（仁）、葳蕤、常山、独活、羌活、葶苈、天门冬、酸枣、犀角、白石脂、庵磨勒、生石蜜、桂心、花烟支、楼灰、萆解、鬼臼、鬼煎、松子、偏桃人（仁）、没老子、石蜜、胡榛子、一日子、紫粉、朱砂、石碌、空青、铜碌、铜黄、诃梨勒、青黛、黄丹、经墨、蝇、鞘木梳、巾子、朱粉、胡桃让（瓤）、鞭鞘、郁金花、麝粉、轻粉、丁香、沈（沉）香、白檀、质汗、散米、砂糖、桔皮、鹿皮、藤帽、勾沙（硇砂）、通草、黄连等，以上共计七十三种。"加上一些残缺不全的文书，胡如雷推测，"全部药材当在一百二十种以上"，绝大部分来自中国南北各地，而运送到交河郡等西北要地，可见在唐代今新疆一带与内地的经济交流非常频繁①。除了来自内地的常用中药材之外，池田温拼成并深入研究的《天宝二年交河郡市估案》中还有下列能入药的外来物品的相关信息：

大谷3030号物价文书：青黛壹两　上直钱拾陆文　次拾伍文　下拾肆文

大谷3043号物价文书：阿魏煎壹两　上直钱捌文　次柒文　下陆文

　　　　　　　　　　　　　　煎壹两　上直钱柒文　次　文　下　文

大谷3056=3071号物价文书：没老子壹两　上直钱贰拾叁文　次贰拾文

　　　　　　　　　　下拾捌文

　　　　　　　　　　石蜜壹两　　上直钱拾陆文　次拾　文　下　文

　　　　　　　　　　胡榛子壹两　上直钱拾肆文　次拾叁文　下拾贰文

　　　　　　　　　　一日子壹两　上直钱贰拾文　次拾捌文　下拾柒文

大谷3061号物价文书：庵摩勒壹两　上直钱贰拾贰文　次贰拾文　下　文

大谷3096号物价文书：郁金花壹分　上直钱陆拾文　次伍拾文　下肆拾文

　　　　　　　　　　丁香壹分　上直钱叁拾伍文　次叁拾文　下贰拾伍文

　　　　　　　　　　沈香壹分　上直钱陆拾伍文　次陆拾文　下伍拾文

　　　　　　　　　　白檀香壹分上直钱肆拾伍文　次肆拾文　下叁拾伍文

大谷3416号物价文书：白石蜜壹两　上直钱叁拾文　次　文　下　文

大谷3435=3074号物价文书：匈（硇）沙壹两　上直钱玖文　次捌文　下　文

大谷3436号物价文书：质汗壹　上直钱　文　次　文　下　文

大谷7639号物价文书：诃梨勒壹颗　上直钱贰文伍分　次贰文　下壹文伍分

① 胡如雷：《〈唐天宝二年交河郡市估案〉中的物价史料》，载氏著：《隋唐五代社会经济史论稿》，北京：中国社会科学出版社，1996年，第158~172页。

大谷8933号物价文书：犀角壹小两　上直钱玖文　次捌文　下柒文

又，羽田氏藏大谷文书《市估案》中亦提到外来药物的价格：

（11）（831上右）行7：没石子壹颗　上直钱壹文伍分　次　　下

　　　　　　　　行8：高良姜壹两　上直钱拾三文　次拾贰文　下拾壹文

　　　　　　　　行9：胡姜壹两　上直钱陆文　次伍文　下肆文

（12）（831左）行1：青木香壹两　上直钱拾陆文　次拾伍文　下拾肆文

　　　　　　　　行2：甘松香壹两　上直钱拾陆文　次拾伍文　下拾肆文

这两种史料均记录了大量的香药名称，在丝绸之路上，香药不仅由商团贩卖，也可能为佛教僧侣所携带，因为它是僧团日常活动的必需用品[1]。正如池田温所认为的那样，凡唐人所知道的贵重药材都能在交河郡的市场上买到[2]。姚崇新亦认为："我们看到西州药材市场其实是来自东方（中国内地、东北亚）、西方（中亚、西亚）和南方（南亚、东南亚）药物的大汇聚。"[3]

大谷3099号《药香等购入文书》残卷也提供了有关药物的"准估"信息，内容如下：

（1）桂心壹拾两　　　别准估
　　　　　　　　　　（压缝署□·官印）

（2）毕拨壹拾两　　　别壹伯壹拾文　　　计壹千壹伯文

（3）青木香拾两　　　别准估叁拾伍文　　计叁伯伍拾文

（4）紫雪　拾两　　　别准估壹拾玖文　　计壹伯玖拾文

（5）硇沙　伍两　　　别准估贰拾文　　　计贰伯文

（6）蜀酢叁胜　　　　别准估肆文　　　　计壹拾贰文[4]

这是一件官文书的残片，它可以与《市估案》中的记载相印证，说明唐代

---

① 参见姜伯勤：《敦煌吐鲁番文书与丝绸之路》，北京：文物出版社，1994年，第141页。

② 参见池田温：《中国古代物价初探——关于天宝二年交河郡市估案断片》，收入氏著：《唐研究论文选集》，北京：中国社会科学出版社，1999年，第122~189页。池田温：《盛唐物价资料をめぐつて——天宝二年交河郡市估案の断简追加を中心に》，日本创价シルクロード研究センター编：《シルクロード研究》创刊号，1998年，第69~90页。

③ 姚崇新：《中外医药文化交流视域下的西州药材市场》，《文史》，2009年第4辑，第87~106页。该文收入姚崇新：《中古艺术宗教与西域历史论稿》，北京：商务印书馆，2011年。

④ 小田义久编集：《大谷文书集成》第2卷，京都：法藏馆，1990年，图版六六，录文第24页。

吐鲁番地方政府对市场的有效管理，也说明吐鲁番地区的药材市场上品类繁杂，产品中外皆有。根据阿斯塔那506号墓所出《唐蒋玄直等领钱练抄》，陈国灿揭示出内地汉族药商蒋玄直到西州进行药材贸易的情况。[①] 从高昌国到盛唐时期，吐鲁番地区一直保持着颇有规模的药材贸易。姜伯勤指出，在敦煌地区，同样存在包括香药买卖在内的药材市场。P.3126书函二通中有："将到马及药物，马并来货更知之。"[②] 郑炳林则检出了归义军时期敦煌有胡人开店卖药的几条记载。S.6452中的《辛巳年（981）十二月十三日周僧政于常住库借贷油面物历》云：壬午年二月"十四日酒伍瓮，渠北坐翟胡边买药用。……廿二日，酒伍升，吃药用。"四月"九日，酒壹瓮，阿柴唁胡边买药用。"[③] 敦煌文书中还有胡人纳药的纪录。P.2629《归义军衙内酒破历》云："廿一日支纳诃梨勒胡酒壹瓮。"[④] S.1366《公元980~982年归义军使衙内面油破用历》云："甘州来波斯僧月面七斗，油一升……廿六日，支纳药波斯僧面一石，油三升。"向达、姜伯勤据S.6551《佛说阿弥陀经讲经文》中的"此间则有波斯、摩尼、火祆、哭神之辈"推论，当时在敦煌的波斯僧应是景教僧人。[⑤] 既然敦煌存在药材市场，那么，出于预防或治疗疾病的需要，寺院僧众们购买或储存药物就是一件很普通的事情了。

P.4701《佛奴都头买物状》中列举了10余种药名："附子、干姜、槟榔、芍药、人参、木香、逢（蓬）俄（莪）术、硫磺、缩沙、地黄、粉、丹、朱、青"。[⑥] 其中的槟榔是汉晋时期由边地和外国输入中土，逐渐被僧俗两道所嚼食和入药[⑦]。槟榔的保健和医疗功效在《名医别录》等本草著作中有所论述。慧琳《一切经音义》卷八一对"槟榔"的解释为："上音宾，下音郎。《埤苍》云：

---

① 参见陈国灿：《唐西州在丝绸之路上的地位和作用》，《吐鲁番学研究》，2006年第2期，第69~78页。

② 姜伯勤：《敦煌吐鲁番文书与丝绸之路》，北京：文物出版社，1994年，第141页。

③ 郑炳林：《唐五代敦煌的医事研究》，载《敦煌归义军史专题研究》，兰州：兰州大学出版社，1997年，第526~527页。

④ 敦煌研究院藏敦煌写卷《酒帐》亦云"廿一日支纳阿梨勒胡酒壹瓮"。参见施萍婷：《本所藏〈酒帐〉研究》，收入《敦煌习学集》，兰州：甘肃民族出版社，2004年，第9~30页。

⑤ 同②，第57页。

⑥ 上海古籍出版社、法国国家图书馆编：《法藏敦煌西域文献》第33册，上海：上海古籍出版社，2005年，第116页。

⑦ 林富士：《槟榔入华考》，《历史月刊》第186期，2003年，第94~100页。又，吴春秋：《试论古典文学中的槟榔》，《海南大学学报》，2014年第3期，第56~62页。

槟榔，果名也。其果似小螺，可生啖，能洁气。出交广，其名曰槟榔。为树莒乎？如桂。其未吐穗，有似禾黍。并形声字。"[1]敦煌本S.5614F《张仲景五藏论》云："白述（术）、槟榔有散气、消食之效。"[2]敦煌寺院的僧人也认可槟榔的药用价值，前引S.5901《某僧乞请某大德赐药草状》中就有槟榔之名。北大D162背面文书《辰年正月十五日道场施物疏》中，不仅记载了836年女弟子无名向寺院供奉槟榔一颗，用来"施入修造"，还记载了比丘法照施舍槟榔五颗，用来"充乳药"。[3]敦煌医方书中也有使用槟榔的药方，比如，P.3201药方书中的就有几个槟榔方："加槟榔廿枚，旋伏（覆）花一两半，疗心下停水，沥沥作身，大良。""脚气冷毒闷、心下坚、背膊痛、上气急、欲死者方"使用"槟榔卅枚、青木香二两、犀角三两"等药物。"脚气冲心闷乱欲死方"则使用"吴茱萸二升、生姜六两、大槟榔十四颗，子碎，皮切"这三味主药。P.3378《杂疗病药方》中的"疗九种心痛、蛔虫、冷气先从两肋胸背撮痛，欲变吐方"，使用了槟榔人（仁）十二分。P.2662V中有"槟郎（榔）汤方"："诃梨勒三颗，槟郎（榔）二枚，末，空腹服之。"槟榔与诃梨勒合用，主要起到"理气治痢"的作用[4]。在印度佛教寺院中，槟榔子也是高僧的日常配置物品之一。玄奘法师在中天竺那烂陀寺所得的供养物品中，每天就有赡步罗果一百二十枚、槟榔子二十颗、豆蔻二十颗、龙脑香一两、供大人米一升以及酥、乳、油等[5]，可见，槟榔子的功效亦被印度僧团所认可。

3. 施者得福：敦煌僧俗对寺院僧团的药物施舍

就肉身而言，出家的僧尼毕竟还不是金刚不坏之体，与普通的世俗人士没有多大的区别，也常遭受病苦的折磨，同样需要各种医疗。佛教出家人不从事物质资料的生产，他们的生活来源依赖于世人的施舍，因此，佛教特别强调施舍观的论述。大乘佛教"六度"（六波罗蜜）之首即是"布施"。早在原始佛教时期，天

① 《大正新修大藏经》第54册，第835页中栏。

② 王淑民编著：《英藏敦煌医学文献图影与注疏》，北京：人民卫生出版社，2012年，第171页。

③ 北京大学图书馆、上海古籍出版社编：《北京大学图书馆藏敦煌文献》，第2册，上海：上海古籍出版社，1995年，第158页。

④ 李应存：《浅谈敦煌医学卷子中的诃梨勒组方》，《中医药通报》，2005年第3期，第29~31页。

⑤ （唐）慧立、彦悰原著，孙毓棠、谢方点校：《大慈恩寺三藏法师传》，北京：中华书局，2000年重版，第68页。

竺人士就常向出家人施舍饮食、衣服、房舍（包括床褥、卧具）以及“病瘦医药”等四大类常用物品。东晋罽宾三藏瞿昙僧伽提婆译《增壹阿含经》卷八云：“诸释白周利槃特言：若尊者须衣被、饮食、床褥、卧具、病瘦医药，我等尽当事事供给，唯愿受请，勿拒微情。时尊者周利槃特默然可之。”①佛经中有关这类愿意向僧徒提供“病瘦医药”供养的事迹，比比皆是。《十诵律》（后秦北印度三藏弗若多罗译）卷三四中就记载了王舍城居士为僧团提供的多种药物。“佛在王舍城。尔时诸居士办种种药，所谓酥、油、蜜、石蜜、姜、胡椒、荜芨、黑盐、诃梨勒、鞞醯勒、阿摩勒、波枸路、毗咒曼陀、多耶摩那、伽头栌醯，持诣竹园。尔时六群比丘早起门边立，见已问言：‘持何等物？’答言：‘种种药。所谓酥、油、蜜、石蜜、姜、椒、荜芨、黑盐、诃梨勒、鞞醯勒、阿摩勒、波枸路、毗咒曼陀、多耶摩那、伽头栌醯。’六群比丘言：‘我欲行去，与我酥、油、蜜、石蜜、姜、椒、荜芨、黑盐。汝持诃梨勒、鞞醯勒、呵摩勒、波枸路、毗咒曼陀、多耶摩那、伽头栌醯，入僧坊与上座。’诸比丘不知云何？是事白佛。佛言：‘从今应立分药人，分药人和合平等分与。若有贵价药来者，应别举置。若病比丘索者，应与两钱半价药。若索多者，应从索直。’”②佛陀指示僧团设立专门人员（分药人），对居士送入寺院的药物善加利用和保护。

敦煌寺院的药物存储主要来自两个方面，一是从市场（或者药铺）购买，一是僧俗人士的施舍。而僧俗人士向寺院施舍药物这一行为的源头还是在印度。佛教律典中的“医药事”部分有不少关于僧团医疗活动的规定，除了涉及医药的四大主要类型、药物使用的场合以及储存的方法等内容之外，还有人们向僧团赠送药物的一些事例。日本杏雨书屋新刊《敦煌秘笈》中，编号羽324《不知题戒律抄本》中，列举了四种药如下：

授药法：药有四种。一时药蒲阇尼食有五种，谓饭、麨、干饭、鱼、肉。佉阇尼食，梵音，唐言枝叶花果细末食。净食有五种：一火净、[二]刀净、三疮净、四鸟啄破净、五不中种净。此中火净及子坏净德并子食，余三去子食。是时药，谓从旦至中前食。若欲授者，先知食体，后知授。余药准此。二非时药谓八种浆：梨、枣、甘蔗、蒲桃、蜜、安石留（榴）、庵罗果等汁作浆。若有疾缘，听清水渧净加以授法。无病不得饮也。三七日药佛言：酥油、生酥、密（蜜）、石密（蜜）有因缘，应加授法。听七日服。授法

① 《大正新修大藏经》第2册，第586页中栏至下栏。
② 《大正新修大藏经》第23册，第249页中栏。

者，大德一心念：我比丘某甲今为热、风、冷病因缘，此七日药为欲宿服故，今于大德边授。三说。余二时药，若有病患因缘须服者，临事累此，准改授文同上。四尽形寿药佛言：一切咸苦辛不堪为食者，乃至灰土、大小便等，若有病缘，听尽形服。亦须手授，加其口法，得服也。①

大众部所传承的律典《摩诃僧祇律》（东晋佛陀跋陀罗共法显译）卷五中记载了一件事情：

> 佛住王舍城迦兰陀竹园，广说如上。时净居天以转轮王所应服药，价直百千，授与耆旧。耆旧药师作是念："今日世间谁最尊重，世间第一？当持此药，以奉上之。"寻复念言："唯有如来，最尊第一，当以此药奉上世尊。"尔时耆旧童子往诣世尊所，礼世尊足，却住一面，白佛言："净居天与我是治转轮王药，价直百千。我作是念：'世间谁最尊重第一？应与此药。'寻复念言：'唯有如来，世之尊重。今以此药奉上世尊。唯愿哀愍，纳受此药。'"佛告耆旧："如来应供正遍知，淫怒痴垢、习障永尽，唯有坚固平等妙身，无有众患应服此药。"尔时耆旧复白佛言："世尊，如来应供正遍知平等妙身，虽无众患，哀愍我故，愿受此药。当为来世弟子开示法明：'病者受药，施者得福。'"尔时世尊默然而受。耆旧复念："今不可令世尊如常人法服药，当取青莲花叶，熏药令香，与世尊嗅之。"尔时世尊便嗅青莲花叶香药，势十八行下。世尊下已，光相不悦，时瓶沙王与诸群臣眷属俱往问疾②。

又，《摩诃僧祇律》卷三一中，世尊身少不和，耆旧献青莲花药，情节基本同上。耆旧，是佛陀同时代的大医 Jīvaka 一名的音译，即敦煌文献中常见的"耆婆"。耆旧将自己所获得的贵重药物献给佛世尊，并请求世尊同意该行为，就是为了向后世弟子们开示法明"病者受药、施者得福"。虽然这个故事带有一定的神异色彩，但"病者受药、施者得福"的观念应该是有一定的社会现实基础的，不是向壁虚造。作为律典，《摩诃僧祇律》与《四分律》、《五分律》、《十诵律》一样，都是基于佛教僧团的日常活动而制定的规范，因此，所记载的事

---

① 日本武田科学振兴财团杏雨书屋编：《敦煌秘笈》，影片册四，大阪：日本武田科学振兴财团杏雨书屋，2011年，第471页。

② 《大正新修大藏经》第22册，第267页下栏至268页上栏。

情基本上能反映原始佛教时期的僧团生活面貌。

佛经故事中，有些虽然没有直接提出"病者受药、施者得福"这类说法，但是，依然反映了施药能得福报的思想。换言之，这一观念在佛经中得到了体现。元魏西域三藏吉迦夜共昙曜译《杂宝藏经》卷二的"迦尸国王白香象养盲父母并和二国缘"故事中，佛对比丘们做出了类似的教诲："有八种人，应决定施，不复生疑。父母以佛及弟子、远来之人、远去之人、病人、看病者。"①佛陀曾经亲自照料生病的比丘，对病苦也有切身的体验和认识，因此，他认为对病人以及照看病人的人（瞻病者、看病者）都应该有所施舍。北凉天竺三藏昙无谶译《大般涅槃经》卷一一中，佛陀指出："有二因缘则无病苦。何等为二？一者怜愍一切众生。二者给施病者医药。"②元魏西域三藏吉迦夜与昙曜合译的《付法藏因缘传》卷三中，记载了薄拘罗的故事如下：

> 时薄拘罗依一寺住，见诸豪贵来供众僧。尊者尔时醉酒而卧，心自念言："我既贫乏，当何以施？吾今正有一呵梨勒。众僧若有病患之者，可以施之，用疗其疾。"即便鸣椎，白言施药。时有比丘甚患头痛，向知药人索呵梨勒。知药者言："有人施药，汝可取服。"尔时比丘往彼取药，服之以讫，病寻除愈。由是缘故，九十一劫生人天中，未曾有病③。

不论是在大乘时期，还是在密教时代，佛教依然强调施舍药物，并且还有相关的密法仪轨。西天竺国三藏伽梵达摩奉诏译《千手千眼观世音菩萨治病合药经》云：

> 尔时释迦牟尼佛赞观世音菩萨言：善哉，善哉，大士。如是如是，如汝所说。若有善士、善女等，以一分药施疾病者，现在得福灭罪，于当来世福报无尽，生生世世受无病身受诸快乐。天上人中，受诸胜利。天上人中，寿命无量，得道不久④。

不空译《佛说金毗罗童子威德经》云：

> 又法：若欲施药，取四九埋向宅四角，七日即出一大花树。一角出一

---

① 《大正新修大藏经》第4册，第456页上栏。
② 《大正新修大藏经》第12册，第428页中栏。
③ 《大正新修大藏经》第50册，第308页上栏至中栏。
④ 《大正新修大藏经》第20册，第105页中栏。

树，一角出泉，一角出火，一角出云。四角各别。

又法：欲施药有验者，取药七丸，向释迦像前，咒一百八遍。掷彼药像前，一丸变成释迦文佛。一丸变成我身。一丸变成白鹤。一丸变成白象。一丸变成百宝莲华。一丸变成金刚。一丸变成密迹。欲令化仍旧者，取水喙之，即如故。①

正是基于"病者受药、施者得福"这种福报观念的熏陶，中原内地的高僧大德，甚至普通寺院的籍籍无名之辈，在罹患疾病时，也会受到僧俗人士的医药供养②。敦煌出土文书中，也强调医药供养的功德观。P.2133《妙法莲华经讲经文》（三）指出：

弟（第）四，医药者云云。

人间医药实难量，先且寻求要好方。

令人捣合交（教）如法，及月收来必异常。

奉佛永交（教）增福利，献僧长得灭灾殃。

莫说来生无病患，且交（教）见世命延长③。

此处无疑是简要阐述了医药供养僧团的巨大福报。这与P.3833《王梵志诗》中所说的"年年合仙药，处处求医方"这类只是为了寻求个人长生的行为是有着很大的区别的。当然，当人们遇到疾病时，寻医问药是很自然的现象，即如《维摩诘经讲经文》中所说的"若能点药求医疗，日夜何愁病不除"④。在敦煌文书中，常常看到人们向僧众施舍物品，以之"充乳药"的现象。郝春文《唐五代宋初敦煌僧尼的社会生活》一书中进行了初步的统计，现转引如下：

北大D162背：836年，女弟子无名为慈母舍化，供奉"芹子一升、槟榔一颗，施入修造。"吐蕃弟子尧钟为早日还乡，供奉"黄丹贰两、胡粉叁两，施入修造。"又，比丘法照为亡过和尚念诵，供奉"槟榔五颗，充乳药。"又，女弟子李氏为慈母远忌，供奉"花半斤，草豉半升，施入修造。"

---

① 《大正新修大藏经》第21册，第371页下栏。

② 陈明：《"施者得福"——中古世俗社会对佛教僧团的医药供养》，《世界宗教研究》，2013年第2期，第37~48页。

③ 黄征、张涌泉校注：《敦煌变文校注》，北京：中华书局，1997年，第730页。

④ 同上，第760页。

又，女弟子无名为合家平安，供奉"诃黎勒一颗，毕拨少多，充乳药。"又，女弟子无名为自己平安，供奉"油麻一升、草豉一升，充药"。

P.2837背：同年（836年），杜善和为保平安，供奉"把豆三颗、龙骨少多，并诸杂药，施入修造"。

P.2863：李吉子为亡父母和自己平安，供奉寺院"诃藜勒一颗，充乳药"。

P.3541背：弟子无名为自身染患，供奉"升麻、芍药共二两，槐子柒颗入修造"。另一人献出"酥一升，充乳药"。

P.3353背：希谧为自己临难此月，而供奉"酥一升，充法师乳药；诃黎勒两课，充维那"。

Дx1441a：某人为自身染患，供奉"□□□，充乳药"[①]。

又，羽70《道场布施簿》："豆豉一升充乳药，花一升，施入铸钟，为合家大小报愿平安，请为念诵，弟子无名疏。"[②]

又，P.2583背《吐蕃申年（828）比丘尼修德等施舍疏》，其中有节儿论莽热施舍的物品清单："□一匹，二丈九尺。蒲桃一斗，解毒药五两，已上物，充转经僧僱。解毒药二两，充正月一日夜燃灯法仕宋教授和上□□药。"[③]这是一次比较特殊的个案，一来节儿是吐蕃驻扎在敦煌的最高军政长官，他的施药有些不同寻常；二来所施舍的药物是解毒药，其目的也有两个："充转经僧僱"、充"燃灯法仕宋教授和上□□药"。可见，敦煌民众在自身染患或做其他法事而求僧请为念诵的时候，供养的往往多是其他物品，包括各类衣服、房子、食用器皿，甚至头发和沙糖，也不乏各类中土或者外来的药物。郝春文归纳了敦煌僧俗人等对寺院施舍品的十个主要去向，其中第八个是"充乳药"或"充药"。他认为："注明此去向的施主所施物品均为可入药之物，接受、保管、使用这类物品者，似应是都司之下负责诊疗僧人疾病的机构。……有的施主具体注明'充

① 郝春文：《唐五代宋初敦煌僧尼的社会生活》，北京：中国社会科学出版社，1998年，第242~252页。

② 武田科学振兴财团杏雨书屋：《敦煌秘笈》，影片册第一册，大阪：日本武田科学振兴财团杏雨书屋，2009年，第412页。

③ 荣新江：《于阗花毡与粟特银盘——九、十世纪敦煌寺院的外来供养》，胡素馨主编：《佛教物质文化——寺院财富与世俗供养国际学术研讨会论文集》，上海：上海书画出版社，2003年，第252页。

法师乳药'，这应是将药品直接施与某位法师。"①

综合上述的这些史料，可以看出，施舍药物的去向有三种情况：第一种，"充乳药"或"充药"；第二种，"充法师乳药"、"充维那"、"充转经僧儭"或"充宋教授和上□□药"；第三种，"施入修造"。第一种是作为公用药品，可能由都司之下的某机构（或许是病坊）管理；第二种是给指定的某位法师；第三种是用来修造佛寺用的，即将变卖这些药材所得的经费用于修造佛寺，其中也可能包括造像等类工程。此外，用于"充乳药"或"充药"的药品有十多种，内有诃黎勒、毕拨等常见而又比较重要的外来药。而"诃黎勒一颗，充乳药"、"酥一升，充法师乳药"等说明"乳药"不是专指钟乳药，更不是指乳头香，乃是泛指一般用于维持身体健康的药品。施主向寺院或者法师供奉药物时，多出于自身的目的，一般是对僧人主持念诵等法事活动的报酬，而往往不是在某位法师患病时才临时提供。

西域流行的佛经故事中，也有施舍药物的情节。《贤愚经》卷八"盖事因缘品"第三十四就叙述了萨薄圣友（Āryamitra，阿利耶蜜罗）施乳的本生：

佛告阿难："乃复过去久远，无量阿僧祇劫，此阎浮提波罗捺国仙人山中，有辟支佛恒于山中止住。时辟支佛患身不调，往问药师。药师语曰：'汝有风病，当须服乳。'时彼国中，有一萨薄，名曰阿利耶蜜罗（晋言圣友）。时辟支佛，往告其家，陈病所由，从其乞乳。萨薄欢喜，便请供养，日给其乳，经于三月。三月已竟，身病得差……"②

圣友为患病的辟支佛提供牛乳的这类故事在于阗等地的佛教法会上有口头的流传，相应的故事图像也被描绘在丝绸之路石窟的壁画中。圣友施乳的故事就见于新疆克孜尔石窟壁画③。这样的故事画面对宣扬施舍药物的理念无疑会具有一定的促进作用。

新疆地区也存在向寺院布施药物的情况。季羡林先生在《龟兹研究三题》一文中，翻译了龟兹出土的、用"和尚梵文"写成的斋僧通告，其中包含了一

---

① 郝春文：《唐五代宋初敦煌僧尼的社会生活》，北京：中国社会科学出版社，1998年，第262页。

② 《大正新修大藏经》第4册，第404页上栏至中栏。

③ 参见张萌才、姚士宏：《克孜尔石窟佛本生故事壁画》，乌鲁木齐：新疆人民出版社，1991年，第41~42页。

些与龟兹僧团相关的医疗史料。"大德们请注意：我让人领取水罐。首先为病人领取水罐，其次是为侍候病人的人，再次为老人。为80岁（僧腊）的人，我让人领取水罐。"[①]比如，在龟兹寺院佛教徒的心目中，病人是处于优先被照顾的地位。此外，在勒·柯克（Von Le Coq）新疆克孜尔发掘的，公元6世纪末7世纪初抄写的梵文残卷中，另一则布施甜品的斋僧通告："他随顺地供养（赠与）了砂糖、蜜、蔗糖、葡萄、石蜜或者三辛药、āṃmbha"。[②]其中的"三辛药"（tṛkaṭukarasa）即荜茇（长胡椒）、胡椒（黑胡椒）、干姜，可见这三种辛辣药作为供养物品布施给了僧伽。三辛药的布施早在佛陀时代就有其例。《十诵律》（后秦北印度三藏弗若多罗译）卷二六中记载了一则医事："佛在舍卫国。佛身中冷气起，药师言：'应服三辛粥。'佛告阿难：'办三辛粥。'阿难受敕，即入舍卫城，乞胡麻、粳米、摩沙豆、小豆，合煮，和三辛，以粥上佛。佛知故问，问阿难：'谁煮此粥？'答言：'我。'"[③]阿难从舍卫城所乞的胡麻、粳米、摩沙豆、小豆、三辛药（长胡椒、胡椒、干姜），就是城中居民所布施的。这些药物所熬的粥，具有驱除人体内冷气的功效。

敦煌文书中除了反映僧俗主动向僧团供养药物的事例之外，还有僧官组织直接要求僧人缴纳药材的情况。P.3047V《吐蕃占领敦煌时期乾元寺科香帖》中记载了乾元寺向僧尼科征香药的情况："道澄下张上座、降魔、日照、了觉……志空、昙明、智行，计廿一人，共科郁金、乳头香、栴檀香各等分共一两。……以前六件三色等香各二两，限今月十三日送纳乾元寺。"[④]所科征的三色香药为乳头香、栴檀、郁金。郑炳林统计该帖中记载125人科征共六两，分为六组征收，每组21人左右科征一两[⑤]。又，S.2575背《己丑年（929）三月廿六日应管

---

① 季羡林：《龟兹研究三题》，《龟兹学研究》第一辑，2006年，第3~16页。另见季羡林：《西域佛教史》第十节，《季羡林全集》第16卷，北京：外语教学与研究出版社，2010年，第251页。

② 季羡林：《对于新疆生产甘蔗和沙糖的一点补充》，《文史知识》，1999年第11期，中华书局，第94~95页。另见 Heinrich Lüders, "Weitere Beiträge zur Geschichte und Geographie von Ossturkestan," *Philologica Indica*, Göttingen, 1940, p.605.

③ 《大正新修大藏经》第23册，第187页上。

④ 上海古籍出版社、法国国家图书馆编：《法藏敦煌西域文献》第21册，上海：上海古籍出版社，2002年，第159页。录文参见张小艳：《敦煌社邑文书词语辑考》，《敦煌吐鲁番研究》第13卷，上海：上海古籍出版社，2013年，第110页。

⑤ 郑炳林：《晚唐五代敦煌寺院香料的科征与消费——读〈吐蕃占领敦煌时期乾元寺科香帖〉》，《敦煌学辑刊》，2011年第2期，第1~12页。

内外都僧统为道场纳色目牓稿》中就要求每位僧人缴纳"呵梨勒两颗"。既然每位僧人都能缴纳两颗呵梨勒、十两麻、一升石灰等，这至少说明了来自天竺和中亚的呵梨勒，在敦煌是较为寻常普通之物，虽然不能说是随手可得，但也不至于是难觅踪迹。

5. "四色神丹"：敦煌文献中的丹药

敦煌是华戎交汇之地，各色宗教也是五花八门，至少有外来的佛教、三夷教（火祆教、景教、摩尼教），还有吐蕃的本教，以及中土的道教等。表现在医药方面，除了佛教寺院的医学及相关的医疗活动之外，道家与道教医学也是不容忽视的。且不说葛洪、陶弘景、孙思邈等道家在中医本草与医方疗法上取得过的巨大成就，就是道家的丹药也是中国医学史上的重要分支[①]。中古时期，道与中医的关系可谓难分难解[②]，且密切程度甚至远远超过佛教与中医。这一点已经成了学界的共识。敦煌文献中有较为丰富、学术价值甚巨的道教与道家文献，是研究中国道教史必不可少的珍稀史料[③]。

据王卡统计，敦煌道教医学类文献共有20余种，主要涉及摄养、服食、服饵、服气、辟谷、房中、食疗与本草、祝由等内容，其中包括S.2438A与S.5795《太清神仙服食经方》（或分别拟名《绝谷仙方》、《残辟谷方》）、P.3093V《道教炼丹服食法诀》（或拟名《道家合金丹法》）、P.3043与P.4038《胎息行气绝谷仙方》（或分别拟名《服气休粮方及妙香丸子方》、《道教养生方》）、S.4433V《房中养生治病药方》（或拟名《求子方书》）、P.2702V《房中行气修炼图》、S.4329V《驻颜美容保健药方》、S.76《食疗本草》、P.3749《道教服药吞符秘法》，以及S.6052《服食养生方书》、P.3960《黑帝要略方》、S.6030《陵阳子说黄金秘法》，此外，P.2662中有"仙人治病法"的"祝由方"、P.2882中

---

① 陈国符：《中国外丹黄白法考》，上海：上海古籍出版社，1997年。孟乃昌：《道教与中国炼丹术》，北京：燕山出版社，1993年。Fabrizio Pregadio, *Great clarity: Daoism and alchemy in early medieval China*, Stanford University Press, 2005. Ho Peng Yoke, *Explorations in Daoism: Medicine and Alchemy in Literature*, Routledge, 2007.

② 盖建民：《道教医学》，北京：宗教文化出版社，2001年。林富士：《疾病终结者——中国早期的道教医学》，台北：三民书局，2001年。林富士：《中国中古时期的宗教与医疗》，台北：联经出版事业股份有限公司，2008年。姜生、汤伟侠主编：《中国道教科学技术史》（南北朝隋唐五代卷），北京：科学出版社，2010年。

③ 大渊忍尔：《敦煌道经目录编》，冈山：福武书店，1978年。王卡：《敦煌道教文献研究——综述·目录·索引》，北京：中国社会科学出版社，2004年。

有"祝由方"19首、P.3144中有"疗鬼痊方"等①。敦煌道教医学文献与传世的文本之间有密切的关系，比如，S.6030《陵阳子说黄金秘法》（拟名）残片可能是唐代梅彪《石药尔雅》中的"陵阳子经"，也可能相当于《隋书·经籍志》所著录的"陵阳子说黄金秘法一卷"②。陵阳子即是《列仙传》中获得用五石脂配制的服食之法而升仙的陵阳子明，也就是敦煌本道经《太上洞玄灵宝升玄内教经》和《太玄真一本际经》中的窦子明③。

在药物学的观念上，道教与佛教有一些交叉之处。敦煌本《无上内秘真藏经》卷一有："譬如大医，观诸草木，皆入医方，种种方便，救治疾病，皆得差愈。"④这个所谓的所见草木皆入医方的叙述，正与孙思邈《千金翼方》卷一所引天竺大医耆婆的万物皆药观念相吻合，尽管此处并没有提到耆婆的名字。

中古时期是服食炼丹之风比较盛行的时候，皇室贵胄与士人皆好之。唐诸帝多饵丹药，就是其中的代表⑤。历代炼丹著作频出，且与中外文化交流产生了千丝万缕的关系⑥。用各种方式烧制丹药，此类事迹甚多。唐慎微《证类本草》卷四的"水银"条转引："韩愈云：柳贲，能烧水银为不死药。"⑦韩愈撰《唐故昭武校尉守左金吾卫将军李公墓志铭》中提及左金吾将军李道古"以先朝时尝信妄人柳泌能烧水银为不死药荐之"。柳泌（或作贲）是一位号称能烧制不死丹

---

① 王卡：《敦煌道教文献研究——综述·目录·索引》，北京：中国社会科学出版社，2004年，第152~154页、第214~218页。又，盖建民：《敦煌道教医学考论》，《福州大学学报》，2000年第1期，第64~68页。又，刘永明：《从敦煌遗书看道教的医药学贡献——以〈辅行诀〉和〈本草经集注〉为核心》，《中国道教》，2009年第2期，第8~13页。另可参见李应存、史正刚：《敦煌佛儒道相关医书释要》，北京：民族出版社，2006年。

② 王卡：《敦煌道教文献研究——综述·目录·索引》，北京：中国社会科学出版社，2004年，第152页。

③ 刘屹：《道教仙人"子明"论考》，刘进宝、高田时雄主编：《转型期的敦煌学》，上海：上海古籍出版社，2007年，第509~520页。

④ 李小荣：《敦煌道教文学研究》，成都：巴蜀书社，2009年，第337页。

⑤ （清）赵翼著、王树民校注：《廿二史札记校证》，北京：中华书局，1984年，第398~399页。王永平：《试释唐代诸帝多饵丹药之谜》，《历史研究》，1999年第4期，第179~182页。王永平：《从"天下"到"世界"：汉唐时期的中国与世界》，第十二章"印度长生术与长生药的东传——以唐初二帝服饵丹药为中心"，北京：中国社会科学出版社，2015年，第283~315页。

⑥ 陈明：《方家、炼丹与西土药——中古道教医学与外来文化初探》，《史林》，2013年第2期，第48~60页。韩吉绍：《道教炼丹术与中外文化交流》，北京：中华书局，2015年。

⑦ （宋）唐慎微撰、尚志钧校点：《证类本草》，北京：华夏出版社，1993年，第102页。

药的术士。唐代太学博士李干服食柳贲的丹药之后出血而死。此事亦载于宋代李季可的《松窗百說》一书中。南宋张杲《医说》卷九中的"丹砂之戒",亦以李干之事作为开篇的事例:"太学博士李干以进士为鄂岳从事,遇方士梛泌,从受药法。服之,徃徃下血,比四年,病益急,乃死。"对炼丹服石所带来的负面效果,敦煌本《王梵志诗》中有一首《古来服丹石》,表明了对此进行反思的态度。"古来服丹石,相次入黄泉。万宝不赎命,千金不买年。有生即有死,何后复何先?人人总色活,拄著上头天。"① 王梵志非常反对服食丹石的行为,揭露了丹石效能的虚假性质。罗振玉旧藏敦煌本《疗服石方残卷》针对服食丹石所造成的身体疾病及危害,抄录了多种"解石方",其中保留了大三黄汤方、小三黄汤、三黄五味汤方、麻子汤方、大黄汤方、升麻汤方、大麦双汤方、麦门冬汤方、疗服石人疮方、疗服石人寒水石方等,用来治疗石发烦热、腹胀心满、身生热疮等多种病症②。除疗服石之外,敦煌相关的行药法("行解")作为中医辅助疗法,还扩展到多种医疗实践之中,进一步丰富了敦煌医学的内容③。

敦煌本《张仲景五藏论》中有"只如八味肾气,补六极而差五劳;四色神丹,荡千疴而除万病"。李应存认为,此处的"四色神丹"与《太平惠民和剂局方》中的"四神丹"相同,该方是由雄黄、雌黄、硫磺、朱砂各五两组成的。其主治功效是治百病,补五脏,远疫疠,去岚瘴,除伺疰蛊毒,去鬼魅邪气,大治男子妇人真元虚损、精髓耗伤、形羸气短、中满下虚、致水火不交及阴阳失序、精神困倦、面色枯槁、亡血盗汗④。"四色神丹"与道教医家好用雄黄、雌黄、硫磺、朱砂有关,其源乃是道家医学。道教经典中还有《抱朴子内篇·金丹》中的"五灵丹"。此外,南宋林灵真编《灵宝领教济度金书》卷二八九云:"天医使者告文:太上符命,告下天医六职、阴阳太和吏,分布五炁五色神丹。奉为某人灵魂,治疗身形,补伤续绝,经络脏腑,魂魄还元,和安百脉,再返三田,元皇普度,白骨成人,一如告命。"此处的"五色神丹"不同于"四色神丹",应该是指五种颜色(青、黄、赤、白、黑)的道家神丹。

---

① 王梵志著、项楚校注:《王梵志诗校注》,上海:上海古籍出版社,1991年,第280页。

② 马继兴等辑校:《敦煌医药文献辑校》,南京:江苏古籍出版社,1998年,第715~728页。

③ 僧海霞:《唐宋时期敦煌行药法再探》,《南京中医药大学学报》,2015年第1期,第15~17页。

④ 李应存:《敦煌卷子〈张仲景五藏论〉中"四色神丹"考》,《敦煌学辑刊》,2005年第2期,第47~51页。

S.6030《陵阳子说黄金秘法》（或拟名《陵阳禁方残卷》）中，有三种神奇的药物，即天神木、地神枝、人神根，三者采挖的时间分别为每年的五月五日、九月九日、七月七日。其中的人神根具有"能通四方鬼，与人通灵"的方术功效。见鬼方术也是中古时期比较常见的现象之一[①]。P.3749《道教服药吞符秘法》中的"吕恭起死人法"一方也有多种较为罕见的药名，属于道教意义上的隐名用法，即"恒生骨"（竹根）、"千岁脑"（松根）、"太阴玉足"（柏根）、"耐寒脉"（忍冬根）、"黑帝目"（麦门冬根）、"太帝门"（天门冬根）、"百草使者"（甘草）、"天阳日□"（人参）等。[②]

P.3093V《道教炼丹服食法诀》收录多种道教炼丹方以及疾风方、地黄丸等杂类药方。P.3093V中相关的丹方有六一泥法、长生涌泉汞法、养柜法、钗子法、白朱砂法等。所使用的药物不仅有矾、白矾、绿矾、金线黄矾、雌黄等多种矾石，还有光明砂、云母、消石、硇砂、白盐、烧金灰、白结砂子、青铜粉、朱砂油、水精、粉霜、真珠、牡蛎、鱼枕、五茄皮、地榆、黑豆、细辛、颗盐、胶土、炭灰、龙脑、真酥、车前子、浓醋等常见的炼丹类药物。用于炼丹的相关器物则有生铁铫子、坩埚子、细罗、平底铛、铁柜、丹鼎、金箔、钵、石炭纸。这些药物以及器物在汉宋时期的炼丹活动中是较为常见的。它们的使用也见于《黄帝九鼎神丹经诀》、《太清金液神丹经》、《太清石壁记》等道教外丹著作之中。

第四节　备急单验：敦煌所见药方的配伍及应用

1. 药物的炮制、合药习俗与服药节度

S.4433的正面是《太玄真一本际经》卷四的《道性品》，其背面则是医学残卷，收录"以房中补益为主的医方二十七首"，拟名为《房中养生治病药方》。该卷子应出自道教徒之手。S.4433V前缺，现存开篇中有关于"服药节度"之类的八条规定，内容如下：

> ①凡服药不言先食后食者，皆在食前。凡服散药不言酒、水饮

---

① 孙英刚：《幽冥之间："见鬼人"与中古社会》，《中华文史论丛》，2011年第2期，第221~254页。

② 上海古籍出版社、法国国家图书馆编：《法藏敦煌西域文献》第27册，上海：上海古籍出版社，2002年，第239页。

②者，本方如此，而别说用酒、水饮，此即是可通得以水饮之。凡不

③云父（㕮）咀者，皆应细切，不用之。凡言牡鼠，是雄鼠，云之父鼠。凡云

④钱五匕，以大钱五匕，以大钱抄取一边。若云半钱，即是两匕。乃全以

⑤杓抄之，并用五株也。凡药用半夏，皆汤洗十余遍。附子、乌头

⑥皆炮去皮。若生用，直言生用。凡巴豆等脂润物，皆别捣如膏

⑦和之。凡麻黄，中去节，先煮沸，去上沫，乃同余物①。

这八条规定与孙思邈《备急3千金要方》中的相关论述大体相似。除了服药的节度、洗药和炮制过程的一些规定之外，P.4038《胎息行气绝谷仙方》（拟）还有关于合药禁忌的规定，如下：

⑬此药有神合和之时，辄太玄晴朗兼搜□。

⑭凡吉日，忌不具足人、怀妊女子、孝子，忌心疾（嫉）

⑮妒等人见之，飞禽走兽不得令见。合药成，

⑯捧香烛望北，启天神太一君、北斗真人点

⑰心中，若服药之意讫，即再拜，然后取药服

⑱之。切忌向恶人、不信道、不信三宝人说此

⑲药名。玄科天符下罚，令药无功。

⑳此药最忌向无信人说也，余不忌饮食②。

这说明在合药和服药的过程中，不仅有一般的禁忌（如忌不具足人、怀妊女子、孝子、心嫉妒等人、飞禽走兽），而且还有宗教意义上的禁忌（包括祭拜神灵，忌恶人、不信道、不信三宝人）。此处还特别强调了服药人要对所服之药具备强烈的信心，而"无信人"（指没有该宗教信仰的人以及对该药没有信心的

---

① 此段的录文参见下列三书，此据原卷略有改动。马继兴、王淑民、陶广正、樊正伦辑校：《敦煌医药文献辑校》，南京：江苏古籍出版社，1998年，第444~445页。张弓：《英藏敦煌文献第六卷叙录》，收入宋家钰、刘忠编：《英国收藏敦煌汉藏文献研究——纪念敦煌文献发现一百周年》，北京：中国社会科学出版社，2000年，第155页。王淑民编著：《英藏敦煌医学文献图影与注疏》，北京：人民卫生出版社，2012年，第246页。

② 有关P.4038的释读，可参见姚美玲、沈梦婷：《敦煌道家医方残卷伯希和4038校补》，《中国文字研究》第19辑，2014年，第144~147页。

人）是受到排斥的。这些禁忌还体现了当时的性别观念，忌"怀妊女子"就是对女性地位的一种暗示。

2. 敦煌病坊的药用器具与寺院的造药食记录

唐代的病坊基本上是置于佛寺之中，由僧人主持，但受官府加以监督和节制，甚至"置使专知"①。需要注意的是，病坊不同于由宫廷管理以便安置患病宫人的患坊。唐代天宝年间，在敦煌也设有病坊。P.2626背《唐天宝年间敦煌郡会计牒》记载：

⑨病坊

⑨合同前月日见在本利钱，总壹伯叁拾贯柒拾贰文：

⑨壹伯贯文本。

⑨叁拾贯柒拾贰文利。

⑨合同前月日见在杂药，总玖伯伍拾斤贰拾枚。

⑨合同前月日见在什物，总玖拾肆事：

⑨铛叁口一受贰斗，一受壹斗，一受伍胜。釜壹口受伍斗。凡盆贰，凡罐叁，鑼肆具，

⑨刀壹口，镢壹具，锹壹张，泥漫壹，四尺床子贰，八尺床子贰张，食柜壹，

⑨药柜壹，药杵壹，药白壹，吃单壹，步硙壹合，食单壹，

⑩鏊子壹面，按板壹，手罗壹，拭巾贰，白毡伍领，席伍领，

⑩绯 □ 被叁张，盘壹面，甄壹口，瓮大小伍口，椀拾枚，匙箸各拾口，

⑩ 木盆壹，食合拾具。

---

① 善峰宪雄：《唐朝时代の悲田养病坊》，《龙谷大学论集》第389~390号，1969年，第329~342页。道端良秀：《中国仏教社会事业の一问题——养病坊について》，《印度学仏教学研究》，第18卷第2号，1970年，第79~84页。孙永如：《唐代"病坊"考》，《中国史研究》，1987年第4期，第90页。夏晓臻：《唐代病坊表述》，《阜阳师范学院学报》，1997年第2期，第108~109页。王卫平：《唐宋时期慈悲事业概说》，《史学月刊》，2000年第3期，第95~102页。杜正乾：《唐病坊表徵》，《敦煌研究》，2001年第1期，第121~127页。罗彤华：《唐代病坊隶属与经营问题小考——中国社会救济事业的进展》，《魏晋南北朝隋唐史资料》第22辑，2005年，第75~84页。盛会莲：《唐代的病坊与医疗救助》，《敦煌研究》，2009年第1期，第81~86页。祁晓庆：《唐代病坊研究综述》，《敦煌学辑刊》，2010年第2期，第95~103页。

⑩合同前月日见在米，总壹硕陆斗捌合①。

有关《唐天宝年间敦煌郡会计牒》所记载的病坊，葛承雍指出："这份文书真实地记录了敦煌郡由官府拨给本钱，放高利贷，供给贫丐等人的情况。从账单上看，供粮工具、医药用品、吃饭器皿、毡席被巾等救济养生用具齐全，而且官府依据会计账经常检查，并有交接手续，保证病坊钱财产业不被挪用或亏损，有着一套严密的支拨本钱、获取利息、调集物品与保管使用等制度，表明政府对病坊的重视。"②冯金忠认为，此病坊"实际上是一个以工助赈，集生产和消费于一体的慈善机构"。③

众所周知，病坊的设置和管理与佛教有不解之缘。"病坊"见于初唐佛经翻译家义净所翻译的根本说一切有部的律典之中，共有两处。其一，义净译《根本说一切有部毗奈耶药事》卷一：

> 佛告诸比丘："服残脂药，不应总弃，要须收举。我今当说收举法式。若比丘所用残脂，若余比丘来从求索者，应即相与。若无人求者，当送病坊，病坊好为藏贮。若有须者，于彼处取，守持而服。不依教者，得越法罪。"④

现存梵本《根本说一切有部毗奈耶药事》中的对应句段如下：

> bhagavānāha/ na hi bhikṣuṇā-upayukta-śeṣā vasā chorayitavyā//
> vasādhārakasyāhaṃ bhikṣorāsamudācārikān dharmān prajñapayiṣ yāmi//
> vasādhārakeṇa bhikṣuṇopayuktaśeṣā vasā yācitānyasya bhikṣ ordātavyā// no
> ced glānakalpikaśālāyāṃ sthāpayitavyā // yo artho bhaviṣyati sa grahīṣyatiti //
> vasādhārako bhikṣuryathā prajñaptānāsamudācārikān dharmān na samādāya var-
> tate sātisāro bhavati //

梵汉本对比可知，"病坊"是梵语词组 glāna kalpika śālāyāṃ 的对译，原形为 glāna kalpika śālā，其大意为"适合（治）病的房子"。此处说明病坊是在寺

---

① 唐耕耦、陆宏基：《敦煌社会经济文献真迹释录》第1辑，北京：全国图书馆文献缩微复制中心，1990年，第476~477页。

② 葛承雍：《唐代乞丐与病坊探讨》，《人文杂志》，1992年第6期，第90页。

③ 冯金忠：《唐代病坊刍议》，《西域研究》，2004年第3期，第7页。

④ 《大正新修大藏经》第24册，第2页上栏。

院内，其功能之一是藏贮药物，用不完的药物要送回病坊。其二，义净译《根本说一切有部毗奈耶杂事》卷第三十五云：

> 其师若言："我今有疾。"应问所患。便往医处，具说病由，请方救疗。如医所教，便为疗治。若师自有药物，应用和合。如其无者，可问近亲。亲眷若多，应问师曰："何亲处求？"得师教已，如言可去。若无亲族，应向余家，如教往觅。或诣病坊、施药之处。此若无者，当缘自业，于饮食中，而为将息①。

《根本说一切有部毗奈耶杂事》没有对应的梵本存世。此段汉译文本中透露出几个重要的信息：僧人患病，首先就要问医；僧人可以自己拥有药物，可以向亲族求药；弟子有照料法师的责任；寺院内的病坊、施药之处提供药物；在没有药物供应的情况下，僧人要采取食疗的方法来调息自己的身体。

P.2626背《唐天宝年间敦煌郡会计牒》中直接点明的药用器具有药柜、药杵、药臼，还有其他可用于医疗的多样性用途器具。敦煌的医疗器具并不限于上述的这些种类。敦煌本《维摩诘经讲经文》中就有"煎汤幸有黄金铫，熬药宁无白玉锅"之类的诗句②。黄金铫、白玉锅就是煎熬药物的用具代表。孙思邈在《备急千金要方》卷一"药藏第九"中，记载了"合药所需，极当予贮"的制药工具，主要有秤、斗、升、合、杵臼、绢罗、纱罗、马尾罗、刀砧、玉锤、瓷钵、大小铜铫（有柄的烹器）、砧锤、铜匙、铁匙等近20种，表明了当时人工捣合制药的大致情形。《太平广记》卷八二"王守一"的故事中，唐穆宗长庆年间（821~824），秀才裴航"或遇一货玉老翁曰：'近得虢州药铺卜老书，云有玉杵臼货之。'"这说明虢州（今河南灵宝）的药铺中还有玉制的药用杵臼出售。

S.4636V共14行，其末尾名"百一物本"，即定名为《百一物本》，实际上是对佛教僧团所用"百一物"（指僧侣三衣六物之外的生活与修行用品）的解说，即"百一物者：大衣、中衣、小衣……摩（磨）石、药臼、药杵、药箱、盛药筒、拊眼药物、摩（磨）药石……"③所列的物品中包括了至少七种药用器

---

① 《大正新修大藏经》第24册，第382页上栏。

② 黄征、张涌泉校注：《敦煌变文校注》，北京：中华书局，1997年，第770页。

③ 中国社会科学院历史研究所等合编：《英藏敦煌文献》（汉文佛经以外部分）第6卷，成都，四川人民出版社，1992年，第182页。

具。这些器具应该属于隋唐时期佛教僧团常用的医疗物品。

就文本的性质和内容的来源而言，S.4636V是一段摘抄，出自唐代律宗高僧道宣的《四分律删繁补阙行事钞》。P.2215是道宣《四分律删繁补阙行事钞》卷第一，小题"量处重轻物仪"，尾题"沙门释［迦］道宣述龙朔三年（663）写讫记"，其相应的内容为：

> 三治病所须，其例有三。
>
> 初谓医术：针、灸、刀、角、槌、棒、疗疾之具。
>
> 二谓诸方：本草、明堂、流注、脉经、药诀之书。
>
> 三谓对病四药：如上列名，余之三药，如上入重。尽形药中，如后正断。已前三件，资身正要。非常恒有，是病即身。初一，治救刀针，律文通许。既是小细，机候所宜，准如《十诵》。灌鼻筒等，入轻所收。余有药筒、药函诸器，相从分［也］。第二，诸方本草，既是俗习，宜从重收。尽形药中，未捣治者入重，若已捣治，和合成汤、丸、膏、煎，异本药相者，及服残余分，此实非所幸。宜准《僧祇》，入轻分之①。

"量处重轻物仪"说明僧团所用物品有"轻重物"之分。单行本的《量处轻重仪》（谓亡五众物也）是"唐贞观十一季（637）神州遗僧释迦道宣缉叙"，"乾封二年（667）重更条理"。就上引S.4636V与P.2215的比较来看，S.4636V中所列举的药用器具更丰富细致一些。这些药用器具在药物炮制方面的用途多样化，有些是药用的，有些则是食用的。在文人墨客的眼中，药用器具不仅仅是一些器物，而且其中也蕴含复杂的人生哲理。S.555背《唐人选唐诗》中的《药臼》诗云："器重悻仍坚，登庸响即传。口因良药苦，心为中规圆。继务精三代，输攻孕十全。终齐善救理，莫谓枉陶甄。"② 该诗以药臼为题，表达的就是一种治病救人的仁慈之意。

汉译佛经（特别是律典）中有不少医事规定，反映古代印度僧团生活的某些侧面。除四种药的具体所指以及服药节度之外，还有关于制作医疗器具的规定。《善见律毗婆沙》卷八〈舍利弗品〉云："若作药筒法者，不得刻作男女及

---

① 上海古籍出版社、法国国家图书馆编：《法藏敦煌西域文献》第9册，上海：上海古籍出版社，1999年，第164页。

② 郝春文编著：《英藏敦煌社会历史文献释录》第三卷，北京：社会科学文献出版社，2003年，第228页。

四足、二足众生、倒巨华及榛牛屎形，如是形不应作。若得如是筒，磨削去善。若用线缠，拟坚牢故，得用。或圆或方，或八帘、十六帘者。若筒底及口盖，得作两三环，拟缚故。药杵法者，不得作好色，囊者亦尔。"①

《摩诃僧祇律》卷三二中还记载了天竺僧团最初制作眼药筒和眼药筹的故事：

> 眼药筒者：佛住舍卫城，时诸比丘持树叶盛眼药。佛知而故问："比丘，此是何等？"答言："是眼药。"佛言："眼药是贵物，应用筒盛。"时诸比丘作金银筒盛，佛言："金银及一切宝不听用。应用铜、铁、白腊、竹苇筐、鸟翮，下至皮裹。"是名药筒。

> 眼药筹者：佛住舍卫城，时有比丘持竹作眼药筹。佛知而故问："比丘，此是何等？"答言："世尊！是眼药筹。"佛言："眼是软物，应用滑物作筹。"时有比丘便以金银作，佛言："不听金银及一切宝物作，应用铜铁、牙骨、栴檀坚木作，揩摩令滑泽，下至用指头。"是名眼药筹法②。

眼药筒和眼药筹的制作原则，必须符合佛陀对佛教物质文化所做出的一般性规定"少欲知足"，因此，僧团不允许使用贵重的金银和一切宝物来做眼药筒和眼药筹的原料，不能追求"庄严具足"的效果。《弥沙塞部和醯五分律》卷二六中记载了制作灌鼻筒的材料："有一比丘患眼，佛言：'听着眼药、灌鼻，以油酥摩顶上，以盐酥摩脚下。'诸比丘不知用何物作灌鼻筒。佛言：'除漆树，余竹、木、铜、铁、牙、角作之。'"③

《十诵律》卷五六指出："合药者，诸根药、茎药、叶药、华药、果药，是药草各各差别和合，是名合药。"④印度古代僧团也有关于合药的详细规定，主要是对四大类药（时药、时分药、七日药、尽形药）的配制也严格要求符合"过午不食"和"少欲知足"等原则。

敦煌文献中也记载了当地佛寺在布萨法事期间造药的事例。陈大为《唐后期五代宋初敦煌僧寺研究》一书中，找出了数个例证。比如，P.2049背《同光三年（925）正月沙州净土寺直岁保护手下诸色入破历算会牒》中有"油三胜，

---

① 《大正新修大藏经》第24册，第728页中栏。
② 《大正新修大藏经》第22册，第487页下栏。
③ 同上，第175页下栏。
④ 《大正新修大藏经》第23册，第414页中栏。

布萨戒师、道师及炒药食用"。净土寺长兴二年（931）账目中亦有"油壹胜，布萨时炒药食用"。P.2032背《后晋时期净土寺诸色入破历算会稿》中有"油贰胜，与戒师及炒药食用"。P.6002《辰年某寺诸色斛斗入破历算会牒》中有"面陆斗伍胜，油伍胜半，粟陆斗，麦叁斗，已上充九月布萨、设诵戒、昌（唱）道，及卖梨造药食用"。① 这几处记载反映的是敦煌佛寺在重要法事活动期间"炒药食"或者"造药食"所用的原料（油、面、粟、麦）情况，其"药食"与一般意义上的配制合药存在差异。

3. 敦煌文献记载的采药、制药与服药的民俗

中古时期，药物的收采、配制与服用多与时令或民俗有密切的关联。前文所述的道教医学残卷 P.3749《道教服药吞符秘法》中的"吕恭起死人法"一方中所用六种药物的收采时节就有特别的规定。"恒生骨"（竹根）、"千岁脑"（松根）、"太阴玉足"（柏根）、"耐寒脉"（忍冬根）、"黑帝目"（麦门冬根）、"太帝门"（天门冬根）的收采时间分别为正月一日、二月二日、三月三日、四月四日、五月五日、六月六日。"吕恭起死人法"之后的"又方：正月一日、二月二日、三月三日、四月四日、五月五日，各取水一升，采诸生草木花着水中，封泥勿泄，置阴处发。六月六日、七月七日、八月八日各复取□□增水，还复封泥……"P.3749中还有"七月七日露蜂子汁"等药物②，均反映了该卷中的道教医学对采药时令的特别关注。道教医籍中对具有补益作用的药物的采用，也结合时令的民俗，以提高其功效。《医心方》卷廿六"延年方第一"的"服枸杞方"引《大清经》："使者曰：'药有几种，可得知不？'妇人曰：'此药一种，有四名：春名天精，夏名枸杞，秋名却老，冬名地骨。[服法]：正月上寅之日取其根，二月上卯之日捣末服之；三月上辰之日取其茎，四月上巳之日捣末服之；五月上午之日取其叶，六月上未之日捣末服之；七月上申之日取其花，八月上酉之日捣末服之；九月上戌之日取其子，十月上亥之日捣末服之；十一月上子之日取其根，十二月上丑之日捣末服之。'"③《大清经》对枸杞的采用就是一个与普通中医典籍不同的特别例证。枸杞出自西北，其方也有西北的地域特色。

---

① 陈大为：《唐后期五代宋初敦煌僧寺研究》，上海：上海古籍出版社，2014年。

② 上海古籍出版社、法国国家图书馆编：《法藏敦煌西域文献》第27册，上海：上海古籍出版社，2002年，第239~240页。

③ （日）丹波康赖撰、高文铸等校注研究：《医心方》，北京：华夏出版社，1996年，第547~548页。

《外台秘要方》卷十七的"补益虚损方七首"引《延年方》第二卷中的"枸杞子煎方"，"是西河女子神秘有验，千金不传。又名神丹煎，服者去万病，通知神理，安五脏，延年长生，并主妇人久无子、冷病，有能常服大益人，好颜色，年如十五时方"，主要使用了枸杞子、人参、茯苓、天门冬等药物。该药方出自唐初医家张文仲之手，他还指出："此药性非冷非热，除风理气，镇心填骨髓，更于方内加白术，令人能食。"①此方以有神异色彩、在华山修道成仙的西河女子（即《太平广记》卷五九中的女仙"西河少女"）为源，虽不是直接出自敦煌地区，但该方中的主药枸杞子，主要产自陕甘宁地区和新疆，其使用和配方与中国西北当地的药物使用和医学思想实有密不可分的关系。敦煌医方中也多见以枸杞子入药的医方。比如，S.2438A《太清神仙服食经方》中的一个"去三尸方"："又方：取芜荑五升、干漆四两、枸杞八……，[井]华水服，日一食。"

S.4663+P.3393等《杂抄》一卷："六月六日何谓？其日造酱、鞠，及收枸子，大良。此月三伏日何谓？其日食汤饼，去瘴气，除恶疾。"②"八月一日何谓？其日以墨点之，名为灸，以厌万病，大良。""十二月八日何谓？其日沐浴转障，除万病，名为温室，于今不绝也。腊煞何谓？冬末为神农和诸香药，并因晋武帝，至今不绝。"P.3906A《杂抄》亦云："（六月）此月三伏日何谓？其日食汤饼，去瘴气，除恶疾。……八月一日何谓？其日以墨点之，名为灸，以厌万病，大良。……十二月八日何谓？其日沐浴转障，除万病，名为温室，于今不绝也。腊煞何谓？冬末为神农和诸香药，并因晋武帝，至今不绝。"

敦煌的一般药方残卷中，也留下了不少与岁时节令民俗相关的记载。P.2666中具有民俗色彩的单方，涉及立春日、二月社日、五月五日、八月一日等。具体的药方按照时令的次序编排如下：

> 立春日，取富儿家田中土作泥竈，大富贵者，吉。
>
> 二月社日，取酒二升，着屋梁上，宜家田蚕，财钱横至，大吉。
>
> 二月社日，取酒和饭，堂上坐食之，合家无口舌，孝顺宜大［　］。
>
> 治秃人，三月三日半开桃花，阴干百日，与赤桑椹、腊月猪脂和灰，净洗疮，然后涂猪脂，即瘥，永不更发。

---

① （唐）王焘撰、高文铸等校注：《外台秘要方》，北京：华夏出版社，1997年，第328页。
② 《敦煌县志》卷七"杂类志"的"风俗"记载："六月六日，各家采药草煎汤，男女大小皆洗浴，谓不出疮疥。"

五月五日，埋米一升，在于大门里，入地一尺，不被虫食，五谷万倍，大吉。

五月五日于中庭烧牛角，合家富贵。

八月一日旦起，去脐中垢，令人多智，至者无病。

P.2882V中有多条时令方，依次按照时令的次序编排如下：

正月一日，取桃枝，着户上，百鬼不入家。埋钱四十九文床脚下，利市。

正月一日平旦，取家长卧席于道上烧，去时气。

正月一日平旦，面向东，吞麻子二七枚，令人无患半日病。

正月一日，着新衣，向东礼七拜。

正月上朔日，买入卖十，得万倍利。

一月二日，不得歌唱、共人饮酒、祀祠，大凶。

一月上卯日，取虎骨，东向煎取汁，饮之，令人全。

正月十日，悬杀羊蹄着户上，辟贼不入门。

正月十五日，悬腊日猪耳［于］屋梁，令人大富贵。以破履埋庭中，仕官大吉。

（正月）满日，取三家井水作酱，令人大富贵。

（正月满日），马蹄埋宅西角，令人富贵。以鹿角着厕中，令人得财，富贵。

三月上卯日，取桑皮向东者，煎取汁着户上，辟百鬼。

三月庚辛日，塞鼠穴，鼠不得入宅。

（三月）寅日，泥宅舍仓库，鼠不食五谷。

（三月）辛日，著新衣，富贵，宜子孙。欲得求愿日，所得从心，己丑、己巳日是。欲得仕官不嗔，取白鸡肝带行，吉。

白面一升，七月七日，以暖水和作曲，堂裏单心地，以廿合着，经一百日，即出，酒、酢、酱、苦末少许着即好。二月八日浇头，令人大吉贵。

七月七日，取田中瓜下土，着小儿脐中，令儿多智聪明。

八月一日，去脐中土垢，令人无患①。

Дх00924中有三条时令方，依次如下：

[二月社日，取] 酒和饭，堂上坐食，家无口舌，吉。

[五] 月五日，日 [未] 出时，取东 [南] 行桃枝一握，[ ]

六月六日取未嫁女衣作 [ ]。

P.2635《王宗无忌单方》中有两条时令方，依次如下：

治小儿聪明多智，取七月七日瓜下土，着脐中，吉。

[治小儿] 无病，取八月一日土（去）脐中垢，长命饶子，大吉。

王亚丽指出："敦煌写本医籍一千二百余首医方中，有祝由方七十余首。"敦煌的这些祝由方不仅涉及岁时节令民俗，还涉及信仰民俗②。中古时期的医籍中，也有不少体现择时趋吉观念的时令方。比如，丹波康赖《医心方》卷廿六"相爱方第五"引《枕中方》："又云：五月五日，取东引桃枝，日未出时作三寸木人，著衣带中，世人语贵，自然敬爱。"③这些时令方的功效并不是体现在具体药物的物质性层面，而是体现在对时人的精神层面。

4. 备急单验：敦煌的药方实用性质

敦煌写本医籍中所载中医方剂的数目，目前尚未有准确的统计。或谓共约1100余首左右④。或谓："概览现存敦煌医学卷子，其保存的医方数量约有一千二百首以上，除个别医方是见于前代方书的古方外，大都是六朝隋唐医家通过验证的经效方及少量单验方；不仅包括常用的内、外、妇、儿方剂，还收载了一些美容方（如面脂、面膏、染发等方剂）。在医用剂型上，除了常用的汤剂、丸剂、散剂、膏剂、丹剂外，还有外用膏摩方、药酒方，具有独到之

---

① 上海古籍出版社、法国国家图书馆编：《法国国家图书馆藏敦煌西域文献》第19册，上海：上海古籍出版社，2001年，第266~269页。

② 王亚丽：《中古民俗文化管窥——以敦煌写本医籍为中心》，《敦煌学辑刊》，2011年第4期，第111~117页。

③ （日）丹波康赖撰、高文铸等校注研究：《医心方》，北京：华夏出版社，1996年，第553页。

④ 刘喜平：《敦煌遗书中的中医方剂学成就》，《中国中医基础医学杂志》，2004年第3期，第75~76、71页。

处。"①或谓："在敦煌医药文书所抄录的1000多个医药残方当中，有相当一部分还抄录于其他文献之中，通过文献对比仍然可以对其继续考补。"②

如果从药方的药物味数的组成来看，类似孙思邈《千金方》中的"千金耆婆万病丸"那样的大型药方较为少见，敦煌写本医籍中大部分是小型的复方或者单方。换言之，与汉唐传世的中医文献相比，敦煌医药文献中的单药方所占的比例，要远远超过前者。P.2666中有一明确的记载："单方：一切病无不治者，大验。"此亦点明了敦煌的单方与验方（"大验"）二者之间有着密切的关系。

敦煌医药文献中的单药方主要涉及妇科、儿科、内外科杂症的治疗。比如，P.3378《杂疗病药方残卷》共25条，其中属于单方的各药方及主治功能主要有：疗人鼻血不止方、疗耳风疼、疗齿疼、疗鼻血不止方、疗眼开不得有疮、疗妇人产难、疗牙疼齿痛不可忍方、疗五种痔病、疗人时气、疗人鼻血出不止方、疗耳风疼。P.2666中除上引的时令单方之外，具有民俗色彩的单方还有：面如桃花、造事外夫、回女为男、数失男女、妇人别意、夫憎妇、男子欲得妇人爱、远行法等。这些单方大部分类似于P.2610中"述秘法"之类的内容。敦煌医学文献中的单药方主要分为两种情况：

其一，在以单方命名的写卷中，基本上都是单方。除上述P.2666、S.6177~2、Дx00924三件残卷中的绝大部分方剂多由单方组成之外，现以单方命名的还有P.2635《王宗无忌单方残卷》、由三叶残片S.9987-B2与S.9987A+S.3395+S.3347合成的《备急单验药方卷》。

其二，在其余的写卷中，又可分为两种情况：一者，可以称作基本的单方，即某一方剂只用了一味药物或一种单一的疗法。P.3960《黑帝要略方》中的第1~17行共17个药方，就属于这一类单方。二者，是以"又方"形式表现出的单方，即某一方剂的主方并非单方，但其副方（又方）却是单方。比如，P.3930"治胎在腹死不出方：上大豆半升，酢二升，煮汁服之瘥。又，雄鼠粪二七枚，捣末，和暖水服之即瘥。又方，枸杞子三升，煮汤服之即瘥。又方，子死腹中，寒热头重者，取灶下黄土和酒，服之即瘥"。此组"治胎在腹死不出方"中的三个"又方"均为单方。

---

① 宋贵杰、宋敏：《敦煌医学卷子中膏摩方管窥》，《甘肃中医学院学报》，1990年第4期，第22、26页。

② 僧海霞：《敦煌医药文书考补的重要依据》，《南京中医药大学学报》，2015年第3期，第151~152页。

敦煌本《备急单验药方卷》（S.9987B2、S.9987A+S.3395+S.3347）的拼合是由王冀青、王淑民相继完成的[①]。其中，S.9987–B2是《备急单验药方卷并序》，该序对我们了解单药方与备急方之间的关系，无疑提供了最直接的资料。该序的录文如下：

①［备］急单验药方卷并序

②［　］时人遇病，枉死者多，良药目前，对之不识。葛氏之［　］

③［　］鄙，耻而不服，误之深矣。且如猪零（苓）、人粪能疗热病，急［　］

④［　］并，取对目前，岂得轻其贱秽弃而不服者哉？人之重［　］

⑤［　］信古疑今，如幸黄帝、仓公、和、缓、扁鹊之能，依用自取也［　］

⑥［　］鸠集单验，始晤（悟）天地所生，还为天地所用，触目能疗而［　］

⑦［　］救急易得，服之立效者一百八方，以人有一百八烦恼，合成此［　］

⑧［　］劳市求，刊之岩石，传以救病，庶往来君子录之备急，自［　］

⑨［　］验，代劳致远，深可救之[②]。

此序点明《备急单验药方卷》依佛经中的"一百〇八烦恼"之说，而集录一百〇八首单验方，并希望刊刻于岩石上，便于往来君子"录之备急"。这段序言反映的医学思想有三个方面：其一，在药物方面，无贵贱之分，只要有效，就不能"轻其贱秽，弃而不服"，而应该"始悟天地所生，还为天地所用"。这就有些天竺大医耆婆"万物皆药"观的意思了。其二，对"信古疑今"的倾向提出批评，而提出要"依用自取"，即要重视"目前"的实际应用。其三，强调"救急易得，服之立效"的医疗效果，其宗旨在于"传以救病"。综合来看，这

---

① 王冀青：《敦煌唐人写本备急单验药方》，《中华医史杂志》，1991年第2期，第71页。王淑民：《敦煌〈备急单验药方卷〉首次缀辑》，《中华医史杂志》，2001年第1期，第48~53页。又，王淑民编著：《英藏敦煌医学文献图影与注疏》，北京：人民卫生出版社，2012年，第211~223页。僧海霞：《敦煌〈备急单验药方卷〉缀辑本考补》，《石河子大学学报》，2014年第1期，第103~110页。

② 王淑民编著：《英藏敦煌医学文献图影与注疏》，北京：人民卫生出版社，2012年，第211~212页。

是一种特重实用的、具有普世心态的思想。第2行所提到的"葛氏"当为葛洪。S.9987A+S.3395+S.3347 是《备急单验药方卷》的医药方部分，可以直接缀合。《备急单验药方卷》基本上是单方，只有"赤痢（方）"、"疗白痢"、"疗蛊水遍身洪肿方"等少量的复方。就方剂的数目来看，《备急单验药方卷》可以说是敦煌最大的一件单药方文书。

敦煌写本中也有直接以"备急"命名的医籍，即《新集备急灸经》（P.2675+？+P.2675BIS）。该写本首题《新集备急灸经》一卷　京中李家于东市印"。这说明该写卷是抄自一个刻本，原刻本是一位李姓人士在长安东市刻印的。之所以要刻印此医书，其目的就在于备急之用。此写卷的开篇记载：

> 《灸经》云：四大成身，一脉不调，百病皆起，或居偏远，州县路遥；或隔山河，村坊草野。小小灾疾，药饵难求，性命之忧，如何所治。今略诸家灸法，用济不愚。兼及年、月、日等人神并诸家杂忌，用之，请审详，神验无比。

这部《新集备急灸经》乃是为"或居偏远，州县路遥；或隔山河，村坊草野"的患者而准备的。此书的效果当然是"神验无比"了。相对于中原来说，敦煌属于边陲偏远之地。在敦煌的医方类文献中，也收录了一些用于应急且高度有效的方剂。P.2565 医方残卷中就有一剂"备急丸"。具体内容如下：

> ⑧备急丸：主霍乱，心腹急痛满闷，不得吐痢方
> ⑧干姜三两　大黄三两　巴豆三两，去皮心，熬令黄，别捣如膏。
> ⑧右三味捣筛，和巴豆捣，令相入。少少加蜜，捣一千杵即好。有病服三丸，丸如梧子大。饮汁服，以得吐痢
> ⑧即瘥。三日内，食糜粥自养。

这是一个治疗霍乱、心腹急痛的药方。其药物干姜、大黄、巴豆都是较为常见的药物。这正反映了备急方的一个特点，即对症的药物往往用民间常见的，而不用那些生僻难寻或者特别贵重的药剂。

根据 S.9987–B2《备急单验药方卷并序》中的"备急单验"原则来检视敦煌文献，我们就会发现不少的单方在结构上有一个共同点，即在方剂的结尾处，多写上"验"、"大验"或者"神验"之类的字样。可以说，正是出于对实用性、灵验性和备急性（简便性）的日常医疗的需求，敦煌医药文献中才有这么多的

单方。单方治病，简要直截。这是单方流行的原因之一。单方还有一个更重要的特点就是费用往往比复方要便宜很多。大唐至相寺沙门释智严译《大乘修行菩萨行门诸经要集》卷中，提到了一个譬喻："譬如有一贫病之人求医疗病，以其贫故医处单方。于时贫人病愿除愈，药价贱者服之病除。何以故？是贫病人以无力故。"① 单方价廉，贫病之人才"服之病除"。

敦煌医方的书写与传世医书中的情形大体相似。一般的药方包含五个方面的内容，即方剂名称、药物（含剂量）、药物的配制过程、服药方式（含禁忌）、主治病症等。比如，P.3378《杂疗病药方残卷》中的几个药方，其录文如下：

④疗风冷热不调方：甘草、干姜、桂心、诃黎勒，以水一升，

⑤煎取半升，服之即瘥。

⑥三黄汤方：麻黄、黄芩、芍药、□□、□□、葱白、豉、防

⑦风、黄耆、甘草、大黄、诃黎勒，十二物，以水一升半，煮取一升，

⑧服之即瘥。

⑨疗人一切百种风病：秦艽一两、牛乳二升，煎取一升，下诃黎勒，服之瘥。

⑪疗人老瘦少力，煎桃柳枝汤：东南桃枝一握、东南柳枝一握、

⑫葱、豉、芍药、甘草、大黄、诃黎勒，煎汤服之，立瘥。

⑬疗人上气咳嗽方：黄牛酥一升、紫草，煎之，下甘草、诃梨

⑭勒，服之即瘥。

⑯疗人腹肚痛不止方：当归、艾、诃黎勒，煎汤服之瘥。

⑰疗人赤白痢不止方：艾、阿胶、黄连、芍药、当归、桂心、

⑱椒、姜、诃梨勒，以水二升，煎取一升，分二服，服之即瘥。

㉔又，疗发落：以诃黎勒二两，去子、毗黎勒二两，去子、

㉕阿摩罗二两，三物以醋、浆各二升，煎滓，洗头，一日洗五度。空煎

㉖阿摩罗二两，洗之亦瘥，

㉜五、六十服，瘥。又，疗眼开不得，有疮：取诃黎勒心，冷水，沛目中着，

---

① 《大正新修大藏经》第17册，第950页中栏。

㉝立瘥。黄连、驴乳，沛着亦瘥。（下略）

有些药方的写作方式略有不同，其次序或为：主治病症、方剂名称、药物（含剂量）、药物的配制过程、服药方式（含禁忌）等，比如，P.3596中所收录的"白术饮子方"：

> 下食脾胃气冷，不法下食医僧法，丹防食腹吐妨痛，白术饮子方：
> 白术，六分，厚朴，五分，甘草，四分，橘皮五分，姜五分，
> 上切，以水一升半，煎取五合，去滓，空腹服。

此"白术饮子方"出自医僧之手，虽无法确定该医僧是否出自敦煌，但此敦煌医方残卷中保留的"医僧法"，无疑是中古时期佛教寺院医学发展的一个缩影，也是中古时期佛教医学知识流传的一个例证。

余 论

西陲之地，多出良药；又为交通要道，则各方药材荟萃，为医家疗病开方提供了多种选择。中古医籍中也留下了一些出自西北边陲的药方与疗法，其要者有三。其一，"匈奴露宿丸"。孙思邈《千金翼方》卷十五"补益"的"大补养第二"中收录"匈奴露宿丸：主毒冷方"，使用矾石、桔梗、皂荚、干姜、附子、吴茱萸共六味药，以蜜炼为药丸，方便携带使用[①]。王焘《外台秘要方》卷十二的"积聚心腹痛方三首"中收录："《古今录验》：匈奴露宿丸，疗心腹积聚，膈上下有宿食，留饮神方。出僧深。"[②]此方使用了甘草、大黄、甘遂、芫花、大戟、葶苈子、苦参、巴豆等九味药，不仅与《千金翼方》中的"匈奴露宿丸"名同而实异，而且该方还出自僧深之手，又被当为常用的验方，被《古今录验》等医籍收录。僧深的《僧深方》也是中古的一部有名的佛教医家之方书，后被多种医籍引用[③]。这两种不同的"匈奴露宿丸"说明了不同时期的中医

---

① （唐）孙思邈原著、高文柱主编：《药王千金方》，北京：华夏出版社，2004年，第708页。

② （唐）王焘撰、高文铸校注《外台秘要方》，北京：华夏出版社，1993年，第218页。

③ 多田伊织：《〈医心方〉所引〈僧深方〉辑佚：东アジアに伝播した仏教医学の诸相》，《日本研究》第41号，2010年，第373~411页。多田伊织：《〈外台秘要方〉所引〈僧深方〉辑佚（1）附：医籍五种（互照萃编）》，《日本研究》第45号，2012年，第237~270页。

家对与西北少数民族有关的药方有所吸收和改造，使西北的医学知识融到中原的医学体系之中。其二，"匈奴取火法"。王焘《外台秘要方》卷十九"灸用火善恶补泻法一首"，引"张仲景云：……火用阳燧之火，其次用□石之火，天阴则用槐木之火。阳燧是以火珠向日下，以艾于下承之，便得火也。□石似玉坚，以此石击宾铁即火出，仍以极烂榆木承之即得，亦用艾取之，此是匈奴取火法，今胡人犹尔。"①匈奴是西北的游牧民族，取火是生活之必需，其法在胡人部族中流传甚久远，也被中医家所学习和吸收。其三，"西州续命汤"。该方源头可上溯到甘肃武威东汉医简中，孙思邈《备急千金要方》卷十五和王焘《外台秘要方》卷十四、卷十九（转引《古今录验》）均收录"西州续命汤"方，其组方略有不同，当为出自唐代贞观十四年（640）始设置的西州的名方。该方流传甚广，不仅为中原医家所用，还在"飞鸟时期"就远传日本。2001年日本奈良县飞鸟京遗址（6世纪中至7世纪末）出土的木简中，就有书写了"西州续命汤方"之名的药方简②。此简表明了唐代西陲的医药知识外传的速度之快超过一般的想象。

　　敦煌文献中所显示的医学资源是非常丰富的，涉及药物、药方、药具、疗法，乃至治病去疾的术数、法术甚至咒语，这些医学资源的来源也是相当广泛的，既有来自中原的历代中医家，也有来自敦煌周边的少数民族，还有的来自中亚、印度乃至波斯等殊方之地。这些医学资源汇聚在敦煌一地，既为民众的日常健康提供一定的保障，也为中外医学文化的交流做出显著的贡献，尽管这些交流的痕迹在历代传世文献中并未加以浓描重彩式的书写，但在西陲的断简残片中，却露出了几分带有历史色彩的端倪。

---

① （唐）王焘撰、高文铸校注《外台秘要方》，北京：华夏出版社，1993年，第368页。
② 戊己：《唐西州的古代药方研究》，《中国地方志》，2006年第9期，第55~58页。又，有关奈良平城京遗址（710~784年）出土的医学史料，参见肖永芝：《日本古都平城京遗址出土的医药木简残片考》，《中国中医基础医学杂志》，1999年第9期，第54~56页。

第五章

出入阳关——敦煌与古代内亚的医学文化交流

阳关三叠，咏唱的不只是迁客骚人的情怀，也有普通民众的心声。敦煌雄踞丝绸之路，作为华戎交汇之都会，多元交融的文化有如百川归海，众声合一，凝聚为一道闪耀千年的辉煌之光。医学文化也是这道光谱中的亮丽成分之一，令人惊叹不已。

第一节　敦煌与吐鲁番所见非汉语医学文献的译传

中古时期的敦煌医学文化是复杂多元的，既有来自中原和当地的中医药，也有来自丝绸之路的域外医学知识的流传与使用。这些域外的医学知识包括以阿输吠陀（生命吠陀）和佛教医学为主体的印度医学，也有来自波斯的医学以及来自阿拉伯的伊斯兰医学，甚至还有源自希腊、东罗马帝国（拂菻）的西方医学，当然也不乏来自中亚地区的医学知识。这些域外的医学知识的流传主要体现在医学文本的译传、药方与疗法、药物知识与药物贸易、带有巫术性质的医用咒语或相关的医疗仪轨等多个方面。其中，域外医学文本的译传又分为三类情况。第一类是域外的非汉语医学文本被译成汉语，以汉文本的形式进行流通和使用。这一类最主要的就是汉译佛经中所包含的印度佛教医学文本。第二类是域外的某种非汉语医书被翻译成另一种（或多种）非汉语文本，甚至是以递进翻译的译本形式出现。第三类是域外的某种非汉语医书并没有被翻译，而是以原语文本的形式出现，甚至也不乏口头流传的情形。以下就第二类和第三类情况，对敦煌和吐鲁番等地出土，且与域外医学相关的医籍进行简明的讨论。

一、域外医籍的译本与再译本

从百余年来的出土文献来看，梵语、吐火罗语（含A方言焉耆语、B方言龟兹语）、犍陀罗语（佉卢文）、于阗语、粟特语、回鹘语、藏语、叙利亚语、新波斯语（近世波斯语）书写的典籍医籍不时面世，其中有一些医学史料，表明在佛教传入之后的一个长时段中，西域地区陆续有多种语言文本的医学文献在流通和使用。这些文献，既有梵语医籍等原典文本，也有西域不同地方语言的译本和再译本。

（一）《医理精华》（*Siddhasāra*）

《医理精华》是7世纪中期印度医家拉维笈多（Ravigupta，意译为"护日"或"日藏"）编撰的一部实用性较强的医籍。拉维笈多是杜尔伽笈多（Durgagupta，意译为"护险"）的儿子、提婆笈多（Devagupta，意译为"天护"）的弟弟。《医理精华》的序言为："向全知者致敬！杜尔伽笈多的儿子拉维笈多，向利益一切的全知者致敬后，将讲解极为有益的《医理精华》。缺乏智慧的人们不能渡过生命吠陀（Āyurveda）之海。为了使他们明白这些知识，他完成了这部医学著作。就像梵天在天上宣讲了那部作为生命基础的吠陀一样，迦西王（Kāsi）也逐步地为弟子们讲述了它。"《医理精华》共31章，前4章叙述生命吠陀医学理论，包括医理、药物的类别、食物与饮料的法则、死亡的预兆。后26章多以不同的病症为纲，分别叙述热病、痢疾、出血症、肺痨、内部肿瘤（痞疾，癥瘕）、水肿、尿道病、皮肤病、痔疮和瘘管、黄疸病、打呃和哮喘、咳嗽、呕吐和干渴、闭尿症、便秘、疯病和癫痫症、风病和风湿症、酒精中毒、丹毒、肿胀、疗伤、眼科、疗毒等每种病的原因、分类以及治疗的药方，也叙述了长生药、春药、童子方和五业治疗法等医疗内容。最后一章《医疗细则》是对医疗方法的补充说明。总体来看，《医理精华》呈现出一部完整的医学著作的形态。整部医典涉及内外诸科、儿科、妇科等多方面的疾病治疗。其主体构架实际上是与印度生命吠陀的"八支"（aṣṭāṅga）体系吻合的。

《医理精华》最初是用梵语写的，其梵本在南亚地区流传至今，它虽不如印度医学史上的内科名著《遮罗迦本集》（*Caraka-saṃhitā*）、外科名著《妙闻本集》（*Suśruta-saṃhitā*），以及综合性医著《八支心要方本集》（*Aṣṭāṅga-hṛdaya-saṃhitā*）那样篇幅庞大，内容复杂，但它吸取了这些顶级医学著作的精髓，保存了许多有价值的临床医方，可以说是印度中世纪医学实践的典型著作，具有很强的代表性。《医理精华》与唐代中医名著《外台秘要方》的性质非常相似，二者均是前代医著的精编版。

最能体现《医理精华》学术价值的是，该书在古代丝绸之路流传甚广。《医理精华》是中古时期印度传统生命吠陀医学向外传播最多的一部医书，堪称印度古代医学文化向外传播与交流的代表作品之一。《医理精华》在丝绸之路有下列多种译本：

1.《医理精华》的藏语译本

《医理精华》于9世纪被完整地译成藏文，藏译名为 *sman-dpyad gces-pa grub-pa zes bya-ba*（英译为 *The medical treatise called The Perfect Selection*，可意译为《精选医著》）。藏译本有题记，意为"印度学者胜友（Jinamitra）和日铠（Ādityavarman），以及翻译家月光（Candra）尊者，翻译和编排了它（《医理精华》)。"《医理精华》的藏文译本收录于藏文大藏经《丹珠尔》（Tanjur）的"医方明"部中，有德格版、那塘版、北京版等多个版本流传至今。

2.《医理精华》的于阗语转译本

《医理精华》在10世纪从藏语文本转译成于阗语文本，《医理精华》的于阗语译本出自敦煌藏经洞，是现存最长的于阗文写卷。第一件写本原编号为Ch.ii 002，是斯坦因从敦煌藏经洞盗走的，现收藏于大英图书馆东方写本及印度事务部收集品部。该文书是个残本，首叶正面的标题为"54 pattra sedasāra"，意为"54叶 Siddhasāra"，但实际上现存64纸。该文书的内容对应梵本《医理精华》的第1~3章、第13~15章、第15章、第18~26章、第26章。从其最后一页的背面用粟特文写的"张金山"（Čw kymš'n）的名字来看，根据《于阗使臣张金山燃灯发愿文》（Ch.ii 0021a）中的记载，该《医理精华》于阗语写本的年代大约在于阗王尉迟达磨中兴五年（982）七月张金山一行三百人出使沙州前后。

《医理精华》的第二件于阗文本即P.2892[①]，该文书也是残本，医学部分共166行，相当于Ch.ii 002中的folio5~14，即梵本《医理精华》前三章的内容。它的抄写年代不详。

3.《医理精华》的阿拉伯语译本

大约在9世纪末或10世纪初，《医理精华》的部分内容传入了波斯和阿拉伯地区。《医理精华》的书名 *Siddhasāra*，在阿拉伯医学著作及其拉丁文译本中

---

① H.W. Baily, ed., *Khotanese texts V*, Cambridge:Cambridge University Press, 1963, pp.315–324.

有多种写法，比如：*Sidhsar*、*Sadhsar*、*Sedasan*、*Sedisnar*、*Sidascar*、*Sedihiar*、*Sedasan*、*Sideniar*、*Sadahsar*、*Sendhesar*、*Sandasar*、*Sīdascar*、*Sand*、*Scindeysar* 等。波斯著名医学家拉齐（Muhammad ibn Zakariyā Abū Bakr al-Rāzī，拉丁名 Rhazes，865~925）在名著《医学集成》（*Kitāb al-Ḥāwī fi-tebb*，英译名 *Comprehensive Book on Medicine*）中，引用了《医理精华》的多条药方[1]。《医学集成》中有"治牙病方"："牙科疾病，常因风起。针对牙疾，将温麻油或热牛脂肪放入口中，也可避风服用药物，煎服。"[2] 此条药方源自《医理精华》第26章中的治牙齿病方，即："牙齿病有两种：牙痛和牙齿战栗，均由风所引起。用温热的油、酥，以及（其他）驱风的药，共煎，（其药液）吸进口中，再吐出来。或者，应该用来自胡黄连、香附子、胡椒（chaba pepper）、绒毛叶、姜黄、小檗、珠仔树、闭鞘姜，加上印度茜草（的散），洗刷牙齿，主治牙龈炎、牙出血和牙痛。"（见Si.26.84）[3]

《医学集成》中还有"治肠道蛔虫方"："胃生蛔虫，症状如下：伴随轻微的发烧，气色不佳、心悸，常有呕吐、食欲不振、休克、精神萎靡、眩晕、呕吐和肠松动，病因不明显。"此条内容源自《医理精华》第6章中的治虫病方，即："虫病发作的标志是：胃中生虫、发烧、肤色苍白、[脊柱]疼痛、心脏病、肢体麻木、头昏脑涨、无食欲、拉痢疾。"（Si. 6.60）

《医学集成》中还有"康复之法，忌吃大量的食物及喝凉水，在白天和疲劳的时候睡觉，直至患者的身体康复，便可起床"。此条内容可能源自《医理精华》第5章中的治发烧的药方，即："正发烧的人和刚退烧的人，他的气力还没[恢复]强健，他就该谨慎地避免重性[和凉性]的食物、冷水、大白天睡觉以及疲劳。"（Si. 5.139）

《医学集成》中所引用的印度医学内容，远不止《医理精华》一书，还有来自《遮罗迦本集》、《妙闻本集》、《八支心要方本集》和《摩陀婆病理经》等印度生命吠陀典籍中的医方和医论，表明中古时期的伊斯兰和印度两大文明体系

---

① R.E.Emmerick, "Ravigupta's Siddhasāra in Arabic", *Studien zur Geschichte und Kultur des vorderen Orients, Festschrift fur Bertold Spuler zum siebzigsten Geburtstag*, 1981. pp.28–31.

② Peter Zieme, "Notes on Uighur Medicine, Especially on the Uighur Siddhasāra Tradition", *Asian Medicine: Tradition and Modernity*, vol.3, 2007. pp.308–322.

③ 陈明：《印度梵文医典〈医理精华〉研究》（修订版），北京：商务印书馆，2014年，第327页。以下所引《医理精华》的汉译，均出自此书，不一一出注。

中的医学有着密切的联系①。

《医理精华》被伊斯兰医家所引用，还有一个例证。12~13世纪阿拉伯著名药物学家伊本·巴伊塔尔（Ibn al Baytār，约1188/1197?~1248）在《药草志》（*Kitab al-Jami fi al-Adwiya al-Mufrada*）中，至少有一处引用了 *Sindhašār*（即《医理精华》）。《药草志》的"稻米"条中的相关内容为："《辛哈萨尔》（*Sindhašār*）：稻米能激发精液分泌，能使大小便减少，尚可减少肠内积气（屁）"②。此条当来自《医理精华》的第三章第1颂，即："稻米的种类有：红米（红壳米）、一种大稻米、苇米等。[稻米] 味甜，生精，多油脂，产生少量的风和粪便。"（Si.3.1）。因此，正如恩默瑞克（R.E.Emmerick）教授早就指出的那样，相比其他医学著作在伊斯兰世界的流传，"《医理精华》可以说得上是在波斯和阿拉伯学者中享有盛誉的印度医学著作之一"。

4.《医理精华》的回鹘语译本

丝绸之路出土了一些回鹘文的医学残卷，其中包括了来自印度的《百医方》（*Yogaśataka*）和《医理精华》的回鹘文译本。在13世纪前，梵本《医理精华》译成了回鹘文。目前已经发现两种不同的回鹘文《医理精华》写本，一种是梵文和回鹘文《医理精华》双语残片，用婆罗迷字体书写，能提供中亚梵文《医理精华》修订本的一些信息③。另一种是回鹘文《医理精华》的残片，已经辨识出13个残片。其中有下列的药方："取黑盐研碎，用 [水] 送服，通过这种液体，可治疗酒精中毒（疾病）。可将黑胡椒和长胡椒，伴随着姜和热水一起送服，这是第二种治疗方法。"该药方对应梵本《医理精华》第22章中的内容，即："在酒喝下去并消化之后，在青盐、三热药（指黑胡椒、长胡椒、姜）（的散）中加入酒，并加入少量的水混合，饮服之，主治风性酒精中毒。"（Si.22.10）回鹘文《医理精华》有另一个药方："应将由乳白色的山药、印度的洋菝契、莲花、糖和甘草以及蜂蜜和山羊奶混合磨研碎后冷却下来的汤药喝下，[适应于] 治疗由血液 [疾病引起的] 腹泻。"该药方对应梵本《医理精华》第

---

①   Oliver Kahl, *The Sanskrit, Syriac and Persian Sources in the Comprehensive Book of Rhazes*, Leiden & Boston: E.J.Brill, 2015, pp.71–159.

②   （法）费琅编，耿昇、穆根来译《阿拉伯波斯突厥人东方文献辑注》上册，北京：中华书局，1989年，258~259页。又，原注指出，Sindhašār 为"九世纪某一书名或某一作者名。"很显然，Sindhašār 就是指7世纪的医书 Siddhasāra。

③   Cf. D.Maue, *Alttürkische Handschriften Teil 1: Dokumente in Brāhmī und tibetischer Schrift*, Stuttgart: Franz Steiner Verlag, 1996, nr.24.（nr.24 = Si.31, 1–9a）

6章中的内容，即："乳山药、印度菝葜、珠仔树、白糖和甘草，［其散］加上蜜，与凉的牛乳一起冲服，能治出血性痢疾。"（Si.6.31）从二者的对照来看，《医理精华》的回鹘文译本和梵本存在一些差异。这些差异可能是翻译过程中导致的，也有可能是译者的一些改动。正如茨默（Peter Ziemer）教授指出的，古代回鹘医学的传统中不仅包含了民间医学、叙利亚医学、印度医学和中医学的成分，《医理精华》回鹘文译本残片提供的信息还表明，印度生命吠陀医学对回鹘医学曾经有过重大的影响[1]。

与印度传世的梵本《医理精华》相比，《医理精华》的于阗语、藏语和回鹘语等我国西域古代语言的译本有一些添加的成分。这说明当《医理精华》传入我国的西藏、于阗、吐鲁番和敦煌等地之后，当地的医家对该书进行了翻译，并有实际的使用，在译本当中出现了对原著的解释，以便于对外来新知识的理解。这些都证明《医理精华》的价值早就得到了丝绸之路多民族医学家们的认同。《医理精华》中的不少药方与新疆库车出土的6世纪医学写本《鲍威尔写本》（*The Bower Manuscript*）中的《精髓集》、敦煌藏经洞出土的梵文于阗文双语医典《耆婆书》（*Jīvaka-pustaka*）、吐鲁番本回鹘文《杂病医疗百方》、西藏传世的《四部医典》以及西域出土的中医方书中的药方，有着相同的用药方法。这说明《医理精华》在当时有巨大的实用价值。如果选取其中的重要药方进行药理试验分析，借助现代科技的手段，一定会找到仍然具有重要临床价值的实用药方，为当代人类的健康做出积极的贡献。

（二）《百医方》（*Yogaśataka*）

《百医方》原本是署名龙树（Nāgārjuna）的印度梵语药方书，主治各种杂病。有学者译之为《百病方》，但该书虽以病为纲，而实以药方为主体。《百医方》实际是由100多条药方组成的一部方书集，该书没有《医理精华》中那样的医理论述，不过，其中的药方组合貌似杂乱无章，实际有内在的逻辑，其次序亦符合生命吠陀"八支"的原则。也有学者将《百医方》书名 *Yogaśataka* 直接译成《瑜伽百论》，不够妥帖，因为该医书与瑜伽（Yoga）修炼之法并无丝

---

① Peter Zieme, "Notes on Uighur Medicine, Especially on the Uighur Siddhasāra Tradition", *Asian Medicine: Tradition and Modernity*, vol.3, 2007. pp.308–322.（德）茨默著、杨富学、侯明明译：《回鹘医学与回鹘文本〈医理精华〉考释》，《吐鲁番研究》，2014年第2期，第125~136页。该汉译文收入杨富学：《回鹘文译文集新编》，兰州：甘肃教育出版社，2015年，第360~361页。

毫的关联。《百医方》的具体成书年代不明，但不会晚于9世纪。其作者并非佛教大乘初期的大师、有菩萨之称的龙树，而是另有其人。以龙树为作者的医著名称，在《隋书·经籍志》中就有《龙树菩萨药方》（四卷）、《龙树菩萨和香法》、《龙树菩萨养性方》等。在藏文大藏经中还有《佛说养生经》（*sman-vtsho-ba-mdo*）等①。

由于实用性强，《百医方》在丝绸之路也颇为流通，有如下好几种译本：

1. 梵语—龟兹语《百医方》的双语写本

新疆库车出土了梵语—龟兹语的《百医方》双语残卷。1948年，法国学者费辽扎（Jean Filliozat）在《龟兹语医学与占卜文书残卷》（*Fragments de textes koutchéens de médecine et de magie*）一书中，将该残卷进行了转写和翻译②。其后，卡尔林（Gerd Carling）对《百医方》的双语残卷进行了重新研究③。

2.《百医方》的藏语译本

9世纪时，《百医方》被译成藏文，现收入藏文大藏经《丹珠尔》的"医方明"部之中。《丹珠尔》共收载了14部医方明著作。印度学者邦旺·达斯（Bagwan Dash）曾对《百医方》的梵藏文本进行了翻译与研究④。

3.《百医方》的回鹘语译本

丝绸之路的《百医方》回鹘语写本也存在两种情形：梵语–回鹘语《百医方》的双语对照本和回鹘语《百医方》的单行本。茨默教授注意到，《百医方》的回鹘语名称为yogašatik，正是yogaśataka的对译，写本中有一个句子činik bitig bo ärür，意即"这是一本činik书"，可能暗示了该书与中国的关系。因为činik是源自梵语cīnaka（意为"汉人的"）的⑤。这一词语将该书与印度、回鹘和汉族三种医学文化之间的互相关系密切结合起来。

以上说明《百医方》至少有三个译本：龟兹语本、藏语本和回鹘语本。

---

① 蔡景峰：《从〈佛说养生经〉看藏医的养生学》，《中国藏学》，1997年第4期，第40~48页。

② J.Filliozat, *Fragments de textes koutchéens de médecine et de magie*.Texte paralléles sanskrits et tibtains, traduction et glossaire, Paris: Libraire d'Amérique et d'Orient, 1948.

③ Gerd Carling, "Fragments bilingues du Yogaśataka. Révision commentée de l'édition de Jean Filliozat", *Tocharian and Indo-European Studies* 10, 2003. pp.37–68.

④ Vaidya Bhagwan Dash, *Tibetan Medicine: With Special Reference to Yogaśataka*. Dharamsala, Indian: Library of Tibetan Works and Archives, 1976.

⑤ （德）茨默著、杨富学、侯明明译：《回鹘医学与回鹘文本〈医理精华〉考释》，《吐鲁番研究》，2014年第2期，第126页。

（三）梵语—于阗语《耆婆书》（*Jīvaka-pustaka*）的双语写本

梵语—于阗语《耆婆书》（*Jīvaka-pustaka*）的双语医学写本，出自敦煌藏经洞，也是斯坦因从敦煌王道士手中骗去的，现藏大英图书馆东方写本与印度事务部收藏品部，原编号为Ch.ii 003，新编号为IOL Khot 87~110。该双语写卷虽然出自敦煌，但很可能不是敦煌的产物，而是来自于阗。归义军时期（约848~1037年），于阗与敦煌往来密切，于阗皇室的多位成员长驻敦煌，敦煌所出的多种于阗语文献就是明证。

《耆婆书》是一部印度古典的医学著作。它以"成就吧"（Siddham）一词为标志，包含了至少四个部分的医学文献，带有医方精选集的特点。《耆婆书》现存91条药方，分为四种形态："阿伽陀药方"、"酥药方"、"油药方"、"药散方"等。《耆婆书》按照药剂的不同形态来安排药方，未涉及医学理论，基本上是一部药方集。

《耆婆书》的梵语本是原文本（Original Text），于阗语本是梵本的翻译文本，《耆婆书》中的不少药方可以从早期的生命吠陀文献中找到其来源。不过，《耆婆书》的双语部分却不能完全对应，时有缺漏。

《耆婆书》既是印度医学文化的产物，也是于阗向印度医学学习的一个例子。于阗译者（们）在翻译的过程中，将自己实践中的原创或者当地的医学知识纳入译本之中，增添了"创造性成分"，使之成为"翻译＋原创"的著作。《耆婆书》的于阗语文本不是对原著梵本的忠实翻译。《耆婆书》于阗语译本的变化主要有：药方有多出的功能、药方换用了药物、药方多出了药物、方剂名称数目多于梵文本、药剂形态有不同、对药物集合名词进行了解释、详细地描述了煎制药物的过程、采用了本土的剂量单位、提及了"四百四病"等典型的佛教医学术语。《耆婆书》是印度生命吠陀医学与于阗本土医学交流与融合的产物之一。

《耆婆书》中混融了古代印度印度教和佛教两种宗教文化，其开篇为"成就吧！向梵天致敬！向成就者以及持明咒者致敬！"紧随其后的是一个名为"卍字"（Svastika）的吉祥解毒剂。该药方是佛陀教导给耆婆的。因此，此书才被现代学者命名为《耆婆书》。该药方在梵本的开篇和结尾的内容为："薄伽梵（世尊）说：'耆婆啊！请听我说，我将全部告诉你在赡部洲中能解毒的任何药物。我将告诉（你）在一切之上的（最好的药物）。听这个吧：……'由薄迦梵

（世尊）教导的、名叫'卍字'的大药方结束了。"①《耆婆书》中之所以描绘佛陀和耆婆在一起谈论医学，是因为在印度佛教文化的语境中，佛陀是救人心灵的医王，而耆婆是同时代疗治世人身体疾患的人间医王。

（四）《八支心要方本集》（*Aṣṭāṅga-hṛdaya-saṃhitā*）的回鹘语译本②

婆跋吒（Vāgbhaṭa）的《八支心要方本集》成书于7世纪，是印度古代生命吠陀的三大医典之一，代表了生命吠陀的内科和外科的综合成就。《八支心要方本集》按照印度生命吠陀的分科"八分医方"（或"八支"，aṣta-aṅga）来分部和排列次序，共有6部（绪论部、人体部、病理部、治疗部、疗术部和后续部），合为120章。目前虽尚未发现《遮罗迦本集》、《妙闻本集》、《八支心要方本集》和《八支集要方》（*Aṣṭāṅga-saṃgraha*）这类最具代表性的印度生命吠陀医籍在西域和敦煌的梵本写卷，但毛埃（Dieter Maue）博士已经在德国所藏吐鲁番等地的西域文献收集品中，辨析出了一批《八支心要方本集》的回鹘语译本残片，共有10叶，编号分别为U6781b、U6781c、U6781a、Mainz 209、U6866、Mainz 187、U6863、U6851、U6821、U6905d，大致对应梵本《八支心要方本集》第1部《绪论部》和第3部《病理部》中的内容。在学术价值上，《八支心要方本集》的回鹘语译本比《医理精华》的回鹘语译本更为重要，因为《八支心要方本集》在印度古典医学史上的地位和影响力，远非《医理精华》可比。

二、域外医籍的原典抄本或相关残片

在丝绸之路出土的梵语医籍至少有三种，即《医理精华》、《精髓集》和《毗卢本集》。此外还有一些粟特语、于阗语、回鹘语、藏语、吐火罗语B方言（龟兹语）、叙利亚语、新波斯语（近世波斯语）、犍陀罗语等语种的医学残片。

（一）梵本《医理精华》残片

德国柏林所藏吐鲁番收集品中，现存三叶《医理精华》的残片，序号分别为1901（Vorl.Nr.X398）、3422（Vorl.Nr.X1182）、4358（Bleistift–Nr.663），分别刊布于《吐鲁番出土梵文写本丛刊》（*Sanskrithandschriften aus den*

---

① 陈明：《敦煌出土胡语医典〈耆婆书〉研究》，台北：新文丰出版公司，2005年，第272~280页。以下所引梵语本《耆婆书》的汉译均出自此书，不再一一出注。

② Dieter Maue, "An Uighur version of Vāgbhaṭa's *Aṣṭāṅga-hṛdaya-saṃhitā*", *Asian Medicine: Tradition and Modernity,* vol.4, no.1, 2008, pp.113–173.

Turfanfunden）第八卷第86~87页、第十卷第71~72页和第393~394页。第一叶残片，共1叶，正背各5行，内容为《医理精华》第四章"死亡的预兆"中有关梦兆的一段，即（Si.4.20.3~22.1）。

第二叶残片的内容对应《医理精华》第三十章第53颂至第三十一章第7颂（Si.30.53d–31.7b）；

第三叶残片的内容对应《医理精华》第二十六章第36~50颂（Si.26.36d–50）。

虽然新疆出土的这三叶梵文小残片很不起眼，但其学术意义不可小视，它们刚好填补了《医理精华》从印度传播到敦煌的一个中间环节。这为讨论《医理精华》在西域的流传状态提供了新的证据，也进一步证明了该书在我国西北地区的流传与影响。

（二）《鲍威尔写本》与《精髓集》残卷

1889年，7个残卷出土自新疆库车附近的一个古代遗址之中，次年被英军中尉鲍威尔（H.Bower）得到。写卷原本无题，为了方便起见，学界习惯称之为《鲍威尔写本》。原卷后来归牛津大学的鲍德利（Bodleian）图书馆收藏。霍恩雷（A.F.Rudolf Hoernle，1841~1918）前后共花了二十多年的时间对之进行研究，出版了三大本的图版、翻译、转写、序言与注释[①]。桑德尔（Lore Sander）认为，《鲍威尔写本》是克什米尔（罽宾）的一个产物，写在贝叶形状的桦树皮上，所使用的语言是古梵语，夹杂着俗语。它用笈多（Gupta）字体所抄，其中包含了马土腊（Mathura）和拉贾斯坦尼 – 马拉维（Rajasthani Malava）两种书写的字体风格，应该写于印度笈多王朝（The Gupta Dynasty，约320~约550年）的晚期，即6世纪初或者中期。它也有可能是由传播印度文化的佛教徒旅行时带到新疆的[②]。

《鲍威尔写本》中最重要的是它的医学部分。这是现存最早的用梵文抄写的印度医学材料之一，也是印度古代医学成就的实证。医学部分共有三个

---

① A.F.Rudolf Hoernle, ed. and trans., *The Bower Manuscript*, Facsimile Leaves, Nāgarī Transcript, Romanized Transliteration and English Translation with Notes. Calcutta: Superintendent of Government Printing, India, 1893–1912. Reprinted, New Delhi: Aditya Prakashan, 1987.

② L.Sander, "Origin and date of the Bower Manuscript: a new approach", in: M.Yaldiz and W.Lobo, eds., *Investigating Indian art: Proceedings of a Symposium on the development of early Buddhist and Hindu iconography held at the Museum of Indian Art, Berlin, May 1986.* Veröffentlichungen des Museums für Indische Kunst 8, Berlin 1986, pp.313–323.

写卷：第1个是残卷，无题，共5叶，计132颂。它直接从一个配药小册子（kalpa）开始，主要讲述大蒜的神奇药用。内容包括了大蒜起源的故事、大蒜的名字与性质、大蒜节日的仪式和大蒜与其他药物的配方及功效等。之后看起来是另一个小型的药理书（tantra），由许多杂乱无条理性的部分组成，包括强调消化能力、获取良好记忆力的方法、有关制药学的说明、各类药方、治疗各种眼病的方法、膏药贴在脸上的用法、眼药水和治头发的办法、杂说如何治咳嗽和其他疾病，共计有38个药方。《鲍威尔写本》的第2个写卷《精髓集》（Nāvanītaka 或译《净脂》），相对完整，共32叶，计1 119颂。《精髓集》比《医理精华》的年代要早，二者的性质相似，也是早期医学文献的摘要，带有医方精选集的特点。《精髓集》是一册实用性的方书，选取了当时各种医书中仙人们最有效、最出名的药方精粹部分而编成，其开篇题为《精髓集》。卷首语为"南无如来佛！（归命如来！/向如来致敬！）"，说明此卷乃佛教徒所编纂。《精髓集》涉及内科的各个方面，可能属于印度古代的另一种医学传统，即"如火"（Agniveśa）和"毗卢"（Bheḍa，即 Bheḷa）两派之外所传下来的东西。其中摘录了多位古代医学名家之作，包括如火、毗卢、蝙蝠耳（Jatūkarṇa，/胭脂耳 Jātūkarṇa）、叉罗波腻（Kṣarapāṇi）、婆罗娑罗（Parāśara）和妙闻等人的著作。《精髓集》选取了医家或仙人们最有效的、最出名的药方。《精髓集》原为16章，现存14章，具体论述了药酥、药油剂、灌肠剂、补药、药粥、春药、洗眼剂、洗发剂、诃黎勒、五灵脂和白花丹根的使用，还有儿科、孕妇、求子和长年方等药方，甚至还有强精（Rasāyana，足身力）等方面的药方。但还没有提到瘟疫、水银和鸦片。《精髓集》前半部分（第1~4章）是按照药方的形态来安排的，而后半部分（第5~16章）是按照药方的功能来安排的。从总体的次序来看，《精髓集》也是大体按照散药方、酥药方、油药方等剂型来安排次序的[①]。

《鲍威尔写本》的第3个卷子是某一部古代医书或者处方集的残本。它前后均残，共存4叶，计72颂，有14个药方。从内容上看，其编排的次序比较混乱，大致在第2个卷子前3章的范围内。它依次涉及的药物形态是：油剂、散剂、涂抹剂、酥剂、丸剂、糖浆剂。总体来看，《鲍威尔写本》中已经有了印度生命吠陀医学的基本框架，比如，三液的理论、消化在健康中的作用、疾病的

---

① 陈明：《殊方异药：出土文书与西域医学》，北京：北京大学出版社，2005年，第249~306页。

术语，以及药物配制的多样性，等等。《鲍威尔写本》中所使用的主要药物属于生命吠陀的常用药物范畴①。

《鲍威尔写本》是佛教性质的，有明显的佛教色彩，当时佛教正在兴旺时期，流布范围极广。中亚新疆一带的医典受佛教影响，是很自然的。这些医药典籍可能就是佛教僧人或信徒编纂的。《鲍威尔写本》医学写卷的学术意义至少有三个方面：记录了许多古代名医的名字和药方，使人们对印度医学的成就有更直观的认识；作为一个外来文化的因素，对新疆地方医学成分有所影响，对多民族语言医学也有影响；保存了一些印度古代民俗史料，可以探讨民间生活与医学治疗的民俗意义。《鲍威尔写本》的医方主要来自印度医书《遮罗迦本集》、《毗卢本集》②、《妙闻本集》等，其他内容也可能来自更早期的一些医疗手册（kalpas）和医论（tantras）。《鲍威尔写本》最显著的特色是它们均是选方，是为了基本的健康或为了治疗特殊的疾病而精选。《鲍威尔写本》和《耆婆书》、《医理精华》一样，这三部书对研究中国内地的汉族医学同古代新疆医学以及域外医学的关系有重要作用，对探讨中西医学比较研究也有重要作用③。

《鲍威尔写本》的第4、5个卷子较短，内容与名为《羂索苦行》（*Pāśaka-kevalī*）的手册相关，乃是通过掷骰子而预知某人未来的一种占术。第4个卷子

① V.N.Pandey & Ayodhya Pandey, "A Study of the Nāvanītaka: the Bower Manuscript", *BIIHM*（=*Bulletin of the Indian Institute of History of Medicine*）, vol.18, 1988, pp.1–46. 夏目叶子:《バウアー写本第2部『ナーヴァニータカ』におけるハリータキーの記述》,《药史学杂志》, 第48号第1期, 2013年, 第75~88页。Marco Leonti & Laura Casu, "Soma, food of the immortals according to the Bower Manuscript（Kashmir, 6th century A.D.）", *Journal of Ethnopharmacology*, vol.155, no.1, 2014, pp.373~386. Yohko Natsume, etc., "*Kalyanaka ghrita*: an example of intertextuality among the *Bower* manuscript, *Charak Samhita*, *Susruta samhita*, *Astangahrdayam samhita* and *Ayurvedic* Formulary of India（AFI）", *Indian Journal of Traditional Knowledge*, vol.14, no.4, 2015, pp.519–524. 夏目叶子:《バウアー写本第2部『ナーヴァニータカ』におけるトリパラーの記述》,《药史学杂志》, 第50号第1期, 2015年, 第46~63页。任曜新:《新疆库车出土〈鲍威尔写本〉中的印度阿输吠陀药物理论》,《敦煌学辑刊》, 2016年第4期, 第20~28页。

② A.F.Rudolf Hoernle, "The Bheda Samhita in the Bower Manuscript", *Journal of the Royal Asiatic Society of Great Britain and Ireland*, Jul., 1910, pp.830–833.

③ 王兴伊:《新疆出土梵文医方集〈鲍威尔写本〉与中国传统医学的关系》,《中华医史杂志》, 2015年第3期, 第172~175页。

共有完整的64种掷法，而第5个卷子是掷法手册残卷①。第6、7个卷子合起来是一部陀罗尼（Dhāraṇī）经文，包括救助被蛇和其他邪魔伤害之人所用的咒语。其经名叫做《大孔雀明王经》（Mahāmāyūrī Vidyārājñī）。日本学者渡边海旭（K.Watanabe）最早注意到该残卷与唐代高僧不空译《佛母大孔雀明王经》等相应的汉译佛经的关系②。该经中提及了用孔雀明王咒语治疗黑蛇咬伤的比丘的故事。该残卷的出现也与龟兹当地的密教有一定的关联③。

《鲍威尔写本》的意义不仅仅在于本身提供了一份印度古代医学成就的实证资料，更在于它提供了印度生命吠陀医学和佛教医学在西域地区流传并产生相应影响的可信证据。由《鲍威尔写本》始，这些古代写卷的发现直接刺激了斯坦因（M.A.Stein），导致了他于1900年开始首次西域探险，从而引发了一场国际性的西域考古探险的浪潮，而东西方大规模地西域考察、探险以及搜集文物的高潮，最终使敦煌学、吐鲁番学成为20世纪的国际显学之一。可以说，《鲍威尔写本》的发现和研究也揭开了西方学者在西域考察、探险以及文物搜集的最激动人心的一幕，同时也是最让当时的中国学术界备感屈辱的一页。

（三）吐鲁番出土梵语医籍《毗卢本集》（Bheḷa-saṃhitā）的残片

德国西域探险考察队在吐鲁番地区发现过一些梵语医书残片。勒柯克（A von Le Coq）在吐峪沟发现过出自《毗卢本集》（Bheḷa-saṃhitā）的残片，可能抄写于9世纪，其内容对应《毗卢本集》的病理部（Nidānasthāna）第八章的最后部分和胚胎部（Vimānasthāna）第一章的开头部分④。德藏吐鲁番收集品中，与《毗卢本集》有关的残片编号分别为：T1653（T II T 44）、T 1654（T II T 16）、T1658（T II T 12）、S1600等。

---

① 任曜新：《新疆库车佛塔出土〈鲍威尔写本〉骰子占卜辞跋》，《敦煌学辑刊》，2011年第3期，第123~133页。

② K. Watanabe "A Chinese Text Corresponding to Part of the Bower Manuscript", *Journal of the Royal Asiatic Society of Great Britain and Ireland*, Apr., 1907, pp.261–266.

③ 杜斗城、任曜新：《鲍威尔写本孔雀王咒经与龟兹密教》，《世界宗教研究》，2012年第2期，第51~57页。

④ Heinrich Lüders, "Medizinische Sanskrit-Texte aus Turkestan", in: *Aus Indiens Kultur. Festgabe Richard von Garbe*, Erlangen 1927, pp.148–162. Heinrich Lüders，*Philogica Indica. Ausge-wahlte kleine Schrigten. Festgabe zum siebzigsten Geburtstage am 25.Juni 1939 dargebracht von Kollegen, Freunden und Schulern*, Gottigen: Vandenhoeck & Ruprecht. 1940, pp. 579–591. Tsutomu Yamashita, "Towards a Critical Edition of the *Bheḷa-saṃhitā*", *JEĀS*, vol.5, 1997, p.20.

除德藏吐鲁番文书之外，丝绸之路其他地方也还有一些梵语医学文书尚未刊布和研究。法藏敦煌梵语文献中就有三件残片[①]。在中亚的巴米扬谷地曾发现了不同时代的各种内容的梵语抄本[②]，包括医学资料。比如，1966年，法国考古队在巴米扬地区发掘，就发现了医学文书[③]。在20世纪90年代，阿富汗新出土的犍陀罗语佛经写卷中，也夹杂有一件梵语医学残片。这是"一种目前尚不能确定具体名称的医学文献，在整个写卷中，它显得最特殊，因为它的语言不是犍陀罗语，而是梵语，抄写所用的字体也不是佉卢字，而是中亚写本中最常见的婆罗谜字"。[④]1996年，巴米扬谷地出土了一批早期佛教文献，后被挪威富商马丁·邵格延（Matin Schøyen）收购，其中也有写在皮革上的梵语医学残卷，编号为2382.16~22。

（四）敦煌出土的粟特语医方残片以及吐鲁番出土的梵语—粟特语的眼方残片

粟特语医药残卷数量较少，散见于英、法、德、日、俄藏西域文书之中。其中，法国国家图书馆所藏伯希和收集品中的一件编号为Pelliot Sogdien 19，存二十二行，内容包括三个有关吐剂、下剂（泻剂）、媚药的处方。1940年，邦旺尼斯特（E.Benveniste）刊布了图版及转写[⑤]。

1976年，辛姆斯–威廉姆斯（Nicholas Sims Williams）对英国图书馆所藏的粟特语残片进行了解读，其中有与医学相关的内容，该残片编号为Or.8212/1811，仅存3行，其内容为："……将治疗疾病，……或者1 stater量的水生植物（water-herbs）……。"[⑥]1981年，他又辨认出俄藏粟特语残片集中，也

---

① Taijun Inokuchi, ed., *A Catalogue of the Sanskrit Manuscripts*（*Brought from Central Asia by Paul Pelliot Preserved in the Bibliothéque Nationale*）, Kyoto: Pyukoku University Institute of Buddhist Cultural Studies, 1989.

② S.Lévi, "Note sur des manuscrits sanscrits provenant de Bamiyan（Afghanistan）et de Gilgit（Cachemire）", *Journal Asiatique*, Tome CCXX（vol.220）, 1932. 又, B.A.李特文斯基主编、马小鹤译:《中亚文明史》第三卷, 北京: 中国对外翻译出版公司, 2003年, 第328页。

③ B.Pauly, "Fragments sanskrits d'Afghanistan. Fouilles de la Délégation Franaise en Afghanistan", *Journal Asiatique*, Tome CCLV（vol.255）, 1967, pp.273–283.

④ Richard Salomon, *Ancient Buddhist Scrolls from Gandhāra : The British Library Kharoṣṭhī Fragments*, Seattle: University Washington Press, 1999. 此见王邦维书评, 载《敦煌吐鲁番研究》第五卷, 北京: 北京大学出版社, 2001年, 第347页。

⑤ W.B.Henning, "The Sogdian Texts of Paris", *BSOAS*, vol. XI, no.4,1946, pp.713–740.

⑥ N.Sims–Williams, "The Sogdian Fragments of the British Library", *IIJ*, no.18, 1976, pp.43–74.

有两叶印度类型的医方残片，其编号为L47和L48。他指出这是一个主治胆汁型（'rs'w）疾病的药方。其中残存的内容有"他一天应该摄取营养，一天应该停止摄取营养"、"取二又二分之一šang量的水"、"（煎取）直至剩下二分之一šang的量"、"在午夜（他应该服用）一分"等①。

德国美因茨（Mainz）科学与文学院藏有一叶粟特文梵文双语医药文书残片，编号Mz639。毛埃（Von Dieter Maue）与辛姆斯－威廉姆斯（Nicholas Sims Williams）合写了一篇文章，对之作了转写和翻译②。这则残片正背面现存各7行，粟特文与梵文隔行书写，用婆罗谜字体抄写，与吐鲁番写本相近。现存的词语与《医理精华》和《百医方》对照后发现，该残片可能是用来治疗眼病的。这则残片的意义在于证明了粟特人的医学文书曾经受过印度生命吠陀的极大影响。

（五）吐鲁番出土的叙利亚语与近世波斯语的医方残片

早在1984年，马洛特（Miklós Maróth）曾经刊布过一件新疆布拉依克（今吐鲁番葡萄沟）出土的叙利亚语药方残片，其内容是用雪松油治疗脱发症③。2011年，辛姆斯－威廉姆斯重新整理与研究了德国柏林所藏吐鲁番出土文献中的两件用叙利亚语字体抄写的双语（叙利亚语—新波斯语）残卷。其中之一为药方手册，有两件残片：编号分别为M 7340（T II Toyoq）和可缀合的n 175（T II B 69，T II B 69，T II B 14 [b]），它们是德国第二次吐鲁番探险队从吐峪沟（Toyoq）和葡萄沟（Bulayïq）所得。其中有一个使用了阿勃参（balsam）的药方，④用来配制该药方的药物有：某种植物的花、山榕、西风芹、甘松香、安息香、茴香，以及阿勃参的（油）等。辛姆斯－威廉姆斯认为，这些药方残片的

---

① N.Sims–Williams, "The Sogdian Fragments of Leningrad", *BSOAS*, vol.44, no.2,1981, pp.231–240.

② Von Dieter Maue & Nicholas Sims–Williams, "Eine Sanskrit Rit–Sogdische Bilingue in Brāhmī", *BSOAS*, vol.54, no.3, 1991, pp.486–495.

③ M. Maróth, "Ein Fragment eines syrischen pharmazeutischen Rezeptbuches aus Turfan", *AoF*, vol.11, no.1, 1984, pp.115–125.

④ Nicholas Sims–Williams, "Early New Persian in Syriac script: Two texts from Turfan", *BSOAS*, vol.74, no.3, 2011, pp.353–374. Nicholas Sims–Williams（尼可拉斯·辛姆斯－威廉姆斯），"Medical Texts from Turfan in Syriac and New Persian"（《吐鲁番出土的叙利亚语与近世波斯语医药文献》），新疆吐鲁番学研究院编：《语言背后的历史：西域古典语言学高峰论坛论文集》，上海：上海古籍出版社，2012年，第13~19页。

内容与中古时期叙利亚本地传抄的一部医籍《医学集》(*The Book of Medicine*)[①]中的药方非常相似，而其语言和字体亦与吐鲁番出土的摩尼教经文也有关联。这也是叙利亚、波斯医学在我国流传的又一个例证。

（六）敦煌出土的藏语医学写卷

罗秉芬教授主编的《敦煌本吐蕃医学文献精要》一书，将敦煌出土的吐蕃时期的藏语医学文献进行了整理和翻译。依据该书可知，吐蕃统治敦煌时期及后世的藏语医学文献是比较丰富的，主要包括三种医疗术的残卷（S.t.756、P.t.1057、I.O.56和I.O.57等）、两种火灸疗法写卷（P.t.127、P.t.1044）、针灸穴位图（P.t.1058）、藏医方残卷（P.t.1054v）、脉诊残卷（P.t.1054）等[②]。这些藏语医学写卷中有"取自府库的治疗各种疾病的医方"以及"本外科手术疗法医方，并非出自库藏，是在搜集所有医方的基础上，再结合象雄的疗法而写成"。其中的"火灸疗法"（P.t.1044）部分还明确指出："本医方是从印度王土搜集的外科手术疗法之一。这种被称为神幻仙人'哈达那切塔'的火灸疗法，必须算准火灸的日期与体内值日神不相冲撞方可进行。"据洪武娌初步统计，P.t.1057中就有53个药方，所涉及的药物约136种，所治疗的临床疾病约49种（涉及内外科、五官科、妇产科、儿科等），并且包括了多种治疗方法（外治法、刺灸法、按摩法、熏法、吐法、精神疗法、嚏法、护理等）。S.t.756还有苯教仪轨所制的神水、苯教送鬼仪轨、解毒咒语等内容。因此，这些写卷不仅体现了当时西藏藏族人民的医学成就、宗教（苯教、佛教）与医疗的关系以及藏医疗的民俗特点，也体现了藏医与印医、中医之间的交流，甚至还反映了遥远的波斯医药文化对藏民的某些影响。这些写卷中使用的外来药物包括诃子、阿魏、白胡椒、荜茇、印度红花等，也有汉地桑叶、汉地酒等，甚至使用了突厥地方的锥针、波斯锦、波斯纸等[③]。

敦煌、吐鲁番的出土医学文献的历史价值在某种意义上超过内地传世的中医文献，主要是因为丝绸之路的这些非汉语的医学写卷（包括残片）是域内与域外文化和宗教交流的产物，其中体现了中古时期多民族文化互动的丰富程度。

---

① E.A.W. Budge, *Syrian Anatomy, Pathology and Therapeutics or "The Book of Medicines"*, I–II. London, 1913.

② 甄艳、刘英华：《敦煌藏医写卷译释（上）——脉诊内容研究》，《中华医史杂志》，2016年第3期，第177~181页。

③ 罗秉芬主编：《敦煌本吐蕃医学文献精要》，北京：民族出版社，2002年。

这也是中医学不断丰富和发展的一种外在动力，不容忽视。

第二节　印度生命吠陀与佛教医学在敦煌、吐鲁番的流传

中古时期丝绸之路的医学是多元的，但其主流是来自印度的生命吠陀（被佛教徒视为"外道"知识）和以佛教义理为背景、以佛教徒的传教活动为桥梁的佛教医学。印度的生命吠陀和佛教医学并不能截然分开，而是有着紧密的联系，特别是在医方的配伍和使用方面，存在相当程度的一致性。

一、敦煌写卷中的印度医学理论片段

印度生命吠陀的主要理论是三体液说（tri doṣa），其基本观点认为人体内部是由风（vāyu、vāta）、胆汁（pitta）、痰（śleṣma、kapha）三种循环的体液构成的，如果没有这三种体液，人就无法生存。人体内的这三种体液，如果互相平衡，维持一定的"自量"（svamāna），人体就平安正常。而只要某一种失衡（增多或减少），人体就会生病[1]。《八支心要方本集》第一部《绪论部》（Sūtra sthāna）第一章"渴望长生"指出：

> 风、黄、痰，简而言之，即叫作三种体液（三液）。[当三液]变（正常）与不变（不正常）时，它们[分别地]毁坏和维持人体。……内风是粗糙、轻、冷、刺激、细微和变化不定的。黄（胆汁）带些油性、性烈、热、轻、有霉味的、是液体、流动的。痰是油腻的、冷、重、迟缓、细滑、黏糊糊的、固着的。[体液的]和合与聚合，由两种和三种体液的减少或者失调（骤然增多）[而产生的]。……疾病是[三种]体液失衡的结果，而健康就是[诸]体液的平衡。疾病被认为分为两种，即内生的（内病，来源于人体的本身）、外伤的（源自外在的原因）[2]。

用最简单的话来概括，这就是"三液平衡说"。三体液说包括三俱（tri doṣa）、

---

[1]　G J. Meulenbeld, "The Characteristics of a Doṣa", *JEĀS*, vol.2. 1992. pp.1~5. H. Scharfe, "The Doctrine of the Three Humors in Traditional Indian Medicine and the Alleged Antiquity of Tamil Siddha Medicine", *JAOS*, vol.199, no.4, 1999, pp.609–630.

[2]　K.R.Srikantha Murthy, trans., *Vāgbhaṭa's Aṣṭāṅga Hṛdayam Saṃhitā*, (Text, English Translation, Notes, Appendix and Indices). vol.i, Varanasi : Krishnadas Academy, fifth edition, Reprint 2003. pp.5–12.

七界（sapta-dhātu）、八术（aṣṭāṅga）等论述。印度佛教医学的主要理论是四大说，即人体是由地、火、水、风四大（mahābhūtas）元素假合构成的，四大调和则人体健康，一大不调则导致"百一病生"，四大不调则导致四百四病。三体液说与四大说二者并不是冲突的，而是有所关联。法藏敦煌汉文文献编号居首的是 P.2001《南海寄归内法传》卷一，该书是唐代求法高僧义净的著作。该书卷三"进药方法"条云：

> 夫四大违和，生灵共有，八节交竞，发动无恒。凡是病生，即须将息。故世尊亲说《医方经》曰：四大不调者，一窭噜，二燮跛，三毕哆，四婆哆。初则地大增，令身沉重。二则水大积，涕唾乖常。三则火大盛，头胸壮热。四则风大动，气息击冲。即当神州沉重、痰癊、热黄、气发之异名也。若依俗论，病乃有其三种，谓风、热、癊，重则与癊体同，不别彰其地大①。

此段中的"世尊亲说《医方经》"或许也可标作"《世尊亲说医方经》"，此书并非《佛说佛医经》，而应是义净所读过的一部佛教医书，可惜未能流传后世。此段实际是将三体液说与四大说糅合为一体。所谓燮跛（kapha，痰癊，相当于痰液或淋巴液，即"痰"）、毕哆（pitta，热黄，相当于胆汁，即"黄"）、婆哆（vāta，气发，意为风，特指人体内产生并循环不已的一种风，相当于中医的"气"），属于三体液，加上窭噜（guru，沉重），合为人体内的"四大"，四者分别对应水、火、风、地四大元素。三体液或四大元素失衡能导致多种疾病②，在佛经中，风性、胆汁性、痰性所对应的病也常称为风病、热病和水病，三液聚合性的病称为"总集病"。

1. 一大不调，百一病生

三国时期吴天竺沙门竺律炎共支越译《佛说佛医经》指出："人身中本有四病：一者地，二者水，三者火，四者风。风增气起，火增热起，水增寒起，土

---

① （唐）义净原著，王邦维校注：《南海寄归内法传校注》，北京：中华书局，2009年新版，第157页。

② 南本《大般涅槃经》卷二十三："知病知药，应病授药，故譬如良医，善八种术，先观病相。相有三种。何等为三？谓风热水。有风病者，授之酥油。热病之人授之石蜜。水病之人授之姜汤。"（《大正新修大藏经》第12册，第755页中栏）陈天竺三藏真谛译《阿毗达磨俱舍释论》卷十二："不平者，风热淡互相违反，令身四大皆不调适。"（《大正新修大藏经》第29册，第239页上栏）。

增力盛。本从是四病，起四百四病。"①地、水、火、风，处于不平衡的状态，就会导致疾病。每一种要素的增加，即意味着其他三种要素的减少，所对应的结果分别是气起、热起、寒起和力盛。印度佛教医学的四大说在敦煌颇有流传，不仅在佛经抄本中有之，更重要的是在多种中医文献中也有类似的论述。P.2115V《张仲景五藏论》云："地有草木，人有毛发。四大五荫，假合成身，一大不调，百病俱起。"②P.3655《明堂五藏论》云："夫万形之内以人为贵，立身之道以孝为先。纳阴阳而所生，成乾坤而所长。所以四大假合，五谷咨身，立形躯于世间，看《明堂》而医疗。……此是轩辕之所造、岐伯之论。"③P.2675《新集备急灸经》云："《灸经》云：四大成身，一脉不调，百病皆起。"此外，敦煌的讲经文、发愿文、亡文等日常应用文类中，也出现了佛教医学理论方面的点滴记载。敦煌出土的《佛说阿弥陀经讲经文》（二）后半部分发愿词提及："在床病人，早得痊差。怀胎难月，母子平安。……已（以）此而言，四百四病，总愿消除；一切愿心，早得圆满。"④P.2467中有"四百四病，万害加身"之说。P.3382《孝经注》的注释中，亦用了"四百四病，一病不调，百病生"这样的语词。P.2854《亡文》云："夫三界并是虚幻，四大假合成身；五蕴念念相□（生），六识刹那不住。"⑤敦煌本《庐山远公话》中对人生四苦进行了论述，其中"病苦"的解释如下：

> 相公是夜乃为夫人说其"病苦"。夫人又闻（问）：何名为"病苦"？病苦者，四大之处何曾有实。众缘假合，地水火风。一脉不调，是病俱起。忽然困重着床，魂魄不安，五神俱失。[唇]干舌缩，脑痛头疼。百骨节之间，由（犹）如锯解。晓夜受苦，无有休期。求生不得，求死不得。世间妙术，只治有命之人，毕（必）死如何救得！能疗药不能痊损，累日连宵，

---

① 《大正新修大藏经》第17册，第737页上栏。另参见郑志明：《佛教生死学》，第七章《佛说佛医经》的生命医疗"，北京：中央编译出版社，2008年，第135~153页。

② 上海古籍出版社、法国国家图书馆编：《法国国家图书馆藏敦煌西域文献》第6册，上海：上海古籍出版社，1998年，第28页。

③ 上海古籍出版社、法国国家图书馆编：《法国国家图书馆藏敦煌文献》第26册，上海：上海古籍出版社，2002年，第242页。另见马继兴主编：《敦煌医药文献辑校》，南京：江苏古籍出版社，1998年，第129页。

④ 黄征、张涌泉校注：《敦煌变文校注》，北京：中华书局，1997年，第684页。

⑤ 同上，第714页。

受诸大苦。假使祁婆浓药，鹪鹊行针，死病到来，无能勉（免）得。世人
枉受邪言，未病在床，便冤（怨）神鬼，烧钱解禁，枉杀众生。如是之人，
堕于地狱。大限不过百岁，其中七十早希；人人同受百岁，能得几时！人
生在世，若有妙术，合有千岁之人，何不用意三思，枉受师人诳赫（吓）!
此即名为病苦①。

2. 八术

"八术"或"八医"常用来指印度生命吠陀的八种医学分科。义净《南海寄
归内法传》卷三对此进行了归纳：

> 言八医者，一论所有诸疮，二论针刺首疾，三论身患，四论鬼瘴，五
> 论恶揭陀药，六论童子病，七论长年方，八论足身力。言疮事兼内外；首
> 疾但目（自）在头；齐咽已下名为身患；鬼瘴谓是邪魅；恶揭陀遍治诸毒；
> 童子始从胎内至年十六；长年则延身久存；足力乃身体强健。斯之八术先
> 为八部，近日有人略为一夹。五天之地咸悉遵修，但令解者，无不食禄。

"八术"或"八医"在传世的汉语中医典籍中，并无任何踪迹，但不时出现
在敦煌出土文献之中。俄藏Дx09888残片中的相关论述如下：

> ☐道☐ /郎 ☐ 贫穷下贱，/才利，此医工弟（第）一志
> 地，凡 ［妙］/解八术。何名八术？请与列名。/答云：头眼方、灌鼻等
> 方，弟（第）一术。/□［云］五藏六府（腑）、内病、切脉、疗□，［第
> 二术］。/□气、魍魉鬼气等治之，此第［三术］。/疗疮瘫肿、金疮、下
> 血等，此弟（第）［四术］。/诸毒药方，合仙药得长命，/五·童·子·，
> 此五弟√（第五）术。疗诸［童子］/等，此［第］六术。疗静☐（下
> 残）②。

Дx09888这一残片提供了对印度生命吠陀"八术"的中土解释，其中的释
义与印度生命吠陀典籍中的分类，可列表对应如下：

---

① 黄征、张涌泉校注：《敦煌变文校注》，北京：中华书局，1997年，第260页。
② 俄罗斯科学院东方研究所彼得堡分所等编：《俄藏敦煌文献》第14册，上海：上海
古籍出版社，2000年，第207页。

"八术"内容对应表

	Дx09888	印度生命吠陀典籍	备注
第一术	头眼方、灌鼻等方	针刺首疾	生命吠陀第二术
第二术	五藏六府（腑）、内病、切脉、疗□。	身患	生命吠陀第三术
第三术	□气、魍魎鬼气等治之	治邪/鬼瘴	生命吠陀第四术
第四术	［疗］疮瘫肿、金疮、下血等	治创	生命吠陀第一术
第五术	诸毒药方，合仙药得长命……	治毒	生命吠陀第六术
第六术	疗诸［童子］……	疗孩童	生命吠陀第五术
第七术	疗静……		
第八术	缺文		

有必要注意到，Дx09888中将"切脉"列入第二术中，这是用本土的知识去比附异域的理论，因为在中古时期印度生命吠陀典籍中，并没有切脉这一技艺的运用。

3. 三俱

"三俱"即是指印度生命吠陀的三种体液理论。俄Дx18173（2~1）中对"三俱"和其他的术语进行了解释，其录文如下：

Дx18173（2~1）：

（前缺）

□也。问曰：何者三俱、七界？答曰：三俱者，风黄/［痰。七］界者，一味、二血、三肉、四膏、五骨、六髓、七脑。/［问曰］：食饭入口到胃中，生熟二藏如何消□？/［答曰］：熟者，上焦出泪唾涕，下焦出大小［便。生者］，/□□饭味精好入髓□□/□泽髓内，些些□□/□人身四大因［缘］□□/□□四内先要五浊种　/

（中缺）

□□［风黄痰］总集病生。问［曰］：□□/□□？答曰：寅卯辰时，［风病］□□/□□［申］酉戌时，痰病□□/□□［问曰：风］黄痰病生者　？［答曰：风病发动者］，/［以油腻］到（倒）灌治之，黄［病发动者］，/［以］汤药治之。痰病发动者，与变吐［药治之］。/［问曰：何］

者有病，何者无病？答曰：风黄痰七界 ▢ / ▢ 高下，身润光泽，四大轻利，一呼脉再动，一［吸脉］/［再］动，呼吸中间［脉］存五动，此时常脉 ▢ /

（后缺）

俄Дx18173（2~2）的录文：

（前缺）

▢［问曰］：此风黄痰人身内在何处也？答曰：风在 / ▢ 肠口内，至上（上至）耳，下至脚足，是名风道路。黄在熟［藏］/ ▢。痰在生藏上至胸、喉咙、顶，在诸骨节内。▢ / ▢ 至养性命。此风黄痰外更加者，必损四大，□▢ / ▢。问曰：何名风黄痰？ ▢ / ▢ 者黄在处中 ▢ ▢ 相貌处知□ / ▢ 黄强者，须服 ▢

（中缺）

▢ 作，从胸至咽喉 ▢ / ▢ 在齐（脐）至喉用［事，出］▢ / ▢ 脉内用事，［出］▢ / ▢ 骨节内用事，［出］▢ / ▢［肠］内用事，出大小便。［问曰：此］/［四大］任持黄，其状如何？答曰：此黄如味（味如）奄磨味，［如］/［石］留（榴）子味，如酢味，热体此相。似（此）黄用事，熟饭消［化］/ □□□悦颜色。问曰：此四大任持痰，其状如何？ /［此痰味如］醎味、如脂腻味。此痰用事，肥壮□

（后缺）[1]

Дx18173中主要解释了印度生命吠陀中的"三液"与"七界"的理论。"三俱"对应的梵语为tri-doṣa（英译three bodily humours），即人体内循环的三种体液——风、痰、胆汁（黄）。其中，存在于人体内的风有五种变化，分别称作波那风（prāṇa）、阿波那风（apāna）、娑摩那风（samāna）、优陀那风（udāna）、婆那风（vyāna）。印度数论派经典《金七十论》（南朝陈代的真谛译）卷中第

---

① 俄罗斯科学院东方研究所彼得堡分所等编：《俄藏敦煌文献》第17册，上海：上海古籍出版社，2001年，第176页。

29颂，"诸根共同事，波那等五风"对此有详细解释。此五风之消长，能够左右人之行动作为乃至一生之荣枯。人体内的胆汁，佛经中汉译为黄、热、黄热等，也有五种，包括消化汁、染欲汁、心智汁、眼汁/阿罗伽汁、润肤汁。痰，佛经中汉译为痰癃、痰饮、痰、淡、水等。人体内的痰亦有五种，即胃液、心液、味觉液、脑液、关节液。

"七界"对应梵语sapta-dhātu。唐代义净译《金光明最胜王经》卷九"除病品"中列出了"七界"的组成："明闲身七界，食药使无差，谓味界血肉，膏骨及髓脑。"[①]慧沼撰《金光明最胜王经疏》卷六将其解释为："一味界者。……二血、三肉、四膏、五骨、六髓、七脑。"[②]其排列与Дx18173（2~1）中对"七界"的解释完全相同，而《医理精华》等生命吠陀医书中的"七界"为：味、血、肉、膏/脂、骨、髓、精。第七项与义净的译法不一致。这或许表明Дx18173（2~1）的作者看过《金光明最胜王经》的译本。

Дx18173中的"总集病"一词，对应梵语saṃnipātika或saṃnipāta vyādhi，指三体内的三种体液均失去平衡常态而共同导致的疾病类型。义净译《金光明最胜王经》卷九云："众生有四病，风黄热痰癃，及以总集病。""病有四种别，谓风热痰癃，及以总集病。""风热癃俱有，是名为总集。"[③]《大宝积经》卷五十七（义净译）"佛说入胎藏会第十四之二"云："人身有如是病苦。复有百一风病，百一黄病，百一痰癃病，百一总集病，总有四百四病，从内而生。"[④]其他佛经中对该术语的汉译还有"等分病"、"三杂病"、"三集病"、"总集三病"等，而"总集病"一名多为义净所译。这或许也可说明Дx18173（2~1）的作者阅读过义净翻译的佛经。

Дx18173虽是残片，但从多个方面反映了生命吠陀的三液理论的内容。其一，Дx18173条列了"三俱"和"七界"的内容。"三俱"一词独见于此。"七界"的内容与生命吠陀医书略有出入，而与义净《金光明最胜王经》中的译法完全相同。其二，Дx18173涉及了生熟二藏与消化的问题。《医理精华》亦论述

---

① 《大正新修大藏经》第16册，第448页上栏。另参见S. Bagchi, ed. *Suvarṇ-aprabhāsa-sūtra*, Darbhanga: The Mithila Institute of Post-Graduate and Research in Sanskrit Learning, 1967.p.95。

② 《大正新修大藏经》第39册，第325页下栏。

③ 《大正新修大藏经》第16册，第448页中栏。

④ 又，义净译:《佛说大孔雀咒王经》卷中，"风热痰癃或总集病"。(《大正新修大藏经》第19册，第468页上栏)。

了消化问题，但没有提到生熟二藏。生熟二藏在佛典中的运用更多一些。其三，Дx18173涉及了"三俱"致病的相应疗法，包括风病治疗使用油腻倒灌治法，黄病治疗使用汤药，而痰病治疗使用变吐药。这些方法与《金光明最胜王经》卷九的"风病服油腻，患热利为良，癊病应变吐，总集须三药"[①]大体相似。其四，Дx18173指出了时辰与"三俱"的变化关系。《医理精华》中也指出："对风病来说，在傍晚时分和食物消化结束时，它增强。对胆汁病来说，在中午、半夜以及食物正在消化时，它增多。在刚好吃完饭的时候以及在晚上的第一个部分（亥时）和早晨，痰方面的病可能会产生。"（Si.1.6~8）Дx18173与《医理精华》在时间上的论述并不全同。其五，Дx18173中列举了"三俱"在人身的处所。就"三俱"的处所而言，真谛译《金七十论》卷上指出："如医方说，从齐（脐）以下是名风处；从心以下是名热处；从心以上并皆属淡。"[②]《医理精华》也认为："内风处在肛门、［骶骨］和股间的部位。胆汁位于大肠内。痰处在胃、喉咙、胸腔、头部和关节中。"（Si.1.17~19）Дx18173与《医理精华》的描述差异不少，尤其是有关风的分布位置。其六，Дx18173还说明了"三俱"的性能与滋味。

二、敦煌或吐鲁番汉语写卷中的印度医药方

在敦煌或吐鲁番地区，来自印度的医药方主要见于与生命吠陀密切相关的《医理精华》、《耆婆方》、《百医方》、《八支心要方本集》等原语文献。这些医药方不仅涉及临床各科病症，而且还与印度的民俗或文化心理有千丝万缕的联系。

于阗语本《耆婆书》的第一个药方名叫"卍字"解毒剂（Svastika），其音译名或作"塞缚悉底迦"，表示有吉祥胜德之意。该药方的内容如下：

> 成就吧!
>
> 现在向梵天致敬! 现在向诸成就持明仙致敬!
>
> 世尊如是说，即："耆婆啊! 请听我说，我将全部告诉（你）在赡部洲中解毒的、不知为何就如此伟大的阿伽陀药，高于一切之上的各式各样的阿伽陀药。现在我将告诉你，听这个吧：［取］香附子——4 mācāṅga、甘松香、旃檀——4 mācāṅga、沈香——4 mācāṅga以及桂皮——4 mācāṅga、郁

---

① 《大正新修大藏经》第16册，第448页中栏。
② 《大正新修大藏经》第54册，第1245页上栏。

金（藏红花）——4 mācānga，同样，应该放入"虎爪香"——4 mācānga、青莲花和青木香——各5 mācānga、香锦葵——8 mācānga、细豆蔻——5 mācānga；这些药物应该由医生按份称好剂量而提供，所有这些药都应该加水［研磨］。耆婆！听我告诉你吧，这是最灵验的药。

这些药物合成的这剂阿伽陀药，是最灵验的药，应被供奉。因而［念诵曼陀罗咒语］："kiśi kiśi kiśalambi hilī hilī，南无佛，愿诸真言成功，娑婆诃！"现在配制此剂阿伽陀药的医生，应该继续如此念诵该真言。他应在一个清洁的地方，他应该是洗干净的、纯洁的、聚精会神的。在鬼宿日，一位聪明的医生应该采取行动。属于这剂阿伽陀药的业行，其功德无穷尽。请听吧，我将告诉你，耆婆！此阿伽陀药被宣称是一切诸杂症的首要的治疗者。听着！我将详细告诉你，这付药要用于哪些疾病之中。在［患上］诸精灵、诸天、乾达婆、夜叉、饿鬼、凶恶的罗叉所导致的疾病时，应该把此阿伽陀药涂在前额上。用了该药，一切起尸鬼和妖魅都被降伏，而且蛊道也能（被）解除。旨在消除所有鬼魅，而不论其是多么可怕。这剂阿伽陀药已经被解释了。当（人们）在中了诃罗诃罗毒时，或者饮入了剧毒时，此药应该用冷水冲服，那么就会立即解毒。或者当（人们的）肢体被箭刺破、折断和受到带毒的武器伤害时，仅仅将此药涂在伤口上，该人就立即能从与伤口相关的不幸之中解脱出来。那些生物可能已经变得疯狂、可怕、很剧烈，被刺痛受感染的人，用此阿伽陀药，也能驱除它们的毒。谁拥有（此阿伽陀药），邪恶将永不会靠近他。它还将促进（他的）成功，其后困难不会向他而生。人们被可怕的毒所感染、由于中毒而失去知觉、血液搞坏了，在其前额上用药作一标记（梵本为 kākapada，鸦足）时，此药应该用于治它。嘴里，给三滴；鼻子里，也给三滴。通过涂抹此药，（因中毒而）死者将复生。被草丛中的虫子咬伤感染、（或者）被坏东西、老鼠、蝎子所咬，将作为饮剂、软膏使用的此药，抹在鼻子里，他就明显地去毒了。那些正难产或者已流产的妇女，此药要涂在其子宫上。在（患）严重的宿食不消时，（这剂药）必须用热水冲服。她应该照顾好小的（胎儿），当她内此药时，好孩子藉此而生。如果她本人饮用了适合于她的、与毒等量的此药，那么，它将很快使她解毒。八种胎位不正也没有了。就像帝释天（因陀罗）拔出的金刚杵（摧毁）大树，这剂阿伽陀药也是（诸病的）毁灭者。由薄迦梵世尊教导的、名叫"卐字"（Svastika）的大药方结束了。

这是一个大阿伽陀（agada）的药方，属于前文所述"八术"之一的"解毒"类。阿伽陀是解毒药的总称，《一切经音义》卷廿六中"阿伽陀药"的解释为："此云无病，或云不死药，有翻为普除去，谓众病悉除去也。"①"卍字"解毒剂中所提及的诃罗诃罗毒，该毒的梵语形式halahala，于阗语形式halahala、藏语形式为Dug-ha-la-ha-la，《翻译名义大集》第7146条译之为"诃罗毒"，即印度搅乳海神话中，被天神和阿修罗从乳海底搅出来的一种剧毒。天神和阿修罗们都不敢处理此毒药。湿婆毫不犹豫喝下了此剧毒，由于毒性太过厉害，以至于湿婆的脖子变成了青黑色。湿婆也被称为"青项"（Nīlakāṇṭha）或"青颈尊"。该剧毒也指毒药乌头。在阿拉伯语的本草著作中，伊本·巴依塔尔（Ibn Al Baytar，1197?–1248）的《药草志》第394号"乌头"条提及："伊本·萨姆琼（Ibn Samhun）：某些医生说，乌头生长在靠近印度边界的中国土地上，此地叫做哈拉希尔（Halahil），也只有在这里可以看到，而他处是没有的。"②这个地名Halahil，对应的就是梵语halahala和于阗语halahala，极可能是指出产大毒白草的西夜国。西夜国与于阗仅隔皮山，且于阗曾占据过皮山，因此，这种毒药的用法极有可能传到了于阗，至少说明于阗医生具备使用毒药的外在条件。

《耆婆书》的"卍字"解毒剂由香附子、甘松香、旃檀、沈香、桂皮、郁金（藏红花）、"虎爪香"、青莲花、青木香、香锦葵、细豆蔻共11种药物配成，主治功能主要有解毒、驱魔、护胎、治难产等多种。这类由多种药物组成并具有多种功效的阿伽陀药方，在汉译佛经中也有不少。《不空羂索神变真言经》（大唐天竺三藏菩提流志译）卷十一中记载了一个阿伽陀药方，其内容是：

> 又复等加持　毕履阳愚药　阿魏多诚啰　青木郁金香　甘松阇莫迦　毕喇迦芦根
> 乾闼罗婆香　芥子献残花　等量和合治　雨水丸如枣　盛置磁器中当置于坛上
> 真言加持现　暖烟相阴干　治疟疮疥癣　毒药等之病　以药和水用涂服则除差
> 头痛药和油　涂头则疾差　若患齿疼者　含药则疾除　腹痛药和水

---

① 《大正新修大藏经》第54册，第472页中栏。

② 费琅著，耿升、穆根来译：《阿拉伯波斯突厥人东方文献辑注》，北京：中华书局，1989年，第269页。另见宋岘：《回回药方考释》，北京：中华书局，2000年，第204页。

饮服则除差

一切骨节痛　以药和酥涂　疼处则除愈　若伏连瘦病　药和于暖水
每日洗浴身

速灭诸罪垢　一切病之恼　若患鬼神病　以药和酥调　灌鼻烧熏身
则当得除差

被鬼殃失音　以药和水点　顶囟上则差　若患于心痛　以药和盐汤
饮服则得差

这个由毕履阳愚药、阿魏、多诶啰、青木、郁金香、甘松、阇莫迦、毕唎
迦芦根、乾闼罗娑香、芥子这十味药物配成的阿伽陀药丸，能够治疗疟疮、疥
癣、毒药、头痛、齿疼、腹痛、骨节痛、伏连、瘦病、鬼神病、被鬼殃、失音、
心痛等多种疾病。以解毒为主的阿伽陀药方流传于印度和西域，也进入到孙思
邈的《千金翼方》之中。《千金翼方》卷二一的"阿伽陀丸主万病第二"中有一
个"阿伽陀药"方，能够"主诸种病及将息服法，久服益人神色无诸病"。该方
由紫檀、小蘗、茜根、郁金、胡椒五种主药配制[①]。其配制和治法均与印度生命
吠陀医籍中的阿伽陀药方没有根本的区别。

来自印度的医药方也见于敦煌、吐鲁番等地出土的汉语写卷（或残片）。日
本大阪杏雨书屋收藏的敦煌医学残卷中，就包括了一些具有典型印度特征的医
方。比如，羽043中的《换须发方》的录文如下：

换须发方　谭家得/

婆罗得一颗，肥润新者，母丁香一颗如大杏/人（仁）大，生新者上，/
右两般以生铁锤于粗瓦椀中打碎，相和细研，/药干，即下生姜汁研，直取
细腻如微尘茫茫。又以生姜汁重研千百转，如稀糊，即收入生铁/合子中。
若用即以竹枝子取药如油麻大，先点/须所，拔［白毛］讫，火急。又取
药一两点，点须孔讫，当/日不得洗，至来日洗。用洗手面，三日不得使
澡豆、皂荚。三日已后，即生黑也。其药使用已后干硬，/临用时，准前
以姜汁用铁锤重研，如稀糊，使用，/五年不变。/

又方/庵摩勒一颗新好者　婆罗得一颗肥润者/母丁香两颗新者/右三
般以生姜汁准前方细研，如稀糊，取露/蜂窠一房，以药满蜂窠孔中盛之

---

① （唐）孙思邈原著、高文铸主编：《药王千金方》，北京：华夏出版社，2004年，第
784~785页。

讫，两个/瓷椀上下合着，经三日后，却取药出。又取［生］/姜汁用生铁锤重研，使用。一依前方，妙于前/方，十年不变。/

又方/取七月七日百合根熟捣，瓷瓶中盛，取器物/逐大小令满，又重以瓶器重（盛）之，以腊纸密封，悬/于户楣上，阴之一百日。用依前方，先点后拔，/拔后重点，三日后即黑生也。一年不变。/

染须法/取槐根自流汁，斫断即有汁流，/以瓷瓶子收之，可得五合已来，以生碎铁二两入/汁中浸，经半年已来，泻出于铁合中，取没石 /子一颗、梧桐子一颗、穀实一升，捣取汁，一时/收槐汁中。要染即以皂荚水洗须，待干/用涂之，立即黑也。一年不变。/

又方/就树上取石榴一颗，以尖刀子刺破通钱/入，即以锡钱二文内入石榴中，以澡豆、面封/痕，又时（将？）绵裹一重，于上更着茗叶，又以绵/裹。无霜即初枝折下，取汁用葱须尖，自/行（引？）药入肉中，当时便黑也。用药之时，先须/含乳免齿黑，一年不变也。/

又方/取水牛前胫骨一枚，钻上作孔，如箸头大，以竹/箸子刺髓令碎，取上色清漆二合，内入骨/中，便以腊（蜡）纸密塞孔。又将腊（蜡）纸三重封裹，/埋马粪中，经一百日取出，泻瓷合中盛。若/用，即先净洗须，即涂药须梢头，去肉一寸/已来，遍涂药迄，沸汤一椀，于须梢胁之，重（？）/

羽043中的《换须发方》使用婆罗得，乃是典型的印度乌发用法。婆罗得是梵语bhallātaka的音译，指印度的一种漆树科植物，拉丁文学名为Semecarpus anacardium L.，其果、茎和油均可入药。在汉译佛经中，该药的音译名还有"勃罗得迦"（大唐北天竺国三藏阿质达霰译《大威力乌枢瑟摩明王经》卷下）、"拔罗得鸡"（唐天竺三藏输迦婆罗译《苏悉地羯罗经》卷上）、"拔罗得计"（《苏悉地羯罗经》卷上）、"婆罗怛迦"（北宋天息灾译《大方广菩萨藏文殊师利根本仪轨经》卷十七）等，其意译名则有"天竺漆木"和"染木"两种。

唐宋中医文献中，婆罗得的译名还有"婆罗勒"，其词源或许为吐火罗语*bhallārāk。唐代陈藏器《本草拾遗》最早记载了该药的性能："婆罗得 味辛、温，无毒。主冷气块，温中，补腰肾，破痃癖。可染髭髪令黑。树如柳，子如𦵏音卑麻。生西国。"宋初的《开宝本草》将婆罗得列为新增药。今本《海药本草》对婆罗得的描述仅存"谨按徐氏云：生西海波斯国，似中华柳树也，方家多用。"

唐代王焘《外台秘要方》卷三十二的"《近效》换白发及髭方",详细记载了该药的乌发用法,即:

> 《近效》换白发及髭方严中书处得,云验。
>
> 熊脂二大两,腊月者佳 白马鬐脂一两,细切,熬之,以绵滤绞汁
>
> 婆罗勒十颗,其状似芙齐子,去皮取汁,但以指甲掐之即有汁
>
> 生姜一两,亦铛中熬之 母丁香半大两
>
> 右五味,二味捣为末,其脂炼滤之,以药末相和令匀,取一小槐枝,左搅数千遍,少顷即凝或似膏。即拔白发以辰日良,以槐枝点药,拔一条即以药令入发根孔中,以揩头熟揩之令药入,十余日便黑发生。此方妙[①]。

宋代王怀隐等《太平圣惠方》卷四十一的"黑髭鬓铅梳子方"和"染髭发令黑永不白方"、和羽043号《换须发方》一样,主要用该药来染髭发。唐宋以后的中医本草著作对该药的记载,基本上是对《本草拾遗》的重复,没有增加新的认识。明代《本草品汇精要》和《补遗雷公炮制便览》中描绘的婆罗得药图,也不是对该药的实物描绘,而是出于艺术的想象。古代日本学者对婆罗得的认知主要来自中土医家,如惟宗具俊的《本草色叶抄》、松冈玄达的《本草一家言》等。

作为生命吠陀的常用药物之一,婆罗得所配制的药乳、药蜜、药油等药方,主要用于长生方和乌发方。婆罗得还用于密教的多种仪轨之中。在丝绸之路流传的印度医籍中,婆罗得可用于长寿、增强记忆和乌发。《医理精华》第三十章"医疗细则"中就清晰记载了婆罗得的用法和注意事项:

> 根据医疗的法则,五颗婆罗得的果实研碎之后,放在水中共煎。用酥涂抹过嘴唇和上腭之后,再饮服这种冷却的药液。[按照同样的方法],每天递增五颗婆罗得,直到增至七十颗;然后,每天递减五颗,[直到减至五颗]。如此反复增加和减少。在病人[所服的婆罗得药]已经消化时,应该让他吃加酥和牛奶的、凉了的大米饭。[坚持]这种长寿药的疗法,能使人思维敏锐、没有皱纹和白发,并且主治皮肤病、痔疮、寄生虫病,也可以

---

① (唐)王焘撰:《宋版外台秘要方》(东洋医学善本丛书5),大阪:东洋医学研究会,1981年,第633~634页。

净化病态的精液。或者，一个人根据体能的情况，一个月内适量地饮服婆罗得的油，那么，他就会从所有的病痛中解脱出来，身体强健，可能活过一百岁。（Si.31.21–23）

从出土文献中可以发现，《鲍威尔写本》《耆婆书》《医理精华》中均有婆罗得的药方。该药被吐火罗、于阗、吐蕃和回鹘等丝绸之路要道的医家所用，并传入敦煌和中原地区，其用法无疑影响了唐宋的中医。中医利用婆罗得来乌发，是唐宋时期追求长生的社会风气的反映。

印度的婆罗得亦向西传入波斯、阿拉伯和希腊、罗马等地，医家主要用婆罗得所榨的汁或者婆罗得果入药，以治疗中枢神经系统的不适、癫痫症和改善记忆力等。伊本·西那的《医典》（*Al-Qanun fi al-Tibb*）、比鲁尼的《药理学》（*Al-Saydanah fi'l-tibb*）、伊本·拉希德（Ibn Rushd，拉丁名Averroes）的《医学概论》（*al-Kulliyyat*）、伊本·巴伊塔尔的《药草志》、萨哈尔（Sābūr ibn Sahl）的《小方书》（*The Small Dispensatory*）等本草著作和医方集中，均记载了婆罗得的药性及其用法。婆罗得被称为 *habb ai-fahm*（智果），以提高和改善记忆力而著称。伊斯兰医学对婆罗得的这一用法，通过元代的《回回药方》而再度传入我国。《回回药方》残卷中保留了婆罗得的两组名称——即对译阿拉伯语 baladhur 与波斯语 baladur 的"八刺都而"、"必刺的儿"、"必刺都而"、"必刺都儿"和"伯那的儿"；对译阿拉伯语 Anaghardiya 或 Anaqardiya（希腊语 anacardia）的"安哈而的牙"和"安家儿的牙"。《回回药方》中的相关医方"大必刺的儿马准"、"必刺的儿马准"、"小必刺的儿马准"、"马准必刺的儿"、"马竹尼八刺都而"、"安哈而的牙方"、"答洼兀西撒纳方"等基本上可视为伊斯兰医著中的婆罗得药方在中土的传译。可见，婆罗得在我国的传播有两个不同的历史阶段，分别来源印度医学（含佛教医学）和伊斯兰医学，但其源头实为印度医学。婆罗得虽算不上是一味特别著名的药物，但是，它的使用与传播的过程相当复杂，从中可以窥见印度古代医学文化对东西方多地区医学影响的多元性。

羽042R《药方》是某部方书集的残存，其内容如下：

胡姜一钱、水一升都煎，煎取二合与之。若不可者，又进/苦苈饮子：诃利勒、毗利勒、阿没勒、通草、胡姜、/苦苈、胶膝，各一钱对，粗捣，水一升和合煎，煎取二合/服之。若黄热不可者，再服三两件。/

又疗人风冷腰冷不定亦有疼痛者，须服索边丸：/索边两分、安悉香两分、阿√西魏一分、黑盐一分、胡姜两分、/荜拨两分、桂心两分、骨呐斋（犀）一分、火炭子两分、西马近（芹）/子两分、诃利勒半分，都和合捣筛，细罗，取密（蜜）和为/丸，丸如豆子，一服一钱半。若欲写（泻）利者，须加牵牛子、/[阇]磨呐。又疗人风淡病方：阇磨呐一钱、石蜜三钱、/荜拨三钱、诃利勒末三钱，此四未（末）各调和罗捣筛，分为/三服，看病人气力与之。又治一切淡冷风气结病，须服/万金丸：揭（独）头蒜卅课（颗）、芥子二升，净择赤肥者别捣筛，分/作十二量五两细荆，右件药熟捣一万杵，即下药一两、流密（蜜）一两，/更捣五千杵，作丸，丸如小枣，每日空腹服三丸，无忌。此药/须十月[服]至正月一日休，又四月服至六月休，如是三年/服之，[除/疗]一切风冷淡气病。又金刚王方能除一切风冷癀/气或时有热发心痛[   ]/□养火力令人发阴阳[   ]/□茴[   ]荜拨[   ]

从羽042R书写的格式来看，现存至少有7个药方，即：残药方一、苦苣饮子、索边丸、索边丸附方、疗人风淡病方、万金丸、金刚王方。其中的5个有方名。这7个药方主治的是风病一类，包括风冷、风淡、风结等，因此，可以将此残卷命名为《治风病方残卷》。这件药方残卷具有明显的外来特征，主要表现为其中使用了许多外来药物，主要有如下几种：

胡姜：指外来的姜，最有可能就是天竺（印度）姜。陈藏器《本草拾遗》最早对"天竺干姜"的药性进行了描述："天竺干姜 味辛，温，无毒。主 冷气寒中，宿食不消，腹胀下痢，腰背疼，痃癖气块，恶血积聚。生婆罗门国，似姜小黄，一名胡干姜。"

诃利勒、毗利勒、阿没勒：诃利勒即诃梨勒（梵语 harītakī），毗利勒即毗醯勒（梵语 vibhītaka），阿没勒即庵摩勒（或阿摩勒，梵语 āmalaka），这三种药在中古时期合称为"三果药"（tri phalā），这三种药是很典型的印度药物，在生命吠陀医著乃至波斯、阿拉伯医著中均有相当广泛的使用度。在六朝至隋唐之际，这三种药传入中土，后被引入苏敬《新修本草》，得到了医家的使用。这三种药在中土还可以配制成类酒的果浆或者饮子，称为"三勒浆"或"三果浆"。

阿魏：在敦煌有"阿魏酒方"。P.3391《字书》中有"阿魏"和"阿魏根"。阿魏在唐代医书中有十几条药方使用，数量不多。主要的方剂有孙思邈的《千金翼方》卷二十一"万病"中用于治疗癫风的"阿魏雷丸散"、《广济》中的"吃力伽丸方",以及《外台秘要方》卷十三所引"《崔氏》疗鬼气、辟邪恶、阿魏药安息香方"等。

从羽042R写卷的结构来看,这是一个由基本上具有同类作用的诸方所组成的方书。由于写卷的残缺,尚不能判定它是否全部由治疗风病的药方所构成,或者还有另外几组不同的药方,但无论如何它是一部医方集,而且是由治疗不同疾病的药方组成的。

三、印度佛教医学在敦煌等地的传播:以密教文献为中心

佛教医学(Buddhist medicine)是印度古代医学体系的组成部分之一,以佛教教义为理论基础,吸收了生命吠陀的临床治疗方法和民间疗法中的相关知识,并结合药物、咒语、仪轨、沐浴、食疗等多种方术内容,而形成了有佛教特色的医学。以佛教传播为媒介,印度佛教医学对中亚、中国和东亚等地区的医学产生了不同程度的影响[1]。

对佛教医学这一概念需要进行深入的探讨,不能将此概念进行泛化。并不是说,凡是佛经中出现的医药内容,或者佛教信徒所写的与医药相关的文字,就全部属于佛教医学。即便是《大正新修大藏经》中收录的汉译佛经中的医学也不一定就完全等同于佛教医学,而是与印度非佛教体系的生命吠陀有极为密切的联系。因此,如何确定哪些史料属于佛教医学的范畴,是非常重要的研究前提[2]。《大正藏》中收录的汉译佛经的作者标注往往有误,其说明的翻译年代也多有不准确之处,而且其文本亦并非善本,文字错讹之处不少。因此,在利

---

① Paul Demiéville, *Buddhism and Healing: Demiéville's Article 'Byō' from Hōbōgirin*. Translated by Mark Tatz. Lanham, Md., and London: University Press of America. 1985. Kenneth G. Zysk, *Asceticism and Healing in Ancient India: Medicine in the Buddhist Monastery*, New York: Oxford University Press. 1991.陈明《印度梵文医典〈医理精华〉研究》,北京:中华书局,2002年;修订版,商务印书馆,2014年。Nasim H.Naqvi, *A Study of Buddhist Medicine and Surgery in Gandhara*. Delhi: Motilal Banarsidass. 2011. C. Pierce Salguero, *Translating Buddhist Medicine in Medieval China*,Philadelpha:University of Pennsylvania Press, 2014. Robert Kritzer, *Garbhāvakrāntisūtra: The Sūtra on Entry into the Womb*. Tokyo: International Institute for Buddhist Studies. 2014. C. Pierce. Salguero, "Reexamining the Categories and Canons of Chinese Buddhist Healing",《中华佛学学报》,第28期,2015年,第35~66页。

② 陈明《印度梵文医典〈医理精华〉研究》一书的第二章对此有过比较深入的讨论,并将佛经中的医学史料与生命吠陀的医籍进行过比较,可以参考。

用《大正藏》的相关文本时，必须对译者、翻译的年代以及相关的内容进行校订，否则会出现很大的误差。我们有必要吸收和利用佛教文献研究以及汉译佛经语言研究等多方面的学者的研究成果。此外，《大正藏》中的文本属于刻本，因此，有必要注意利用敦煌写经以及日本古代写经中的相关史料，因为写本与刻本中的一些医学内容存在出入，需要仔细比较，才能得出正确的史料，并加以研究。此外，要注意到医学文献之间的性质差异。《大正藏》中的"佛教医学"资料的文化背景不同，文本之间的性质不同，有译本、再译本、注疏本、中土撰述等不同的类别，其医学文化的源头有印度医学（或许还有中亚医学的因素）、中医学等差别。因此，应该提醒读者注意，不宜将《大正藏》中的相关史料不加辨析而直接利用。

在传世的汉译密教文献中，有不少的医学知识①。《护诸童子陀罗尼经》、《佛说疗痔病经》、《观世音菩萨秘密藏如意轮陀罗尼神咒经》、《除一切疾病陀罗尼经》、《能净一切眼疾病陀罗尼经》、《迦叶仙人说医女人经》②、《啰嚩拏说救疗小儿疾病经》③、《请观世音菩萨消伏毒害陀罗尼咒经》、《佛说咒小儿经》、《佛说咒目经》、《佛说咒时气病经》、《佛说咒齿经》等密教经典中，或有药方，或有单用医疗咒语，或有密教方术。此外，梵、藏、汉、于阗、回鹘等多个语种文

---

① 正木晃:《汉译本前期密教经典にあらわれた医疗关联记载》，山田庆儿编:《东アジアの本草と博物学の世界》（上），东京：国际日本文化研究セソター，1995年，第202~229页。中山照玲:《〈观世音菩薩秘密藏如意轮陀罗尼神咒经〉观世音火唵陀罗尼药品第六について》，《成田山佛教研究所纪要》第14号，1991年，第87~127页。M.Strickmann, *Chinese Magical Medicine*, ed. by B.Faure, Stanford: Stanford University Press, 2002.

② Prabodh Chandra Bagchi, "A Fragment of the Kāśyapa-Saṁhitā in Chinese," *Indian Culture*, vol.9, no.1, 1942– 1943, pp.53–64. Also Cf., Prabodh Chandra Bagchi, *India and China: Interactions through Buddhism and Diplomacy: A Collection of Essays by Professor Prabodh Chandra Bagchi*, Compiled by Bangwei Wang and Tansen Sen, London-New York-Delhi: Anthem Press, 2011, pp.75–86.

③ Prabodh Chandra Bagchi, "New Materials for the Study of the Kumāratantra of Rāvaṇa", *Indian Culture*, vol.7, no.3, 1941, pp.269–286.

本的《金光明最胜王经》（义净译）中带有密教色彩的"除病品"[①]，专门讲述了印度生命吠陀医学知识。

　　敦煌写经中的密教医学可视为印度佛教医学的分支，其在中土的传播值得探讨。由于种种原因，敦煌写经与《大正藏》中的同一密教文献中的医药内容存在差异，写经有时候能比《大正藏》提供更准确的信息。敦煌密教文献中，论述了较多医学内容的写经有多种，其内容、组成和形制，各有不同，分述如下：

　　S.5379《佛说痔病经》为义净译（《佛说疗痔病经》）。该经内容被佛重说于义净译《根本说一切有部尼陀那》卷二，二者的行文略有出入。

　　P.2665V3《陀罗尼杂集·四天王所说大神咒略抄》，抄录了"蔽人目"、"眼上白浣"、"腰脚痛"、"耳聋"、"青盲"、"阇钝"诸鬼名，相应的咒语以及几种药方。P.2665V3中有几个武周新字，可作为判定其抄写年代上限的依据。其内容系抄录自《陀罗尼杂集》卷七中的"四天王所说大神咒合六十六首"，不仅神咒条文为略抄，六十六首中仅抄录了六首与疗病相关的大神咒，而且次序也略有不同。不过，《陀罗尼杂集》卷七中的"四天王所说大神咒合六十六首"，源出《七佛八菩萨所说大陀罗尼神咒经》卷四中的"四天王所说大神咒经"，因此，P.2665V3的定名宜为《四天王所说大神咒略抄》，因此，它可能有两个来源：《七佛八菩萨所说大陀罗尼神咒经》或《陀罗尼杂集》。若从P.2665V3中抄录的典型药方来判断，其源头或许可水落石出。该药方为"青盲鬼名"之后所附的"用胡椒、安石榴子、细辛、人参、姜末、小豆、麻子，各一铢末，和石蜜浆、蒲桃浆，日咒七遍，乃至七日。用作饼，大如钱许，用搭眼上，以

---

　　① Cf.Prods Oktor Skjærvø, *The Most Excellent Shine of Gold, King of Kings of Sutras: The Khotanese Suvarṇabhāsottamasūtra*. vol.1: *The Khotanese Text with English Translation and the Complete Sanskrit Text*. The Department of Near Eastern Languages and Civilizations, Harvard University, 2004. 段晴：《新发现的于阗语〈金光明最胜王经〉》，《敦煌吐鲁番研究》第9卷，2006年，第7~22页；收入段晴：《于阗·佛教·古卷》，上海：中西书局，2013年，第185~202页。有关《除病品》的研究，可参见陈源源：《〈金光明经·除病品〉梵汉对勘与初步研究》，北京大学硕士研究生学位论文，2005年5月。C. Pierce Salguero, "'On Eliminating Disease': Translations of the Medical Chapter from the Chinese Versions of the *Sutra of Golden Light*", eJournal of Indian Medicine, Volume 6, 2013, pp.21–43. 日野慧运：《大乗仏典に见えるインド医学の一例：『金光明经』〈除病品〉を中心として》，《印度学佛教学研究》第63卷第3号，2015年，第1271~1275页。日野慧运：《义净译『金光明最胜王经』について：第24章〈除病品〉付加部分を中心として》，《インド哲学佛教学研究》第23号，2015年，第39~56页。

水从头后啵之。"《陀罗尼杂集》卷七中用的是"和蜜浆或蒲桃浆",而《七佛八菩萨所说大陀罗尼神咒经》卷四中为"和石蜜浆或蒲桃浆",由此可以判定P.2665v3很可能抄录的是《七佛八菩萨所说大陀罗尼神咒经》。

S.5550摘抄了《陀罗尼杂集》卷五至卷八中的部分咒文,包括天王咒、咒水咒汤咒、护身咒、天女咒等。S.5500虽拟名为《陀罗尼杂集》,实际上与上述的《陀罗尼杂集》不是同一经文,而仅仅是一些陀罗尼杂抄在一起,其中亦无治疗疾病的内容,因此,S.5500改拟为《陀罗尼杂写》较好,以免与《陀罗尼杂集》混淆。又,吐鲁番出土的Ch/U6228(TⅡT 3036)残片存5行,为《陀罗尼杂集》卷七"见一切诸佛从心所愿陀罗尼"中的内容,但未涉及医药。

北7679(出78)号敦煌卷子所抄录的实际上是《陀罗尼杂集》的内容,并非全抄,而是有所挑选(涉及卷一、卷四、卷五、卷六),可拟名为"《陀罗尼杂集》选抄"或"《陀罗尼杂集》略抄"。北7679中有"佛说止女人患血至困陀罗尼"、"治百病诸毒陀罗尼"、"观世音菩萨说除一切眼痛阿(陀)罗尼"等。

北7456(列2)同样是对《陀罗尼杂集》的再摘抄,包括了卷一的"七佛所说大神咒"等。与医疗相关的内容还有卷五的"佛说妇人产难陀罗尼"、"观世音说治五舌塞喉陀罗尼"、"尼乾天所说产生难陀罗尼咒"、"佛说咒谷子种之令无灾蟥陀罗尼"、"恶疮鬼咒"、"咒疥蛊"等①。其中,偶尔也有医方。又,大谷4713也是《陀罗尼杂集》卷三的残片。

S.2392《佛说陀罗尼集经》卷第九,前后残缺,现存"乌枢沙摩身印咒第二"至"乌枢沙摩大身咒第十九"②的内容。其中有不少治疗鬼神病、冷病、气痊、鬼痊、妇人产难等疾病的医方,使用了阿魏药、黑沙糖、蜜、酥、牛乳、蔓菁子及白芥子等药物。

《佛说护诸童子陀罗尼经》有多种写卷,包括S.0988(《佛说护诸童子陀罗尼咒经》一卷)、S.6334(《佛说护诸童子陀罗尼经咒》)、S.6986(《护诸童子陀罗尼经》)、Дх.02091(《护诸童子经》一卷)、BD4544(北8259,冈字44)、BD4378之2(北7679,出字78)、大谷4421残片等写卷。这是比较典型的密教医学写经。

S.5741现存的小标题有"观世音不空羂索心王神咒和眼药法第十一"、"观

_____

① 可参见任继愈主编:《国家图书馆藏敦煌遗书》第18册,北京:北京图书馆出版社,2006年,第6~11页。

② "乌枢沙摩大身咒第十九",《大正藏》本中无"身"字。

世音不空羂索心王神咒疗除一切灾患护持清净法十二"，可见S.5741可称作《观世音不空羂索心王神咒》或《观世音不空羂索心王神咒经》。S.5741中有"和眼药法第十一"，录文如下：

> ［　］雄黄，我今次说和眼药法。若欲得法成就者，咒
> ［　］好摩是雄黄那叱罗、牛黄、橭苏味啰是石青
> ［　］相和、香帛果（裹）之。以白月十五日身受斋式洗浴
> 清净，著新衣服。以香花供养观世音菩萨，想念
> 诸佛，像前作一小坛，取阿尸摄茂他树叶著中心，
> 药安其上，结跏趺坐，诵不空羂索咒八百［遍］
> 即端心正住，至药烟起，复现焰光炽赫［　　］
> 融，当自念言：其药今属于我，即须结［　　］
> 诵此擎取药咒曰①：

S.5741中的"摩是雄黄那叱罗"七个字的次序有误，应该为"摩那叱罗是雄黄"，其中的"是雄黄"三字为夹注，而不是正文。"摩那叱罗"是梵语Manaḥ-śirā的音译，即指雄黄。《陀罗尼集经》卷五〈毗俱知救病法坛品〉："若人欲得安怛啰二合陀那，取摩那叱啰唐云石雄黄也、蜜陀僧二物，等分，共捣为末。"②S.5741中的"橭苏味啰是石青"七个字的抄写也不正规，其中的"是石青"三字亦为夹注。《不空羂索陀罗尼经》（北天竺婆罗门大首领李无谄译）中对应的三种药物为"雄黄、牛黄、苏毗啰安善那"③；《不空羂索陀罗尼自在王咒经》（唐天竺三藏宝思惟译）中对应的三种药物为"雄黄、牛黄及苏毗罗眼药"④，可见，"苏味啰"与"苏毗啰"、"苏毗罗"是同一药物的不同译名而已，是梵语Suvīraka–（añjana–）的音译。而"苏味啰"前面的"橭"字，当为衍字。实际上，"苏味啰"与"石青"并不是同一种矿物质，不过，二者均可以治疗眼病或者装饰眼睛，所以，才会出现将"苏味啰"注释为本地熟悉的"石青"的现象。

---

① 录文参见林世田、申国美编：《敦煌密宗文献集成》中册，北京：中华全国图书馆文献缩微复制中心，1998年，第512~513页。
② 《大正新修大藏经》第18册，第832页下栏。
③ 《大正新修大藏经》第20册，第414页上栏。
④ 同上，第426页中栏。

S.5741的"和眼药法第十一",与《不空羂索陀罗尼经》的"不空羂索明主咒王成就安善那药品第十一"、《不空羂索陀罗尼自在王咒经》卷中的"成就眼药分第十一"的内容相似,均为治疗眼病的药方。其中,"安善那"对译梵语añjana,是眼药的总称。这三者("和眼药法第十一"、"成就安善那药品第十一"、"成就眼药分第十一")可以视为同本异译的关系[1]。S.0232尾题《观世音不空羂索王神咒功德法门名不空成就王法》,实际也是《观世音不空羂索心王神咒》的一部分[2]。李小荣认为,S.0232"极可能与S.5741出于同一经卷",而实际上,二者是可以拼接的,S.0232首行的"若能至心"就是S.5741末行的上半部分所缺的四个字,而且"心"字与其后的"诵"字刚好能把S.5741同S.0232拼接在一起。可以说,S.5741+S.0232即《观世音不空羂索心王神咒》残卷。从S.5741+S.0232现存的全部文句的细致比定来看,《观世音不空羂索心王神咒》与《不空羂索陀罗尼经》和《不空羂索陀罗尼自在王咒经》之间,虽然也有不少的差异,尤其是其中的"疗除一切灾患护持清净法十二"与后两部经的"禁诸鬼神所著品第十二"和"成就除鬼著病法分第十二"的名称不同,但内容基本能够对应,确实是同本异译的关系。

敦煌本《欢喜国王缘》中所谓"便唤医师寻妙药,即求方术拟安魂"[3],也可以用来描述密教医疗活动中的仪轨。这一类的仪轨中,包括了坛场、曼陀罗、印法、符法、水法、烟法等。比如,北7468(官15)《如意轮王摩尼别行印》中有一组手指押印法:

> 以头指恰(押)大母指,此(令)一切诸病人疼痛便差。
>
> 以头指恰(押)大母指下节文,令病人得睡。
>
> 以头指恰(押)大母指背上节文,温(瘟)疟除差。……
>
> 以大母指恰(押)小指甲上,余三指直申,令缚病人速得心闷(开)。
>
> 以大母指恰(押)小指背上节文,令鬼神早放病人。
>
> 以大母指恰(押)小指背中节文,令病人速得除差[4]。

---

① 李小荣:《敦煌密教文献论稿》,北京:人民文学出版社,2003年,第13页。

② 图版见林世田、申国美编:《敦煌密宗文献集成》下册,北京:中华全国图书馆文献缩微复制中心,1998年,第521~541页。

③ 黄征、张涌泉校注:《敦煌变文校注》,北京:中华书局,1997年,第1090页。

④ 参见黄永武主编:《敦煌宝藏》第106册,台北:新文丰出版公司,1984年,第349页。

这是比较简易的指法，能凭借密教的威力，迅速获得祛病之效。

S.2498《洗眼符难产符等》："凡欲书符及印，身行用法，皆与朱砂验酢研之，书画并吞，取井华水，如急待，用军荼利小心咒，即廿一遍，咒水下符。"S.6978《观世音冶头痛咒》："书华（桦）皮著纸上，书咒文，烧作灰，使妇人水中服之。"北7456中抄录了与《七佛八菩萨大陀罗尼神咒经》中相同的内容："书桦皮若纸上，书咒文，烧作灰，使妇人和水中服之，即便生。"其法亦同《陀罗尼杂集》卷五和卷八的"尼乾［陀］天所说产生难陀罗尼咒"："书桦皮若纸上。书咒文，烧作灰。使妇人［和］水中服之，即得分身。"此外，敦研010B《佛说祝毒经》是一件比较简短的敦煌逸经[①]，主要用咒语来祛除毒蛇和毒之危害，未涉及使用药物。P.3835Vh抄录了破伤方、小儿夜啼方、牙痛方等，都是咒语一类。

S.5460开篇为"发愿文"，其后题"《千手千眼观世音菩萨广大圆满无碍大悲心陀罗尼经》卷第一"，首残尾缺，医方部分不存。现存文本中有一个多出来的夹注："补陀落［迦］山：海岸孤绝山是也。"中村不折旧藏098写经，首题"《千手千眼观世音菩萨广大圆满无碍大悲心陀罗尼》 西天竹（竺）国沙门伽梵达摩译"，经文的第一和第二行与S.5460一样，也有一个多出来的夹注："补陀落［迦］山：海岸孤绝山是也。"[②]

S.1405是抄写完整的《千手千眼观世音菩萨广大圆满无碍大悲心陀罗尼经》，但与《大正藏》本《大悲心陀罗尼经》相比，其中恰恰缺了与《治病合药经》相应的药方部分，是从"命终往生阿弥陀佛国"直接抄到了"佛告阿难：若为富饶……"同样地，中村不折旧藏098写经中虽保留了部分的药方，但该写本的经文次序与《大正藏》本不同，从经文开篇，抄至"命终往生阿弥佛国"，随后抄写的是"佛告阿难：若为富饶种种珍宝资具者"，结尾则为"皆悉欢喜，奉教修行"。这部分的经文中并无药方的部分，而是空一格之后，另题"《千手千眼陀罗尼经》"，从"日光菩萨为受持大悲心陀罗尼者"，到"远离一切诸怖畏故"，其后则为"佛告阿难：此观世音菩萨所说神咒真实不虚"，引出药方部分。可见，S.1405与中村不折旧藏098写经的前半部分是相同的，为《千手千眼观世音菩萨广大圆满无碍大悲心陀罗尼经》，而中村不折旧藏098写

---

① 苏晋仁：《敦煌逸经〈祝毒经〉考》，《中国史研究》，1986年第1期，第69~73页。

② 磯部彰编：《台东区立书道博物馆所藏中村不折旧藏禹域墨书集成》卷中，东京：二玄社，2005年，第140~143页。此见第140页。

经的后半部分《千手千眼陀罗尼经》才是《治病合药经》相应的药方部分。不过，所谓的《千手千眼陀罗尼经》与《治病合药经》也不尽相同，其前面的日光菩萨一段文字，却是《治病合药经》中所没有的。所以，S.1405与中村不折旧藏098写经这一版本是否表明《大悲心陀罗尼经》原本中就没有《治病合药经》的内容？换言之，《治病合药经》也有可能不是从《大悲心陀罗尼经》中别生，而是有人将《治病合药经》穿插到了《大悲心陀罗尼经》之中。

S.1210开篇残缺，经题不存，但文本中间有"上"和"《千手千眼陀罗尼经》中"，这说明S.1210抄写的是三卷本，此处的《千手千眼陀罗尼经》与《大正藏》本《大悲心陀罗尼经》的次序不同，但保留了药方部分。S.1210其后所抄为义净译《千眼千臂观世音菩萨陀罗尼神咒经》，其中也有一个药名夹注，即"舍多婆利外国药名"，很可能是梵语śatapati的音译。S.1210最后的尾题则为《千手千眼观世音菩萨陀罗尼神咒经》。

P.2291首残，末尾未抄完，抄写至"菓树兼咒水洒着树上，虫不敢食果也"。其尾题"《千手千眼陀罗尼经》西天竺伽梵达摩译"，P.2291另注明了抄写之人和时间，即"开元廿七年弟子王崇艺写"。P.3437首残，末尾抄写情况同P.2291，至"虫不敢食果也"为止。P.3437尾题"《千手千眼大悲陀罗尼经》西天竺伽梵达摩沙门于于阗译"。

《治病合药经》中也有药方不见于《大悲心陀罗尼经》的，比如，"若有小儿口中生疮不能食者，取黄连根，细捣筛下，以和男子母乳汁。咒三七遍，涂口疮上即差。"[1]此药方就不见于后者。此方中使用了中药"黄连根"，而在汉译佛经中，"黄连"一名较为罕见。其中，萧齐时期的僧伽跋陀罗译《善见律毗婆沙》卷十五〈舍利弗品〉云："卢揵者，黄连也。"[2]这不是对原文的翻译，而是译者用中土的"黄连"一名，对"卢揵"的解释。因此，《治病合药经》中的这条使用了"黄连根"的药方，很有可能是一条中药方，是被人添加到该佛经之中的。《千手千眼观世音菩萨治病合药经》中的方剂，汉译时采用"中医化书写"，这或许是密教经典翻译药方时所采用的一个共同模式。印度、西域药方的书写次序一般为：先列药名，再列药物配制、使用，最后为主治病症、疗效。而中古时期的一个中药方的构成模式通常为：先病症，再列药物、配制、使用，最后为效果。

---

① 《大正新修大藏经》第20册，第105页中栏。
② 《大正新修大藏经》第24册，第780页下栏。

被当作是佛经文字的俄藏写本Φ281，也是一种典型的密教医学抄本。其中描述了十一种形状的药物，即师子形药、虾蟆形、龙形、人形、封牛形、羖羊形、金翅鸟形、马形、象形、龟形、虎形等，而师子、封牛尤其是金翅鸟是比较典型的印度文化的代表符号。这十一种虽然不同于黄道十二宫或者九曜的星神图像，与占星术知识没有太密切的关系，但Φ281的末尾特别强调在鬼宿直日使用这些咒语与法门，说明它并没有与占星术完全脱离，而仍然从属于印度占星术的文化氛围。Φ281《服药咒》中不仅有神像、仪轨和较为多样的咒语，还有简要的药方，并特别列举了这些药方所存在的神奇与超能的效用。Φ281《服药咒》中的主要药物有"羯耻那牛酥"，从注释"此是煎以卅二药为之"来看，这是用卅二种药煎成的一种复合药酥。"羯耻那"一名很可能是梵语kaṭhina的音译，意思是"坚硬的、坚固的"。"的德稽说牛酥"的注释为"梵音云苦，此酥药煎"，意即苦药酥。"的德稽说"的"的德"二字对应梵语的tikta–，意思为"苦"。"稽说"二字的对音，或许为ghṛta，意思为"酥、牛酥"。其中的"说"可能是"陀"字之误。在生命吠陀典籍中的"苦酥药"（tikta-ghṛta）、"苦酥油"（tikta-sarpi）之类的药方，或者与"的德稽说牛酥"有密切的关系。"莫诃的德牛酥"的注释为"梵音大苦酥煎"，即指"大苦酥药"（mahā-tikta-ghṛta），"莫诃"是梵语mahā-的音译，意为"大"。"莫诃的德"，对应梵语mahā-tikta-，意思为"大苦"。同名的"大苦酥药"方在生命吠陀中使用较多，在库车出土的《鲍威尔写本》中也出现过，是一种常见的药方。此处的"莫诃的德牛酥"与"大苦酥药"方很可能是大致相同的药方。"侄预驮牛酥"的注释为"梵音云辛酥煎"，"侄预驮"是梵语kaṭuka的音译，意思就是"辛"，属于常见的六种味道之一。"侄预驮牛酥"应该是kaṭuka-ghṛta的对应。Φ281《服药咒》中还有羖羊乳、水牛乳、讫野那牛酥、羊酥、羯野那牛酥等药物，主要是牛羊的乳制品之类，这是比较典型的印度生命吠陀医学的配药方式，与中医有相当大的差异。就Φ281《服药咒》的抄写地与书写的时间而言，该卷子可能不是出自敦煌，而有可能是黑水城的产物，其抄写的时间也要稍晚于大部分的敦煌文献，笔者推测其译写于五代宋初之际。这个时间段也符合宋初翻译了大量密教经文的历史背景。

第三节　敦煌、吐鲁番与周边及域外的医事互动

作为丝绸之路上的交通要道，敦煌、吐鲁番与周边以及域外地区除了药物

贸易、医籍的译传、药方的互用之外，还有一些医事方面的具体互动。这些互动与交流的情况也较为多样化，既有显性的，也有隐性的，是中外文化交流大潮的一部分。

一、敦煌与于阗的医事互动

于阗是沿塔克拉玛干沙漠丝绸之路南道的一个文化重镇。于阗地区的出土文物提供了有关古代于阗医药实际使用的珍贵信息。新疆洛浦县山普拉墓地出土了两种香囊，里面分别保留着香料膏丸和球形香丸①。"墓葬中还发现膏丸和苦豆子，以及银白色片叶状物、红色和乳白色粉末状物品。膏丸多在小袋里，可能是香料，所以盛放膏丸的袋称作香囊……银白色片叶状物、红色和乳白色粉末状物多包扎在小绢布里，小纸包里包扎着乳白色粉末状物品。"②出土香药丸的这两座墓，属于山普拉早期墓葬，年代范围大致在公元前55年至公元110年之间。正如唐代墓志铭中所谓的"既而神香遥远，空传西域之名"，这些香药膏丸当来自于阗以西的地区（印度或者波斯），反映了香药在于阗的早期使用，也是丝绸之路商业贸易繁荣景象的一个缩影。"银白色片叶状物"可能是薄荷叶，"红色和乳白色粉末状物"应该就是磨成药散的草药。山普拉早期墓葬中还发现了薏苡籽。薏苡籽、薏苡仁，乃常用中药的上品，"久服轻身、益气"。《后汉书·马援传》记载建武二十年（44）秋，伏波将军马援班师时，从交趾带回薏苡。在薏苡的南北诸品种中，"交趾者子最大"。马援带回薏苡实之事与于阗山普拉早期墓葬的年代相吻合。山普拉墓葬中有用薏苡籽做成的串珠，形状大小类同真珠，应该就是来自南方的品种。正是由于薏苡籽有"久服轻身"的效果，于阗才从南方贩运或进口。在墓中放置的这些草药，或许与灵魂再生有关，是中原企求长生的风气传入于阗的实物证据。这些药草也反映了公元前后于阗人的药物认识水平。

于阗麻札塔格出土了至少3件汉语医学残卷，即《医书残片》、《服药符箓仪轨》和《驱祟方》③。第一件Mr.tagh.0630（Ma 467）《医书残片》，即Or

① 新疆维吾尔自治区博物馆、新疆文物考古研究所：《中国新疆山普拉——古代于阗文明的揭示与研究》，乌鲁木齐：新疆人民出版社，2001年，第31、32页；图234、241。

② 同上，第32页。

③ 后两件残卷的图版分别见于俄罗斯科学院东方研究所圣彼得堡分所等编：《俄罗斯科学院东方研究所圣彼得堡分所藏敦煌文献》第6册，上海：上海古籍出版社，1996年，第160页、第326页。

8212/720。残存5行，第2~5行文字夹杂小注，主要文字有"妇人不用"、"鸡鸣"、"两枚"、"以骨石、鸡子"、"五谷米粟之属"、"梳刷"等①。从文字分析，此残片似乎涉及对有关药物的说明，属于本草性质，但具体涉及哪部医书，尚未明了。第二件Дх.00263《服药符箓仪轨》，由21个小碎片组成，残存的文字没法连读，仅有"断食"、"生铁"、"向厕上着"、"八字者"、"出之捣筛"、"白素药"、"丸如麻子许"、"口风吹成"、"药亦须严"、"盈满虚空"、"[朱]笔书一[符执之]"等字以及符咒笔画。该件文书可能是佛教密宗、道教方术与医学的混合体，内容来源亦待细考②。第三件Дх.00506V《驱祟方》。正面为"十二月壬气"。背面存17行，主要描述各日的鬼祟作怪、病人的症状以及驱祟的方法。录文如下：

> [ ]鬼字小光，在午地，去舍九十步，□□[ ]／□[申]日小除，戌日大差，生死忌丑日。巳日，病者不[ ]／□□，病人赤黑色，头痛，咽呗（喉）缲，直（？）手[ ]／蹉跌，所病见血，祟在养鬼，灶君不去，虚耗[ ][鬼]／字叔孖，各（名）阿贵，在舍东寅地，去舍七十步，以[ ]／差，生死忌丑日、寅日。　午日，病者小困，生者[ ]／知小困不死，其病人赤色，头嗔（颈）疆（僵）直，咽喉[ ]／生热，起卧不安，祟在灶君、丈人、土公，[ ]／祟，病人狂言恍惚，自视冥冥，鬼家伯（？）[ ]／香火备，人伐（代）送走，伐日不除，□日大差，[ ][天]／上娇（娇）女，主知人命，故之（知）不死，其患者寒热，[ ]／大小便难，令人吐送（逆），好食生令（冷），祟在水[神，　]／鬼，男差女重。鬼字何咒，名公神ˇ（神公），在辰[日]，／香火伐（代）送，亥未日小除，丑日大差，忌卯日。申[日　]／之（主）薄（簿），主生人命，故知不死，病人头痛、寒热[ ]／手足燥疼（痒？），[　　][祟]在地君、丈[人　]／[　]步，以[　]

术数文献中有涉及医疗的部分，是中古汉文化的一个特色。学界认为此件残卷的性质是"为病人祛除病邪的祝由术"，或者是与属于发病书一类文献中

---

① 录文见陈国灿：《斯坦因所获吐鲁番文书研究》（修订本），武汉：武汉大学出版社，1997年，第528页。
② 王卡：《敦煌道教文献研究——综述·目录·索引》，北京：中国社会科学出版社，2004年，第154~155页。

的"推得病日法"同样性质内容的不同抄本①。Дx.00506V中作祟致病的神灵有灶君、丈人、土公、地君、水鬼等，这些都是敦煌文献中常见的中土神谱中的成员。由上可见，于阗所出的汉语医学文献数量虽少，但涉及的内容并不单一，而且能证明隋唐宋初时期，与医疗相关的术数、佛道杂术以及中医在于阗的传播与应用。

中古时期，于阗与敦煌的经济、文化交往一直较多，特别是在10世纪于阗国与归义军政权下的敦煌有极其密切的往来②，敦煌藏经洞出土的于阗语写本就是很好的证明。于阗语医学文献按照地点来分，其一为敦煌出土，其二为于阗当地出土。现存文献虽多出自敦煌，但大部分不是创作或抄写于敦煌，而是来自和田（于阗），是人们从和田地区带到敦煌来的。除《医理精华》、《耆婆书》等于阗语译本之外，敦煌所出于阗语写本中还有一些医方残卷，其中的IOL Khot S.9（= Ch.00265（c2）），共存42行，含20个丸药方，前14个主治红肿，后6个用来消除肝脏肿胀③。另一件IOL Khot 9/3，仅存两行，应该是两个药方，前一行的内容为："糖蜜（gula，沙糖）与牛奶合煮。它应该温服。它（此剂药）可利尿。"此方可与印度《医理精华》比较："葡萄粉、糖、莲藕粉加上乳浆；或者热牛奶加上粗糖；根据各自的体力情况，饮服之，可治闭尿症。"（Si.18.17）二者均使用了牛奶加粗糖，温服。说明这个药方与印度医学有关。后一行的内容为"4分的甘松香，4分的青木香……"，残缺太多，无法追

---

① 黄正建：《敦煌占卜文书与唐五代占卜研究》，北京：学苑出版社，2001年，第143页。有关敦煌"发病书"的研究，参见Donald Harper, "Iatromancie," in Marc Kalinowski（eds.），*Divination et Société dans la Chine Médiévale: Étude des Manuscrits de Dunhuang de la Bibliothèque National de France et de la Brithish Library*, Paris: Bibliothèque Nationale de France, 2003, pp.471–512. Donald Harper, "Dunhuang iatromantic manuscripts P.2856 R° and P.2675 V°," in Vivienne Lo and Christopher Cullen（eds.），*Medieval Chinese Medicine: The Dunhuang medical manuscripts*, London and New York: Routledge Gurzon, 2005, pp.134~164. 刘永明：《敦煌道教的世俗化之路——敦煌〈发病书〉研究》，《敦煌学辑刊》，2006年第1期，第69~86页。陈于柱：《敦煌吐鲁番出土发病书整理研究》，北京：科学出版社，2016年。

② 参见荣新江：《归义军史研究——唐宋时代敦煌历史考索》第1章第1节"归义军大事纪年"，上海：上海古籍出版社，1996年，第1~43页。另参见荣新江、朱丽双：《于阗与敦煌》，兰州：甘肃教育出版社，2013年。

③ P.O.Skjaervø, *Khotanese Manuscripts from Chinese Turkestan in the British Library: A Complete Catalogue with Texts and Translations*, London: The British Library, 2002. pp.487–489. 汉译文见陈明：《殊方异药——出土文书与西域医学》，北京：北京大学出版社，2005年，第34~35页。

溯其来源。还有一件残片Or.12637/71.2，共3行，也无法判断该件文书的具体来源。此外，IOL Khot 38/5的A面为宗教文献，共17行，B面为一封信。A面的最后两行与前文无关，而是列出了七种药物的名称，或许是一个药方："（16）长胡椒、姜、黑胡椒、千里光的根、蒺藜根、芦笋、葡萄……（下残）"[1]此处的长胡椒、姜和黑胡椒，就是印度生命吠陀常见的"三辛药"。不过，于阗语医方中很少使用"三辛药"、"五种根药"一类的集合名词，而是将其中的每一个成分单列出来。

由于有于阗人住在敦煌，两地在医药方面也有直接的交流。《于阗天寿二年九月弱婢佑定等牒》的Дх.6069/1部分就直接涉及了这方面的情况，该牒录文如下：

> 更有小事，今具披词，到望／宰相希听允：缘 宕泉造窟一所，未得周毕，切望／公主、宰相发遣绢拾匹、伍匹，与砲户作罗底买来，／沿窟缠里工匠，其画彩色、钢铁及三界寺绣／像线色，剩寄东来，以作周旋也。娘子年高，气冷／爱发，或使来之时，寄好热细药三二升。又绀城细𮑳□／三、五十匹东来，亦乃沿窟使用。又赤铜，发遣二、三十／斤。

> 又咨阿郎宰相：丑子、丑儿要玉约子腰绳，发遣两鞊。又好箭三、四十只，寄／东来也[2]。

据张广达、荣新江考证，于阗天寿二年（964）是敦煌与于阗交往相当密切的年份。佑定是服侍留在敦煌的于阗太子和公主等的弱婢，"年高"娘子是生活在敦煌的某位于阗太子的配偶[3]。10世纪敦煌从于阗进口或者携带到敦煌的物品主要有白玉、花毡、毡褥、菲锦绫、紫锦绫、水银、鍮石、瑟瑟、珠子、紫草等[4]。上面的这封信则明确反映于阗使节往来敦煌时所携带的物品中就有一些

① P.O.Skjaervø, *Khotanese Manuscripts from Chinese Turkestan in the British Library*: *A Conmplete Catalogue with Texts and Translations,* London: The British Library,2002, p.263.

② 录文见张广达、荣新江：《十世纪于阗国的天寿年号及其相关问题》，《欧亚学刊》第1辑，1999年，第183~184页。

③ 同上，第181~192页。荣新江：《再论敦煌藏经洞的宝藏——三界寺与藏经洞》，《敦煌学新论》，兰州：甘肃教育出版社，2002年，第8~28页。

④ 荣新江：《于阗花毡与粟特银盘——九、十世纪敦煌寺院的外来供养》，胡素馨主编：《佛教物质文化——寺院财富与世俗供养国际学术研讨会论文集》，上海：上海书画出版社，2003年，第246~260页。郑炳林：《晚唐五代敦煌贸易市场的外来商品辑考》，载《敦煌归义军史专题研究续编》，兰州：兰州大学出版社，2003年，第359~424页。

药物。所谓"好热细药"即是一剂细细研磨过的、质量好而有效的、用来治疗"气冷"病的热药。热药的功能就是主治"身内风发,便令体冷"或"身中冷气起"之症。后秦弗若多罗译《十诵律》卷二十六的"七法中医药法第六"记载了一个医疗故事:"佛在舍卫国,佛身中冷气起。药师言:应服三辛粥。佛告阿难:办三辛粥。阿难受敕,即入舍卫城,乞胡麻、粳米、摩沙豆、小豆,合煮和三辛,以粥上佛。"①用三辛(干姜、胡椒、毕钵)这类热药治身中冷气的方法,与治疗年高娘子的"气冷爱发"颇相符合。来自于阗的这类"好热细药"与印度有着渊源关系。此信中实际暗含了一条从印度经过于阗到敦煌的医学交流的轨迹。

生活在敦煌的于阗人,在面临疾病时,除延医疗病之外,还会祷告神灵,祈请发愿。S.980《金光明最胜王经卷二题记》云:

> 辛未年二月四日,弟子皇太子暄为男弘忽染痫疾,非常困重。遂发愿写此《金光明最胜王经》。上告一切诸佛、诸大菩萨摩诃［萨］及太山府君、平等大王、五道大神、天曹地府、司命司禄、土府水官、行病鬼王、疫使、知文籍官院长、押门官、专使、可嘡官,并一切幽冥官典等。伏愿慈悲救护,愿弘疾苦早得痊平,增益寿命。所造前件功德,唯愿过去、未来、见在数生已来所有冤家债主、负财负命者,各愿领受功德、速得生天②。

此题记作者自称为"皇太子暄",可能是住在敦煌的于阗太子③。辛未年,池田温认为可能是911年④,也有的学者推论为971年。如果是911年的话,于阗王李圣天是912年即位,或许这位皇太子李暄就是李圣天。他为儿子李弘患痫疾而发愿抄写了《金光明最胜王经》(另见P.3668《金光明最胜王经卷九题记》)、《妙法莲华经》(日本龙谷大学图书馆藏《妙法莲华经卷六题记》)等几部佛经,祷告神灵,包括"行病鬼王、疫使"等司疾病的鬼神。除抄经外,获取功德以祛除疾病的手段,还有赞助绘画等方式。P.2812《于阗宰相绘画功德记》

---

① 《大正新修大藏经》第23册,第187页上栏。
② 郝春文、金滢坤编著:《英藏敦煌社会历史文献释录》第四卷,北京:社会科学文献出版社,2006年,第458~459页。
③ 井ノ口泰淳:《大谷探检队将来西域文化资料选》,京都:龙谷大学,1989年,第36页。
④ 池田温:《中国古代写本识语集录》,东京:东京大学东洋文化研究所,1990年,第454~456页。

即云："已躬清吉，得贤圣而护持；患疾痊除，静四支而克顺。"于阗文 P.3510《从德太子发愿文》（拟）中的第40小节和第41小节，均含有祛除疾病的愿望[①]。于阗文 P.2027V 是于阗公主的发愿文，也是为儿子患病而写的[②]。

敦煌文书中记载了来自于阗的人士或者人们在于阗的医疗经历。S.6551《佛说阿弥陀经讲经文》的开篇部分还记载了另一位在于阗患病的西行求法僧人：

> 但少（小）僧生逢浊世，滥处僧伦，全无学解之能，虚受人天信施。东游唐国幸（华）都，圣君赏紫，丞（承）恩特加师号。拟五台山上，松攀（攀松）竹以经行；文殊殿前，献香花而度日。欲思普化，爰别中幸（华），负一锡以西来，途经数载；制三衣于沙碛，远达昆岗。亲牛头山，巡于阗国。更欲西登雪岭，亲诣灵山。自嗟业鄣尤深，身逢病疾。遂乃远持微德，来达此方，睹我圣天可汗大回鹘国，莫不地宽万里，境广千山，国大兵多，人强马壮[③]。

据考证，此讲经文的作者大约于公元930年前后登访五台山[④]。该僧的游历路线是：东游至长安，至五台山，再西行至于阗国，然后返回到西回鹘王国。他的"身逢病疾"，无疑是由于长途远游，历经不同气候的区域，从而引发身体的疾病所致。他是在巡礼于阗国时生病，也很可能在当地寺院中得到了治疗，才能在身体康复的情况下东归。

敦煌和于阗两地往来的僧人，难免三病两痛，需要得到治疗。P.3718~2《范和尚邈真赞》记载，长兴二年（931），从敦煌出使于阗的僧政范海印，受到于阗国王的"重供珍琏"，后突然生病，"鹊公来而无痊；数设神方，天仙降而未免"，不久就如"桂树菱凋"。所谓"鹊公"是指上古名医扁鹊，而"神方"与"天仙"显示在医疗过程中，除了医方之外，必然有祈祷神灵之类的宗教疗法。到达敦煌的于阗僧人面临病困时，也会得到敦煌僧人的照料。S.4711V《为于阗云游僧法因求住三界寺禅院状》云：

---

① 张广达、荣新江：《于阗史丛考》，（增订本），北京：中国人民大学出版社，2008年，第51页。

② 段晴：《西域的胡语文书》，《敦煌与丝路文化学术讲座》第2辑，北京：北京图书馆出版社，2005年，第48页。

③ 录文见黄征、张涌泉校注：《敦煌变文校注》，北京：中华书局，1997年，第679页。

④ 张广达、荣新江：《有关西州回鹘的一篇敦煌汉文文献》，《北京大学学报》，1989年第2期，第24~27页。

辄有小事，具状咨闻，将露轻言，尤怀进退。每见于阗僧法因，投
担／云游国土，只似浮萍。今接（届）值初冬而冷气凌身，向寺宣而全无
住处。幸望／大师特开悲愍，广济黎民。悯悒千里之僧流，行住以／同于
一馆。伏睹三界寺内，禅院极宽。今若安置客／人，后乃必有重答。语虽
（下缺）①

当法因初冬面临"冷气凌身"的困难时，敦煌某僧人就具状请求将其安置
在三界寺禅院内。10世纪末，于阗僧人往来敦煌者众多，其中也有在敦煌病故
的，由归义军衙内安排助葬，据S.1366《庚辰（980）至壬午年（982）归义军
衙内面油破历》，在太平兴国六年（981），"于阗罗阇梨身故助葬细供十分，胡
［饼］五十枚，用面四斗四升，油八合"。②这些也表明了归义军时期于阗和敦
煌两地僧人在医疗照顾方面的紧密联系。

二、吐蕃与敦煌、于阗的医事互动

吐蕃自从7世纪势力强盛之后，与唐朝争夺西北地区。敦煌也在一段长时
期内落入吐蕃之手。敦煌出土的吐蕃医学文献的来源有多种，既有由吐蕃政
府组织翻译和编著的医学典籍，收藏在官方机构（即"库藏"）之中，比如，
P.t.1057《医疗术》（一）乃是"取开自府库的治疗各种疾病的医方"，"如能按
照这里列举的各种医疗办法去做，是为上等良医也"。③也有来自吐蕃民间流传
的医学文本，P.t.127《火灸疗法》（一）的末尾明确指出："本外科手术疗法医方，
并非出自库藏，是在搜集所有医方的基础上，再结合象雄的疗法而写成。"④

在敦煌流传的吐蕃医学文本中，有来自印度的医疗知识，也有来自波斯、
突厥等地的医疗用品，如突厥地方的锥针、波斯锦、波斯纸等。"P.t.1054V
藏医方残卷，存有药油、泻剂等5个药方，涉及约30种药物和配料。半数以

---

① 录文见张弓：《〈英藏敦煌文献〉第六卷叙录》，宋家钰、刘忠编：《英国收藏敦煌汉
藏文献研究——纪念敦煌文献发现一百周年》，北京：中国社会科学出版社，2000年，第
160页。

② 郝春文、金滢坤编著：《英藏敦煌社会历史文献释录》第五卷，北京：社会科学文献
出版社，2006年，第415~416页。

③ 罗秉芬主编：《敦煌本吐蕃医学文献精要》（译注及研究文集），北京：民族出版社，
2002年，第15~21页。

④ 同上，第25~30页。

上植物药药名为梵语音译名，说明它们源自印度阿尤吠陀医书。据此推测，P.t.1054V残卷的底本是8~9世纪期间在西藏编译的，残存的是原书讲药油方剂的部分。"① P.t.1044论述"火灸疗法"中明确指出："本医方是从印度王土搜集的外科手术疗法之一。这种被称为神幻仙人'哈达那切塔'的火灸疗法，必须算准火灸的日期与体内值日神不相冲撞方可进行。"

从敦煌残存的吐蕃医学写本来看，吐蕃本地的本教（苯教）疗法与方术也是不可忽视的。S.t.756《医疗术长卷》的"人被狂犬所咬的疗法"中指出，首先就要"按本教仪轨制药水（神水）三十次，将所有祭鬼代替品制成药"。"患肉毒症和因食生肉而患的狐臭病，立即举行本教（送鬼）仪式。可治夜臭、僧臭、土（粪）臭、妖臭和无尾地鼠臭等。"②

吐蕃不仅与敦煌有医事互动，而且与于阗也存在医事的交流。吐蕃攻击过唐政府管辖下的西域地区的安西四镇，而且不止一次占领过于阗地区，于阗与吐蕃的关系相当密切。吐蕃文献中称于阗为"黎域"（Li-yul）等③。直接记载于阗情况的敦煌藏语文献有《于阗国授记》（Li-yul lung-bstan-pa）和《于阗教法史》（Li-yul-chos-kyi lo-rgyus）等④。从敦煌、米兰等地出土的吐蕃文（古藏文）文献中，我们得以了解到古代吐蕃时期的藏医学状况以及多种医疗习俗⑤。

吐蕃占领于阗时期，麻札塔格（即神山堡，Sheng-shan）是当时吐蕃在于阗最高长官的驻锡之地。出自麻札塔格的古藏文残卷提供了这方面的一些信息。这些残卷多为吐蕃士兵送给上级的报告或者给亲友的书信，内容涉及患病的士兵及其医疗，甚至生病的马匹，还有送给对方作礼物的药品等。据托马斯（F.W. Thomas）编写的《敦煌西域古藏文社会历史文献》第2卷，麻札塔格与

① 刘英华、甄艳：《敦煌藏医写卷译释（下）——方书内容研究》，《中华医史杂志》，2016年第4期，第238~242页。

② 罗秉芬主编：《敦煌本吐蕃医学文献精要》（译注及研究文集），北京：民族出版社，2002年，第1~14页。

③ 丹曲、朱悦梅：《藏文文献中"李域"（li-yul，于阗）的不同称谓》，《中国藏学》，2007年第2期，第83~94页。

④ Geźe Uray, "The old Tibetan sources of the history of Central Asia up to 751 A.D.: a survey," in J.Harmatta（eds.）, *Prolegomena to the Sources on the History of pre-Islamic Central Asia*, Budapest: Akadémiai Kiadó, 1979, pp.288~290. R.E.Emmerick, *Tibetan texts concerning Khotan*, London: Oxford University Press, 1967. 王尧、陈践：《于阗教法史——敦煌古藏文写卷P.T.960译解》，载《敦煌吐蕃文献选》，成都：四川民族出版社，1983年，第140~159页。

⑤ 同②。

医疗相关的资料摘录如下。

编号0515的纸质书信："班牙与尼赞禀呈班吉：请你回复，你的病情是否令人担忧……我们未送药品。我们请求你不要失望……我们祈祷，愿你贵体早日康复。"[1]这是慰问对方的病情，还提到了"未送药品"。这与下文（"送三种药"）联系起来，正反映了从麻札塔格向吐蕃运送药品是当时的常情。

编号a.ii.0078的木简："于阗玉姆（Ho-tong Gyu-mo）的两个吐蕃人、两个于阗人，救护病人担架（Thag-bar Rtses-byin）。"[2]此处涉及患病士兵的转运。

编号a.v.0015的纸质函件："……我因病初愈，就将这个士兵招了回来。"[3]此处涉及发信人的病情。

编号0517的纸质书信："鼎呈大人达宁：聂蔡之陈述书。询问士兵之后，方知大人甚为自己的健康担忧，我心十分不安，我怕我将受到谴责……当病情稍有好转……驼峰和少量的大米。一个不大聪明的人……祝尼科洛身体健康……祈求康复。疾病……病情好转时，我祈求能见面……我年老的父亲身体一直不好（忧伤？），你是否能够……立刻写一些意见……健康。"[4]这是聂蔡对达宁大人健康情况的询问，并为之祈福[5]。出自敦煌的汉文吉凶书仪中也有类似的问疾书，可资比较。

编号b.i.002的木简中记载了一个运输大队的物品清单，有青稞、丝绢、白银、黄金、酥油和药花等等[6]。其中的药花应该即藏红花，可以作药用和染料。

其中最重要的一封书函（第97条，b.ii.001）转录如下：

> 呈尚·班热·萨勒（Gsas-slebs）的请求书。（通常的问候语之后）在路上碰巧接到您的令文，我尽力认真发送……仅有少数到来，并且……乘去……之机，从礼品中留下了大麻给……，我深感惭愧，理应受罚。此后，

---

① 原文见F.W. Thomas, *Tibetan Literary Texts and Documents Concerning Chinese Turkestan*, Part II : *Documents*, London: The Royal Asiatic Society, 1951. 此处据F.W.托马斯著，刘忠、杨铭译注：《敦煌西域古藏文社会历史文献》，北京：民族出版社，2003年，第170~171页。

② F.W.托马斯著，刘忠、杨铭译注：《敦煌西域古藏文社会历史文献》，北京：民族出版社，2003年，第186页。

③ 同上，第193页。

④ 同上，第196页。

⑤ 参见赵和平：《〈敦煌写本书仪研究〉订补》，《敦煌吐鲁番研究》第3卷，1998年，第247页。

⑥ 同②，第322页。

如果……您能否……不予惩罚。我……没……来，总的来说注意到……将发送。借送这些礼品之机慰问您，能否不罚我。我还将去祖玛（Pzhu-mar）的军营（作为一个士兵？）。名单上的三位于阗人，一个已病倒，一个又懒惰，另一个已派去取他的口粮，已经（将？）回到俄尼达（Vo-ni-dag）。即使他满意地得到了口粮，他仍相当贫困，因为他仅作为一名仆人，或许……以及可能会出现欺诈。如果骗局可能发生，我决心保持警惕。于阗人能够带走的东西，我已最先发送……稍后，这将随一封密信转至大人尚的手中，我请求收回它。就此情形您能乐意保持警惕吗？为了表示没有忘记，我将送上三种药和一封密信，并送上两只茶盏（Ja-tor）作为礼品，请予接受。我仅仅请求您不要惩罚（我）①。

萨勒呈送尚·班热的这封书函中提到了患病的于阗士兵，还有萨勒将三种药物、两只茶盏作为礼品。因为萨勒先前拿走了大麻，害怕受到惩罚，所以送礼给尚·班热。既然是重要的礼物，那么这三种药品应该是于阗的，被送到吐蕃，而不太可能是吐蕃本地所出的药物。这跟上引"好热细药"的情况类似，都是从于阗地区往外地寄送药品。

于阗与吐蕃在医学方面互动的另一个最重要的文献证据就是《医理精华》。《医理精华》的两个译本之间的关系，正揭示出在佛教以及印度医学的影响下，于阗与吐蕃在8~10世纪之间在医学方面存在着互动的关系。于阗语译本《耆婆书》的第51条药方中用藏香（Tangut spices）取代了梵本中的沉香，这也是反映于阗与吐蕃医药联系的一个例证②。于阗语本《耆婆书》中暗含吐蕃医药痕迹的原因，如果放到两地文化交流的背景下去考察，也就不难理解了。

三、敦煌、吐鲁番与西亚的医事关联

汉唐时期，西亚地区（叙利亚、波斯、阿拉伯等）的医学知识向东流传，主要依托于宗教徒、商人等的活动。透过六朝隋唐五代时期三夷教（景教、摩尼教、火祆教/琐罗亚斯德教）的中介作用，尤其是景教与摩尼教徒在传教及

---

① F.W.托马斯著，刘忠、杨铭译注：《敦煌西域古藏文社会历史文献》，北京：民族出版社，2003年，第211页。

② Also Cf. H.W.Bailey, "Ttāgutta", *Bulletin of the School of Oriental and African Studies, University of London*, Vol.10, No.3, 1940, pp.599–605. 该文中讨论了甘松被替换为藏香（Tangut spices，唐古特香）的情况。

日常僧团活动中对医学的利用，西亚的医学知识陆续沿着丝绸之路流传到中亚、西域和敦煌等地区。

公元240年，摩尼（216~274）在波斯开宗立派，创立了摩尼教，确定了"二宗三际"等理论作为摩尼教的核心教义。马小鹤指出，摩尼以施行奇迹、绘画和行医闻名，摩尼的主要经典被譬喻为"有二十二种复合物的解毒药剂"。摩尼教经文中将摩尼光佛比作是大医王。敦煌出土的《摩尼光佛教法仪略》（S.3969+P.3884）指出："佛夷瑟德乌卢诜者本国梵音也（中古波斯语 frēstag-rōšan，或帕提亚语 frēštag-rōšan），译云光明使者，又号具智法王，亦谓摩尼光佛，即我光明大慧无上医王应化法身之异号也。"① 敦煌出土的《摩尼教残经》（北8470/宇字五六号）云："唯有大圣，三界独尊，普是众生慈悲父母，亦是含灵大医疗主。"又，S.2659《下部赞》云："一切病者大医王，一切暗者大光辉"、"美业具智大医王"。摩尼教经文将其教义比作是大法药。《摩尼光佛教法仪略》云："无上所以位高尊，医王所以布法药。"《摩尼教残经》云："缘此法药及大神咒，咒疗我等多重劫病，悉得除愈。"《下部赞》云："一切病者之良药"，"蒙父愍念降明使，能疗病性颠倒错"。摩尼教经文中还有用病者所做的譬喻。《摩尼教残经》云："如是世界，即是明身医疗药堂，亦是暗魔禁系牢狱。""亦不别众，独处一室，若有此者，名为病人。如世病人，为病所恼，常乐独处，不愿亲近眷属知识。不乐众者，亦复如是。"② 由此不难窥见摩尼教在医疗与疾病方面的一些观念③。中亚摩尼教徒颇重视医治疾病，即"勤行医药防所禁，其有苦患令疗愈"。据《摩尼光佛教法仪略》的"寺宇仪第五"，摩尼教的寺院有五堂的设置，即"经图堂一、斋讲堂一、礼忏堂一、教授堂一、病僧堂一"④。对患病摩尼教徒的治疗，吐鲁番出土的《回鹘文摩尼教寺院文书》（第105~123行）就有明显的记载：

'YWRX' NY ZM' ŠTYK……和 Šaxan qya 生病时，要［派人］照看，

---

① 芮传明：《东方摩尼教研究》，"附录 摩尼教汉译典籍校注"，上海：上海人民出版社，2009年，第378页。

② 同上，第364~378页。

③ 马小鹤：《摩尼教、基督教、佛教中的"大医王"研究》、《摩尼教宗教符号"大法药"研究》、《摩尼教"大神咒"研究——帕提亚文书M1202再考释》三文均收入马小鹤《摩尼教与古代西域史研究》，北京：中国人民大学出版社，2008年。

④ 同①，第382页。

要让人治疗。要请医生［诊治］并从管事的那里及时取来药好好治疗。如哪个摩尼生病，Yïγmïš 未照看好，要挨三百大板，并要被问罪。……摩尼寺专用医生为药师（Yaqšï）阿阇梨（ačari）及其弟和其子，……所有这些人都要在摩尼寺做工。医生们要常住（摩尼寺中）。①

常住摩尼寺中的专门药师阿阇梨及其弟子，本身就是摩尼教信徒。尽管此段是有关医治寺院患病教徒的规定，从中仍可得见源自波斯的摩尼教团日常生活中的医疗信息。出土文献也保留了一些与来自波斯、中亚的胡医相关的零散史料。胡语文献中记载了 8 世纪两位西域医生的名字。一位是焉耆的莫芬（m'xfrn，"月亮的光辉"）医生（bšyhq，"医生"）；另一位是于术的顿诺于呼啜医生（byš'c，"医生"）②。这两位医生的事迹虽然已经淹没在久远的历史之中，但他们的名字和职业依然能够使我们勾勒出西域医疗史上中外交往的几笔。这些医生的活动也往往与外来的宗教有着密切的联系。此外，由于丝绸之路上来来往往的旅人们无不需要以骆驼、马匹等作为骑乘的工具，因此，相应的就有一些胡人兽医。比如，斯坦因所获阿斯塔那古墓出土文书《唐开元十年（722）西州长行坊发送、收领马、驴帐》中有"兽医目（穆）波斯乘驴一头"、阿斯塔那 506 号古墓出土天宝十四载（755）文书中有"兽医曹陀乌③"。这说明在 8 世纪的吐鲁番地区至少活跃着多位胡人兽医。

在敦煌也活跃着一批进行药材贸易或者开药店的胡人，其中也不乏波斯人。郑炳林检出了归义军时期敦煌有胡人开店卖药的几条记载。S.6452 中的《辛巳年（981）十二月十三日周僧政于常住库借贷油面物历》云：壬午年二月"十四日酒伍瓮，渠北坐翟胡边买药用。……廿二日，酒伍升，吃药用。"四月"九日，酒壹瓮，阿柴喑胡边买药用。"敦煌文书中还有胡人纳药的纪录。P.2629《归义军衙内酒破历》有"廿一日支纳诃梨勒胡酒壹瓮"。S.1366《庚辰（980）至壬午年（982）归义军衙内面油破历》云："甘州来波斯僧月面七斗，油一升。……廿六日，支纳药波斯僧面一石，油三升。"又，"汉僧三人，于阗僧一

---

① 马小鹤：《摩尼教与古代西域史研究》，北京：中国人民大学出版社，2008 年，第 237 页。

② 王媛媛：《中古波斯文〈摩尼教赞美诗集〉跋文译注》，《西域文史》第二辑，2007 年，第 129~154 页。

③ 姚崇新：《中古艺术宗教与西域历史论稿》，北京：商务印书馆，2011 年，第 342~343 页。

人，波（婆）罗门僧一人，凉州僧一人，共面二斗、油一升。"向达、姜伯勤先生据 S.6551《佛说阿弥陀经讲经文》"此间则有波斯、摩尼、火祆、哭神等辈"推论，当时在敦煌的波斯僧应该是景教僧人，而景教徒在医药方面的造诣颇高是当时公认的。

敦煌、吐鲁番等地的医学文献中记载了好几种与波斯或西亚其他地区有关的外来药物。略论如下：

其一，波斯石蜜。S.076《食疗本草》残卷中有所记载。"石蜜寒 右心腹胀热，口干渴，波斯者良。注少许于目中，除去热膜，明目。蜀川者为次，今东吴亦有，并不如波斯。此皆是煎甘蔗汁及牛膝（乳）汁，煎则细白耳。"①虽然制作的技术来自印度，敦煌出土的 P.3303 残片就记载了天竺制造蔗糖和煞割令（śarkarā，石蜜）的技法，但是，波斯的石蜜在当时是质量上乘的。

其二，没石子。没石子出自波斯，有不同的音译名：无食子、无石子、没食子等。其波斯语名为 Māzū、维吾尔语名为 Muzā（没扎），阿拉伯语的读音则为 'Afṣ ②。《北史·波斯传》云："波斯国土地平正，出胡椒、荜拨、石蜜、千年枣、香附子、诃黎勒、无食子等物。"《通典》卷第一百九十三记载波斯的出产，也有无食子。《新修本草》卷十四"无食子"条："味苦，温，无毒。主赤白痢、肠滑，生肌肉。出西戎。[新附]云：生沙碛间，树似柽。"③段成式《酉阳杂俎》前集卷十八"广动植之三·木篇"云："无石子，出波斯国，波斯呼为摩贼。树长六七丈，围八九尺，叶似桃叶而长。三月开花，白色，花心微红。子圆如弹丸，初青，熟乃黄白。虫食成孔者正熟，皮无孔者入药用。其树一年生无石子，一年生跋屡子。大如指，长三寸，上有壳，中仁如栗黄，可啖。"④《海药本草》"无食子"记载："谨按徐表《南州记》云：波斯国，大小如药子。味温，平，无毒。主肠虚冷痢，益血生精，乌髭发，和气安神，治阴毒痿，烧灰用。张仲景使治阴汗，取烧灰，先以微温水浴了，即以帛微裹，后傅灰囊上，

---

① 郝春文编著：《英藏敦煌社会历史文献释录》第一卷，北京：科学出版社，2001年，第56页。

② 宋岘：《古代波斯医学与中国》，北京：经济日报出版社，2001年，第20页。

③ （唐）苏敬等撰、尚志钧辑校：《新修本草》（辑复本第二版），合肥：安徽科技出版社，2005年，第206页。

④ （唐）段成式撰、许逸民校笺：《酉阳杂俎校笺》第三册，北京：中华书局，2015年，第1331~1333页。

甚良。波斯每食以代果，番胡呼为没食子，今人呼墨食子，转谬矣。"①在中国出生的波斯人李珣不仅利用自己的语言背景，指出番胡的正确读音（没食子）和今人的读音误差（墨食子），而且总结出无食子具有黑髭发的功效。羽田氏藏大谷文书《市估案》中提到"没石子壹颗，上直钱壹文伍分。"②在敦煌文书中，使用没石子的主要有三个药方。P.2882的"染髭及发方法"中使用了针沙、"没石子一分"和"玉门矾石一钱"等，该方能够使"髭发黑色如染"。P.3930中的"治疗眼中翳方"为："黄檗、黄连、没食、消石，各一分，已上细末，着吹鼻中，即瘥。"此处的没食，即没食子、没石子。P.3930中还有一个"治唇烂方"："胡粉、没石子、黄檗等分，末，帖向唇上，即瘥。"可见敦煌药方中，没石子的功用有三个方面：染髭发、治眼中翳、治唇烂。没石子的这些疗效也被唐宋本草学家所认识，并加以记录。

其三，阿勃参。德国柏林所藏吐鲁番出土文献中，有两件用叙利亚语字体抄写的双语（叙利亚语—新波斯语）残卷，从吐峪沟和葡萄沟两地所得。其中的药方手册编号分别为 M 7340（T II Toyoq）和可缀合的 n 175（T II B 69+T II B 69+T II B 14［b］）。辛姆斯–威廉姆斯（Nicholas Sims-Williams）指出，该药方手册的内容与中古时期叙利亚医籍《医学集》（*The Book of Medicine*）③相似。该药方手册中，有一个使用了阿勃参的药方，转译如下：

（药味组成）：……洗了的……花儿，和山榕（ficus heterophylla）的花儿，……，seseli……，各……drams 的量；……的籽，西风芹（spikenard）的籽，以及……的籽，甘松香（bastwl'k）的籽，安息香，各 100 drams 的量；……，茴香（八角），各 3 drams 的量；阿勃参（balsam）的……，……，各 30 drams 的量；……，……，drams 的量。

［... 药丸（？）.］

（功效：)［它是对……和……有益的］……。

---

① （五代）李珣著、尚志钧辑校：《海药本草》（辑校本），北京：人民卫生出版社，1997年，第65页。

② （日）池田温：《中国古代物价初探——关于天宝二年交河郡市估案断片》，收入池田温《唐研究论文选集》，北京：中国社会科学出版社，1999年，第186页。

③ E.A.W.Budge, *Syrian Anatomy, Pathology and Therapeutics or "The Book of Medicines"*, I–II. London, 1913.

该药方内容并不完整，它很可能是一个丸药方，其功效也不太清楚。其成分有山榕、西风芹、甘松香、安息香、茴香以及阿勃参油等。阿勃参所对应的原词，即叙利亚语—新波斯语词形bls'n [balsān]，即指"balsam, balm of Gilead"[①]。新近的语言学研究表明，阿勃参一词可能源自阿拉米语（Armenian）词aprsam（在新波斯语中的借词形式为abarsān，其演变词形则有balsam等多种[②]），是叙利亚语 āpūrsamā 一词的音译。从语言的源流来看，无论是阿拉伯语的词形balasān，还是波斯语的词形balsān，都与希腊语的词形balsamon有密切的词源关系[③]。

汉文文献中最早记载阿勃参的是唐代段成式（803~863）的《酉阳杂俎》。《酉阳杂俎》可谓唐宋时期最负盛名的博物学著作，其中有关域外的知识多得自作者段成式与入华的域外人士（波斯国使乌海、波斯国使沙利深、真腊国使折冲都尉沙门施沙尼拔陁、拂林国僧弯、摩伽陁国僧提婆等人）的直接交往，或其家族门客（吴士皋）在海南等地的见闻。《酉阳杂俎》前集卷之十八中，记载了二十余种来自波斯、印度等地的域外药物，阿勃参是其中之一。"阿勃参：出拂林国。长一丈余，皮青白色。叶细，两两相对。花似蔓青，正黄。子似胡椒，赤色。斫其枝，汁如油。以涂疥癣，无不瘥者。其油极贵，价重于金。"[④]阿勃参的产地"拂林"（或写作"拂菻"），是Rum一名的对译，拂菻国即指曾横跨

---

① Nicholas Sims-Williams, "Early New Persian in Syriac script: Two texts from Turfan", *BSOAS*, vol.74, no.3, 2011, pp.353~374. Nicholas Sims–Williams（尼可拉斯·辛姆斯–威廉姆斯），"Medical Texts from Turfan in Syriac and New Persian"（《吐鲁番出土的叙利亚语与近世波斯语医药文献》），新疆吐鲁番学研究院编：《语言背后的历史：西域古典语言学高峰论坛论文集》，上海：上海古籍出版社，2012年，第13~19页。

② Mauro Maggi, "New Persian glosses in East Syriac texts of the eighth to tenth centuries", in Ludwig Paul, ed., *Persian Origins: Early Judaeo-Persian and the Emergence of New Persian*. Wiesbaden: Harrassowitz Verlag. 2003, pp.111~145; pp.120–122.

③ Cf. Samuel S. Kottek, "Selected elements of Talmudic medical terminology: with special consideration to Graeco-Latin influences and sources", In Wolfgang Haase, ed., *Aufstieg und Niedergang der Romischen Weit（ANRW）: Geschichte und Kultur foms im Spiegel der Neueren Forschung*, Tell II: *Principat*, Band 37: *Philosophie, Wissenschaften, Rhechnik, 3. Teilband*, Walter de Gruyter, 1996, p.2927.

④ （唐）段成式撰、许逸民校笺：《酉阳杂俎校笺》第三册，北京：中华书局，2015年，第1356~1357页。

欧亚的拜占庭帝国（东罗马帝国,330~1453）[1]。段成式对阿勃参树的描述涉及了树皮、叶子、花色、树籽和油及其功效等多个方面。吐鲁番地区的这件叙利亚语—新波斯语医方残卷虽然不能确定其抄写的准确年代，但这是段成式《酉阳杂俎》之外，在中国西北地区留下的比较罕见的阿勃参入药纪录。中古叙利亚、波斯医学在中国流传又增加了新的证据。

余 论

中古时期，在西北内陆丝绸之路沿线的敦煌、吐鲁番、于阗等要地，不仅有来自中原和西域等域外的药材和香料的贸易，而且伴随着商人、僧侣、军人、手工艺者、医者甚至流浪汉等中外人士的流动与迁徙，域外的医学典籍、药方疗法、医用咒语或其他方术陆续进入，为中土医学注入了许多新鲜的知识。在中外医学相遇的场合，域外的梵语、犍陀罗语、叙利亚语、新波斯语等语种的医学文本，以及西域的多民族语言（吐火罗语、于阗语、粟特语、藏语、回鹘语等）的医学文本，透过翻译等多种媒介形式，陆续被使用汉语的本地医家所认识，并加以选择、吸纳和记录，成为地方性知识的一个有机组成部分。这些地方性的医学知识并不是单一化的，而是有着复杂的知识来源。本章并未讨论的黑水城出土西夏文医药文献也是如此，其中就包含了中原医学、西域医学乃至印度佛教医学的多元成分[2]。从医疗社会史的角度来考察，中外医学知识在敦煌、吐鲁番等地是如何融合的，又是如何在多民族中被使用的等问题仍然是一个值得深入挖掘的领域。

---

[1]　林英:《唐代拂菻丛说》，北京：中华书局，2006年，第37~56页。张绪山《中国与拜占庭帝国关系研究》，北京：中华书局，2012年，第103~144页。

[2]　梁松涛:《黑水城出土西夏文医药文献整理与研究》，北京：社会科学文献出版社，2015年。梁松涛:《出土西夏文涉医文献研究状况及前景》，《中华医史杂志》，2016年第6期，第363~368页。

结　语

　　由于藏经洞文献的留存，敦煌成为学界研究丝绸之路的一个热点，与敦煌相关的研究甚至被称为"敦煌学"。作为以地域命名的学科，敦煌学的内容庞杂，涉及区域地理、官阶制度、政治演变、物质文化、宗教流传、石窟建造、壁画艺术、东西交通等，也与中古生命医疗史无法脱离。从学术史的径路来看，敦煌学不仅与晚清兴起的西北史地之学密切相关，也与近代西方的东方考察以及东方学的勃兴相辅相成，因此，有关丝绸之路的医学文化交流史的研究成为其中连接中外学术的一个很有意义的领域。

　　敦煌作为连接中原与西域的要道，经历了唐中央政府的直接管辖、吐蕃占据以及归义军地方政权管理等不同形态的政治格局。敦煌不能单纯地视为唐中央政府治下的一个普通州府或郡县，敦煌文献所反映的也不能视为是唐代西北某一地方知识的遗存，可与其他地区等量齐观，而是要充分认识到敦煌的特殊性。吐鲁番与敦煌的地理位置不同，历史机遇也有差异，但也经历过地方政权（高昌）治理和中央管辖下的西州等不同的时局，两地的文化形态在有些方面不无相似之处。如果要简要归纳的话，两地相似的特点体现在生命医疗的领域内，可以用以下两点来表述：

　　其一，地方性与开放性的合一。敦煌的医学是社会生活的一部分，从现存的史料来看，敦煌医学的主流是来自中原的医学知识，以汉语医学典籍为支柱，而在医疗行政方面接受中央政府的主导和控制。敦煌的医学教育和医事管理是以朝廷医疗教育体制与医疗行政的规划下的地方社会为基础，是与朝廷医疗管理体系相连接的地方社会医疗活动的体现，具有地方性的特点。一方面，敦煌的医学拥有纳入官方州学体系内的医学，有官方体制内的医官（如天宝年间的医学博士令狐思珍），也有官方医学教育所使用的医学典籍；另一方面，敦煌的医学不局限在官方体制，还包括地方特色的民间家传、师徒相授（含私塾教学）、个人自学，乃至敦煌寺学中的医学教育与医疗护理。由于佛教医方明的影响，精通医学的高僧代不乏人，敦煌佛教寺院在相当长的时段内，承担了寺院内外医疗救护的社会角色，寺院医疗可以说是敦煌医学地方性的重要特色之一。敦煌的医者也多使用当地及周边的道地药材，包括陇西白芷、陇西当归、陇西黄蓍、陇西硝石、敦煌矾石、玉门矾石、敦煌雄黄、敦煌石膏等。但敦煌的医学绝不仅仅局限于当地的资源，而是充分使用了来自长安、成都等地的资源，比如，来自长安的"京中李家于东市印"的《新集备急灸经》一卷（P.2675+ ?+P.2675BIS）。但是，敦煌的医学与长安、洛阳等内陆要地的情形也不相同，其现存的史料充分反映了敦煌医学的开放性特点，敦煌不仅向中原开放，也向周边乃至遥远的殊方异域开放，来自吐蕃、吐鲁番、于阗、龟兹、粟特、中亚、印度甚至波斯、叙利亚等地的医者所传的非汉语医学的文本，就清楚地表明了不同民族文化背景的医学在敦煌都能占有一席之地，这些文本并不只是记录在竹简、纸张或者图画上的语言符号，而是现实的不同人群或聚落的医疗活动的具体载体，因此，敦煌医学存在地方性和开放性并存合一的特性。

其二，本土知识与域外文化的相遇。敦煌的医学在中古时期确实是以中医为主体的，即便在吐蕃占领敦煌的时代，来自吐蕃的医学也没有完全取代中医，而是吸收了中医药知识，并反映在吐蕃医学文献之中。但是，敦煌也不只是有大量汉语医学文本，同样地，敦煌也有非汉语的、多民族语言的医学文本，包括了域内外的梵语、吐火罗语、于阗语、粟特语、回鹘语、叙利亚语、新波斯语等多语种的医学残卷或残片，这说明敦煌是以开放的姿态容纳了来自域外的医学文本和医疗方法，而且敦煌的外来医学与外来宗教（佛教、摩尼教、祆教、景教、印度教等）和本地宗教（佛教、道教、苯教等）关系密切，多元的宗教医疗是敦煌医学的一个独特亮点。然而，也要认识到，这些多元知识与医学文化在敦煌是处于一种相遇的状态，至于相互之间有哪些碰撞、交流，尤其是具体的吸收和影响到了什么样的深度，还不能轻易做出清晰的判断。从敦煌、吐鲁番的一些汉语医方残卷（或残片）来看，来自域外的药物，比如三勒/三果（诃黎勒、阿摩勒、毗醯勒）、三辛（胡椒、荜拨、干姜）、阿魏、辛头盐、沙摩路多、蓲伏靈善、石蜜、没石子、胡干姜、龙脑香、密陀僧、阿波罗至多、婆罗得、勃盆地叻/勃分地叻、甲伤、阿愚谲潭泥/阿遇獳浑泥、缚兰达、诃煞、肥野竭匿、乌卢多他等，有不少未见于孙思邈、王焘、陈藏器、苏敬、唐慎微等人的方书集或本草著作，这表明敦煌、吐鲁番等西北之地的医学在中外相遇的程度上或许要超过内地，但是，也不要过分夸张这些西北重镇上的中医受到丝绸之路域外医学的影响，因此，可以说，敦煌医学是复杂的多元知识的汇聚，但也不能简单地推导出敦煌医学所受域外医学的影响巨大。

由于石窟、壁画、出土文物和多语种文献的存在，作为考察中古时期的医疗与社会的一个个案，敦煌不仅拥有得天独厚的条件，也曾编织过多姿多彩的历史画卷。在这幅璀璨的画卷中，勾勒出敦煌医学的独特性，并不是能一蹴而就的，仍然还有许多的工作要做。我们期待将来能有更多的学者加入到生命医疗史研究的领域中来，为敦煌学的另类研究做出更大的贡献。

主要参考文献

一、外文著作

Bagchi, Prabodh Chandra, *India and China: Interactions through Buddhism and Diplomacy: A Collection of Essays by Professor Prabodh Chandra Bagchi*, Compiled by Bangwei Wang and Tansen Sen, London-New York-Delhi: Anthem Press, 2011.

Bagchi, S., ed. *Suvarṇa-prabhāsa-sūtra*, Darbhanga: The Mithila Institute of Post-Graduate and Research in Sanskrit Learning, 1967.

Baily, H.W., ed., *Khotanese texts V*, Cambridge University Press, 1963.

Bhishagratna, Kaviraj Kunjalal, *Suśruta-saṃhitā: Text with English Translation,* vol.ii, Prologued & Edited by Dr. Laxmidhar Dwivedi, Varanasi: Chowkhamba Sanskrit Series Office, 1998.

Budge, E. A. W., *Syrian Anatomy, Pathology and Therapeutics or "The Book of Medicines"*, I‐II. London, 1913.

Dash, Vaidya Bhagwan, *Tibetan Medicine: With Special Reference to Yogaśataka*. Dharamsala, Indian: Library of Tibetan Works and Archives, 1976.

Demiéville, Paul, *Buddhism and Healing: Demiéville's Article 'Byō' from Hōbōgirin*. Translated by Mark Tatz. Lanham, Md., and London: University Press of America. 1985.

Despeux, Catherine, ed., *Médecine, Religion et Sociéte dans la Chine Médiévale: Étude de Manuscripts Chinois de Dunhuang et de Turfan*. Paris: Collège de France, Institut des Hautes Études Chinoises. 2010.

Filliozat, J., *Fragments de textes koutchéens de médecine et de magie.*Texte paralléles sanskrits et tibtains, traduction et glossaire, Paris: Libraire d' Amérique et d' Orient, 1948.

Hansen, Valerie, *Silk Road: A New History*, The Oxford University Press, 2012.（汉译本：芮乐伟·韩森著、张湛译《丝绸之路新史》，北京：北京联合出版公司，2015年）

Ho Peng Yoke, *Explorations in Daoism: Medicine and Alchemy in Literature*, Routledge, 2007.

Hoernle, A.F.Rudolf, ed. and trans., *The Bower Manuscript,*Facsimile Leaves, Nāgarī Transcript, Romanized Transliteration and English Translation with Notes. Calcutta: Superintendent of Government Printing, India, 1893~1912. Reprinted, New Delhi: Aditya Prakashan, 1987.

Ji Xianlin, *A History of Sugar*, tr. by Jeff Crosby, Beijing: New Star Press, 2013.

Kahl, Oliver, *The Sanskrit, Syriac and Persian Sources in the Comprehensive Book of Rhazes*, Leiden & Boston: E.J.Brill, 2015.

Kalinowski, Marc, ed., *Divination et société dans la Chine medievale: Étude des manuscrits de Dunhuang de la Bibliothèque nationale de France et de la British Library,* Bibliothèque nationale de France, 2003.

Kritzer, Robert, *Garbhāvakrāntisūtra: The Sūtra on Entry into the Womb*. Tokyo: International Institute for Buddhist Studies. 2014.

Lo, Vivienne and Christopher Cullen, ed., *Medieval Chinese Medicine: The Dunhuang medical manuscripts*, London and New York: Routledge Curzon, 2005.

Maue, D., *Alttürkische Handschriften Teil 1: Dokumente in Brāhmī und tibetischer Schrift*, Stuttgart: Franz Steiner Verlag, 1996.

Murthy, K.R.Srikantha, trans., *Vāgbhaṭa's Aṣṭāṅga Hṛdayam Saṃhitā,* (Text, English Translation, Notes, Appendix and Indices). vol.i, Varanasi: Krishnadas Academy, fifth edition, Reprint 2003.

Murthy, K.R.Srikantha, trans., *Vāgbhaṭa's Aṣṭāṅga Hṛdayam*, (Text, English Translation, Notes, Appendix and Indices), vol.iii, Varanasi : Krishnadas Academy, fifth edition 2001.

Naqvi, Nasim H., *A Study of Buddhist Medicine and Surgery in Gandhara*. Delhi: Motilal Banarsidass. 2011.

O'Kane, Bernard, *Early Persian Painting: Kalila and Dimna Manuscripts of the Late Fourteenth Century*, I.B.Tauris, 2003.

Paul, Ludwig, ed., *Persian Origins: Early Judaeo-Persian and the Emergence of New Persian*. Wiesbaden: Harrassowitz Verlag. 2003.

Pregadio, Fabrizio, *Great clarity: Daoism and alchemy in early medieval China*, Stanford University Press, 2005.

Salguero, C. Pierce, *Translating Buddhist Medicine in Medieval China*, University of Pennsylvania Press, 2014.

Salomon, Richard, *Ancient Buddhist Scrolls from Gandhāra : The British Library Kharoṣṭhī Fragments*, Seattle: University Washington Press, 1999.

Sharma, Priya Vrat, ed. & trans., *Suśruta-saṃhitā, with English translation of text and Ḍalhaṇa's commentary along with critical rotes*. Vo1.ii, Varanasi : Chaukhambha Visvabharati, 1999.

Skjaervø, Prods Oktor, *Khotanese Manuscripts from Chinese Turkestan in the British Library:A Complete Catalogue with Texts and Translations*, London: The British Library, 2002.

Skjærvø, Prods Oktor, *The Most Excellent Shine of Gold, King of Kings of Sutras: The Khotanese Suvarṇabhāsottamasūtra*. vol.1: *The Khotanese Text with English Translation and the Complete Sanskrit Text*. The Department of Near Eastern Languages and Civilizations, Harvard University, 2004.

Strickmann, M., *Chinese Magical Medicine*, ed. by B.Faure, Stanford: Stanford University Press, 2002.

Vaissière, Étienne de la, *Sogdian Traders: A History*, translated by James Ward, Leiden and Boston: E.J.Brill, 2005.（汉译本：魏义天著、王睿译《粟特商人史》，桂林：广西师范大学出版社，2012年）

Whitfield, Susan, *Life Along the Silk Road*, John Murray（Publishers）Ltd., 1999.（汉译本：李淑珺译,《丝路岁月》，台北：究竟出版社，2003年）

Yaldiz, M.and W.Lobo, eds., *Investigating Indian art: Proceedings of a Symposium on the development of early Buddhist and Hindu iconography held at the Museum of Indian Art, Berlin, May 1986*. Veröffentlichungen des Museums für Indische Kunst 8, Berlin 1986.

Zysk, Kenneth G., *Asceticism and Healing in Ancient India: Medicine in the Buddhist Monastery*, New York: Oxford University Press. 1991.

大正大学综合佛教研究所梵语佛典研究会编《梵藏汉对照〈维摩经〉》（*Vimalakīrtinirdeśa: Transliterated Sanskrit Text Collated with Tibetan and Chinese Translations*），东京：大正大学出版会，2004年。

大正大学综合佛教研究所梵语佛典研究会编《梵文〈维摩经〉——ポタラ宫所藏写本に基づく校訂》（*Vimalakīrtinirdeśa: A Sanskrit Edition Based upon the Manuscript Newly Found at the Potala Palace*），东京：大正大学出版会，2006年。

二、汉译著作

（阿拉伯）伊本·穆格法著，李唯中译：《凯里来和迪木奈》，天津：天津古籍出版社，2004年。

（俄）列夫·托尔斯泰著，冯增义译：《忏悔录》，北京：人民文学出版社，1987年。

（俄）B.A.李特文斯基主编、马小鹤译：《中亚文明史》第三卷，北京：中国对外翻译出版公司，2003年。

（德）茨默著，桂林、杨富学译：《佛教与回鹘社会》，北京：民族出版社，2007年。

（法）费琅编，耿昇、穆根来译：《阿拉伯波斯突厥人东方文献辑注》，上册，北京：中华书局，1989年。

三、古籍著作

（东晋）葛洪著、王明校释：《抱朴子内篇校释》，北京：中华书局，1980年。

（晋）陈延之原著、高文柱辑校：《小品方辑校》，天津：天津科学技术出版社，1983年。

（晋）王嘉撰、（梁）萧绮录，齐治平校注：《拾遗记》，北京：中华书局，1981年。

（北魏）郦道元著、陈桥驿校证:《水经注校证》，北京：中华书局，2007年。

（北齐）徐之才撰，尚志钧、尚元胜辑校:《雷公药对》（辑复本），合肥：安徽科学技术出版社，1994年。

（北周）姚僧垣撰、高文铸辑校:《集验方》，天津：天津科学技术出版社，1986年。

（隋）巢元方著、丁光迪校注:《诸病源候论校注》，北京：人民卫生出版社，2013年重印本。

（唐）苏敬等撰、尚志钧辑校:《新修本草》（辑复本第二版），合肥：安徽科学技术出版社，2005年。

（唐）孙思邈:《备急千金要方》（江户医学影北宋本），北京：人民卫生出版社，1955年。

（唐）孙思邈:《千金翼方》，北京：人民卫生出版社，1995年。

（唐）孙思邈原著、高文柱主编:《药王千金方》，北京：华夏出版社，2004年。

（唐）玄奘、辩机原著，季羡林等校注:《大唐西域记校注》，北京：中华书局，1985年。

（唐）义净原著、王邦维校注:《南海寄归内法传校注》，北京：中华书局，2009年新版。

（唐）李吉甫撰、贺次君点校:《元和郡县图志》，下卷，北京：中华书局，1983年。

（唐）陈藏器撰、尚志钧辑释:《本草拾遗辑释》，合肥：安徽科学技术出版社，2002年。

（唐）孟诜、张鼎增补、尚志钧辑校:《食疗本草》，合肥：安徽科学技术出版社，2002年。

（唐）孟诜原著、（唐）张鼎增补、郑金生、张同君译注:《食疗本草译注》，上海：上海古籍出版社，2007年。

（唐）王焘撰、高文铸校注:《外台秘要方》，北京：华夏出版社，1993年。

（唐）杜佑撰、王文锦等点校:《通典》，北京：中华书局，1982年。

（唐）李杜甫等撰、陈仲夫点校:《唐六典》，北京：中华书局，1992年。

（唐）段成式撰、许逸民校笺:《酉阳杂俎校笺》，北京：中华书局，2015年。

（五代）孙光宪著、贾二强点校：《北梦琐言》，北京：中华书局，2002年。

（五代）李珣著、尚志钧辑校：《海药本草》（辑校本），北京：人民卫生出版社，1997年。

（宋）苏颂撰、尚志钧辑校：《本草图经》，合肥：安徽科学技术出版社，1994年。

（宋）唐慎微撰、尚志钧校点：《证类本草》，北京：华夏出版社，1993年。

（宋）李昉等编、汪绍楹点校：《太平广记》，北京：中华书局，2003年重印。

（宋）张君房编、李永晟点校：《云笈七籤》，北京：中华书局，2003年。

（宋）王谠撰、周勋初校证：《唐语林校证》，北京：中华书局，1987年。

（宋）钱易撰、黄寿成点校：《南部新书》，北京：中华书局，2002年。

（元）陶宗仪：《南村辍耕录》，北京：中华书局，2004年。

（日）丹波康赖：《医心方》，北京：人民卫生出版社，1955年。

北京大学图书馆、上海古籍出版社编：《北京大学图书馆藏敦煌文献》，上海：上海古籍出版社，1995年。

俄罗斯科学院东方研究所彼得堡分所等编：《俄藏敦煌文献》（第1~17册），上海：上海古籍出版社，1992~2001年。

上海古籍出版社、法国国家图书馆编：《法藏敦煌西域文献》（第1~34册），上海：上海古籍出版社，1995~2005年。

中国社会科学院历史研究所等编：《英藏敦煌文献》（汉文佛经以外部分）（第1~14册），成都：四川人民出版社，1990~1995年。

武田科学振兴财团杏雨书屋：《敦煌秘笈》（影片册第1~9册），大阪：日本武田科学振兴财团杏雨书屋，2009~2013年。

北里研究所附属东洋医学总合研究所医史文献研究室主编：《〈小品方〉·〈黄帝内经明堂〉：古钞本残卷》，东京：北里研究所附属东洋医学总合研究所，1992年。

陈尚君：《全唐文补编》，北京：中华书局，2005年。

陈增岳编著：《敦煌古医籍校证》广州：广东科技出版社，2008年。

丛春雨主编：《敦煌中医药全书》，北京：中医古籍出版社，1994年。

高文铸辑注：《小品方辑校》，北京：中国中医药出版社，1995年。

郭霭春：《黄帝内经素问校注》，北京：人民卫生出版社，2013年。

韩吉绍校释：《黄帝九鼎神丹经诀校释》，北京：中华书局，2015年。

郝春文编著：《英藏敦煌社会历史文献释录》（第一卷），北京：科学出版社，2001年。

郝春文等编著：《英藏敦煌社会历史文献释录》（第二卷至第十二卷），北京：社会科学文献出版社，2003~2015年。

侯灿、吴美琳：《吐鲁番出土砖志集注》，成都：巴蜀书社，2003年。

黄龙祥：《黄帝明堂经辑校》，北京：中国医药科技出版社，1988年。

黄龙祥校注：《黄帝针灸甲乙经》（新校本），北京：中国医药科技出版社，1990年。

黄征、吴伟编校：《敦煌愿文集》，长沙：岳麓书社，1995年。

黄征、张崇依：《浙藏敦煌文献校录整理》，上海：上海古籍出版社，2012年。

黄征、张涌泉校注：《敦煌变文校注》，北京：中华书局，1997年。

慧皎著、汤用彤校注：《高僧传》，《汤用彤全集》第六卷，石家庄：河北人民出版社，2000年。

慧立、彦悰原著，孙毓棠、谢方点校：《大慈恩寺三藏法师传》，北京：中华书局，2000年重版。

磯部彰编：《台东区立书道博物馆所藏中村不折旧藏禹域墨书集成》，卷中，东京：二玄社，2005年。

姜伯勤、项楚、荣新江合著：《敦煌邈真赞校录并研究》，台北：新文丰出版公司，1994年。

李景荣等：《备急千金要方校释》，北京：人民卫生出版社，1997年。

林世田、申国美编：《敦煌密宗文献集成》，北京：中华全国图书馆文献缩微复制中心，1998年。

龙谷大学佛教文化研究所编、上山大峻责任编集：《敦煌写本〈本草集注序录〉〈比丘含注戒本〉》，京都：法藏馆，1997年。

陆耀遹撰、陆增祥校订：《金石续编》，上海：上海古籍出版社，1995年。

马继兴主编：《敦煌古医籍考释》，南昌：江西科学技术出版社，1988年。

马继兴、王淑民、陶广正、樊正伦辑校：《敦煌医药文献辑校》，南京：江苏古籍出版社，1998年。

宁可、郝春文：《敦煌社邑文书辑校》，南京：江苏古籍出版社，1997年。

潘重规：《敦煌变文集新书》，台北：中国文化大学，1983年。

蒲向明：《玉堂闲话评注》，北京：中国社会出版社，2007年。

沈澍农:《敦煌吐鲁番医药文献新辑录》,北京:高等教育出版社,2017年。

唐耕耦、陆宏基:《敦煌社会经济文献真迹释录》,北京:全国图书馆文献缩微复制中心,1990年。

唐长孺主编:《吐鲁番出土文书》(图录本),北京:文物出版社,1994年。

田代华校注:《黄帝内经素问校注》,北京:人民军医出版社,2011年。

陶敏、陶红雨:《刘禹锡全集编年校注》,下册,长沙:岳麓书社,2003年。

天一阁博物馆、中国社会科学院历史研究所天圣令整理课题组校证:《天一阁藏明钞本天圣令校证》(附唐令复原研究),北京:中华书局,2006年。

王梵志著、项楚校注:《王梵志诗校注》,上海:上海古籍出版社,1991年。

王淑民编著:《英藏敦煌医学文献图影与注疏》,北京:人民卫生出版社,2012年。

王兴伊、段逸山编著:《新疆出土涉医文书辑校》,上海:上海科学技术出版社,2016年。

王重民等编:《敦煌变文集》,北京:中华书局,1957年。

吴钢主编:《全唐文补遗》第四辑,西安:三秦出版社,1997年。

西安市长安博物馆编:《长安新出墓志》,北京:文物出版社,2011年。

小曽户洋编:《小品方·黄帝内经明堂古钞本残卷》,东京:北里研究所东洋医学总合研究所,1992年。

小田义久编集:《大谷文书集成》,京都:法藏馆,1990~2003年。

徐俊:《敦煌诗集残卷辑考》,北京:中华书局,2000年。

袁仁智、潘文:《敦煌医疗文献真迹释录》,北京:中医古籍出版社,2015年。

张涌泉主编、审订:《敦煌经部文献合集》第8册,北京:中华书局,2006年。

真人元开著、汪向荣校注:《唐大和上东征传》,北京:中华书局,1979年。

郑金生主编:《中华大典·医药卫生典·药学分典》(共10册),成都:巴蜀书社,2013年。

中国文化研究会编纂:《中国本草全书》(共400册),北京:华夏出版社,2002年。

周绍良、赵超主编:《唐代墓志汇编》,上海:上海古籍出版社,1992年。

周绍良、赵超主编:《唐代墓志汇编续集》,上海:上海古籍出版社,2001年。

四、研究著作

曹东义主编：《神医扁鹊之谜》，北京：中国中医药出版社，1996年。

柴剑虹：《敦煌吐鲁番学论稿》，杭州：浙江教育出版社，2000年。

陈大为：《唐后期五代宋初敦煌僧寺研究》，上海：上海古籍出版社，2014年。

陈国灿：《斯坦因所获吐鲁番文书研究》（修订本），武汉：武汉大学出版社，1997年。

陈国符：《陈国符道藏研究论文集》，上海：上海古籍出版社，2004年。

陈国符：《中国外丹黄白法考》，上海：上海古籍出版社，1997年。

陈怀宇：《景风梵声：中古宗教之诸相》，北京：宗教文化出版社，2012年。

陈明：《印度梵文医典〈医理精华〉研究》，北京：中华书局，2002年；修订版，商务印书馆，2014年。

陈明：《敦煌出土胡语医典〈耆婆书〉研究》，台北：新文丰出版公司，2005年。

陈明：《殊方异药：出土文书与西域医学》，北京：北京大学出版社，2005年。

陈明：《中古医疗与外来文化》，北京：北京大学出版社，2013年。

陈弱水：《隐蔽的光景：唐代的妇女文化与家庭生活》，桂林：广西师范大学出版社，2009年。

陈于柱：《区域社会史视野下的敦煌禄命书研究》，北京：民族出版社，2013年。

陈于柱：《敦煌吐鲁番出土发病书整理研究》，北京：科学出版社，2016年。

陈元朋：《两宋的"尚医士人"与"儒医"》（台湾大学文史丛刊），台北：台湾大学出版委员会，1997年。

池田温：《唐研究论文选集》，北京：中国社会科学出版社，1999年。

丛春雨：《敦煌中医药精粹发微》，北京：中医古籍出版社，2000年。

大渊忍尔：《敦煌道经目录编》，冈山：福武书店，1978年。

董志翘：《中古近代汉语探微》，北京：中华书局，2007年。

董志翘：《汉语史研究丛稿》，上海：上海古籍出版社，2013年。

段晴：《于阗·佛教·古卷》，上海：中西书局，2013年。

段文杰主编：《一九九Ｏ年敦煌学国际研讨会论文集·石窟考古篇》，沈阳：辽宁美术出版社，1995年。

范家伟：《六朝隋唐医学之传承与整合》，香港：香港中文大学出版社，2004年。

范家伟：《大医精诚——唐代国家、信仰与医学》，台北：东大图书公司，2007年。

范家伟：《中古时期的医者与病者》，上海：复旦大学出版社，2010年。

范新俊：《如病得医——敦煌医海拾零》，兰州：甘肃民族出版社，1999年。

方广锠主编：《藏外佛教文献》第一辑，北京：宗教文化出版社，1995年。

冯汉镛辑：《古方书辑佚》，北京：人民卫生出版社，1993年。

盖建民：《道教医学》，北京：宗教文化出版社，2001年。

冈西为人：《本草概说》，大阪：创元社，1977年。

冈西为人：《中国医书本草考》，大阪：前田书店，1974年；

高启安：《唐五代敦煌饮食文化研究》，北京：民族出版社，2004年。

国家图书馆善本特藏部编：《敦煌学国际研讨会论文集》，北京：北京图书馆出版社，2005年。

韩吉绍：《道教炼丹术与中外文化交流》，北京：中华书局，2015年。

郝春文：《中古时期社邑研究》，台北：新文丰出版公司，2006年。

何时希：《中国历代医家传录》，北京：人民卫生出版社，1991年。

胡如雷：《隋唐五代社会经济史论稿》，北京：中国社会科学出版社，1996年。

胡素馨主编：《佛教物质文化——寺院财富与世俗供养国际学术研讨会论文集》，上海：上海书画出版社，2003年。

黄龙祥主编：《中国针灸史图鉴》，青岛：青岛出版社，2003年。

黄征主编：《敦煌孝道故事》，杭州：浙江大学出版社，2000年。

黄正建：《敦煌占卜文书与唐五代占卜研究》，北京：学苑出版社，2001年。

黄正建主编：《中国社会科学院敦煌学回顾与前瞻学术讨论会论文集》，上海：上海古籍出版社，2012年。

季羡林：《中华蔗糖史——文化交流的轨迹》，北京：经济日报出版社，1997年。

季羡林：《季羡林文集》（共24册），南昌：江西教育出版社，1998年。

季羡林：《蔗糖史》，北京：中国海关出版社，2009年。

季羡林:《季羡林全集》(共30册),北京:外语教学与研究出版社,2010年。

姜伯勤:《敦煌社会文书导论》,台北:新文丰出版公司,1992年。

姜伯勤:《敦煌吐鲁番文书与丝绸之路》,北京:文物出版社,1994年。

姜生、汤伟侠主编:《中国道教科学技术史》(南北朝隋唐五代卷),北京:科学出版社,2010年。

姜守诚:《〈太平经〉研究——以生命为中心的综合考察》,北京:社会科学文献出版社,2007年。

姜燕:《〈甲乙经〉中医学用语研究》,北京:中华书局,2008年。

金宝祥:《唐史论文集》,兰州:甘肃人民出版社,1982年。

李伯聪:《扁鹊和扁鹊学派研究》,西安:陕西科学技术出版社,1990年。

李建民:《华佗隐藏的手术——外科的中国医学史》,台北:东大图书公司,2011年。

李建民:《旅行者的史学——中国医学史的旅行》,台北:允晨文化实业股份有限公司,2009年。

李建民:《生命史学:从医疗看中国历史》,台北:三民书局,2005年。

李建民主编:《从医疗看中国史》,台北:联经出版事业有限公司,2008年。

李小荣:《敦煌道教文学研究》,成都:巴蜀书社,2009年。

李应存、史正刚、李金田合著:《俄罗斯藏敦煌医药文献释要》,兰州:甘肃科学技术出版社,2008年。

李应存、史正刚:《敦煌佛儒道相关医书释要》,北京:民族出版社,2006年。

李贞德:《女人的中国医疗史——汉唐之间的健康照顾与性别》,台北:三民书局,2008年。

李铮主编:《季羡林教授八十华诞纪念论文集》,南昌:江西人民出版社,1991年。

梁其姿著、朱慧颖译:《麻风:一种疾病的医疗社会史》,北京:商务印书馆,2013年。

梁松涛:《黑水城出土西夏文医药文献整理与研究》,北京:社会科学文献出版社,2015年。

廖育群:《医者意也——认识中国传统医学》,台北:东大图书公司,2003年。

廖育群、傅芳、郑金生:《中国科学技术史·医学卷》,北京:科学出版社,1998年。

林聪明:《敦煌文书学》,台北:新文丰出版公司,1991年。

林富士:《疾病终结者——中国早期的道教医学》，台北：三民书局，2001年。

林富士:《中国中古时期的宗教与医疗》，台北：联经出版事业股份有限公司，2008年。

林梅村:《汉唐西域与中国文明》，北京：文物出版社，1998年。

林英:《唐代拂菻丛说》，北京：中华书局，2006年。

刘进宝、高田时雄主编:《转型期的敦煌学》，上海：上海古籍出版社，2007年。

刘仁远主编:《扁鹊汇考》，北京：军事医学科学出版社，2001年。

刘淑芬:《中古的佛教与社会》，上海：上海古籍出版社，2008年。

罗秉芬主编:《敦煌本吐蕃医学文献精要》，北京：民族出版社，2002年。

马小鹤:《摩尼教与古代西域史研究》，北京：中国人民大学出版社，2008年。

孟乃昌:《道教与中国炼丹术》，北京：燕山出版社，1993年。

孟宪实:《敦煌民间结社研究》，北京：大学出版社，2009年。

荣新江:《归义军史研究——唐宋时代敦煌历史考索》，上海：上海古籍出版社，1996年。

荣新江:《海外敦煌吐鲁番文献知见录》，南昌：江西教育出版社，1996年。

荣新江:《敦煌学新论》，兰州：甘肃教育出版社，2002年。

荣新江:《中古中国与粟特文明》，北京：生活·读书·新知三联书店，2014年。

荣新江主编:《唐代宗教信仰与社会》，上海：上海辞书出版社，2003年。

荣新江、朱丽双:《于阗与敦煌》，兰州：甘肃教育出版社，2013年。

芮传明:《东方摩尼教研究》，上海：上海人民出版社，2009年。

山田庆儿编:《东アジアの本草と博物学の世界》（上），东京：国际日本文化研究セソター，1995年。

施萍婷:《敦煌习学集》，兰州：甘肃民族出版社，2004年。

宋家钰、刘忠编:《英国收藏敦煌汉藏文献研究——纪念敦煌文献发现一百周年》，北京：中国社会科学出版社，2000年。

宋岘:《古代波斯医学与中国》，北京：经济日报出版社，2001年。

宋岘:《回回药方考释》，北京：中华书局，2000年。

唐长孺:《魏晋南北朝史论拾遗》，北京：中华书局，1983年。

王家葵：《陶弘景丛考》，济南：齐鲁书社，2003年。

王进玉：《敦煌学和科技史》，兰州：甘肃教育出版社，2011年。

王晶波：《敦煌写本相书研究》，北京：民族出版社，2009年，第126~193页。

王俊中：《东亚汉藏佛教史研究》，台北：东大图书公司，2003年。

王卡：《敦煌道教文献研究——综述·目录·索引》，北京：中国社会科学出版社，2004年。

王三庆：《从敦煌斋愿文献看佛教与中国民俗的融合》，台北：新文丰出版公司，2009年。

王三庆：《敦煌佛教斋愿文本研究》，台北：新文丰出版公司，2009年。

王淑民：《敦煌石窟秘藏医方——曾经散失海外的中医古方》，北京：北京医科大学中国协和医科大 学联合出版社，1998年。

王永平：《从"天下"到"世界"：汉唐时期的中国与世界》，北京：中国社会科学出版社，2015年。

王元军：《唐代书法与文化》，北京：中国大百科全书出版社，2009年。

吴丽娱：《唐礼摭遗——中古书仪研究》，北京：商务印书馆，2002年。

小曾户洋：《中国医学古典と日本——书志と传承》，东京：墙书房，2005年。

谢海平：《唐代留华外国人生活考述》，台北：台北商务印书馆，1978年。

谢利恒：《中国医学源流论》，台北：新文丰出版公司，1997年。

新疆吐鲁番学研究院编：《语言背后的历史：西域古典语言学高峰论坛论文集》，上海：上海古籍出版社，2012年。

新疆维吾尔自治区博物馆、新疆文物考古研究所：《中国新疆山普拉——古代于阗文明的揭示与研究》，乌鲁木齐：新疆人民出版社，2001年。

兴膳宏、川合康三：《隋书经籍志详考》，东京：汲古书院，1995年。

岩本笃志：《唐代の医药书と敦煌文献》，东京：角川学芸出版社，2015年。

杨宝玉：《敦煌本佛教灵验记校注并研究》，兰州：甘肃人民出版社，2009年。

杨富学：《回鹘文译文集新编》，兰州：甘肃教育出版社，2015年。

姚崇新：《中古艺术宗教与西域历史论稿》，北京：商务印书馆，2011年。

叶贵良：《敦煌道经写本与词汇研究》，成都：巴蜀书社，2007年。

于赓哲：《唐代疾病、医疗史初探》，北京：中国社会科学出版社，2011年。

于淑健：《敦煌佛典语词和俗字研究——以敦煌古佚和疑伪经为中心》，上海：上海古籍出版社，2012年。

余欣：《中古异相：写本时代的学术、信仰与社会》，上海：上海古籍出版社，2011年。

余欣：《博望鸣沙：中古写本研究与现代中国学术史之会通》，上海：上海古籍出版社，2012年。

余欣：《敦煌的博物学世界》，兰州：甘肃教育出版社，2013年。

张弓：《汉唐佛寺文化史》，北京：中国社会科学出版社，1997年。

张广达、荣新江：《于阗史丛考》（增订本），北京：中国人民大学出版社，2008年。

张嘉凤：《历史、医疗与社会》，台北：台大出版中心，2004年。

张萌才、姚士宏：《克孜尔石窟佛本生故事壁画》，乌鲁木齐：新疆人民出版社，1991年。

张侬：《敦煌石窟秘方与灸经图》，兰州：甘肃文化出版社，1995年。

张小艳：《敦煌书仪语言研究》，北京：商务印书馆，2007年。

张小艳：《敦煌社会经济文献词语论考》，上海：上海人民出版社，2013年。

张新朋：《敦煌写本〈开蒙要训〉研究》，北京：中国社会科学出版社，2013年。

赵和平：《敦煌本〈甘棠集〉研究》，台北：新文丰出版公司，2000年。

赵和平：《敦煌表状笺启书仪辑校》，南京：江苏古籍出版社，1997年。

赵和平：《赵和平敦煌书仪研究》，上海：上海古籍出版社，2011年。

赵健雄编著：《敦煌医粹——敦煌遗书医药文选校释》，贵州：贵州人民出版社，1988年。

曾良：《隋唐出土墓志文字研究及整理》，济南：齐鲁书社，2004年。

郑阿财：《敦煌佛教文献与文学研究》，上海：上海古籍出版社，2011年。

郑阿财：《敦煌孝道文学研究》，台北：石门图书公司，1982年。

郑阿财：《见证与宣传——敦煌佛教灵验记研究》，台北：新文丰出版公司，2010年。

郑阿财、朱凤玉：《敦煌蒙书研究》，兰州：甘肃教育出版社，2002年。

郑阿财、朱凤玉：《童蒙养正：敦煌的学校教育》，兰州：甘肃教育出版社，2007年。

郑炳林、王晶波：《敦煌写本相书校录研究》，北京：民族出版社，2004年。

郑炳林主编：《敦煌归义军史专题研究》，兰州：兰州大学出版社，1997年。

郑金生：《药林外史》，台北：东大图书公司，2005年。

郑志明：《佛教生死学》，北京：中央编译出版社，2008年。

周一良、赵和平：《唐五代书仪研究》，北京：中国社会科学出版社，1995年。

索　引